Sangre

DRA. JEN GUNTER

Sangre

La ciencia, medicina y mitología de la menstruación

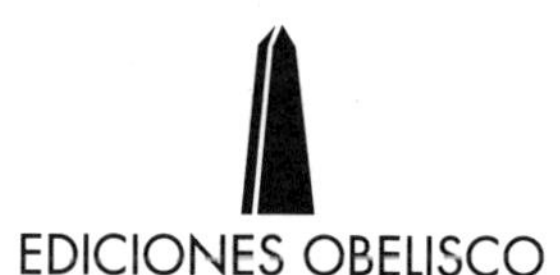

Si este libro le ha interesado y desea que le mantengamos informado de nuestras publicaciones, escríbanos indicándonos qué temas son de su interés (Astrología, Autoayuda, Psicología, Artes Marciales, Naturismo, Espiritualidad, Tradición…) y gustosamente le complaceremos.

Puede consultar nuestro catálogo en www.edicionesobelisco.com

Los editores no han comprobado la eficacia ni el resultado de las recetas, productos, fórmulas técnicas, ejercicios o similares contenidos en este libro. Instan a los lectores a consultar al médico o especialista de la salud ante cualquier duda que surja. No asumen, por lo tanto, responsabilidad alguna en cuanto a su utilización ni realizan asesoramiento al respecto.

Colección Salud y Vida natural
Sangre
Jennifer Gunter

Título original: *Blood: The Science, Medicine, and Mythology of Menstruation*

1.ª edición: junio de 2025

Traducción: *Raquel Mosquera*
Maquetación: *Juan Bejarano*
Corrección: *M.ª Ángeles Olivera*
Diseño de cubierta: *Enrique Iborra*

Edita: Ediciones Obelisco, S. L.
Collita, 23-25. Pol. Ind. Molí de la Bastida
08191 Rubí - Barcelona - España
Tel. 93 309 85 25
E-mail: info@edicionesobelisco.com

ISBN: 978-84-1172-271-1
DL B 3094-2025

Printed in India

A cualquiera que se haya preguntado
alguna vez: «¿Pero ¿qué…?».

Introducción

El ciclo menstrual es la rueda que mueve a la humanidad

La evolución exige que todas las especies resuelvan la ecuación de convertir la energía del mundo que las rodea en la siguiente generación. Los seres vivos, desde las bacterias hasta las ballenas azules, resuelven esta ecuación de formas diferentes y a menudo ingeniosas, en función de su biología, las presiones medioambientales, los cuidados necesarios para que las crías alcancen la madurez e incluso la estructura social. Por ejemplo, algunos organismos se reproducen asexualmente, otros depositan huevos no fecundados que con suerte serán fecundados, y algunos tienen gestaciones muy largas, como el elefante, que gesta a su cría (que finalmente pesará unos 110 kilos al nacer) durante veintidós meses.

Reproducir un ser humano supone un enorme esfuerzo biológico. Desde el punto de vista energético, está a la altura de los límites de los deportes más extremos, por ejemplo, correr cinco mil kilómetros durante ciento veinte días o hacer el Tour de Francia en bicicleta. Caminar erguido (ser bípedo) se traduce en una pelvis en cierto modo más pequeña, lo que provoca un parto físicamente difícil y a veces traumático, teniendo en cuenta la cabeza más o menos grande de un feto humano. Los bebés humanos son bastante indefensos, un fenómeno conocido como altricialidad secundaria, por lo que requieren una cantidad significativa de cuidados, incluida la lactancia materna, que también es metabólicamente agotadora, y nuestros antepasados no tuvieron más remedio que pagar este precio metabólico y proporcionar esos cuidados físicos.

Para los humanos, la plataforma que orquesta la transformación de esta energía en descendencia es el ciclo menstrual, un rasgo único que sólo se observa en unas pocas especies. Para que la reproducción humana funcione, la mitad de la población necesita tener una biología altamente especializada que pueda, de forma repetida, reconfigurarse a nivel hormonal para un posible embarazo, así como sangrar cientos de veces y cada vez repararse a sí misma sin dejar cicatrices. Aunque a nivel biológico esto es una maravilla evolutiva, también es una fuente de agravio, dolor y sufrimiento para muchas mujeres, porque reajustar un cuerpo para un embarazo potencial y luego sangrar durante varios días unas cuatrocientas veces a lo largo de la vida puede tener consecuencias médicas. A veces, puede ser un sistema defectuoso, pero las molestias o lesiones individuales no son un tema relacionado con la evolución y, de hecho, su lema podría resumirse como «así ya está bien».

Por desgracia, en lugar de un mundo en el que quienes soportan las cargas físicas de la reproducción (se reproduzcan o no) tengan igualdad de condiciones, tenemos lo contrario. Los antiguos griegos, los creadores de la medicina occidental, etiquetaron el cuerpo femenino como inferior, y el acto de la menstruación se ha considerado una prueba de que las mujeres tienen una fisiología problemática y son por naturaleza sucias y tóxicas. Muchas religiones y culturas han llevado durante mucho tiempo esa misma antorcha basándose en la creencia errónea de la impureza y en la idea de que la sangre menstrual es sucia y contiene toxinas reales que envenenan el cuerpo (y, en especial, a los hombres, si la tocan). Se ha prohibido a las mujeres entrar en lugares de culto, preparar alimentos, mantener relaciones sexuales e incluso entrar en sus propias casas, basándose en los supuestos poderes contaminantes de la sangre menstrual. Para que no pensemos que eso era la medicina de antaño, en 1974 se publicó más de una carta en *The Lancet*, una importante revista médica, en la que se planteaba la hipótesis de que podría haber creencias médicas sólidas que apoyaran la idea de que la sangre menstrual era tóxica y que las mujeres que menstruaban podían marchitar las flores. Lo sé, ¡1974!

No me cabe en la cabeza la idea de creer que las mujeres que menstrúan puedan marchitar las plantas. Si esto fuera cierto, no sería una maldición, sino un arma. Después de todo, si pudieran, ¿no habrían utilizado ese poder para arrasar cosechas enteras, poniendo de rodillas a reyes, emperadores y gobiernos? Sin embargo, el hecho de que ninguna mujer lo haya hecho nunca, o que ni siquiera haya utilizado habilidades mágicas para destruir plantas y poseer algunas tierras propias, no era prueba suficiente de su absurdo. Pero el patriarcado es así: los hechos son irrelevantes; lo que importa es el orden mundial.

Como durante mucho tiempo se consideró a las mujeres como una versión menor y más problemática de los hombres, la idea de que sus diferencias podían ser importantes y justificar un estudio específico para ofrecerles mejores cuidados estuvo en gran medida ausente de la medicina. Lo que ocurrió, en cambio, fue que la medicina se creó para los hombres y luego se adaptó mal a las mujeres. Durante muchos años, el estudio del aparato reproductor interesó sobre todo para mejorar los resultados del embarazo, más que para mejorar la vida de quienes vivían con esos aparatos reproductores. No fue hasta 1993 (sí, 1993) cuando incluir a las mujeres en los estudios médicos se convirtió en un requisito para la investigación financiada por el gobierno en Estados Unidos. Además, las enfermedades exclusivas de la biología reproductiva ligada a los ovarios y el útero están lamentablemente infrafinanciadas en comparación con las enfermedades que afectan con mayor frecuencia a la otra mitad de la población. Podemos culpar a la medicina, y deberíamos, pero nuestros gobiernos proporcionan la financiación de gran parte de este trabajo.

La práctica de considerar la fisiología femenina tanto tóxica como inferior a lo largo de los tiempos ha dejado un legado perjudicial de investigación inadecuada, desestimación por parte de un sistema médico patriarcal, una sociedad indiferente y una educación insuficiente sobre el funcionamiento del cuerpo femenino. Las consecuencias son que la gente tiene dificultades para recibir atención médica y que las lagunas de la medicina son explotadas por una galería de charlatanes médicos del complejo industrial del bienestar. Cuando recorro Instagram o TikTok, me horroriza la desinformación sobre el ciclo menstrual y las afecciones médicas asociadas que se propagan sin cesar. Hay creadores que afirman que la sangre menstrual puede informarte sobre los niveles hormonales, o que un período «normal» dura menos de tres días y es indoloro, o que comer zanahorias crudas a diario es esencial para desintoxicar los estrógenos peligrosos, o que la sangre menstrual puede utilizarse como mascarilla facial para tratar el acné porque tiene células madre y sustancias químicas «curativas» especiales. Para alguien que sabe de ciencia, todo esto suena a ignorancia disfrazada de confianza. Vamos a ver: si la sangre menstrual tuviera poderes curativos mágicos, la vagina y la vulva envejecerían a un ritmo más lento, por cortesía de unas cuatrocientas terapias regenerativas de «balneario menstrual».

La verdad es que mucha gente no ha recibido suficiente información para distinguir la medicina de la mitología, y la desinformación suele ser simple y seductora, por lo que vende. Ofrecer soluciones aparentemente sencillas es fácil cuando no te limitan los hechos o la verdad. Seamos claros: casi todas las afirmaciones que ofrecen estos charlatanes de la menstruación no están estudiadas ni reguladas, lo cual es la antítesis del feminismo. El feminismo exige autonomía corporal, y eso sólo se puede lograr con hechos. No puedes tomar una decisión responsable sobre tu salud cuando la información que te han dado es falsa. Mentir sobre el cuerpo es un rasgo distintivo del patriarcado, y por mucho que lo envuelvan con un lazo rosa o abusen de palabras como «natural» no pueden cambiar ese hecho.

La mejor estrategia, ya sea tratar con un proveedor médico desdeñoso o revisar la interminable desinformación menstrual en Instagram o TikTok, consiste en una formación sólida, y ése es el propósito de este libro. Quiero que tengas un conocimiento profundo del ciclo menstrual y de las afecciones médicas y terapias asociadas a ese ciclo, para que puedas empoderarte. Un aspecto que queda fuera del alcance de este libro es la infertilidad; en mi opinión, eso lo aborda mejor un endocrinólogo reproductivo certificado.

También quiero hacer una observación sobre el lenguaje. No todas las mujeres menstrúan, y no todas las que menstrúan son mujeres. Las mujeres que nacen sin útero, las mujeres trans, las mujeres que se han sometido a una histerectomía y las mujeres que ya no menstrúan debido a afecciones médicas o a la menopausia son todas ellas mujeres. Algunos hombres trans y personas de género no binario menstrúan.

Entonces, ¿cómo encontramos términos que puedan englobar todas estas experiencias? Algunos han utilizado las palabras *menstruar* o *persona con útero*, pero no me gusta reducir a las personas a funciones o partes del cuerpo, y algunas personas no menstrúan y otras no tienen útero, pero siguen ovulando y, por tanto, siguen teniendo un ciclo menstrual, así que estos términos no abarcan la totalidad de las experiencias. Otro término que se utiliza es el de *capacitada para el embarazo*, pero eso suena como si estuviéramos reduciendo a las personas a una incubadora potencial. Además, no todas las personas con útero tienen deseos de quedarse embarazadas, mientras que otras se han esforzado mucho por conseguirlo y no lo están, y para ellas *capacitada para el embarazo* podría resultar chocante o hiriente. También me preocupa que describir a las personas por sus capacidades reproductivas parezca aplicarse mayoritariamente sólo a la mitad de la población, ya que *eyaculador* y *fecundador potencial* están en gran medida ausentes de nuestro léxico actual.

Para mí, la respuesta es clara: utilizar el término *personas* siempre que sea posible al hablar del ciclo menstrual. Confío en que las personas que lean este libro sepan qué secciones se refieren específicamente a ellas y cuáles no son aplicables. Si un estudio o un artículo utilizado como referencia describe a los sujetos como mujeres, así es como se describirán en estas páginas, y si usan un término diferente, se empleará ése. Cuando se hable de historia o de la influencia de la sociedad, se utilizará generalmente el término *mujeres*, porque el camino de la investigación inadecuada y la luz de gas médica empezó con el concepto patriarcal de que un cuerpo femenino que menstruaba era una variante defectuosa de un cuerpo masculino. Aunque saltar de *personas* a *mujeres* y quizás incluso a *quienes menstrúan* puede parecer una elección editorial extraña a algunos, creo que funciona bien para honrar el pasado al tiempo que tenemos en cuenta cómo avanzamos.

Soy ginecóloga desde 1995, y he visto muchos cambios durante ese tiempo. Disponemos de nuevas y asombrosas terapias que no eran posibles cuando me formé ni en los primeros años de mi carrera. Cuando estudié medicina en los años ochenta, la idea de que el virus del papiloma humano (VPH) provocara cáncer de cuello uterino era sólo una hipótesis, y ahora podemos prevenir este tipo de cáncer con una vacuna contra el VPH. Ahora sabemos mucho más sobre muchas enfermedades. También he visto cómo cosas que deberían haber cambiado permanecen lamentablemente estancadas. La investigación es más lenta de lo que debería, muchas personas siguen teniendo dificultades para acceder a una asistencia de calidad, los políticos de muchas partes del mundo siguen convirtiendo la salud reproductiva en un arma para obtener beneficios políticos, y las redes sociales son un espacio para la desinformación.

Para mí, la respuesta a la necesidad de abogar en la consulta del médico, o de insistir en que nuestros líderes políticos lo hagan mejor, o de tamizar la desinformación en las redes sociales, es proporcionar una fuente de información de calidad. Recuerdo mis propias experiencias. Sufría una terrible diarrea menstrual (sí, no hay diarrea menstrual buena, pero, aunque el calificativo pueda parecer innecesario, si has tenido diarrea menstrual, lo entenderás). Pensaba que yo era la única afectada porque nadie hablaba nunca de esto, ni siquiera Judy Blume. No fue hasta que estudié medicina, cuando tuvimos una clase sobre prostaglandinas y me enteré de que podían causar diarrea y se liberaban durante la menstruación, que se me encendió la bombilla. Quería levantarme y gritar: «¿CÓMO?». ¡Claro que existía la diarrea menstrual! Bajé corriendo después de la clase para preguntarle al profesor si ambas cosas podían estar relacionadas, y su respuesta dejó claro que no había pensado realmente en ello, pero sí.

Inmediatamente negocié mi entrada en la clínica de ginecología y obstetricia, me hice con unos paquetes de píldoras anticonceptivas orales de muestra y, al siguiente ciclo, estaba lo más cerca posible del nirvana menstrual: escasos calambres y diarrea. Al año siguiente, en la facultad de medicina, me enteré de que se podía tomar la píldora todos los días y no tener la regla, y como por arte de magia, mis menstruaciones desaparecieron (excepto que fue cortesía de la investigación médica y algo de ingenio por mi parte). Antes de empezar a tomar la píldora, tenía que planificar mi vida en torno a la menstruación, porque cuando la diarrea era fuerte, podía necesitar ir al baño quince veces al día. Ahora podía simplemente vivir mi vida.

Aquí hay varios mensajes importantes a tener en cuenta. El primero es que el conocimiento de mi cuerpo y de los medicamentos disponibles me permitió tomar una decisión informada y actuar en consecuencia. El segundo es que tener conocimientos de calidad sobre el ciclo menstrual desde los veinte años, cuando empecé la carrera de medicina, significaba que era casi inmune a la desinformación que había por todas partes, así que no tenía nada que desaprender. Por último, la naturaleza tenaz de la vergüenza menstrual. Cuando más tarde me enteré de que la diarrea menstrual afecta al 12 % de las personas que menstrúan, me quedé atónita. En ocasiones, este fenómeno me ha arruinado la vida. Una vez, antes de la época de los anticonceptivos hormonales, tuve la suerte de ir a Nueva York y visitar el Museo Metropolitano de Arte, pero me pasé todo el tiempo en el baño con diarrea menstrual. ¿Por qué tuve que esperar a estar en la facultad de medicina para enterarme de que padecía algo que era común y podía tratarse? ¿Por qué tuve que esperar tanto para descubrir que no estaba sola en esto?

Incluso ahora, cuando menciono la diarrea menstrual en alguna ponencia (y puedes apostar a que lo hago: dar a conocer a todo el mundo este fenómeno se ha convertido en una de mis misiones), siempre hay alguien que se me acerca después para decirme que pensaba que era la única. Lo mismo ocurre cuando publico en las redes sociales: recibo mensajes directos de personas que pensaban que estaban solas en esto. ¿No es eso luz de gas? El 6 % de la población mundial experimentará en algún momento de su vida diarrea menstrual (si contamos a todos, los que menstrúan y los que no), ¿pero sigue siendo algo que poca gente conoce? Sin embargo, el 8 % de los estadounidenses tiene asma, y estoy segura de que todas las personas con edad suficiente para leer este libro han oído hablar del asma.

Una de mis experiencias favoritas es cuando las personas que han leído *La biblia de la vagina* o el *Manifiesto por la menopausia* me dicen que la información les ha resultado esclarecedora y reconfortante. Escucho historias de cómo algunas personas abogaron por un DIU, se sometieron a fisioterapia para tratar el dolor durante las relaciones sexuales o no tuvieron miedo de empezar a tomar estrógenos vaginales gracias a las palabras que escribí. Por eso escribo este libro; no sólo para informar sobre la diarrea, por supuesto, sino sobre todo lo anterior. Porque si tienes o has tenido un ciclo menstrual, o conoces a alguien que menstrúe, o te has beneficiado de la menstruación, deberías conocerlo (seamos realistas: todo el mundo se ha beneficiado de la menstruación; de lo contrario, no estarías viva para leer este libro). Si tu ciclo menstrual te preocupa, quiero que comprendas la ciencia que hay detrás y las terapias que están a tu alcance, para que puedas empoderarte y defenderte cuando lo necesites.

El ciclo menstrual es, sin duda, la rueda que mueve a la humanidad, y ya es hora de acabar con la vergüenza y el desconocimiento sobre él.

Parte 1

Manual básico del ciclo menstrual

1

¿Por qué menstruación?

De adolescente solía ir sola a comprar compresas. Acompañar a mis padres al supermercado era una experiencia que debía evitar a toda costa, ya que su comportamiento en público solía ser mortificante, y no de la forma que la mayoría de los niños piensa. Mi padre no iba solo a comprar compresas, y mi madre tenía cambios de humor drásticos, así que me resultaba más fácil y seguro pasar desapercibida todo lo posible y arreglármelas sola. Así que yo misma iba en bici o andando a la farmacia y compraba una caja de cuarenta y ocho compresas, que normalmente eran suficientes para controlar mi sangrado y tener algunas de sobra para que el siguiente ciclo no me pillara desprevenida. Mi marca preferida de productos menstruales era Kotex Super Plus, porque esa compresa era enorme. Era como llevar una caja de clínex entre las piernas; no era lo mejor desde el punto de vista de la comodidad, pero era la única solución para los tres primeros días de sangrado. Con cualquier otra compresa, tenía pérdidas por todas partes.

La primera noche de cada regla tenía que levantarme al menos una vez para cambiarme la compresa, e incluso entonces, casi siempre empapaba la toalla que había puesto como refuerzo. Ahora que soy ginecóloga y recuerdo aquella época, soy plenamente consciente de que se trataba de un sangrado excesivo que debería haber motivado una visita a un médico compasivo, pero en aquel momento no tenía ninguna referencia en la que basarme ni idea de lo que se consideraba un sangrado abundante. Aunque aprendí algo sobre la menstruación con

Judy Blume, al igual que muchas chicas de mi época, nunca se habló del volumen real de sangre en ningún sitio que yo recuerde, y antes me habría metido en una jaula con un tigre llevando un vestido hecho de carne que hablar de la menstruación con mi madre.

Cuando por fin visité a un médico, fue porque había intentado donar sangre en mi primer año de universidad, cuando tenía dieciocho años, y me rechazaron porque mi nivel de hierro era bajo. Fui a ver al médico por consejo de la amable enfermera de la Cruz Roja de Winnipeg. Sin embargo, mi médico no me hizo ningún análisis de sangre para confirmar que mi nivel de hierro o mi hemograma eran bajos. Me dijo que era normal que una mujer tuviera el hierro bajo y me dio el gran consejo de que comiera hígado. Era médico y mujer, así que no tenía motivos para dudar de su autoridad, aunque no comí más hígado, y así seguí anémica hasta que finalmente empecé a tomar la píldora anticonceptiva.

Cuando recuerdo aquellos días de finales de la década de 1970, en mi mente esa caja de cuarenta y ocho compresas era enorme, tan grande que apenas podía sostenerla bajo un brazo. Me preguntaba si mi memoria estaba exagerando del mismo modo que podría hacerlo al contar a mis hijos que tenía que caminar con la nieve hasta la altura del pecho para ir al colegio todo el invierno, cuesta arriba en ambos sentidos. Pero gracias al milagro de Internet, pude averiguar las dimensiones exactas de aquella caja, y era más o menos del tamaño de una maleta de mano.

En verano, siempre iba en bici a comprar mis compresas, porque vivía en Winnipeg y la temporada para montar en bici era corta. Cuando volvía de la farmacia en mi bicicleta de diez velocidades, con una compresa del tamaño de una pequeña caja de kleenex, y con una caja de compresas del tamaño de una maleta en el regazo, reflexionaba profundamente sobre la menstruación, porque me parecía ridículo. ¿Cómo se las arreglaban nuestros antepasados? Apenas me había librado de la agonía de los cinturones menstruales, y supuse que las cosas eran mucho peores antes de que se inventaran. Por muy fascinante que me pareciera una tira adhesiva, ¿qué horror anterior habría hecho que los cinturones menstruales parecieran liberadores en comparación?

A menudo me preguntaba por qué menstruábamos. Me parecía una función corporal muy intrusiva. Cuando comparaba la menstruación con otras cosas esenciales para la vida humana, como respirar o comer, me parecía problemática a una escala totalmente distinta. No había nada más que goteara por designio. ¿Por qué tener un sistema tan engorroso? ¿Cuál es el verdadero sentido biológico de la menstruación? Evidentemente, quedarse embarazada forma parte de ella, pero la pérdida de sangre me parecía un gran derroche de recursos.

Cuando se trata de evolución, determinar absolutos es difícil, pero resulta que tenemos algunas ideas bastante buenas sobre por qué menstruamos. Ojalá la Jen adolescente hubiera sabido lo que estoy a punto de explicar.

La menstruación es poco común

La menstruación es el desprendimiento regular del revestimiento superficial del útero, conocido médicamente como endometrio, y forma parte del ciclo menstrual. La menstruación es un fenómeno raro en el reino animal, que sólo experimentan los humanos, la mayoría de los primates, algunas especies de murciélagos, la musaraña elefante y el ratón espinoso. En total, menos del 2% de los mamíferos menstrúan, aunque es posible que esa cifra se sitúe ligeramente a la baja, dado que los comportamientos pueden alterarse en cautividad, y puede resultar difícil observar a los mamíferos más reclusos y a los que tienen hábitats inaccesibles (debes admitir que tuvo que hacer falta algo de ciencia al estilo de *Misión: Imposible* para averiguar qué murciélagos menstrúan). En lugar de un ciclo menstrual, la mayoría de los mamíferos tienen estro, que no implica una hemorragia cíclica del útero. Las perras sangran, pero es por la vagina y no es biológicamente lo mismo que la menstruación.

Los mamíferos placentarios, como los caballos, los perros, los gatos, los ratones y, por supuesto, los humanos, son probablemente los que te vienen a la mente si te piden que nombres un mamífero. Los mamíferos dotados de placenta se denominan euterios (los marsupiales, como los canguros, tienen placenta, pero son muy diferentes, por lo que no se consideran mamíferos placentarios). La pequeña serie de mamíferos euterios que menstrúan resulta una agrupación extraña. ¿Estamos más emparentados con los murciélagos de lo que creemos?

Todos los mamíferos euterios, los que menstrúan y los que no, evolucionaron a partir de un antepasado común que no menstruaba. Por el camino, a medida que la evolución daba vueltas y se desarrollaban distintas especies, la menstruación evolucionó (y no sólo una vez, porque los mamíferos que menstrúan no se ramificaron todos juntos a partir de un antepasado común). Más bien, la menstruación evolucionó cuatro veces por separado, una vez para los humanos y otros primates, otra para los murciélagos, otra para el ratón espinoso y otra para la musaraña elefante. Una característica biológica que evoluciona de forma independiente varias veces indica que añade valor para la supervivencia. Pero ¿qué valor añade la menstruación a la supervivencia de una especie? Estoy segura de que muchas de nosotras nos lo hemos preguntado alguna vez mientras estábamos encogidas por los calambres, o lidiando con un ataque de diarrea menstrual, o haciendo equilibrios con una caja enorme de compresas sobre una bicicleta de diez velocidades.

Cuando la mayoría pensamos en la menstruación, pensamos en la sangre. ¿Qué puede lograr la sangre que sale del útero? Una de las primeras teorías era que el sangrado era necesario para lavar las bacterias y los virus que se unían al esperma. Pero no hay nada especialmente limpio en el esperma de perro o caballo respecto al humano o de murciélago, lo que significa que los mamíferos que menstrúan no tienen una bazofia espermática única que gestionar. Además, si se depositara tal riesgo biológico junto con el esperma y la única forma de realizar una limpieza en el útero cuando no se produjera la fecundación fuera desechar todo el revestimiento menstrual, ¿qué ocurre exactamente cuando se produce un embarazo? Resulta difícil entender cómo este microorganismo puede ser tan malo para el útero pero beneficioso para un embrión en desarrollo. Simplemente no tiene sentido y, como era de esperar, esta teoría ha sido descartada.

En lugar de centrarnos en el sangrado, demos un paso atrás y observemos lo que ocurre en el interior del útero *antes* de la menstruación. Para que se produzca un embarazo en cualquier mamífero, tanto en los que menstrúan como en los que tienen estro, el endometrio debe sufrir una decidualización, una transformación biológicamente compleja e irreversible. En los humanos, la decidualización se produce aproximadamente entre siete y diez días después de la ovulación, y es durante esta estrecha ventana cuando es posible la implantación. El endometrio decidualizado se llena de azúcares y lípidos de reserva y proporciona nutrientes al embrión hasta que la placenta puede hacerse cargo. También protege al embrión del sistema inmunitario de la embarazada, porque un feto tiene un 50 % de ADN extraño y, de lo contrario, sería rechazado como un órgano trasplantado con una compatibilidad incompleta. Sin decidualización, no puede haber embarazo satisfactorio, y puede que ésta sea la respuesta a por qué los humanos y nuestros amigos primates, murciélagos, ratones y musarañas somos los únicos miembros del Club de la Menstruación.

Explicar la decidualización mediante la repostería

¿Qué es exactamente la decidualización? Entiendo que puede ser un término nuevo para muchos, así que antes de seguir adelante, familiaricémonos con él. La palabra *decidua* procede del latín *decidere*, que significa «morir», «caerse» o «desprenderse», y el endometrio decidualizado se desprende efectivamente con la menstruación y también después del parto. La decidualización puede parecer un concepto nebuloso, por lo que me gusta explicarlo utilizando la analogía de hornear un suflé. Puede parecer raro al principio, pero confía en el proceso.

Hacer un suflé implica una precisión que no se ve en la mayoría de los demás horneados. Con las masas de tartas o pasteles, hay margen de maniobra. Por ejemplo, si la masa de tu tarta está demasiado húmeda, puedes añadir harina. Si sacas un pastel del horno demasiado pronto, puedes probarlo y volver a meterlo para hornearlo un poco más. No ocurre lo mismo con un suflé. Empecé a hornearlos hace unos años y reconozco que al principio me sentía un poco intimidada, porque en un restaurante es uno de esos platos del menú con un asterisco e instrucciones rigurosas de pedirlo inmediatamente, lo que le da un aura de misterio y habilidad. Pero vi a mi pareja prepararnos un delicioso suflé de queso para cenar y eso desmitificó el proceso, dándome cierta confianza para intentarlo yo misma. Ahora me enorgullece decir que domino varios tipos de suflé. Mis suflés de limón son divinos (¡incluso Chrissy Teigen los comentó una vez en Twitter!).

Con un suflé, hay varios pasos clave que deben seguir un orden específico. Primero hay que separar los huevos y batir las claras sin una gota de yema, luego hay que hornear el suflé a la temperatura adecuada durante un tiempo exacto. Si sacas el suflé demasiado pronto, estará empapado y no habrá subido; si lo haces demasiado tarde, se habrá desinflado como un balón de fútbol pinchado. Pero si lo has hecho todo correctamente, tendrás un preparado hermoso, esponjoso y delicioso que parece más alquimia que bioquímica.

La decidualización es similar en muchos aspectos: igual que nuestro proyecto de repostería requiere la preparación correcta de los ingredientes, la temperatura del horno y el tiempo de horneado, la decidualización requiere los niveles hormonales correctos en una secuencia precisa. Los cambios hormonales que preparan el endometrio humano en la primera parte del ciclo menstrual son análogos a la preparación del suflé. La progesterona liberada tras la ovulación, responsable de la decidualización, es como hornear el suflé. Una vez que el endometrio ha sufrido la decidualización, se abre una estrecha ventana ideal para la implantación, del mismo modo que una estrecha ventana separa un suflé espectacular de un revoltijo de huevos mal revueltos o una tortita

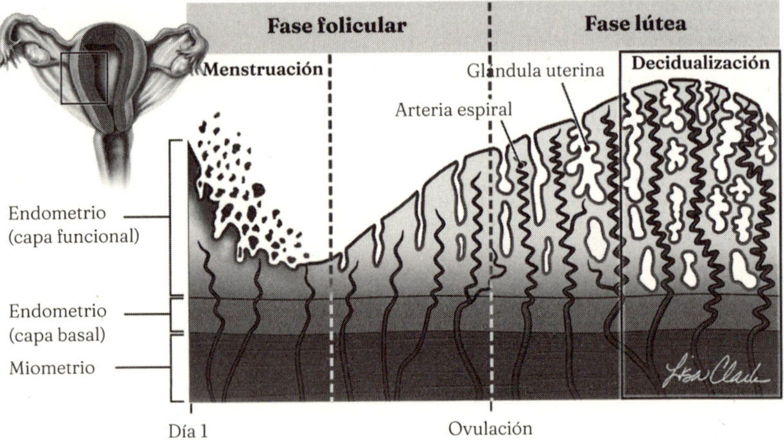

Figura 1
Endometrio decidualizado (ilustración de Lisa A. Clark, ilustradora médica certificada).

de huevo desinflada. Si se produce un embarazo, ¡suflé para todos! Pero si no se produce, el útero se queda con un endometrio decidualizado que no puede volver a convertirse en un endometrio no decidualizado. Las células del endometrio fueron transformadas físicamente por la progesterona cuando se decidualizaron, y ese fue un viaje de ida, igual que un suflé no puede volver a convertirse en un bol de claras y otro de yemas. No es posible poner más endometrio encima de otro, y no puedes mantener el endometrio decidualizado en hielo, porque todas las hormonas liberadas en el siguiente ciclo menstrual necesitan endometrio no decidualizado sobre el que actuar. Mantener el endometrio decidualizado hasta el siguiente ciclo no es posible.

El útero tiene dos opciones para volver a hacer borrón y cuenta nueva para el siguiente ciclo: reabsorber el endometrio decidualizado o desecharlo. La decidua no es sangre coagulada, es un cambio real de las células endometriales. Puede parecerse mucho a tiras de hígado u otro tejido. A veces la gente ve tejido decidualizado con la sangre menstrual y piensa: «¿Estaba embarazada y estoy abortando?», o «¿Se me está saliendo parte del útero?». Eso es lo mucho que puede parecerse al tejido humano. Dada la cantidad de decidua y su consistencia similar a la carne, la opción de que el cuerpo la descomponga y la reabsorba realmente no es compatible con nuestro funcionamiento, biológicamente hablando. Haría falta un aparato tan complejo como el tubo digestivo para procesarla, por lo que deshacerse de ella (es decir, la menstruación) es la única opción.

El momento lo es todo

Quizá te preguntes, si no es posible reabsorber el endometrio decidualizado y la única opción es dejarlo ir, ¿por qué los animales con estro no menstrúan? ¿Su endometrio no sufre también decidualización? ¡Es una gran pregunta! Sí, su endometrio también se decidualiza, pero la respuesta está en el desencadenante. Los animales con estro tienen lo que se conoce como decidualización inducida, porque la induce la implantación del embrión. Si no hay embrión, no se producen los cambios irreversibles. En el caso del estro, piensa en el embrión como en un invitado a cenar que pide el suflé de postre con su comida. Si no aparece nadie para pedir el suflé, limpiar la mezcla de huevos sin hornear es fácil. El endometrio puede reabsorberse porque nunca sufrió esos cambios irreversibles.

En un ciclo menstrual, la decidualización se produce tanto si hay embrión como si no, porque el desencadenante es la progesterona liberada con la ovulación. Esto se conoce como decidualización espontánea (el suflé se va a hornear tanto si viene un invitado, es decir, un embrión, como si no). En los humanos, un embrión se conecta con un endometrio ya decidualizado. Si no hay embrión, la única forma de volver a iniciar el ciclo es deshacerse del endometrio decidualizado con la menstruación o, para terminar con nuestra larga analogía del horneado, limpiar la bandeja de suflé y empezar de nuevo, es decir, con la menstruación. El endometrio decidualizado se elimina cuando los cambios químicos desencadenados por el descenso de los niveles de progesterona provocan la rotura de los vasos sanguíneos que irrigan el endometrio, y el sangrado, junto con las sustancias químicas inflamatorias, hace que la capa de endometrio decidualizado se desprenda o se separe del útero.

La pregunta no es «¿Por qué evolucionamos para sangrar?», sino «¿Por qué la decidualización espontánea es tan importante que la pérdida de sangre y las molestias de la menstruación merecen la pena, evolutivamente hablando?».

¡Guau! ¿Verdad?

Entonces, ¿cuál es el beneficio de la decidualización espontánea?

Control de la placenta

Los humanos y otros mamíferos que menstrúan tienen una placenta hemocorial, una forma elegante de decir que la placenta fetal entra en contacto directo con los vasos sanguíneos del útero. En la mayoría de los mamíferos que no menstrúan, hay al menos unas pocas células entre la placenta y la sangre materna. Para llegar al punto en que la placenta se baña en la sangre del útero, debe invadir el músculo del útero y destruir algunos de los vasos sanguíneos que encuentra para entrar en contacto, de modo que pueda producirse la transferencia de nutrientes.

Los humanos tenemos las placentas más invasivas de todos los mamíferos, y esta invasión debe controlarse, porque si sale mal, la placenta puede dañar fácilmente el útero. Puede introducirse demasiado profundamente en las paredes del útero, lo que se denomina placenta acreta, que, afortunadamente, es poco frecuente. La placenta acreta puede provocar una hemorragia excesiva durante el parto, porque la placenta no puede separarse adecuadamente del revestimiento del útero. Si la placenta invade lo suficiente, puede crecer a través del útero hacia los órganos del vientre, como la vejiga, el intestino e incluso el hígado. Esto se denomina placenta percreta, y puede provocar hemorragias catastróficas. Es imposible explicar a alguien que no haya presenciado una cesárea con placenta percreta la magnitud de la hemorragia (los bancos de sangre de los hospitales más pequeños pueden quedarse sin sangre intentando hacer frente a la situación). Ahora, gracias a las resonancias magnéticas y las ecografías avanzadas, a menudo podemos diagnosticar la placenta percreta antes del parto y tomar precauciones por adelantado para reducir el riesgo de hemorragia, pero no teníamos nada de eso cuando yo me formé. Ese momento de terror cuando abres el abdomen para una cesárea y ves tejido placentario creciendo por todas partes es material de pesadilla.

La cuestión aquí es que, aunque la invasión de la placenta es buena desde el punto de vista del suministro de nutrientes y oxígeno para el feto, si se descontrola, puede ser perjudicial para la persona o mamífero gestante. Una forma de controlar la invasión es tener un endometrio grueso, preparado y a la espera del embrión, con las habilidades necesarias para manejar una placenta invasiva, es decir, una decidualización espontánea. El endometrio humano decidualizado es uno de los más gruesos. De hecho, algunos han descrito la batalla entre el grosor del endometrio decidualizado y la capacidad invasiva de la placenta humana como una carrera armamentística evolutiva.

Prueba del embrión

Esta teoría puede resultar molesta para alguien que haya sufrido un aborto espontáneo, pero para otras personas la explicación puede resultar útil. Ya te conoces a ti misma y sabes para qué estás preparada. Hago esta advertencia por si es algo que tal vez no estés en condiciones de leer y prefieras pasar por alto.

Los embriones humanos tienen un alto índice de malformaciones genéticas y, evolutivamente hablando, no es práctico invertir recursos biológicos limitados en un embarazo destinado a un desenlace negativo. Una forma de resolver esta ecuación es seleccionar embriones con más posibilidades de sobrevivir, y así la elevada tasa de anomalías genéticas típica de los embarazos humanos se ve contrarrestada por el hecho de que sólo entre el 20 y el 30 % de las concepciones dan lugar a un bebé con vida. Gran parte de esta selección de embriones está guiada por el endometrio decidualizado que espera al embrión. La teoría es que el endometrio decidualizado actúa como biosensor de la calidad embrionaria. Si se detecta algún problema, puede desencadenarse una respuesta inflamatoria para interrumpir el embarazo.

Esta teoría se apoya en investigaciones que demuestran que el endometrio decidualizado provoca una reacción de estrés cuando se implanta un embrión significativamente anormal. Además, encontrarse con un endometrio decidualizado grueso significa que el embrión debe esforzarse más para invadirlo lo suficiente como para implantarse, lo que en esencia proporciona una prueba de la salud del embrión

Se trata de optimizar los recursos... O eso creemos

La decidualización espontánea crea un entorno orientado al éxito reproductivo, es decir, un endometrio que puede soportar la invasión de una placenta humana, así como la selección del embrión. Los preparativos necesarios para la implantación son impulsados por la progesterona liberada durante la ovulación, lo que significa que para los mamíferos que menstrúan, la elección reproductiva está codificada en el sistema.

En los animales con ciclo estral, es decir, sin menstruación, el embrión desencadena por sí mismo la decidualización, por lo que el organismo no puede elegir, metafóricamente hablando, si el embarazo merece la asignación de recursos.

Las teorías se reducen a optimizar los resultados del embarazo. Como veremos en capítulos posteriores, muchos aspectos del ciclo menstrual tienen que ver, en última instancia, con la optimización de recursos, ya que el embarazo humano, la lactancia y el cuidado de un niño hasta que sea autosuficiente (pasos necesarios para transmitir la genética) son procesos que consumen muchos de esos recursos.

En definitiva, se trata de una teoría, aunque hay muchos datos que la apoyan. Siempre es posible, con nuevas técnicas, que lo que creemos ahora cambie; así es el serpenteante camino de la ciencia. Pero parece tan seguro como puede estarlo la ciencia que la menstruación es un subproducto del ciclo menstrual y no el objetivo. El sangrado es técnicamente un derroche de recursos, pero en el gran esquema evolutivo, funciona porque permite la decidualización espontánea, que a su vez ayuda a los humanos a producir una descendencia sana.

En cualquier caso, este sistema exige que la mitad de la población que menstrúa «se aguante». Estoy segura de que la Jen adolescente habría exclamado: «¡Ajá! ¡Lo sabía!».

¿Por qué la llamamos menstruación?

A menudo me preguntan por qué *menstruación* incluye la palabra *men* («hombres», en inglés), pero éste es un raro ejemplo en medicina en el que el patriarcado no se entrometía ni se ponía condescendiente. Muchas culturas antiguas asociaban la menstruación con la luna, y para establecer esa relación habrían observado que la menstruación se producía aproximadamente una vez cada mes lunar, es decir, 29,5 días. Aunque ahora sabemos que la menstruación no está relacionada en modo alguno con la luna, esta asociación histórica con un acontecimiento mensual se refleja en las palabras que utilizamos hoy. *Menstruación*, el término médico para la sangre menstrual, procede del latín *mēnsis*, que significa «mes». *Período* proviene del latín *periodus* y/o del griego *períodos*, que significa «ciclo recurrente o repetido de acontecimientos». En este libro, utilizaré el término *ciclo menstrual* para todos los cambios hormonales que provocan el sangrado menstrual y para el sangrado en sí (básicamente, todo el tinglado), y *sangrado menstrual, sangrado, sangre, sangre menstrual, menstruación* y *período* para el sangrado. Como éste es un libro sobre la menstruación, asumiremos que *sangre* significa *sangre menstrual.* Si el sangrado tiene otra causa, me aseguraré de especificarlo.

Aunque en este libro nos ceñiremos a los términos médicos, puedes llamar a tu sangrado menstrual como quieras. Ese momento del mes, regla, la marea carmesí, el momento lunar, la maldición, la visitante, mi chica, Carrie, los ingleses han aterrizado y la semana del tiburón son algunos de los eufemismos que he oído, y me maravilla la creatividad e ironía, e incluso socarronería que hay detrás de muchos de ellos. Mis favoritos son «registrarse en el Hotel del Tejado Rojo» (probablemente regional de Estados Unidos) y «hay comunistas en la casa de la diversión», que, según Urban Dictionary, es de origen danés. Según una encuesta realizada en 2016 por Clue, la aplicación de seguimiento de la menstruación, hay más de cinco mil eufemismos utilizados en todo el mundo para referirse a la menstruación.

Es importante reconocer que la creatividad detrás de estas frases era a menudo el resultado de la incapacidad de hablar abiertamente de la menstruación. Gran parte del silenciamiento es patriarcal, como si la propia biología que impulsa a la humanidad fuera sucia. Los eufemismos son formas «educadas» de eludir el acto indecoroso de sangrar, o «cosas de mujeres», aunque me encanta lo subversivo de un eufemismo como «semana del tiburón» (es mucho más gráfico que «menstruación» o simplemente decir «estoy sangrando»).

Imagina si cuando alguien te pregunta cómo te va fuera socialmente aceptable decir: «Bien, hoy ya me he cambiado de compresa cuatro veces»; o «Acabo de expulsar un coágulo del tamaño de una moneda de veinticinco centavos»; o «En realidad, me siento como si tuviera un atizador de hierro caliente en la vagina y aun así he venido a esta reunión que se podría haber resuelto fácilmente por correo electrónico». Quizá más gente se tomaría en serio la menstruación. Aún recuerdo cuando le pregunté a mi profesor de noveno curso si podía ir al baño y me dijo que no, porque era uno de esos profesores que pensaban que tener la vejiga llena favorecía el aprendizaje. Pero yo no necesitaba orinar; necesitaba cambiarme la compresa. Quería evitar un incidente grave, así que me acerqué a su mesa y le dije: «Tengo la regla y necesito cambiarme la compresa». No me lo pensé; si tuviera mocos, pediría un pañuelo de papel, y no es que los mocos sean polvo de hadas. No le habría contado a toda la clase que necesitaba cambiarme la compresa (y es una lástima que eso no haya cambiado mucho, aunque hayan pasado más de cuarenta años), pero estaba hablando con un hombre adulto que daba clases en noveno curso. Seguramente el concepto de que algunas chicas podían necesitar productos menstruales no era nuevo para él. Pero su cara palideció y una expresión de horror se apoderó de él mientras me hacía señas para que me acercara a la puerta de la clase. Me dejó marchar, pero con la severa advertencia de que no volviera a utilizar aquellas palabras. Estuve a punto de decir: «Entonces, ¿se lo digo por señas?», pero me lo pensé mejor.

Utiliza términos que te hablen a ti y que te sientas segura diciendo, pero también es bueno conocer las palabras médicas para poder comunicarte con claridad sobre tu cuerpo. Dedica también algún tiempo a aprender qué términos utiliza la gente de otras culturas para describir la menstruación, para deleitarte no sólo con su inventiva, sino también con su similitud con las palabras que tú podrías usar. Es casi como si la menstruación fuera una piedra Rosetta cultural.

Recientemente se ha intentado cambiar el nombre de muchos términos médicos asociados al cuerpo femenino. Algunos son epónimos, con el nombre de los hombres que los describieron por primera vez, lo cual es injusto, ya que a las mujeres no se les permitía contribuir a la denominación de los órganos. Imagínate si la sociedad hubiera sido igualitaria; habríamos visto muchas partes nombradas en honor de doctas médicas y anatomistas. Pero aún peor que la masculinización de muchas partes del cuerpo es que estos supuestos hombres eruditos dieran nombres misóginos a algunas de ellas. Por ejemplo, *pudendum* viene del latín «avergonzar», y *vagina* procede del latín «vaina», porque *pene* viene del latín «espada». ¡Pero por favor! Deberíamos utilizar un lenguaje no peyorativo ni sexista, y lo cierto es que el útero, los ovarios y su funcionamiento no son algo que descubrieran estos hombres; estaban ahí desde el principio. Cambiar el nombre de algunas estructuras no es revisionismo; tiene el digno objetivo de eliminar el juicio sobre partes del cuerpo y, francamente, es poner las cosas en su sitio. Además, parece razonable cambiar el nombre de las cosas basándonos en lo que sabemos ahora frente a la terminología que reflejaba la medicina de vanguardia en 1562.

En este libro, me centraré en estos nuevos términos allí donde existan. Dado el origen de la palabra *menstruación* (y todos sus derivados, como ciclo menstrual) y *período*, estas palabras no son inherentemente problemáticas. De hecho, *menstruación* parece un guiño a las antiguas matriarcas de esta, porque la primera persona que estableció una conexión entre la menstruación y un ciclo como el lunar habría sido sin duda una mujer.

Conclusión

- Menos del 2 % de los mamíferos menstrúan. Entre ellos se encuentran los humanos, la mayoría de los demás primates, algunas especies de murciélagos, el ratón espinoso y la musaraña elefante.
- La menstruación se asocia a la decidualización espontánea, lo que significa que la progesterona producida tras la ovulación desencadena un cambio esencial e irreversible en el endometrio, imprescindible para el éxito del embarazo.
- La menstruación en sí no parece ser una adaptación beneficiosa; más bien, es una compensación que permite que se produzca la decidualización espontánea, de modo que un endometrio decidualizado está a la espera de un embrión.
- Una teoría principal sobre la evolución de la menstruación es que, con la decidualización espontánea, el endometrio desempeña un papel en la aseguración de la calidad embrionaria, mejorando así los resultados reproductivos.
- Otra teoría es que la decidualización espontánea controla la capacidad invasiva única de la placenta humana.

2

Abecé del ciclo menstrual

El ciclo menstrual, es decir, tanto los cambios hormonales como el sangrado, suele dividirse en dos fases o partes: la fase folicular, que va desde el primer día de sangrado hasta la ovulación, y la fase lútea, que va desde la ovulación hasta el siguiente período. Esta terminología refleja lo que ocurre en el ovario. La fase folicular es cuando los folículos (los óvulos) se desarrollan y producen estrógenos, y termina el día anterior al aumento de HL (hormona luteinizante). Algunas personas dividen aún más la fase folicular, añadiendo la menstruación como una fase distinta, pero desde un punto de vista práctico, no es necesario. Tampoco tiene sentido desde el punto de vista médico, porque la menstruación no es una fase hormonal única (el sangrado se produce mientras se inician los cambios hormonales para el siguiente ciclo). Si la menstruación consiste en quitar las sábanas de la cama porque no han llegado los invitados, el siguiente ciclo menstrual se centra en planchar otro juego de sábanas en el momento exacto para asegurarse de que la cama esté lista para el siguiente grupo potencial de invitados. El día del aumento de HL marca el comienzo de la fase lútea, y durante este tiempo las células sobrantes del folículo se organizan en una estructura llamada cuerpo lúteo, que produce progesterona, controlando el proceso de decidualización tratado en el capítulo 1.

Estas dos fases del ciclo menstrual a veces se denominan proliferativa y secretora, para reflejar lo que ocurre en el endometrio (el revestimiento del útero). Durante la fase proliferativa (folicular), el endometrio está proliferando, o creciendo, bajo la influencia de los estrógenos; durante la fase secretora (lútea), las células del endometrio se llenan de azúcares y lípidos de almacenamiento y liberan una secreción rica en glucógeno, influida en gran medida por la progesterona. Si un patólogo observa una muestra de endometrio bajo el microscopio, puede describir lo que ve como proliferativo o secretor. Lo *proliferativo* indica al médico que el endometrio ha estado expuesto a estrógenos, y lo *secretor* nos dice que, o bien se ha producido la ovulación, o bien la persona ha tomado progesterona o un medicamento similar a ésta. La decidualización se produce hacia el final de la fase secretora.

Utilizaré los términos *folicular* y *lútea* para describir las fases del ciclo menstrual.

La ovulación, el motor menstrual

Los ovarios se sitúan a ambos lados del útero, junto a los oviductos (lo que antes llamábamos trompas de Falopio, porque fueron descritas por primera vez por Gabriele Falloppio). En el siglo XVI, Falloppio también realizó uno de los primeros ensayos clínicos al evaluar el impacto de los preservativos de lino en las infecciones de transmisión sexual, así que no se puede negar su contribución a la medicina. Sin embargo, *oviductos* es un término mejor, ya que son literalmente los conductos que transportan el óvulo maduro al útero. *Ovario* es un buen vocablo, pues comparte con muchas lenguas antiguas una raíz común que significa «huevo». Un término más antiguo para referirse a los ovarios es *piedras*, y, en efecto, parecen pequeñas piedras blancas. No sugiero que empecemos a referirnos a los ovarios como piedras en los libros de texto, pero me hace pensar en una frase utilizada para describir a alguien como atrevido: «tener pelotas». Quizá «tener piedras» sería una expresión aún mejor.

En la pubertad, los ovarios albergan aproximadamente cuatrocientas mil estructuras diminutas llamadas folículos primordiales, que son ovocitos (óvulos inmaduros) rodeados de células de apoyo. Estos folículos primordiales están en una especie de hibernación, anidados en el tejido que sostiene el ovario y esperando su invitación al Club de la Ovulación. Sólo algunos de ellos serán seleccionados, ya que entrar en el club no está garantizado (imagina a un portero de discoteca eligiendo a unos cuantos candidatos potenciales para entrar). No se sabe del todo cómo se seleccionan los folículos primordiales, pero una vez seleccionados, se preparan para la fiesta, es decir, se transforman gradualmente en folículos antrales, que son folículos con potencial para ovular. El viaje del folículo primordial al folículo antral dura alrededor de un año, y este proceso no deja de estar en marcha desde la pubertad hasta la menopausia. Muchos folículos primordiales que reciben la señal inicial no llegan al estado de folículo antral, sino que se desintegran y se pierden por el camino.

Los folículos antrales son los que consiguen pasar la cuerda de terciopelo fuera del club, con la esperanza de entrar (tienen la oportunidad de intentar ovular). Al principio del ciclo menstrual, la hipófisis libera una hormona llamada hormona foliculoestimulante, o FSH, que hace exactamente lo que te imaginas: estimula a estos folículos antrales. Algunos de ellos se desarrollan (o, utilizando nuestra analogía, acceden al club) y se lanzan a la pista de baile, encendiendo sus motores productores de hormonas y empezando a producir estrógenos y otras hormonas.

El ciclo menstrual requiere una vía de comunicación bidireccional entre el cerebro y los ovarios, y los estrógenos son uno de los lenguajes utilizados para comunicarse. A medida que se desarrollan los folículos, se producen estrógenos y otras hormonas, que indican al cerebro que aumente la producción de FSH. Un folículo no elevaría los niveles de estrógenos con la rapidez suficiente, por lo que tener muchos folículos que contribuyan a la producción de estrógenos al principio del ciclo es una solución. El folículo destinado a ovular se selecciona al principio del ciclo, entre los días cinco y siete, y por lo que sabemos, esta elección parece ser una lotería. Este folículo domina rápidamente en tamaño y producción de estrógenos; de ahí que se denomine folículo dominante. Los demás folículos se desintegran.

Solíamos pensar que sólo había un grupo VIP de cuatro a catorce folículos que tenía la oportunidad de unirse a la fiesta de la ovulación, pero ahora sabemos que a menudo hay más de una oleada. La que acaba siendo la última oleada que se ovula es la del folículo primordial. Se sacan de la hibernación unos mil folículos primordiales por cada uno que ovula, así que, en lo que respecta a la ovulación, es labor de todos.

Además de comunicarse con el cerebro sobre el estado de los folículos, los estrógenos de los folículos en desarrollo ordenan a las células de la capa basal, o inferior, del endometrio que empiecen a dividirse. Imagina que el endometrio es como una pared de ladrillos en la que cada ladrillo es una célula y los estrógenos son el albañil. El revestimiento del útero se engrosa, y la nueva capa superior de tejido se conoce como capa funcional. A partir de la capa basal crecen unos vasos sanguíneos enroscados llamados arterias espirales, que tienen forma de cola de cerdo (similar a la hiedra en una pared de ladrillos); son esenciales porque todo este nuevo tejido y el futuro embrión necesitan oxígeno y nutrientes.

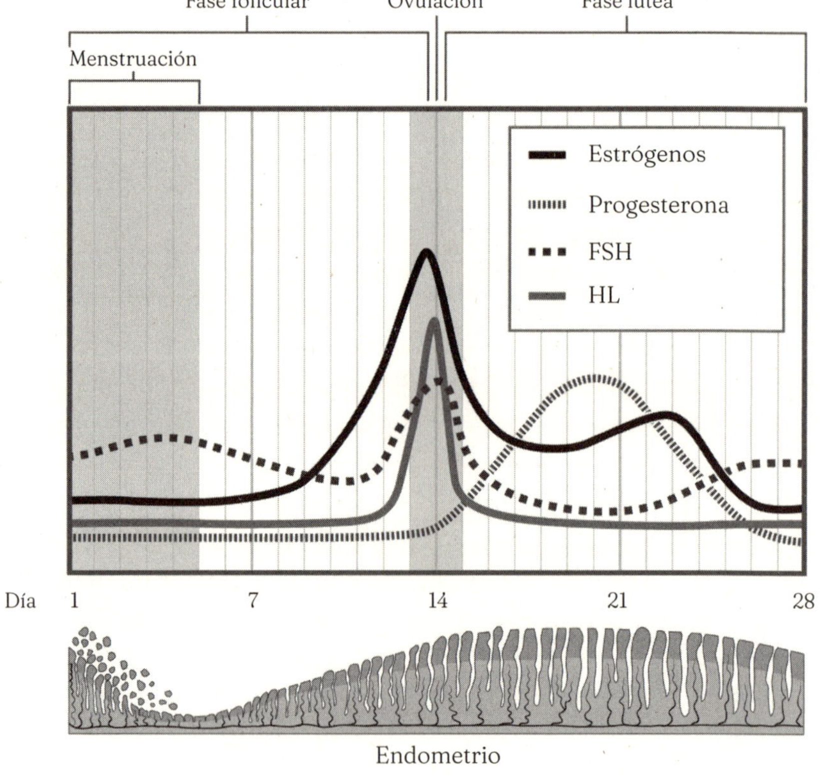

Figura 2

Niveles hormonales y el ciclo menstrual (ilustración de Lisa A. Clark, ilustradora médica certificada).

Con el tiempo, los estrógeno llegan a un nivel en el que hace que cambien los mensajes en el cerebro, y la hipófisis empieza a liberar la hormona luteinizante (HL). Los niveles aumentan rápidamente, lo que se denomina aumento de HL, que es esencial por varias razones:

- Favorece la maduración del ovocito para que el óvulo esté listo para la fecundación.
- Desencadena la ovulación unas ocho o diez horas después del nivel máximo de HL.
- Inicia la luteinización del folículo, durante la cual el tejido folicular que queda tras la ovulación se convierte en el cuerpo lúteo, que produce progesterona.

La luteinización del folículo requiere nuevos vasos sanguíneos, que crecen rápidamente en el ovario, aportando grandes cantidades de sangre y, por tanto, el colesterol necesario para producir progesterona. A veces, el proceso se desborda, provocando hemorragias en el cuerpo lúteo, lo que se conoce como cuerpo lúteo hemorrágico.

La progesterona liberada por el cuerpo lúteo estabiliza el revestimiento del útero, algo así como el mortero con los ladrillos, pero esto es sólo una analogía, porque no actúa exactamente como el mortero. La progesterona ralentiza el efecto de los estrógenos sobre el revestimiento, hace que las arterias espirales crezcan en longitud y se enrosquen aún más, y desencadena la decidualización, ese cambio necesario para la implantación. Actúa como un freno en la hipófisis, reduciendo la FSH y la HL para que no se desarrollen más folículos ni reciban una señal para ovular, porque en este punto el cuerpo no quiere invertir energía en la ovulación. Recuerda que los grupos de folículos primordiales se seleccionan de manera constante para convertirse en folículos antrales, por lo que la capacidad de desactivar la señalización que recluta folículos antrales es importante.

Tras la ovulación, el óvulo es barrido por unas proyecciones parecidas a las algas, llamadas fimbrias, situadas al final del oviducto. Es en el oviducto donde se produce la fecundación con el esperma. En caso de fecundación, el óvulo se dirige al útero y, si se implanta, envía señales hormonales al cuerpo lúteo para que mantenga niveles elevados de progesterona, poniendo freno a la ovulación, ya que a lo largo del embarazo se seguirán pidiendo folículos primordiales para que se unan a la lista de folículos con potencial para ovular. La progesterona puede tardar entre una y dos semanas en suprimir por completo el sistema, por lo que durante este intervalo es teóricamente posible que otro folículo antral pueda «escapar» y ovular. Si se producen dos embarazos de este modo, el inicial y luego otro en las dos semanas siguientes, se conoce como superfecundación, en la que se conciben gemelos en días distintos. La superfecundación es muy poco frecuente.

Si no se produce la fecundación, el cuerpo lúteo se encoge y deja de producir progesterona según su tiempo de vida preprogramado, que suele ser de doce a catorce días (pero puede oscilar entre once y diecisiete días). La rápida caída de progesterona al final de la vida natural del cuerpo lúteo provoca dos acontecimientos menstruales clave: desestabiliza el revestimiento del útero, lo que da lugar a la menstruación, y libera el freno hormonal del cerebro para que pueda volver a empezar el ciclo de reclutamiento de folículos antrales.

¿Se alterna la ovulación entre los ovarios de un ciclo a otro?

Antes creíamos que la ovulación se alternaba entre los ovarios de un ciclo a otro: el ovario derecho ovulaba un ciclo, luego el izquierdo el siguiente, y así sucesivamente. Pero investigaciones más recientes sugieren que puede ser más aleatoria, sin un patrón. La ovulación puede incluso producirse en un ovario durante varios ciclos y luego pasar al otro. Si se extirpa un ovario, el ovario que quede se hará cargo, por así decirlo, y ovulará cada ciclo.

Curiosamente, el óvulo no siempre desciende por el oviducto por el mismo lado que el ovario del que fue liberado. Nos dimos cuenta de ello cuando vimos que algunas personas que se quedaban embarazadas sólo tenían un oviducto y un ovario, ¡en lados opuestos! Este intercambio se llama transmigración, que suena a conjuro mágico. Parece increíble, al menos si te imaginas un aparato reproductor en forma de T, con los ovarios al final de cada brazo de la T. En esa imagen, cada ovario parece estar lejos del oviducto opuesto. En realidad, en la mayoría de las personas los oviductos y los ovarios cuelgan por detrás del útero, por lo que están más juntos de lo que crees. Aun así, es asombroso pensar que un diminuto óvulo salga por su propio pie y cruce al otro oviducto sin ser aplastado ni sufrir daños químicos. Es un viaje increíble. Es como *Parque Jurásico*: la vida encuentra su camino.

No se conoce bien la señalización exacta que lleva al óvulo a ser recogido por el oviducto del lado opuesto. No es que podamos poner un rastreador en un óvulo y controlar su migración, como podemos hacer con un tiburón. Pero gracias a los datos de personas embarazadas con un solo oviducto, ahora sabemos algo sobre la frecuencia de la transmigración. La ecografía puede identificar qué ovario ha ovulado, porque el cuerpo lúteo, el tejido hormonalmente activo que queda tras la ovulación, es fácil de ver. En esta situación, en la que hay un solo oviducto, la transmigración puede ser frecuente hasta en un 30 %. Es imposible saber si ocurre en la misma proporción en las personas con dos ovarios y dos oviductos, pero teniendo en cuenta que los oviductos pueden resultar dañados por una infección, tiene sentido que el sistema tenga un plan alternativo incorporado.

¿Por qué duele la ovulación?

Algunas personas tienen la idea de que el folículo estalla con la ovulación, pero no está sometido a presión. Las enzimas hacen que el tejido se disuelva, y así el óvulo no tiene una entrada dramática, por así decirlo, desde el ovario. ¿Por qué, entonces, muchas personas refieren dolor con la ovulación? Es una buena pregunta, ya que el dolor de ovulación, también conocido como mittelschmerz (que, sorprendentemente, no debe su nombre a ningún médico, sino que proviene del alemán y significa «dolor intermedio»), afecta hasta al 40 % de las personas y suele producirse en todos los ciclos. Suele durar poco, menos de doce horas. Las molestias pueden variar en intensidad, desde un calambre leve a un dolor agónico, y se sienten en el mismo lado que el folículo en desarrollo. Puede llevar a algunas personas a recibir erróneamente el diagnóstico de rotura de un quiste, cuando lo que tienen es un dolor intenso relacionado con la ovulación.

El dolor durante la ovulación coincide con el nivel más alto de HL, lo que significa que el folículo sigue creciendo, pero aún no ha ovulado. Esto implica que no se debe a la ovulación en sí, sino que se cree que el dolor es causado por la contracción del tejido muscular del ovario, desencadenada por unas sustancias químicas denominadas prostaglandinas. Tal vez sea más exacto pensar que se trata de dolores menstruales de mitad de ciclo. Éste es un gran ejemplo de cómo comprender mejor las hormonas del ciclo menstrual y la anatomía (el hecho de que haya músculo en los ovarios) puede ayudar a replantear lo que le ocurre a tu cuerpo y capacitarte para tomar decisiones. Además, saber que el dolor ovulatorio coincide con el aumento de HL, es decir, justo antes de la ovulación, significa que estás recibiendo una señal biológica de que la ovulación está a punto de producirse, lo que puede resultar útil a la hora de programar el momento de mantener relaciones sexuales para lograr el embarazo.

Pensar más allá de los veintiocho días

Te habrás dado cuenta de que el ciclo menstrual se describe por fases, y no por mitades, y eso se debe a que las fases folicular y lútea rara vez tienen la misma duración. La idea de las mitades procede de una duración «idealizada» del ciclo de veintiocho días, en la que se creía que la fase lútea era estrictamente de catorce días. Pero veintiocho días no es la duración más habitual, ni siquiera la media.

¿Cómo se convirtió la duración de veintiocho días del ciclo menstrual en un canon, a pesar de ser falsa un buen porcentaje de las veces? Durante la mayor parte de la historia, se pensó que la menstruación era mensual, es decir, un mes lunar de veintinueve días y medio. Ver una conexión entre el ciclo lunar y la menstruación no significaba que los antiguos esperaran que el creciente o menguante de la luna arrastrara a la gente a la menstruación del mismo modo que su fuerza gravitatoria controla las mareas (aunque «rey marea», o quizás «reina marea», podría ser otro buen eufemismo para el sangrado menstrual). Más bien pensaban que la menstruación iba y venía como las fases de la luna, y programaban su aparición basándose en que ocurría una vez al mes lunar. Para que quede claro, la luna no está relacionada con la menstruación en modo alguno. Hay datos que lo corroboran, pero el sentido común también nos dice que si la luna controlara la menstruación como lo hace con las mareas, todo el mundo menstruaría al mismo tiempo.

Probablemente ahora sea un momento tan bueno como cualquier otro para disipar la leyenda urbana de que antaño los seres humanos rara vez menstruaban. Este mito se basa en la creencia común de que las dificultades históricas de la vida, el embarazo, la lactancia y el hambre inhibían la menstruación. Pero si la menstruación fuera algo excepcional en nuestra historia, múltiples sociedades antiguas no la habrían relacionado con el ciclo lunar, y no tendríamos todas esas palabras que se traducen literalmente por «una vez al mes» o «mensual». ¿Por qué relacionar una o dos menstruaciones al año con un ciclo lunar? De hecho, no tiene sentido. Además, si la menstruación ocurriera en raras ocasiones, entonces el embarazo también sería poco frecuente. Sabemos que sólo entre el 20 y el 30 % de las concepciones (es decir, el encuentro de un óvulo y un espermatozoide) dan lugar a un embarazo, e históricamente sólo alrededor del 50 % de los niños llegaban a la edad reproductiva. Si sólo hubiera habido una o dos ovulaciones al año, es poco probable que hubiera habido suficiente descendencia para mantener la población.

De sus escritos se desprende que los antiguos griegos esperaban la menstruación una vez al mes. Creían que las mujeres estaban demasiado húmedas, su carne era demasiado esponjosa y retenían demasiado líquido. El hecho de que gotearan sangre de forma cíclica y regular era prueba de su inferioridad física (los hombres, en cambio, estaban en perfecto equilibrio). La menstruación se consideraba básicamente como una válvula de desbordamiento de las cañerías en mal estado, y su ausencia era preocupante desde el punto de vista médico, ya que la humedad sobrante podía acumularse y causar daños. Además, se sabía que una menstruación regular era importante para la fertilidad, por lo que los antiguos griegos tenían todo tipo de recetas destinadas a restablecerla. Si la menstruación hubiera sido infrecuente, su ausencia no habría sido motivo de preocupación.

¿A lo largo de la historia, las mujeres han tenido menos menstruaciones? Lo más probable es que sí, ya que tenían más embarazos y probablemente amamantaban durante más tiempo. Pero, en general, menstruaban con suficiente regularidad como para que se aceptara de forma universal como un ciclo mensual.

La mayoría de los escritos médicos históricos no se preocupaban demasiado por el número exacto de días del ciclo menstrual; si la menstruación era mensual, parecía saludable. Aunque, curiosamente, en *The Midwives Book* («El libro de las comadronas»), publicado en 1691, la comadrona Jane Sharp escribió que los cursos (como se conocía entonces a la menstruación) se producían una vez al mes, lo que ella enumeraba como «veintisiete días y minutos impares», que resulta una cifra extraña.

Mi hipótesis es que los rígidos veintiocho días de perfección proceden de los victorianos, que parecen ser perpetuamente la fuente de la mojigatería y el conformismo. La variación de unos pocos días de un ciclo a otro es normal, pero es un lío, así que es mejor someter a todo el mundo a una norma de veintiocho días. Me imagino a los médicos victorianos escuchando a las mujeres explicar sus ciclos y luego cogiendo un bolígrafo con punta de acero y diciendo: «Querida, creo que querías decir dos quincenas». Luego, cuando aprendimos sobre la ovulación y las hormonas, parecía que la fase lútea duraba catorce días, lo que encajaba a la perfección con un ciclo de veintiocho días.

En caso de duda, culpa a los victorianos.

Entonces, si no son veintiocho días, ¿qué *es* un ciclo menstrual típico desde el punto de vista temporal? Uno de los primeros estudios a gran escala sobre la regularidad menstrual, publicado en 1967, abarcó treinta años de datos de dos mil setecientas mujeres. Tras los primeros años, se produjo un importante desgaste de las participantes, y en el último año sólo quedaba una incondicional solitaria. Me la imagino como una exploradora, atreviéndose a ir donde otros no irían, con el brazo levantado en actitud desafiante, gritando: «¡Por la ciencia!». Recopilar datos para un estudio durante treinta años es duro, así que felicitaciones y gracias a ella (y, por supuesto, a todas las demás participantes). Los datos de este estudio situaban el ciclo menstrual típico en un intervalo de veintiséis a veintinueve días, y los autores señalaron: «No está justificada la creencia generalizada de que las mujeres varían normalmente el intervalo menstrual en torno a un valor de veintiocho días».

Ahora tenemos más conocimientos sobre el ciclo menstrual, gracias a estudios recientes que analizan los niveles hormonales (lo que añade precisión sobre la fase del ciclo), así como a los datos recogidos por las aplicaciones de seguimiento menstrual. Estas aplicaciones ofrecen la oportunidad de recopilar una enorme cantidad de datos, aunque es prudente tener en cuenta que pueden no reflejar con exactitud a la población general, ya que puede haber diferencias entre las personas que deciden utilizar una aplicación de seguimiento y las que no. Este tipo de estudios, en los que los datos se recogen a medida que transcurre el ciclo menstrual, son importantes porque muchas personas son menos fiables de lo que creen cuando se trata de recordar el primer día de su último período menstrual. Por ejemplo, entre el 15 y el 45 % de las embarazadas no recuerdan con exactitud la fecha de su último período menstrual, según revela la datación por ultrasonidos. No es ninguna vergüenza olvidar cuándo empezó la menstruación (yo no recuerdo qué desayuné hace dos días), y no significa que la gente no conozca su propio cuerpo, pero es importante reconocer que los estudios que piden a la gente que recuerde su último ciclo o ciclos son propensos a presentar inexactitudes.

Ahora creemos que la duración media del ciclo menstrual es de veintinueve días para quienes tienen entre veinte y cuarenta años (un estudio lo sitúa en 28,9 días y otro en 29,3, es decir, muy cerca del calendario lunar de veintinueve días y medio, pero no es exacto). Una cosa que hay que tener en cuenta es que, aunque las medias pueden ser útiles para comunicar datos en los estudios, nos dicen muy poco sobre la experiencia humana individual. Por ejemplo, si decimos que el ciclo menstrual medio es de veintinueve días, podría significar que el 100 % de las personas tiene un ciclo de veintinueve días o que el 50 % de las personas tiene un ciclo de treinta y cuatro días y el 50 % tiene un ciclo de veinticuatro días. Por esta razón, es mejor pensar en el ciclo menstrual en términos del intervalo normal, que puede ser de veinticuatro a treinta y ocho días. Algunas fuentes utilizan de veintiuno a treinta y cinco días como intervalo normal, pero aquí utilizaremos de veinticuatro a treinta y ocho, ya que es el intervalo utilizado por la FIGO (Federación Internacional de Ginecología y Obstetricia). Las variaciones en la duración del ciclo de hasta siete días (hasta nueve días para quienes tienen veinticinco años o menos) de un ciclo a otro no son motivo de alarma, lo que significa que un ciclo puede ser de veinticinco días y el siguiente de veintinueve, y eso no supondría ningún problema médico. La mayor parte de la variación en la duración del ciclo se produce en la fase folicular. Piensa en las oleadas de folículos de esa fase: más oleadas significan una fase folicular más larga y, por tanto, un ciclo más largo en general.

Los ciclos tienden a ser más largos en las personas cercanas a los veinte años, luego se acortan de forma gradual y vuelven a alargarse en los pocos años que preceden a la menopausia, cuando no es raro que transcurran de dos a tres meses entre menstruaciones. La duración media del sangrado menstrual es de cinco días, pero lo normal es que dure entre uno y siete días. El sangrado más abundante suele producirse el segundo día.

No entendemos por qué algunas personas tienen ciclos menstruales más cortos y otras más largos. Sin embargo, un ciclo más corto parece estar relacionado con un inicio más temprano de la menopausia y con la endometriosis. No está claro por qué existe esta asociación, pero es algo que conviene saber.

¿Es la menstruación un signo vital?

Sí y no. Pero no de la forma que imaginas. Es decir, es complicado.

Los signos vitales son mediciones que proporcionan información importante sobre la salud. Por ejemplo, una frecuencia cardíaca demasiado rápida o demasiado lenta puede ser un signo de enfermedad cardíaca. Sin embargo, también se puede padecer una cardiopatía con una frecuencia cardíaca normal, y hay quienes tienen una frecuencia cardíaca lenta y no padecen una cardiopatía. Si las personas toman medicamentos que afectan a la frecuencia cardíaca, aún podemos evaluar la salud de su corazón. Como casi todo en medicina, el contexto es muy importante.

Hace algún tiempo, se introdujo la menstruación como signo vital. Esto iba dirigido principalmente a las adolescentes y a sus proveedores de atención sanitaria, para subrayar la importancia de la educación sobre la menstruación, ya que las adolescentes a menudo desconocían lo que era un período típico. Basta pensar en mi experiencia de adolescente, cuando no tenía ni idea de que mi sangrado era abundante y suponía que era algo que tenía que soportar. Al fin y al cabo, la televisión y las películas estaban llenas de indirectas sobre las dificultades de ser mujer. La educación sobre biología básica es inexistente en la mayoría de las escuelas, y muchos profesionales sanitarios desestiman a las personas con problemas menstruales, por lo que enmarcar la menstruación como un signo vital fue y es un paso importante hacia la educación y el empoderamiento. Como aprenderemos en capítulos posteriores, las menstruaciones abundantes, irregulares, ausentes y dolorosas pueden ser signos de afecciones médicas preocupantes (y, por supuesto, mereces tratamiento). Sólo puedes saber si tu situación es anormal si conoces lo que se considera normal desde el punto de vista médico.

Por desgracia, algunos rincones de Internet que promueven lo que yo llamo la Gran Menstruación Natural (sitios en los que a menudo intervienen naturópatas, entrenadores menstruales y otras personas que venden suplementos no regulados para regular menstruaciones «estropeadas») han corrompido los mensajes sobre la menstruación como signo vital, convirtiéndolos en una falsa narrativa según la cual no es posible saber lo sana que estás si tomas anticonceptivos hormonales y no tienes lo que yo sólo puedo describir como una menstruación real. La implicación apenas encubierta es que las «mujeres reales» ovulan, y su sangrado es una ofrenda que demuestra que están «en sintonía» con la naturaleza o con Dios (la elección de palabras varía según la visión del mundo y la afiliación política de la persona). Al parecer, no poder controlar la salud mediante la menstruación durante el embarazo no es motivo de preocupación, porque si estás embarazada has subido de nivel, en lo que respecta a la naturaleza o a Dios.

Aunque hay situaciones médicas en las que es preferible para el control menstrual no tomar anticonceptivos hormonales, también hay muchas situaciones médicas en las que los anticonceptivos hormonales son la terapia más basada en la evidencia y, por supuesto, para muchas personas son el anticonceptivo elegido. Pero las personas influyentes que propagan la llamada narrativa del período real parecen despreocuparse de los hechos o los matices. También es importante señalar que muchas de las personas que despotrican contra la anticoncepción de esta manera están vendiendo suplementos que están muy poco probados, si es que lo están. Su hipocresía no tiene límites y, si miras un poco más de cerca, verás que muchos son partidarios de la natalidad forzada, y también coinciden en gran medida con los antivacunas. Esto significa que no es gente de la que debas recibir consejos sanitarios. Se trata de una búsqueda a toda costa del llamado período real, no de educación, y desprecia los beneficios médicos de la anticoncepción. Cuando estas personas dicen que «sólo puedes hacer un seguimiento adecuado de tu salud si no tomas la píldora», yo oigo: «Nos parece totalmente bien que padezcas cáncer de endometrio como consecuencia de tu ovulación irregular y la falta de progesterona»; o «no pasa nada porque sufras terribles calambres una vez por ciclo»; o «si te quedas embarazada, es culpa tuya» (nota al margen: todavía no he visto a nadie de la Gran Menstruación Natural que practique abortos). La implicación es que, si no puedes controlar tus síntomas o afecciones o evitar el embarazo tomando suplementos, siguiendo una dieta restrictiva y/o haciendo un seguimiento de tu ciclo, no te estás esforzando lo suficiente. Es como si no viviéramos en el siglo XXI.

La verdad es que, aunque las alteraciones menstruales pueden ser una señal de problemas de salud (como aprenderás en capítulos posteriores), rara vez son la única señal. Además, la anticoncepción hormonal suele ser la mejor terapia para muchas afecciones y ha sido probada muy satisfactoriamente.

La importancia de un nombre

Un ciclo menstrual normal gira en torno a la ovulación, por lo que a menudo se denomina ciclo ovulatorio. Sin embargo, es importante reconocer que este término no es aplicable a todo el mundo. Muchas personas tienen sangrados, pero no están ovulando (los mecanismos que hay detrás de esto se tratan en la Parte 3). Desde el punto de vista médico, hay razones por las que es importante saber si el sangrado se debe a la ovulación, por lo que hay quien quiere etiquetar la menstruación con anticonceptivos hormonales como sangrado por deprivación en lugar de sangrado menstrual.

No soy partidaria de atribuir el sangrado a otros factores. Alguien que tiene la regla con la píldora anticonceptiva sangra debido a la retirada de la progestina (una hormona similar a la progesterona), y alguien que está ovulando sangra debido a la retirada de la progesterona; *ambas* son hemorragias por deprivación. Si decidimos vincular la definición de menstruación a la ovulación, lo cual la píldora impide, entonces ¿cómo llamamos a la menstruación que se produce sin ovulación? Como trataré en capítulos posteriores, hay muchas razones médicas por las que las personas entre la pubertad y la menopausia pueden tener la regla sin ovular. ¿Le decimos a una niña de trece años que acaba de empezar a menstruar que su sangrado no es realmente una regla porque durante el primer o segundo año es probable que no ovule con regularidad? ¿Les decimos a las personas con síndrome del ovario poliquístico, un trastorno caracterizado por sangrados irregulares que a menudo se producen sin ovulación, que en realidad no están menstruando? Incluso los ciclos que parecen «regulares» pueden no conllevar la ovulación.

Para mí, la respuesta no es una terminología torpe de la que puedan abusar fácilmente los llamados charlatanes del período real que venden entrenamientos y suplementos para éste. Abogo por referirme a todos los sangrados entre la pubertad y la menopausia como sangrado menstrual o menstruación (o el eufemismo que quieras), porque todos comparten el mismo desencadenante fisiológico básico: algo ha desestabilizado el revestimiento del útero. También creo que es importante que te informes para que entiendas *tu* ciclo en el contexto de tu propia salud y de la medicación que puedas estar tomando, para que sepas cuándo preocuparte y por qué y cómo autodefenderte (¡de ahí este libro!).

Conclusión

- El ciclo menstrual medio es de veintinueve días, pero es mejor considerarlo como un intervalo de veinticuatro a treinta y ocho días, cuya duración puede fluctuar hasta siete días de un ciclo a otro.
- El cuerpo procesa unos mil folículos primordiales para conseguir que uno llegue al punto de ovulación.
- En la primera parte del ciclo menstrual se desarrollan oleadas de folículos antrales, que acaban dando lugar a un folículo dominante que se convierte en el óvulo. La fase folicular está impulsada por la hormona foliculoestimulante (FSH) y se caracteriza por la producción de estrógenos.
- Cuando los niveles de estrógenos son suficientemente altos, hacen que el cerebro libere hormona luteinizante (HL), y cuando esos niveles aumentan, se desencadena la ovulación y se liberan grandes cantidades de progesterona para decidualizar el endometrio.
- La menstruación se considera un signo vital en cuanto a la importancia de saber qué es normal y qué es preocupante. Esto no significa que quienes no controlen su ciclo se estén perdiendo algo.

3

La conexión cerebro-cerebro-ovario

¿Cómo sabe el cuerpo que debe respetar el tiempo menstrual? Tiene su mecanismo, ¿verdad?

El ciclo menstrual tiene dos relojes. Uno mantiene la hora de los folículos, guiando de forma regular a algunos folículos primordiales desde la hibernación hasta la posibilidad de ovular. Se trata de un ciclo largo que ocurre durante meses y meses, y se desconoce la forma de mensajería exacta. Sin embargo, hay otro reloj que produce las hormonas para estimular los folículos que se han despertado. Este ciclo, el que rige el ciclo menstrual, es algo así como una carrera de relevos, salvo que en lugar de un testigo que se pasa de persona a persona, se trata de un mensaje que se pasa de órgano a órgano a través de las hormonas. El mensaje debe originarse en algún lugar, y con la menstruación, la historia empieza en lo más profundo del cerebro.

La menstruación que resulta de la ovulación depende de una superautopista de comunicación entre dos zonas del cerebro (el hipotálamo y la hipófisis) y los ovarios (en medicina se denomina eje hipotálamo-hipofisario-gonadal, o eje HPG, ya que los ovarios también son gónadas). Me gusta pensar en ello como la conexión cerebro-cerebro-ovarios. Comprender los fundamentos de esta vía de comunicación te revelará muchas cosas sobre el ciclo menstrual que antes podían parecer misteriosas o extrañas. El impacto de la dieta, el estrés, el sueño y muchos medicamentos, e incluso el funcionamiento de muchos anticonceptivos, pueden explicarse con facilidad una vez que te hayas familiarizado con la superautopista menstrual.

El hipotálamo, uno de los centros de mando clave del organismo, está situado en las profundidades del cerebro. Si tu cuerpo es Ricitos de Oro, el trabajo del hipotálamo consiste en mantener la mayoría de las cosas en el rango «justo». Recibe todo tipo de información compleja y luego realiza ajustes sobre la marcha que afectan a muchas funciones vitales, como el hambre, la hormona del sueño, el peso, la temperatura, el sueño, las emociones, el dolor, la respuesta inmunitaria a las infecciones, los comportamientos sexuales y, sí, la menstruación. Un ejemplo de cómo funcionan estas conexiones compartidas es el vínculo entre la temperatura corporal y la menstruación. Una temperatura ligeramente más alta favorece la implantación, por eso la temperatura corporal aumenta durante la ovulación. A veces me imagino un elenco de personajes muy cansados, pero bien informados que viven en el hipotálamo, parecido al argumento de la película de Pixar *Del revés*. Cuando el técnico de reproducción recibe la llamada de que la ovulación está lista, grita al técnico de temperatura: «¡Hora de encender el horno!».

Cuando se trata del hipotálamo y la menstruación, en lugar de avatares imaginarios de colores brillantes, el mensajero es una hormona llamada hormona liberadora de gonadotropina (GnRH). Esta hormona no actúa directamente sobre los ovarios, sino que desencadena que la hipófisis (también en el cerebro) libere unas hormonas llamadas gonadotropinas. Hay que reconocer que el nombre de *hormona liberadora de gonadotropina* es un poco largo, pero indica justo lo que hace. La GnRH se libera en pulsos, cuya frecuencia depende de la fase del ciclo menstrual. Estos pulsos son la clave, porque las señales a la hipófisis están codificadas en la frecuencia del pulso y la cantidad de hormona en los pulsos. Me gusta concebir los pulsos de GnRH como un metrónomo del ciclo.

¿Por qué debes conocer los pulsos de GnRH? Puede parecer esotérico; al fin y al cabo, la mayoría de nosotros no pensamos mucho a diario en el funcionamiento interno de nuestro cerebro. Pero es fascinante que la reproducción humana se base en lo que equivale a un código Morse de un conjunto de células nerviosas especializadas. Puede parecer un sistema frágil (es decir, ¿pequeños impulsos hormonales que codifican un mensaje?). Sin embargo, todos los mamíferos utilizan pulsos de GnRH, por lo que evolutivamente hablando es muy antiguo, y los sistemas que no funcionan bien o se corrompen con facilidad suelen ser eliminados por la evolución. No es sorprendente que los estudios en animales sugieran que puede mantenerse una fertilidad normal incluso cuando sólo queda un 10 % de las neuronas especializadas en producir GnRH.

Al principio, los investigadores pensaron que las células nerviosas que liberaban GnRH marcaban el ritmo, por así decirlo, como un marcapasos en el corazón. Sin embargo, ahora sabemos que hay otro conjunto de neuronas, llamadas neuronas KNDy, que envían instrucciones a las neuronas GnRH. Las neuronas KNDy fabrican unas sustancias llamadas kisspeptina, neuroquinina B y dinorfinas, por lo que KNDy, pronunciado «candy» («caramelo», en inglés), es un acrónimo. No es necesario que conozcas estos términos (no hay un cuestionario tipo test al final del libro), pero ¿no te interesa saber por qué estas neuronas se llaman «caramelo» y por qué dos de las sustancias suenan como términos médicos normales, pero una incluye la palabra *kiss* («beso», en inglés)? La primera de estas sustancias señalizadoras fue identificada por investigadores de la Universidad de Pittsburgh, en Hershey (Pensilvania), que la bautizaron así en honor a la marca de chocolate Kiss of Hershey. De ahí todo el tema del caramelo; y por eso los científicos son científicos y no cómicos.

El sistema KNDy-hipotálamo es especialmente sensible a los estrógenos y la progesterona, y estas hormonas pueden actuar como un acelerador o un freno, según los niveles. Las hormonas tienen un impacto tan profundo en el sistema KNDy-hipotálamo que los estudios en animales han demostrado que si se castra a un mono macho y luego se le implanta un ovario al que se le provoca la ovulación mediante hormonas farmacéuticas, las hormonas producidas por ese ovario ahora funcional básicamente reajustan los impulsos de GnRH en el cerebro para que sigan el patrón femenino. También sabemos que administrar estrógenos a las mujeres trans modifica sus impulsos de GnRH para que se parezcan más a los de las mujeres cisgénero.

El sistema KNDy-hipotálamo recibe información del organismo sin cesar, como la luz del día, la temperatura, el estrés y la ingesta de calorías, y se ajusta en consecuencia. Lo que tienes que recordar de todo esto es que las hormonas y múltiples señales químicas actúan directamente sobre el hipotálamo y a través de las neuronas KNDy para regular la menstruación de una forma muy compleja. La GnRH dirige la fertilidad, no sólo de los humanos, sino también de todos los mamíferos, desde hace decenas de miles de años. Se trata de un sistema ancestral que es inmune a los «batidos milagrosos» promovidos por médicos influyentes en Instagram y TikTok. La idea de que la col rizada, las bayas de açai y los suplementos especiales por menos de treinta dólares (con descuento, si te suscribes) pueden de alguna manera invalidar o «arreglar» este sistema es ridícula. A menos, claro está, que esos suplementos o batidos contengan hormonas, como ocurre con algunos, ya que no están regulados (y, sin duda, querrás evitarlos).

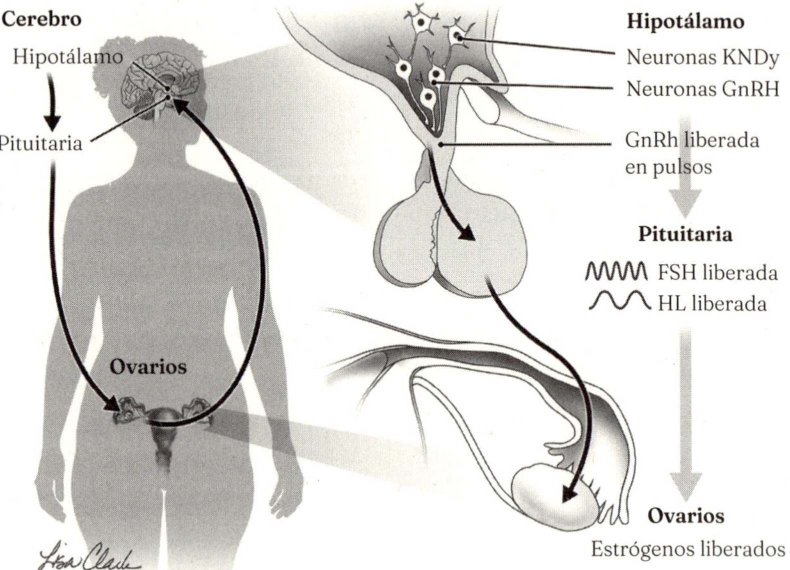

Figura 3

El eje hipotalámico-pituitario-gonadal (Ilustración de Lisa A. Clark, ilustradora médica certificada).

La GnRH del hipotálamo tiene una misión: comunicarse con la hipófisis, que es un pequeño pero poderoso centro de mando hormonal que libera varias hormonas, entre ellas la hormona que desencadena la producción de hormona tiroidea por la glándula tiroides, la prolactina para la lactancia y las gonadotropinas, las hormonas que estimulan los folículos del ovario, la hormona foliculoestimulante (FSH) y la hormona luteinizante (HL). Los pulsos más rápidos de GnRH activan la FSH, y los pulsos más lentos, la HL. La FSH y la HL también son importantes en la producción de esperma y testosterona, pero se les dio ese nombre antes de que los científicos lo supieran. Otro punto más a favor de rebautizar ciertos términos.

¿Qué sucede durante la lactancia?

La lactancia es quizá la tarea más agotadora desde el punto de vista metabólico que puede emprender el cuerpo humano. Para producir 750-1000 ml de leche se necesitan 500-600 calorías extra al día, y esta ingesta debe mantenerse durante meses. Parte de la energía para la producción de leche procede de las reservas de grasa, pero la mayor parte proviene de los alimentos ingeridos ese día. El impulso metabólico para la lactancia es tan fuerte que la energía se destina a producir leche con independencia del estado nutricional, por lo que esencialmente la lactancia parasita el organismo. Dado que el embarazo también es exigente a nivel metabólico, un sistema que evite el embarazo durante la lactancia resulta beneficioso para que todos los recursos puedan favorecerla.

Cuando un bebé mama, la succión envía señales al hipotálamo, interrumpiendo los pulsos de GnRH, y esto tiene un profundo efecto sobre la HL, que afecta al desarrollo de los folículos e impide la ovulación. Es probable que también intervengan otros mecanismos. La falta de ovulación inducida por la lactancia se conoce como amenorrea de la lactancia, y puede ser un anticonceptivo muy eficaz durante varios meses. Las personas que amamantan exclusivamente (es decir, sin suplementos de agua) o que amamantan casi exclusivamente (es decir, con agua o zumos poco frecuentes), que no pasan largos períodos de tiempo entre tomas, cuyos bebés tienen menos de seis meses y que no tienen sangrado menstrual (excluyendo el sangrado posparto, que puede durar hasta cincuenta y seis días después del parto) pueden esperar una tasa de embarazo del 1 al 2 % durante seis meses con amenorrea de la lactancia. Desgraciadamente, la extracción de leche materna no es un sustitutivo adecuado de la succión. En un estudio que también incluyó el uso del sacaleches, la tasa de embarazo a lo largo de seis meses fue del 5 %.

La succión también desencadena la liberación de la hormona prolactina por la hipófisis. La prolactina es importante en la producción de leche, pero no parece desempeñar un papel significativo en la supresión de la ovulación.

Tras seis meses de lactancia, la ausencia de menstruación se convierte en un indicador poco fiable de amenorrea de la lactancia, por lo que se recomienda un método anticonceptivo adicional para las personas que no deseen otro embarazo en ese momento. Es más probable que un embarazo posterior llegue a buen término cuando el intervalo entre el parto y el siguiente embarazo es de al menos dieciocho meses.

Sin lactancia materna, una vez expulsada la placenta, se libera la supresión hormonal sobre los pulsos de GnRH (también conocida como el freno de mano de la ovulación), y la menstruación suele reanudarse entre cuatro y seis semanas después del parto, aunque en los primeros ciclos no suele haber ovulación (algunos folículos se desarrollan y producen estrógenos, pero no se desencadena la ovulación). A medida que los folículos se retraen, la retirada de estrógenos desestabiliza el endometrio y se produce la menstruación. El tiempo medio hasta la primera ovulación tras el parto es de unos cuarenta y cinco días, pero hay una gran diversidad de experiencias.

Curiosamente, las investigaciones demuestran que el aumento del índice de masa corporal (IMC) durante la lactancia se produce poco antes del retorno de la ovulación, lo que tiene sentido porque una vez que la energía está disponible para acumularse como reservas de grasa (porque la lactancia no la consume toda), significa que hay calorías que desviar para un posible embarazo.

Menstruación para personas transmasculinas

Algunos hombres trans y personas no binarias con ovarios y útero pueden optar por iniciar una terapia con testosterona por sus efectos masculinizantes. La testosterona también interfiere en la conexión cerebro-cerebro-ovario, suprimiendo la GnRH, por lo que proporciona otro beneficio al suprimir la ovulación y disminuir los estrógenos. La ovulación suele cesar en dos meses si los niveles de testosterona están en el rango típico «masculino», y tras seis meses de terapia con testosterona en dosis adecuadas, debería cesar la menstruación. La mayoría de las personas que utilizan la terapia con testosterona tienen una supresión adecuada de la función ovárica, lo que significa que no siguen produciendo niveles elevados de estrógenos en los ovarios, pero algunas sí, y puede que necesiten añadir otras terapias para suprimir totalmente los estrógenos (a menos, por supuesto, que decidan extirparse quirúrgicamente los ovarios).

El efecto de la testosterona sobre la ovulación no ha sido estudiado de forma adecuada, lo que significa que aún no disponemos de datos que nos permitan decir hasta qué punto puede ser eficaz la testosterona como anticonceptivo. Dado que muchas personas trans y no binarias tienen dificultades para conseguir atención médica o para pagar los medicamentos, pueden producirse interrupciones imprevistas en su terapia, lo que aumenta las probabilidades de embarazo no planificado para quienes mantienen relaciones sexuales que las ponen en riesgo de ello. El consejo actual es que las personas que toman testosterona utilicen métodos anticonceptivos si tienen relaciones sexuales que impliquen riesgo de embarazo. La testosterona debe interrumpirse antes del embarazo, porque puede masculinizar el feto femenino.

Se desconoce el impacto a largo plazo de la testosterona en los folículos, pero actualmente creemos que los efectos son reversibles, de modo que si los hombres trans y las personas no binarias que desean quedarse embarazadas dejan de tomar testosterona y sus niveles vuelven al rango «femenino», no existe ninguna contraindicación médica para el embarazo. Se necesitan más estudios al respecto.

Otra consideración con la testosterona es su efecto sobre el útero. Hasta un 10 % de las personas que toman testosterona pueden experimentar sangrado uterino, probablemente debido a que la testosterona suprime los estrógenos lo suficiente como para que, en lo que respecta al endometrio, sea como la menopausia, es decir, que no hay estrógenos para estimular el revestimiento. Piensa en la analogía de la pared de ladrillo y la capa inferior del endometrio. Sin estrógenos, esta capa puede volverse muy fina y sangrar. Aunque la testosterona se convierte en estrógenos mediante una enzima llamada aromatasa, la sobreestimulación del endometrio a partir de esta conversión no parece ser un problema. Las personas transmasculinas que tienen sangrados con la testosterona deben comunicárselo a su médico para que pueda determinar si es un efecto secundario de la testosterona, si existe otra causa o si la dosis de testosterona no es suficientemente alta.

¿La sincronización de ciclos es real?

Mucha gente ha oído el mito de que los ciclos menstruales pueden «sincronizarse», es decir, que si dos o más personas que menstrúan pasan suficiente tiempo juntas en confines relativamente cercanos, sus ciclos menstruales se aproximarán y acabarán coincidiendo. A menudo oímos historias de cómo esto ha ocurrido con hermanas, amigas o compañeras de oficina. La idea de sincronizar los ciclos menstruales existe desde hace mucho tiempo. Yo la oí cuando era niña, en la década de 1980, pero estoy segura de que me precede muchos siglos. El principal estudio que se ofrece en apoyo de esta teoría tiene algunos defectos importantes, por lo que realmente no se puede tener en cuenta. La aplicación de seguimiento del período menstrual Clue analizó datos en 2017 y fue incapaz de encontrar ninguna prueba que apoyara este fenómeno.

Piensa en la conexión cerebro-ovario que acabamos de repasar. Se trata de un sistema ancestral que depende de los impulsos de GnRH relacionados con el propio entorno hormonal y las señales ambientales de una persona. No hay ninguna fuente externa no hormonal que pueda anular lo que está sucediendo en el cuerpo de alguna manera misteriosa. Las neuronas KNDy y los pulsos de GnRH de una persona no pueden afectar a otra, como tampoco pueden hacerlo la FSH, la HL o los estrógenos. Algunos defensores de la sincronización menstrual afirman que la causa son las feromonas (sustancias químicas que pueden viajar por el aire y afectar a la función reproductora). Al fin y al cabo, en algunas especies, los machos pueden provocar la ovulación de las hembras a través de las feromonas. Pero hay un problema: los humanos no tenemos un órgano vomeronasal funcional, que es el aparato necesario para detectar las feromonas. Nadie que haya planteado el concepto de sincronización del ciclo ha propuesto un mecanismo biológicamente plausible para ello, lo cual es necesario para una hipótesis de trabajo. El miasma menstrual (agitando las manos en el aire) a la deriva a través del éter de una persona a otra no es suficiente.

También está la cuestión del valor biológico de que una mujer coordine ciclos menstruales con otra mujer. El ciclo menstrual tiene que ver con la conservación de recursos y la optimización de la reproducción. Me parece que sería perjudicial que todo el mundo ovulara al mismo tiempo; la ventana para la concepción entre un determinado grupo de personas sería muy estrecha, lo que reduciría la capacidad general del grupo para concebir.

Mi teoría es que esta creencia es un vestigio de cuando la gente pensaba que las mujeres podían lanzar maleficios y hechizos. Hay que recordar que casi todo lo que se escribió sobre la menstruación fue escrito por hombres, y las ideas mágicas sobre ella (y sobre las mujeres en general) a menudo reflejaban su temor a que las mujeres fueran brujas; y así se convirtió en folclore y luego en evangelio. Pero, sinceramente, si alguna mujer tuviera poderes mágicos, dudo mucho que los desperdiciara en un truco que resulta tan ridículo como sincronizar los ciclos menstruales.

Sé que algunas de vosotras estáis negando con la cabeza ahora mismo, seguras de que esto os ha pasado. Trabajé con una ginecóloga obstetra que estaba segura de que podía hacer que sus compañeras de trabajo menstruaran con ella. Pero sólo recordaba los días en los que menstruaba al mismo tiempo que otra persona y parecía olvidar los momentos en los que ella y sus supuestas compañeras de menstruación tenían calendarios diferentes. Se trata de un fenómeno conocido como sesgo de recuerdo: idealizar u olvidar determinados fragmentos de información (no tiene por qué ser intencionado, pero la memoria selectiva es habitual). Recuerda que la duración del ciclo menstrual puede oscilar entre veinticuatro y treinta y ocho días, y que es normal que haya una oscilación de siete días entre un ciclo y otro, por lo que es probable que, si sigues los calendarios menstruales de dos personas durante un año, haya dos o tres ciclos en los que empiecen a menstruar con uno o dos días de diferencia. Es estadística, no magia.

Vacunas y menstruación

Muchas mujeres informaron a través de las redes sociales de que habían tenido un cambio significativo en su ciclo menstrual después de recibir la vacuna contra la COVID-19. Los cambios incluían períodos más tempranos, períodos más tardíos, períodos más abundantes y períodos más dolorosos.

El primer paso que deben dar los profesionales sanitarios en una situación así es buscar en la bibliografía médica lo que han demostrado estudios anteriores sobre la vacuna, y fue exasperante y decepcionante encontrar solo un estudio de baja calidad sobre mujeres que habían recibido la vacuna contra el virus del papiloma humano (VPH) en Japón, que sugería una posible relación entre la vacuna y los sangrados abundantes y/o irregulares. Pero este estudio tenía muchos problemas y no se puede confiar mucho en él, excepto para decir que tal vez existía una relación. Tal vez.

Avancemos hasta el momento actual. Afortunadamente, varios grupos de investigadores se tomaron en serio los informes sobre alteraciones menstruales y realizaron estudios de calidad. En diciembre de 2022, se disponía de dos grandes conjuntos de datos procedentes de aplicaciones que realizan un seguimiento de los ciclos (la aplicación Natural Cycles y el Apple Watch), así como de un pequeño estudio prospectivo y varias encuestas (de calidad variable). Los datos de Natural Cycles y de Apple son quizás los mejores, porque las personas hacían un seguimiento de sus ciclos menstruales antes y después de la vacunación, de modo que los investigadores volvieron atrás y extrajeron datos que se recopilaron en tiempo real, lo que les permitió comparar la experiencia menstrual de los participantes después de la vacuna con su línea de referencia antes de la vacuna. El estudio de la aplicación Natural Cycles analizó a más de catorce mil personas vacunadas y más de cuatro mil controles, y el estudio del Apple Watch contó con más de ocho mil participantes vacunados y más de mil controles no vacunados. El grupo de control era importante para asegurarse de que no había nada más que afectara a la menstruación de cada uno (estrés, por ejemplo) que pudiera causar un cambio que luego se confundiera con un efecto de la vacuna.

En general, los estudios observaron un alargamiento del ciclo menstrual tras la vacunación inferior a un día. Teniendo en cuenta que un cambio de siete días en la duración entre ciclos (medido desde el día 1 al día 1) es normal, un cambio tan pequeño no es preocupante desde el punto de vista médico. Además, la duración del ciclo volvió rápidamente al valor de referencia. En el estudio de Natural Cycles, el ciclo menstrual fue de media 0,55 días más largo después de la primera dosis de una vacuna de ARNm y 0,29 días más largo después de la segunda. En el estudio de Apple Watch, la diferencia fue de 0,50 y 0,39 días para la primera y la segunda dosis, respectivamente. Así que los resultados fueron muy similares, lo cual resulta tranquilizador.

Cuando los investigadores analizaron los datos con más detenimiento, descubrieron que el cambio en el ciclo menstrual se observaba sobre todo en las personas que habían recibido dos dosis de la vacuna durante el mismo ciclo. Estas personas experimentaron un alargamiento temporal medio del ciclo de 3,7 días, que volvió a la normalidad en el segundo ciclo. Un cambio en la duración del ciclo de ocho días o más, algo que *sería* médicamente significativo, también parecía limitarse a las personas que habían recibido dos dosis en un solo ciclo; el 13,5 % tuvo un aumento en la duración del ciclo de ocho días o más, frente al 5 % del grupo de control no vacunado. Lo que significa que, en general, alrededor del 8 % de las personas que reciben dos dosis de una vacuna de ARNm durante un único ciclo pueden esperar que ese ciclo sea más largo de lo esperado, pero volverá a la línea de referencia.

¿Y qué pasa con la experiencia notificada de menstruaciones más abundantes? El Comité para la Evaluación de Riesgos en Farmacovigilancia (PRAC) de la Agencia Europea de Medicamentos concluyó que existe una «posibilidad razonable» de que el sangrado menstrual abundante esté relacionado con la vacuna. A fecha de diciembre de 2022, esta evaluación no se basa en un estudio revisado por expertos a disposición del público, por lo que no he visto los datos. En el momento de escribir estas líneas (y entendiendo que esto podría cambiar, ya que es un área activa de investigación), los mejores datos al respecto proceden de la Cohorte Noruega de Jóvenes Adultos, un grupo de personas de entre dieciocho y treinta años ya inscritas en un estudio que evalúa el impacto de la pandemia de COVID-19. En este grupo, aproximadamente el 7 % de las personas de entre dieciocho y treinta años que recibieron la vacuna contra la gripe fueron mujeres. En este grupo, aproximadamente el 100 % de las personas informaron de un sangrado más abundante en su ciclo después de la vacunación con una vacuna de ARNm, y este volvió a la línea de referencia en el siguiente ciclo.

Aún no sabemos cómo relacionar la causa y el efecto para la minoría de personas que tienen un ciclo ligeramente más largo tras la vacunación. Sin embargo, es casi seguro que la causa no es un efecto sobre el cuerpo lúteo. Para alargar el ciclo, habría que prolongar la vida del cuerpo lúteo, y es difícil pensar en un mecanismo relacionado con la vacuna que pudiera conseguirlo. Dañar el cuerpo lúteo acortaría el ciclo y también provocaría abortos, pero hay muchos datos sobre la seguridad de la vacuna en el embarazo, y no se ha producido ningún aumento de abortos ni ningún resultado negativo durante la gestación.

La causa más probable del alargamiento del ciclo tras la vacuna es la conexión cerebro-cerebro-ovario al principio del ciclo, porque este efecto se observó casi exclusivamente cuando se recibieron dos dosis en un ciclo. Con dosis separadas por tres o cuatro semanas, la primera dosis se habría administrado casi con toda seguridad en la primera semana del ciclo, cuando los pulsos de GnRH están indicando a la FSH que estimule el conjunto de folículos que esperan ser reclutados para la ovulación. Piensa en cómo te puedes haber sentido después de una vacunación. Muchas personas se sienten mal durante un día, algunas tienen fiebre y a otras se les inflaman los ganglios linfáticos. Todo ello se debe a una activación temporal del sistema inmunitario. Básicamente, el cuerpo se altera y luego se da cuenta de que no existe ninguna amenaza, por lo que se calma. Recuerda que el hipotálamo es el centro de mando, que recibe todo tipo de información sobre la temperatura, el estrés y las enfermedades, por nombrar algunos estímulos. Es biológicamente plausible que, para algunas personas, la activación temporal del sistema inmunitario sea suficiente para afectar a los pulsos de GnRH. El cerebro podría tardar un poco más en poner en marcha los folículos, y el efecto sería un ligero alargamiento del ciclo.

En cuanto al sangrado abundante, el acto de la menstruación es una lesión y una reparación controladas que inician y detienen el sangrado, y este proceso implica inflamación. Es posible que la inflamación temporal causada por la vacuna provoque cambios que den lugar a un ciclo más abundante en algunas personas. Como no tenemos muchos datos sobre menstruaciones abundantes, la ciencia está realmente en fase de generación de hipótesis en este ámbito.

Lo que podemos deducir de los estudios es que cualquier cambio en el ciclo menstrual tras la vacuna vuelve con rapidez a la situación inicial, lo cual es tranquilizador y de esperar. Recordemos que el sistema GnRH es antiguo y robusto (se necesita un daño importante para alterarlo). Ha evolucionado para ser suprimido durante largos períodos de tiempo (el embarazo) y luego volver a activarse. Los médicos pueden recetar medicamentos para desactivar el sistema, pero cuando se suspenden, el ciclo regresa como si nada hubiera ocurrido.

Otra lección importante es que, dado que los problemas de sangrado son frecuentes, es esencial disponer de algunos datos sobre el ciclo antes y después de la vacunación; de lo contrario, no podemos distinguir entre causalidad y correlación. En uno de los estudios, casi el 38 % de las personas encuestadas declararon una irregularidad menstrual en el mes anterior a la vacunación. Antes de que se introdujeran las vacunas contra la COVID-19, observábamos exactamente el mismo tipo de problemas de sangrado que algunas personas atribuyen ahora a la vacuna.

¿Qué ocurre con las personas que afirman que su menstruación sigue siendo irregular durante meses después de la vacunación? Entre los estudios de Natural Cycles y de Apple Watch se realizó un seguimiento de más de 22.000 personas y 375.000 ciclos menstruales, y este fenómeno no apareció. Aunque tenemos que aprender más, si las personas experimentan un cambio significativo en su ciclo menstrual que persiste durante más de dos ciclos, la ciencia disponible actualmente nos dice que es probable que exista una causa distinta de la vacunación.

Espero que, en el futuro, el seguimiento menstrual se convierta en una parte rutinaria de la investigación sobre vacunas, al igual que el seguimiento de la temperatura y el control de los ganglios linfáticos. A medida que dispongamos de más datos, esperamos conocer mejor los mecanismos responsables de los cambios en el ciclo menstrual y de los sangrados más abundantes.

Conclusión

- El ciclo menstrual es una secuencia compleja y coordinada de acontecimientos impulsados por impulsos de la hormona GnRH, que se libera desde el hipotálamo en el cerebro.
- La lactancia materna exclusiva interrumpe los impulsos de GnRH, impidiendo la ovulación. Esto se denomina amenorrea de la lactancia.
- Aunque la terapia con testosterona suprime la ovulación, las personas trans y no binarias no deben confiar en ella como método anticonceptivo.
- La sincronización del ciclo menstrual no es un fenómeno real. Aunque el sistema de pulsos de GnRH puede verse afectado por factores como los medicamentos, la fiebre y el acceso a suficientes calorías, no se ve influido por el ciclo menstrual de otra persona.
- La vacunación contra la COVID-19 puede producir un cambio pequeño y reversible en el ciclo menstrual que no es preocupante desde el punto de vista médico. Dado que el cambio es más pronunciado cuando se administran dos dosis de la vacuna en un mismo ciclo, parece probable (según nuestros conocimientos actuales) que se trate de un efecto temporal sobre la GnRH.

4

Aspectos básicos del sangrado

La menstruación es la única curación sin cicatrices del cuerpo humano.

Es increíble cuando lo piensas así, ¿verdad?

Cada ciclo, gran parte del revestimiento del útero se desprende y en muchos sentidos es como rasparse una rodilla. Cuando te raspas la rodilla, se desprenden varias capas de piel y la herida en carne viva que hay debajo sangra; con la menstruación, la capa superficial del revestimiento uterino se desprende, dejando al descubierto vasos sanguíneos que sangran. Sin embargo, a diferencia de lo que ocurre al rasparse la rodilla, la menstruación puede producirse una y otra vez (posiblemente incluso cuatrocientas cincuenta veces) y curarse cada vez como si no hubiera pasado nada. Aunque no es magia, es mágico, y demuestra la maravilla de la evolución.

El mago

Esta magia ocurre en el útero, que es un órgano, es decir, un conjunto de tejidos que forman una unidad estructural con una función específica. En este caso, esa función es la reproducción. Esto no significa que el propósito de todas las personas con útero sea engendrar bebés, pero conocer el diseño evolutivo es útil para explicar la función.

La palabra órgano procede del latín *organum*, que significa «instrumento» o «herramienta», por lo que se trata de una etimología bastante excelente. El útero es un órgano increíble, único en muchos aspectos fascinantes. Incluso ahora, con más de treinta años de mi vida dedicados a la obstetricia y la ginecología, me asombra la naturaleza dinámica del útero. No creo que ningún otro órgano del cuerpo pueda realizar tantas tareas diversas y, al mismo tiempo, experimentar tantos cambios físicos. Durante el embarazo, debe crear nuevas células musculares, y a las cuarenta semanas, las células musculares individuales son diez veces más grandes que antes del embarazo. Después del parto, debe repararse sin dejar cicatrices y recuperar rápidamente el tamaño que tenía antes del embarazo, para lo que es necesario destruir de manera selectiva algunas de las nuevas células musculares, un proceso llamado apoptosis. Es un espectáculo ver cómo el útero se contrae a la mitad de su tamaño en cuestión de minutos justo después del parto. Seis semanas más tarde, cuando la paciente acude a una visita posparto, el útero casi ha recuperado el tamaño que tenía antes del embarazo, pero nunca llega a contraerse del todo. Es como cuando sacas la ropa que has pedido por Internet del envoltorio de plástico sellado en el que llega; si decides devolverla, por mucho que lo intentes, nunca conseguirás doblarla hasta su tamaño original.

Además de la maravilla de la decidualización (comentada en el capítulo 1) y de repararse a sí mismo durante cada ciclo menstrual sin dejar cicatrices, el útero crea distintos tipos de moco cervical. Un tipo protege el endometrio y otro permite el paso de los espermatozoides a través del cuello uterino, ayuda al transporte de los espermatozoides y guía al embrión hasta la implantación, y es crucial para el desarrollo de la placenta. Esto me hace pensar en el antiguo programa de televisión *¡Esto es increíble!* que se emitió de 1980 a 1984. Cada semana, la gente realizaba hazañas extravagantes o mostraba talentos inusuales o nuevas tecnologías alucinantes, y a veces incluso había recreaciones de sucesos paranormales (ahora que estoy escribiendo esto, me recuerda a gran parte de TikTok). Quizá haya que relanzarlo: *Esto es increíble, ¡edición uterina!*

El útero tiene forma de botella invertida, mide unos siete centímetros y medio de largo y cinco centímetros de ancho en su parte más ancha, pesa unos setenta gramos y es un poco más grande en el caso de las mujeres que han estado embarazadas. La parte superior del útero (que sería el fondo de la botella) se conoce como fondo; el cuerpo del útero es el grueso de la botella; el istmo es donde el cuerpo se estrecha hasta el cuello de la botella; y el cérvix es el cuello (la palabra cérvix procede incluso del latín y significa «cuello»). Sé que mucha gente, incluidos los médicos, suele decir «el útero y el cérvix», pero es como decir «la mano y el pulgar». El pulgar forma parte de la mano, y el cérvix forma parte del útero. El cérvix sobresale hacia la vagina, y su abertura se llama orificio, que proviene del latín *os* y significa «boca».

La forma del útero varía significativamente entre los mamíferos. Muchos tienen un útero bicorne, lo que significa que se divide en la parte superior en dos secciones o cuernos. Los antiguos humanos conocían la anatomía de los mamíferos por el despiece de la carne o la comida y los sacrificios religiosos, pero no estaban familiarizados con la anatomía humana, ya que rara vez se realizaban disecciones, por lo que a menudo se creía de forma errónea que el útero humano también tenía dos cuernos. Este puede ser el motivo por el que algunos símbo-

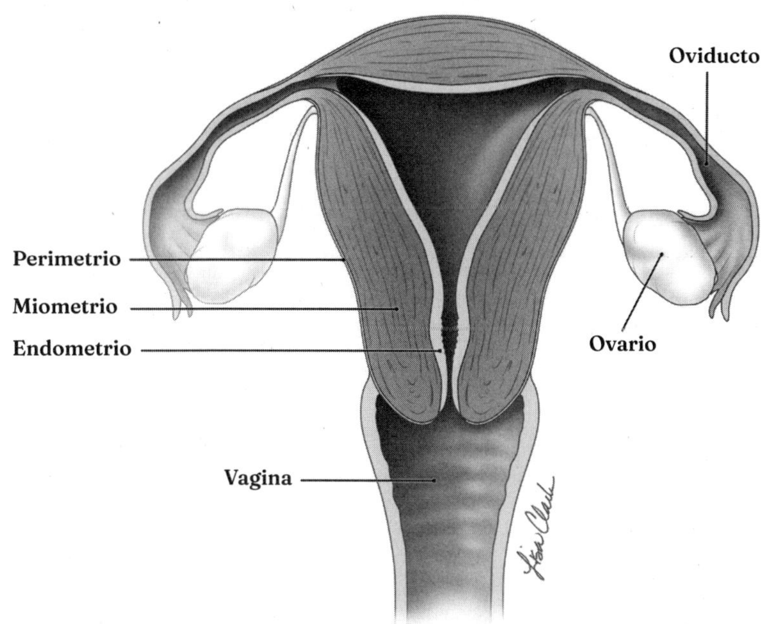

Figura 4

El útero (ilustración de Lisa A. Clark, ilustradora médica certificada).

los de fertilidad antiguos tienen dos cuernos. En comparación con nuestros parientes del reino de los mamíferos, los humanos tenemos un diseño uterino relativamente sencillo, sin compartimentos especiales. Si pensamos en lo diferente que es una jirafa de un ser humano por fuera, no es de extrañar que exista la misma variación en estructuras internas como el útero.

La pared del útero humano está formada por tres capas:

- *El endometrio*: la capa interna, a menudo llamada revestimiento. Se compone de una capa basal interna y una capa funcional externa o superficial. Es la capa funcional la que se desprende con la menstruación.
- *El miometrio*: el músculo del útero.
- *El perimetrio*: la capa externa, una fina capa de tejido especializado a veces denominada serosa. Imagínatela como una envoltura de plástico alrededor de la botella en nuestra analogía.

El útero se mantiene en su sitio entre el recto y la vejiga gracias a un gran ligamento llamado ligamento ancho, que lo envuelve por delante y por detrás. Los antiguos griegos pensaban que el útero podía vagar por el cuerpo, ejerciendo presión sobre los órganos y causando una plétora de dolencias. Lo consideraban como un animal salvaje dentro de otro animal salvaje, siendo este último la mujer. Uno de los propósitos originales de la vaporización vaginal, que quizá hayas oído rebautizar como «vaporización yoni», era utilizar hierbas aromáticas para hacer que el travieso útero volviera a su sitio. A veces no eran tan aromáticas (imaginemos un cachorro destripado relleno de hierbas). Que una práctica sea antigua no significa que tenga valor médico.

Aunque el útero no deambula, algunas personas afirman que sienten el cérvix más bajo en distintos momentos del ciclo menstrual. Esto no se ha estudiado, pero hay varias explicaciones posibles. Cuando el cérvix se llena de mucosidad, su tacto y tamaño pueden cambiar. También es posible que, durante la fase lútea, cuando los niveles de progesterona y relaxina (otra hormona) son altos, los ligamentos se relajen un poco, haciendo que el cérvix y el útero desciendan ligeramente en algunas personas predispuestas a ello.

El miometrio, el músculo del útero, está formado por millones de células musculares entrelazadas con tejidos conjuntivos que sostienen, protegen y proporcionan estructura dentro del útero. Las células musculares individuales pueden considerarse como ramitas y el tejido conjuntivo como el hilo que las mantiene unidas. También hay vasos sanguíneos, vasos linfáticos y nervios. En la parte superior del útero, el miometrio está formado principalmente por músculo, pero al descender hacia el cérvix, las fibras musculares comienzan a mezclarse con el tejido conjuntivo, y al llegar al cérvix, el músculo ha sido sustituido por tejido conjuntivo.

El miometrio es un tipo de músculo liso, lo que significa que funciona entre bastidores, sin la participación consciente del cerebro. El músculo liso del cuerpo trabaja de forma constante, realizando todo tipo de tareas, como expandirse y contraerse dentro de las paredes de los vasos sanguíneos para transportar sangre a distintas partes del cuerpo en función de las necesidades; abrir y cerrar las vías respiratorias de los pulmones y apretar el útero durante la menstruación para ayudar a detener el sangrado menstrual. Por mucho que lo intentes, no puedes hacer que tus intestinos se contraigan más a menudo ni activar y desactivar las contracciones uterinas para controlar el sangrado como un grifo (aunque sería útil; la evolución tiene que ponerse a ello). Si nuestro cerebro tuviera que pensar conscientemente en mover las heces en el intestino, dilatar los vasos sanguíneos o hacer que la sangre salga del cuerpo durante la menstruación (tareas todas ellas realizadas por el músculo liso en piloto automático), nunca habríamos tenido el espacio cerebral necesario para salir del caldo primigenio.

Desde la invención de técnicas de imagen mejoradas para observar el interior del cuerpo, como los modernos aparatos de resonancia magnética y ecografía, ahora comprendemos mucho mejor cómo se contrae el músculo del útero. Hasta que se inventaron estos aparatos, la única forma de saber lo que ocurría era introducir un catéter de presión en el útero de una mujer, que debía llevarlo durante horas o más. No sólo se trata de una investigación costosa e incómoda para las voluntarias, sino que la inserción del catéter podría estimular las contracciones, lo que posiblemente afectaría a los resultados. Otra opción era extraer un útero humano o animal y conectarlo en el laboratorio con electricidad y monitores (imagina un plan para crear el monstruo de Frankenstein, pero con útero), estimularlo con electricidad o sustancias químicas y medir su actividad. El problema es que la manera en que el útero se contrae en un laboratorio, lejos del caldo químico de las hormonas del cuerpo humano, puede ser diferente de la forma en que se contrae dentro del cuerpo. Por supuesto, el útero de un animal puede no estar diseñado para la menstruación (la mayoría de los animales tienen estro), y los que estudiamos a menudo evolucionaron para gestar una camada, por lo que pueden contraerse de formas muy diferentes. La falta de financiación y la misoginia (¿por qué deberíamos estudiar eso?) siempre juegan un papel muy importante en nuestra falta de conocimiento sobre el útero y la vagina (y sobre la salud de la mujer en general), pero a veces no conocemos las respuestas debido a los bloqueos de la investigación; aunque es cierto que, con suficiente dinero, muchos bloqueos podrían convertirse en simples baches.

Cuando la gente piensa en la contracción del útero, a menudo visualiza un bloque sólido de músculo comprimiéndose, pero en realidad hay tres capas diferentes de músculo en el útero. La capa interna envuelve el útero formando un círculo y sostiene directamente el endometrio. Se contrae de una forma ondulante que me recuerda a esos hinchables altos, ondulantes y de colores brillantes que hay fuera de los concesionarios de vehículos. Estas contracciones están presentes durante todo el ciclo menstrual y su frecuencia aumenta a medida que se acerca la ovulación; la hipótesis es que desplazan los espermatozoides hacia los oviductos. Tras la ovulación, esta capa interna de músculo también se contrae para ayudar a guiar al embrión hacia un lugar ideal para la implantación, y luego las contracciones cesan con ella. Si la implantación no se produce con éxito, la actividad muscular vuelve a aumentar cuando comienza la menstruación y las direcciones de las ondas se invierten para ayudar a la salida del endometrio y la sangre. ¡Es increíble!

La capa intermedia, descubierta recientemente, conecta las capas interna y externa y tiene fibras musculares que se entrelazan formando un patrón similar a una telaraña. Esta capa también tiene una red de vasos sanguíneos. En la capa externa, que es la más gruesa, las fibras musculares están dispuestas en un patrón longitudinal o de arriba abajo.

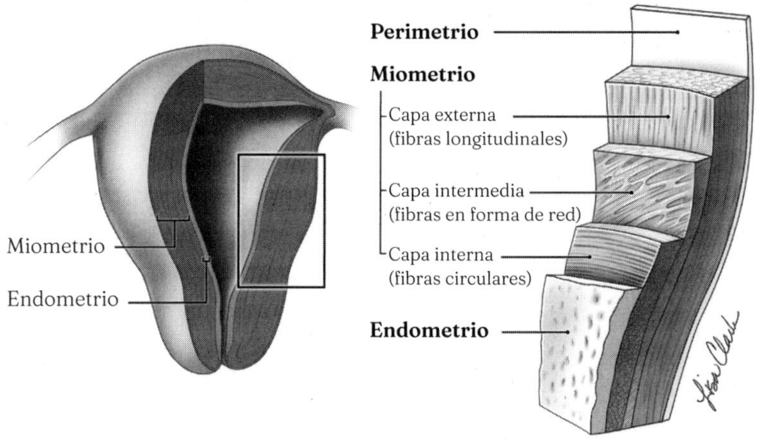

Figura 5
El miometrio (ilustración de Lisa A. Clark, ilustradora médica certificada).

Durante la menstruación, las tres capas contribuyen a las contracciones que expulsan la sangre, y la presión generada puede alcanzar los 200 mmHg. Esa cifra probablemente no signifique nada para la mayoría de los que no son ginecólogos u obstetras, pero también es la cantidad de presión que se genera con las contracciones uterinas durante el parto. Piensa en un manguito de presión arterial cuando está inflado al máximo y es bastante doloroso; eso también ronda los 200 mmHg. Pues sí, ¡qué dolor! Durante el parto se calcula que, gramo a gramo, el miometrio es probablemente el músculo más fuerte del cuerpo.

El sangrado

Por norma, el primer día de sangrado es el primer día del ciclo menstrual, por muy ligero que sea el flujo, aunque entiendo que a algunas personas esto no les parezca intuitivo. Dado que el sangrado se debe a que no se ha producido un embarazo, ¿no debería marcar el final del ciclo? Aquí se plantean dos cuestiones. En primer lugar, el último día de sangrado no es fiable, como pueden atestiguar muchas personas que han menstruado y han tenido un día de sangrado inesperado cuando pensaban que habían terminado. Para poder hablar de un ciclo que es casi invisible, necesitamos un día concreto que sea obvio. Además, los cambios hormonales del siguiente ciclo (los pulsos de GnRH que activan la FSH y despiertan otra oleada de folículos) se producen al mismo tiempo que la menstruación.

El acontecimiento desencadenante de la menstruación con la ovulación es la retirada de la progesterona cuando el cuerpo lúteo se queda prácticamente sin gas. Esto provoca un rápido aumento de las células inflamatorias, las enzimas y una sustancia química llamada óxido nítrico. El resultado neto es que las arterias espirales (vasos sanguíneos enroscados) que han crecido en la capa funcional (superior) del endometrio se contraen, reduciendo el flujo sanguíneo y provocando la muerte de las células de la capa. Las arterias espirales también se rompen, y el endometrio se llena de sangre y líquido inflamatorio; este sangrado ayuda a que se desprenda la capa funcional moribunda, que lo hace como una costra, dejando la capa basal. A medida que esta capa superior de endometrio se desprende, se produce más sangrado de los vasos sanguíneos ahora expuestos.

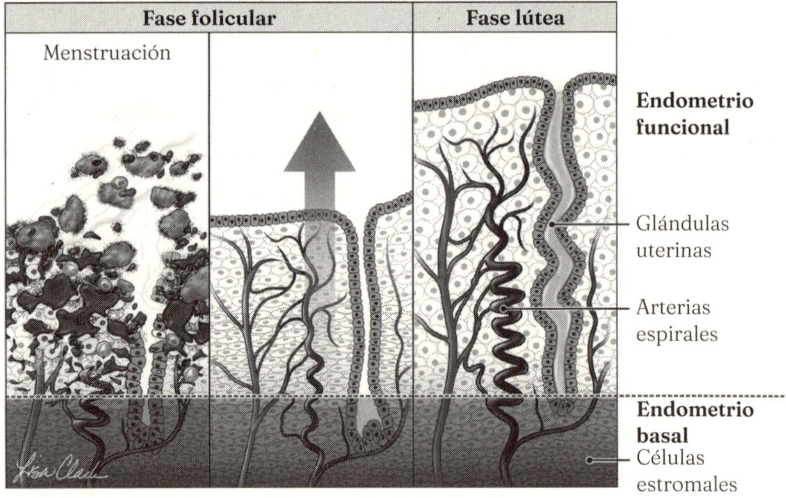

Figura 6

Cambios con la menstruación (ilustración de Lisa A. Clark, ilustradora médica certificada).

Creo que algunas personas se imaginan cúmulos de sangre en el útero, flotando a la espera de la señal para sangrar. Es una suposición lógica, porque el útero puede sentirse pesado antes de la menstruación. La sangre menstrual comienza con la sangre de los vasos que se han roto (aproximadamente el 75 % es sangre arterial y el 25 % venosa), el endometrio decidualizado y el líquido inflamatorio y las células madre del endometrio. A medida que esta mezcla atraviesa el cérvix, va recogiendo moco cervical y, a continuación, parte del flujo vaginal se une a los desechos. Todo este flujo se considera sangre menstrual, pero sólo contiene un 50 % de sangre. La sangre menstrual no coagula tan bien como el resto de la sangre; si lo hiciera, no saldría libremente del útero, lo que sería problemático. Una sustancia llamada fibrinolisina reduce la capacidad de coagulación, pero no es cien por cien eficaz, por lo que no es raro observar pequeños coágulos y, ocasionalmente, coágulos más grandes con sangrados abundantes.

Esta cascada de acontecimientos también desencadena la liberación de prostaglandinas, sustancias químicas que rigen la inflamación, procedentes de las células endometriales, lo que ayuda a que los vasos sanguíneos sufran espasmos, ralentizando así el sangrado y favoreciendo la coagulación de la sangre. Las prostaglandinas provocan la contracción del útero, que se percibe en forma de dolores menstruales. La capa muscular interna ayuda a que la sangre descienda por el útero y salga del cérvix, y las contracciones de la capa muscular externa ejercen presión sobre los vasos sanguíneos, lo que ayuda a detener el sangrado (del mismo modo que, cuando te pellizcas la nariz para que deje de sangrar, estás comprimiendo los vasos sanguíneos, lo que ayuda a que coagulen). Las prostaglandinas también pueden inducir contracciones en los músculos que rodean la vagina, lo que ayuda a desplazar la sangre hacia abajo; estas contracciones de los músculos vaginales son la causa de que algunas personas sientan calambres en la vagina.

Cuando los niveles de progesterona descienden y se reanuda el ciclo menstrual, se pone en marcha la producción de estrógenos, que ayudan a reconstruir el revestimiento del útero a partir de la capa basal y detienen el sangrado. Así, el siguiente ciclo ayuda a reparar los daños del anterior. Volviendo a la analogía de la pared de ladrillos para el endometrio, al final de la menstruación lo que queda son como ladrillos sueltos en el suelo, con algunos espacios para vasos sanguíneos entre ellos, como si fueran manojos de hierba, donde se arrancó el endometrio decidualizado. Los estrógenos desencadenan la producción de un nuevo endometrio, reparando estos agujeros. Las células madre del útero, así como células inmunitarias especializadas, contribuyen a este proceso, de modo que el endometrio se cura sin dejar cicatrices.

De vez en cuando, veo publicaciones en las redes sociales sobre el poder curativo de la sangre menstrual; por ejemplo, personas que la utilizan como tratamiento facial para tratar el acné o reducir las arrugas. Es probable que parte de esto sea sólo por el valor del impacto, pero estoy segura de que hay personas que piensan que, como en la sangre menstrual hay células madre, tiene propiedades curativas. Sin embargo, la simple aplicación de células madre sobre la superficie de la piel no es ningún tipo de terapia. Durante cada ciclo menstrual durante varias décadas, las que usamos tampones, copas o discos menstruales nos manchamos las manos de sangre al cambiar los productos menstruales, y la mayoría de las personas que menstrúan se manchan de sangre la vulva y la cara interna de los muslos, por no hablar de que la vagina está bañada en sangre menstrual. Si la aplicación tópica tuviera poderes mágicos curativos o antienvejecimiento, lo sabríamos.

¿Y la cantidad de sangrado? No existe un límite inferior de lo que se considera normal; básicamente, una mancha de sangre cuenta como menstruación. El límite superior de lo normal son 80 ml de sangre durante todo el ciclo menstrual. El sangrado menstrual puede durar hasta siete días, pero lo más habitual es que dure cinco o menos. La mayor parte de la pérdida de sangre, alrededor del 90 %, se produce en los tres primeros días.

Sé que mucha gente está pensando: «¿Qué dices? ¿La mayoría de los ciclos tienen menos de 80 ml? Parece imposible». Esta cifra no se la ha sacado de la manga un patriarcado despectivo; es el resultado de varios estudios bien realizados para documentar el rango medio. Si en este momento te estás echando una mirada de reojo porque crees que tu sangrado es más abundante y que la ciencia se equivoca, puedo ofrecerte tres posibilidades: la sangre es sólo la mitad del fluido menstrual, lo que significa que 50 ml de pérdida de sangre serán unos 100 ml de fluido; en realidad, tu sangrado puede ser más abundante, y espero que el capítulo 13 te ayude a averiguar por qué; o parece que estás perdiendo más sangre de la que realmente pierdes. Bastan unos pocos mililitros (media cucharadita) de sangre en el inodoro para que parezca que hay más sangre que agua en la taza.

Sangre por otras vías

Lo que acabo de describir es un ciclo ovulatorio, lo que significa que los estrógenos y la progesterona se producen en secuencia por el proceso de ovulación. Pero, como se menciona en el capítulo 2, puede haber sangrado sin ovulación. ¿Cómo es posible? Hay dos ingredientes esenciales para el sangrado del útero: estrógenos (para que haya endometrio) y algo que desestabilice ese endometrio. Por ejemplo, a medida que se desarrolla un folículo, éste produce estrógenos, pero si no se produce la ovulación (por alguna de diversas razones), el folículo finalmente dejará de producir estrógenos y los niveles descenderán, desestabilizando el endometrio uterino y provocando el sangrado. Médicamente, el sangrado menstrual en ausencia de ovulación se denomina sangrado anovulatorio. Como no hay forma de saber con certeza sin un análisis de sangre si un sangrado individual es ovulatorio o anovulatorio, nos referimos de forma convencional a todos los sangrados como sangrados menstruales.

Imagínate una mesa puesta con un bonito mantel (yo me imagino un mantel a cuadros rojos, como el de un bistró parisino) y una vajilla. El mantel y los platos son la capa superior del endometrio. Un sangrado ovulatorio equivale a utilizar el mantel para levantarlo todo limpiamente de la mesa. Una hemorragia anovulatoria es como si un gato tirara los platos de la mesa. A algunos gatos se les da muy bien tirarlo todo rápidamente, arrastrando el mantel durante el proceso; otros juegan con la distribución, tirando los platos de manera esporádica. En esta analogía, el caos es impredecible porque se trata de gatos. Lo mismo ocurre con el sangrado anovulatorio: el sangrado puede ser más abundante de lo esperado, puede parecer normal o puede ser más leve; puede parecer bastante regular o puede ser muy impredecible. Básicamente, al gusto del consumidor.

¿Es importante el color de la sangre menstrual?

El color de la sangre menstrual parece ser como un test de Rorschach para los influyentes de la regla. Según su punto de vista, el rojo vivo puede significar una temperatura corporal elevada o el comienzo normal de la menstruación. El rojo violáceo oscuro puede significar endometriosis, pero la sangre púrpura o azul es señal de demasiados estrógenos. La sangre gris puede ser un signo de vaginosis bacteriana. La sangre rosada significa bajo nivel de estrógenos, pero también es el resultado de estar tomando la píldora y del primer día de sangrado. La sangre marrón oscuro también se debe a la píldora y a sangre vieja.

Vamos a ver…

Mucha de esta información procede de revistas y sitios en línea que quieren contenido. Otras veces son empresas que venden productos menstruales, que intentan ofrecer contenidos provocativos para conseguir clics en sus páginas, y a veces viene de gente que tiene suplementos y/o dietas que vender, y que a menudo crean alarmismo alrededor de la píldora.

En primer lugar, la sangre menstrual nunca es morada ni azul. Tampoco es gris. Si tienes una infección grave y te sale pus del útero, y resulta que estás sangrando, el pus puede mezclarse con la sangre menstrual, lo que lleva a alguien a pensar: «Vaya, hay pus en mi sangre menstrual». Me sorprendería que alguien confundiera esto con sangre menstrual gris. Si esto ocurre, llama inmediatamente a tu médico; si no puedes localizarlo, debes buscar atención médica urgente.

El color de la sangre menstrual no tiene ningún significado en relación con el ciclo, porque las hormonas no cambian el color de la sangre (si lo hicieran, cuando te sacas sangre en diferentes momentos del ciclo sería de diferentes colores). La hemoglobina, la proteína que transporta el oxígeno en la sangre, contiene hierro, que refleja la luz roja, haciendo que la sangre se vea roja (esto no tiene nada que ver con los estrógenos). Una vez que la sangre sale de los vasos sanguíneos, el color cambia de rojo brillante a carmesí y, finalmente, a un marrón casi chocolate (que a veces puede ser tan oscuro que es casi negro). Este cambio de color se debe a la exposición al oxígeno del aire, que oxida el hierro de la hemoglobina, que pasa de hierro ferroso (Fe2+) a hierro férrico (Fe^{3+}). La oxidación convierte la hemoglobina en metahemoglobina, que es de color marrón oscuro. Por eso una mancha de sangre acaba adquiriendo un color marrón rojizo oscuro.

Que la sangre menstrual sea de color rojo brillante, carmesí o chocolate depende de lo oxidada que esté cuando la veas por primera vez. Es probable que la sangre de color rojo brillante haya salido directamente, pero si la sangre se acumula en la vagina durante algún tiempo, aunque la vagina sea un entorno con poco oxígeno, aún hay suficiente para oxidarla. El manchado puede producir lo que parece un sangrado rosa claro, que es una pequeña cantidad de sangre mezclada con moco cervical, pero el manchado también puede ser marrón oscuro. El manchado rosa no está relacionado en modo alguno con los niveles de estrógenos ni de ninguna otra hormona.

El sistema inmunológico y el endometrio

Dado que el interior del útero está conectado con el mundo exterior a través de la vagina, el endometrio debe ser capaz de responder a las infecciones. La vagina está llena de bacterias, el esperma no es estéril y las personas sexualmente activas pueden estar expuestas a infecciones de transmisión sexual, por lo que el sistema inmunitario del útero debe ser capaz de montar una defensa contra los microbios (como bacterias y virus) pero tolerar el esperma.

Sin embargo, el sistema inmunitario del útero no se limita a combatir virus y bacterias, sino que forma parte integrante de la compleja señalización del sangrado menstrual y de la reparación de cada ciclo. Interviene en la selección del embrión, el desarrollo de la placenta y el crecimiento de los vasos sanguíneos durante el embarazo. Y aún hay más: también es esencial para la tolerancia inmunitaria necesaria para un embrión, que tiene un 50 % de ADN extraño. Normalmente, el sistema inmunitario rechaza el ADN extraño, razón por la cual las personas que reciben trasplantes de órganos necesitan medicamentos para suprimirlo.

Además de células inmunitarias especializadas, el endometrio tiene un microbioma: una comunidad de bacterias sanas que se defienden de otros microbios compitiendo por el espacio y el sustento (básicamente acaparando todos los recursos). Se trata de una relación simbiótica: el huésped aloja y alimenta a las bacterias beneficiosas y, a cambio, las bacterias sanas realizan algunas tareas domésticas sencillas. La diferencia entre el microbioma del útero y el del intestino es que debe adaptarse de continuo a los niveles cambiantes de hormonas, así como a un espacio físicamente variable con cambios químicos complejos.

¿La sangre menstrual desprende olor?

Si nunca hubieras oído hablar de la menstruación y te llevaran a una farmacia estadounidense, no sería raro que pensaras que la menstruación apesta. De hecho, probablemente pensarías que es peor que el olor de pies o la diarrea. ¿Por qué, si no, venderían estantes y estantes de jabones vaginales con nombres que parecen cócteles de vacaciones, como «delicia de atardecer» y «brisa de coco», junto con duchas vaginales, supositorios vaginales y productos menstruales perfumados? ¡Incluso algunas cremas hidratantes para la vulva mencionan el olor!

Esta falsa enseñanza de que la menstruación desprende un olor nauseabundo, que necesita desesperadamente ser mitigado, no es ni mucho menos exclusiva de Estados Unidos, pero no estoy segura de que otras culturas destaquen tanto por sacar provecho económico de ello. Muchas culturas consideran que la sangre menstrual es uno de los olores más repugnantes y contaminantes que existen, y algunas incluso exigen que las mujeres se aíslen o eviten preparar comidas durante la menstruación. Hay religiones que prohíben a las mujeres acudir a los templos durante la menstruación o dan instrucciones específicas sobre cómo deben limpiarse antes de volver a tener relaciones sexuales con sus maridos. Aunque este desprecio de la sangre menstrual no es universal, es muy común y es misoginia. Si quieres controlar a la mitad de la población, un buen punto de partida es decirles (empezando cuando son niñas) que apestan o que son contaminantes por naturaleza.

La sangre humana tiene cierto olor, que a veces se describe como metálico. Este olor se debe a la sustancia química trans-4,5-epoxi-(E)-2-decenal. Cuando la sangre entra en contacto con la piel, se produce una reacción química entre el hierro de la sangre y los lípidos (grasa) que normalmente están presentes en la superficie de la piel, y esto produce una sustancia química llamada oct-1-en-3-ona, que también emite un olor metálico y a humedad. Las teorías sobre el olor de la sangre son interesantes. Algunos dicen que hay a quien le gusta, posiblemente porque representa comida; otros sugieren que a los humanos les disgusta el olor de la sangre porque representa heridas. No se ha estudiado si las personas pueden diferenciar el olor de la sangre menstrual de forma específica, y no, no existen feromonas menstruales repulsivas especiales. Los humanos no podemos detectar las feromonas porque, como se explica en el capítulo 3, carecemos de órgano vomeronasal.

Dada la falta de datos de calidad, sólo puedo ofrecer mi experiencia. He entrado miles de veces en una pequeña sala de reconocimiento con poca ventilación mientras alguien estaba menstruando y nunca he detectado ningún olor. No puedo saber si alguien tiene la regla a menos que me lo diga, o que le haga un examen y vea la sangre. Si te llevas a la nariz una compresa empapada de sangre menstrual, es posible que huela a sangre, igual que si te sangrara la nariz o te mancharas las manos de sangre y te las llevaras a la nariz.

¿Es posible que algunas personas sean más sensibles a ciertos olores en determinados momentos del ciclo menstrual? Aunque esto se ha investigado, los estudios son contradictorios. Cuando entrevisté a la doctora Asifa Majid, experta en olores y cultura, para mi pódcast *Body Stuff*, me dijo que la investigación no corroboraba «ningún cambio en la capacidad de las mujeres para detectar olores en las distintas fases de su ciclo», pero también admitió que probablemente no haya suficientes investigaciones para obtener una respuesta definitiva.

Lo que puede ocurrir durante la menstruación es un cambio en las bacterias vaginales. En la vagina predominan las bacterias, sobre todo los lactobacilos, que ayudan a mantener la salud, y parte de su trabajo consiste en mantener a raya a las bacterias nocivas. Existe una compleja interacción entre el microbioma vaginal, la menstruación y los estrógenos, siendo el microbioma vaginal el que afecta al olor de la vagina. Durante los días uno a cinco del ciclo, es decir, durante la menstruación y tal vez uno o dos días después, dependiendo de la duración del ciclo, las bacterias potencialmente dañinas están en su nivel más alto, posiblemente porque un componente de la sangre menstrual las alimenta de forma preferente, o porque los niveles de estrógenos están en su punto más bajo en este momento del ciclo y los estrógenos son básicamente un fertilizante para las bacterias buenas. El pH vaginal es ligeramente más alto durante la fase folicular inicial (días uno a cinco), pero se recupera rápidamente cuando los lactobacilos vuelven a controlar el pequeño desequilibrio bacteriano. Es posible que algunas personas sean más sensibles, desde el punto de vista del olor, a este pequeño cambio en el ecosistema, o que algunas personas tengan un cambio más drástico en las bacterias antes de que el sistema se autocorrija.

Se cree que estos cambios en el microbioma al principio del ciclo son la causa de que algunas personas contraigan vaginosis bacteriana justo después de la menstruación. Es posible que las personas preocupadas por el olor tengan vaginosis bacteriana y la confundan con el olor de la menstruación. Si crees que percibes mal olor, acude a un especialista con experiencia en el diagnóstico y tratamiento de problemas vaginales (puedes encontrar más información sobre la vaginosis bacteriana y el mal olor vaginal y de la vulva en mi libro *La biblia de la vagina*).

Veo publicaciones en las redes sociales de personas que promueven el uso de ácido bórico vaginal para restaurar el pH vaginal después de la menstruación. A veces también se recomienda para tratar el mal olor. El ácido bórico no funciona cambiando el pH; es un antiséptico, lo que significa que mata las bacterias en la vagina, tanto las bacterias no saludables como las buenas, por lo que podría terminar empeorando el problema a largo plazo. Además, cuando ponemos un ácido en la vagina, sólo cambia el pH durante unas horas porque los acidificantes vaginales no funcionan. Ahora que sabes esto, considera bloquear las cuentas que promueven el uso de ácido bórico de esta manera, ya que están difundiendo desinformación (y a menudo también por casualidad están vendiendo ácido bórico). Si saben que el uso del ácido bórico es médicamente incorrecto en esta situación, o si desconocen cómo funciona el ácido, ¿qué otras cosas no saben?

¿Qué deberías hacer si te preocupa el olor durante o poco después de la menstruación? En lugar de recurrir a productos perfumados o embarcarte en un régimen potencialmente perjudicial de duchas vaginales o utilizar otros productos que aseguran tratar el olor o equilibrar el pH (lo cual es imposible), acude a un profesional de la salud como yo, especializado en vaginitis, que te evaluará para detectar el olor. Si tu médico no diagnostica vaginosis bacteriana, pregúntale si detecta olor. Deberían decírtelo. Si no lo detectan, espero que eso te tranquilice. En este punto de la visita, suelo sacar a colación todos los mensajes negativos sobre el olor menstrual a los que mi paciente probablemente ha estado expuesta desde que era muy pequeña. Le pregunto si su pareja le dice cosas horribles sobre su olor, porque ya he visto antes este tipo de abuso emocional, en el que un hombre le dice a su pareja que ella apesta. Para que quede claro, las mujeres de estos casos no padecían ninguna enfermedad; sus parejas eran simplemente maltratadores. Así que hablamos de lo que es normal, compruebo si hay violencia en la pareja y siempre recuerdo a la gente que si alguien dice algo desagradable sobre su cuerpo, es esa persona la que tiene el problema.

Por último, para alguien que no tenga vaginosis bacteriana, pero a quien realmente le moleste lo que percibe como olor con la menstruación, no estaría mal utilizar anticonceptivos hormonales para suprimir el ciclo menstrual y la menstruación, para ver si eso mejora su calidad de vida.

¿Se puede provocar el inicio de la menstruación?

No es raro ver afirmaciones de que tomar esta hierba o aquel suplemento (que invariablemente venden quienes lo promueven) puede provocar la menstruación. El nombre más antiguo de un producto que supuestamente puede lograr esta hazaña es emenagogo.

Es importante conocer algo de historia. Hace unos cien años había muchos anuncios de tónicos que eran básicamente ginecología casera en un frasco. Los sangrados abundantes, los sangrados dolorosos, los sangrados demasiado frecuentes y, sí, los sangrados ausentes, se podían arreglar con una poción milagrosa. En este contexto, «hacer volver el período» solía ser un eufemismo para referirse al aborto. Hoy en día, estas pociones mágicas para la menstruación no tienen que ver con el aborto, sino con «reajustar» el ciclo menstrual, ya sea para tratar la infertilidad o los ciclos irregulares, o para adelantar la regla cuando estás tan hinchada que desearías que empezara ya. Estas afirmaciones me dan ganas de gritar: «¡No funciona así! ¡Nada de esto funciona así!».

En el capítulo 3 se explica cómo un conjunto de neuronas marcapasos del cerebro se coordina con múltiples señales hormonales para producir el ciclo menstrual. No existe ninguna planta o suplemento que pueda desencadenar la menstruación de esta manera.

Si se expone el endometrio a estrógenos y luego se toma progesterona, o un medicamento similar a la progesterona para imitar lo que ocurre durante la fase lútea y luego se suspende este medicamento, se producirá el sangrado gracias a la retirada de la progesterona o del medicamento. Esto se denomina prueba de abstinencia de progesterona, y nos indica que el endometrio ha estado expuesto a los estrógenos (porque los estrógenos son necesarios para crear el revestimiento al que se puede hacer sangrar al estimularlos con progesterona y luego suspender la medicación), pero no reinicia nada, lo que significa que no pone en marcha la FSH o los folículos que esperan entre bastidores para el siguiente ciclo.

Aunque sé que parece que algunas cosas desencadenan un período temprano (una visita al ginecólogo, ir de vacaciones, llevar pantalones blancos), se trata simplemente de una correlación, no de una causalidad.

¿Es seguro mantener relaciones sexuales durante el sangrado?

Sí.

Sin duda, el mito de que no se puede tener relaciones sexuales mientras se está menstruando está interrelacionado con la historia en muchas culturas y religiones de promover la menstruación no sólo como algo asqueroso y contaminante, sino también como algo particularmente venenoso para el pene. Algunas culturas y religiones prohíben el sexo durante la menstruación. También he visto intentos modernos apenas encubiertos de revivir el mito con investigaciones de pésima calidad que sugieren daños para la persona que menstrúa. Esta «investigación», y utilizo este término en líneas generales, debería ser ignorada.

Practica sexo durante la menstruación si quieres, y no lo hagas si no quieres. Lo único práctico que hay que tener en cuenta es el posible estropicio. Para quienes puedan estar interesadas, un disco menstrual (reutilizable o desechable) puede ayudar a reducir el flujo de sangre durante las relaciones sexuales con penetración vaginal. Pueden desplazarse durante el acto sexual, por lo que no van a evitar el cien por cien de las pérdidas, pero a algunas personas les resultan útiles. Existen toallas menstruales especiales para la cama fabricadas con el mismo tejido absorbente que la ropa interior menstrual, pero son caras. También está mi favorita de siempre, la toalla azul marino que se extiende en la cama (también conocida como la toalla para el sexo). Estoy convencida de que ése es su origen, ya que el azul oscuro camufla muy bien la sangre. Esto es puramente por razones de lavado; si tienes toallas blancas o crema y no se eliminan todas las manchas de sangre, tendrás toallas manchadas. Pero con el azul marino, ¿quién se da cuenta?

Exacto.

Conclusión

- El útero tiene tres capas: el endometrio (el revestimiento), el miometrio (el músculo) y el perimetrio (la capa externa).
- El miometrio tiene dos capas. La interna ayuda al transporte de espermatozoides y embriones, así como al movimiento de la sangre menstrual. La capa externa es esencial para detener la hemorragia menstrual y en las contracciones para expulsar el feto y la placenta.
- El útero genera la misma cantidad de presión con los dolores menstruales que durante las contracciones del parto.
- Normalmente se pierden hasta 80 ml de sangre por ciclo menstrual.
- El color de la sangre menstrual no tiene nada que ver con las hormonas, no hay pruebas que corroboren el olor de la sangre menstrual y muchos mitos relacionados con la supuesta impureza de la sangre menstrual tienen sus raíces en las religiones patriarcales.

5

Manual de hormonas reproductivas

Las hormonas son llaves químicas codificadas con un mensaje y actúan interactuando con los receptores de las células, que son las cerraduras que permiten la entrada del mensaje en la célula. Sin el receptor adecuado, una hormona es tan inútil como si yo intentara escribir en un idioma que no conozco y que utiliza un alfabeto diferente, por lo que ninguna de las letras o caracteres me resultan familiares.

Las hormonas pueden crear una gran variedad de mensajes. Por ejemplo, el mensaje puede ser decirle a la célula que se divida, que produzca una enzima o incluso que aumente la producción de receptores hormonales.

Unas palabras sobre la ideología binaria

Existen muchas hormonas esteroideas diferentes en el cuerpo humano. Las que afectan al ciclo menstrual (estrógenos, progesterona y andrógenos) se conocen como esteroides reproductivos o sexuales. En breve hablaremos de su función. Es cierto que, con suficientes estrógenos, la mayoría de las personas, independientemente de su sexo o género o de si tienen ovarios o testículos, desarrollarán algunas características que tradicionalmente se han asociado con ser mujer, como las mamas. También es cierto que, con suficiente testosterona (y andrógenos), la mayoría de esas mismas personas desarrollarán vello facial y su voz se hará más grave, características tradicionalmente asociadas a ser varón. Dado que los estrógenos se extrajeron por primera vez de los ovarios y la testosterona de los testículos, es incomprensible cómo pasaron a formar parte del concepto binario de género femenino-masculino.

Aunque también es cierto que una persona con ovarios produce mucho más estradiol (el principal estrógeno) que testosterona, ambas hormonas son importantes. Piensa en una receta para hacer pan. Normalmente lleva harina, agua, levadura y sal, pero se necesita mucha más harina que levadura; mi receta preferida lleva unas tres tazas y media de harina y una cucharadita de levadura. Aunque la harina domina la receta en cuanto a volumen, sin la cantidad relativamente pequeña de levadura obtendría un tope de puerta, no una barra de pan. La pequeña cantidad de levadura es tan importante como la enorme cantidad de harina; lo que cuenta es la combinación. Esta analogía es válida para los estrógenos y los andrógenos. Me pregunto cómo habríamos considerado estas hormonas en medicina si siempre hubiéramos sabido que los ovarios también producen testosterona.

Desgraciadamente, nuestra percepción de las hormonas sexuales se ha visto contaminada por la visión errónea, mantenida durante mucho tiempo, de que sexo y género son lo mismo y que son binarios, y por la creencia tóxica de que las mujeres son criaturas débiles y reproductoras y los hombres seres fuertes y superiores. Para ser sinceros, eso no está muy lejos de la antigua creencia griega de que los hombres eran perfectos y las mujeres criaturas mal concebidas, que tenían pérdidas y estaban demasiado húmedas.

Tener niveles más altos o bajos de hormonas reproductivas no convierte a alguien en mujer o en hombre. Las mujeres en la menopausia, que dejan de producir grandes cantidades de estrógenos, siguen siendo mujeres. Una chica sigue considerándose una chica, aunque todavía no produzca grandes cantidades de estrógenos. Una mujer trans es una mujer, tanto si toma estrógenos como si no, y una mujer con síndrome de ovario poliquístico y niveles más altos de testosterona sigue siendo una mujer. Asimismo, un hombre que tiene tejido mamario porque una enfermedad hepática ha aumentado sus niveles de estrógenos sigue siendo un hombre.

Creo que la forma de evitar el mal uso y abuso social de las hormonas, y la costumbre de vincularlas a binarios problemáticos, es simplemente aprender lo que hacen y centrarse en el hecho de que no hay nada binario en los llamados esteroides sexuales. Deberíamos dejar de llamarlos esteroides sexuales y rebautizarlos como esteroides reproductivos. Al fin y al cabo, su función principal es actuar sobre los órganos reproductores. Me niego a llamar órgano sexual a mis ovarios o a mi útero, porque no utilizo ninguno de ellos para tener relaciones sexuales.

Introducción a los esteroides reproductivos

Cuando la mayoría de la gente oye la palabra *esteroides*, probablemente piensa en los escándalos de dopaje en los Juegos Olímpicos y en las sustancias ilegales o casi ilegales utilizadas en el deporte. Pero un esteroide es simplemente una sustancia química con enlaces de carbono e hidrógeno dispuestos en cuatro anillos (la descripción es un poco decepcionante, lo sé). Los esteroides son moléculas ancestrales que mantienen vivas a las criaturas desde hace cientos de millones de años. Desempeñan dos funciones muy importantes, que son las siguientes: constituyen nuestras membranas celulares y son moléculas señalizadoras, es decir, hormonas.

Los esteroides reproductivos se fabrican a partir del colesterol. Es probable que hayas oído hablar del colesterol de los alimentos, como los huevos o la carne de vacuno. Es un tipo de grasa que sólo se encuentra en los productos de origen animal, aunque si eres vegano estricto y no consumes productos de origen animal, tu cuerpo fabrica colesterol a partir del carbono de los alimentos, ya que el colesterol es esencial para la vida. Gran parte del colesterol viaja por el cuerpo unido a una proteína portadora llamada lipoproteína de baja densidad, o LDL, que suele denominarse «colesterol malo» porque sus niveles elevados están relacionados con las enfermedades cardiovasculares. Sin embargo, necesitamos algo de LDL, ya que es el principal vehículo de transporte del colesterol utilizado para fabricar esteroides reproductivos.

Las hormonas reproductivas se encuentran en la naturaleza y también pueden fabricarse en un laboratorio. Aquí hay algunos conceptos clave, y son importantes porque los términos *natural* y *sintético* con frecuencia son mal utilizados, a menudo por aquellos que piensan que cada problema médico puede ser tratado con suplementos, limpiezas, dietas y asesoramiento. De hecho, el abuso de estos términos es una de mis banderas rojas. Cuando ves a gente promocionando un producto porque es «natural» o denigrando otro porque es «sintético», se trata de *marketing*, no de medicina.

Una hormona natural es producida por el cuerpo o se encuentra en la naturaleza y se extrae sin cambios de una fuente animal o vegetal (pensemos en hervir agua salada para obtener sal: la sal siempre estuvo allí; al hervir sólo se eliminó el agua). La palabra natural se consideraría un «término divino», que es una palabra a la que asignamos una connotación positiva. La gente tiende a pensar que todo lo «natural» es bueno, por eso la palabra se usa tan a menudo en la comercialización de todo tipo de productos, desde el detergente para la ropa hasta las hormonas. Sin embargo, en lo que respecta a las hormonas, los estrógenos naturales que produce el cuerpo pueden matarte al provocar cáncer de mama o cáncer de endometrio. Podría recetarte estradiol, una réplica exacta de la hormona fabricada por los ovarios, y si te diera una dosis lo bastante alta, podrías sufrir un derrame cerebral. Es decir, «natural» no significa seguro.

Según el *Diccionario de Cambridge*, «los productos sintéticos se fabrican a partir de sustancias artificiales, a menudo copiando un producto natural». Si te pidiera que nombraras un producto sintético, podrías decir piel falsa, plástico o nailon. Cuando este término se aplica a las hormonas utilizadas en medicina, como ocurre a menudo, podrías pensar que las hormonas sintéticas son malas para ti. Después de todo, sabemos que ingerir plásticos es malo, y son sintéticos. Sin embargo, en lo que respecta a las hormonas, *sintético* significa un compuesto nuevo que es similar en muchos aspectos, pero no en todos, a una hormona natural. Estos compuestos novedosos suelen alterarse para aumentar los efectos o reducir los efectos secundarios de la hormona natural. Eso no significa que una hormona sintética sea buena o mala. Lo que nos dice si algo es seguro no es si es natural o sintético, sino la investigación. Sin embargo, un problema importante es que *sintético* es un «término diabólico», una palabra a la que automáticamente asignamos una connotación negativa. Es importante saberlo, ya que *sintético* se utiliza como un insulto químico que implica que un medicamento debe ser perjudicial, cuando el término es simplemente una forma de describir una hormona novedosa.

Los folículos del ovario producen estradiol, pero éste también puede fabricarse en un laboratorio a partir de compuestos que no se encuentran en el cuerpo humano. El proceso de fabricación de estradiol en el laboratorio puede ser de semisíntesis (es decir, el compuesto de partida se encuentra en la naturaleza) o de síntesis (es decir, la hormona se fabrica a partir de sustancias químicas que no se encuentran en la naturaleza). Quiero señalar que nadie se limita a moler boniatos para fabricar hormonas (aunque eso es lo que se suele insinuar cuando se anuncian como «naturales»). Lo que importa es que el estradiol puede proceder de los ovarios o puede fabricarse en un laboratorio por semisíntesis o por síntesis, y el cuerpo no puede diferenciarlo.

Contar con hormonas naturales fabricadas por semisíntesis y por síntesis es importante porque nadie quiere tomar un extracto de ovarios humanos en polvo. Tener hormonas sintéticas es importante porque las hormonas naturales no siempre son capaces de conseguir con seguridad el efecto deseado.

¿Cómo se puede saber de qué está hecha una hormona? El estradiol, la estrona, la progesterona y la testosterona son las principales hormonas producidas por el organismo que se analizarán a lo largo de este libro. Los nombres no indican si han sido producidas por el organismo o en un laboratorio, sino el contexto. Si se utilizan con fines medicinales (por ejemplo, si se toman en forma de píldora o se administran a través de un anillo vaginal), se producen mediante semisíntesis o síntesis. Si el nombre no es estradiol, estrona, progesterona o testosterona (o cualquier otra hormona producida por el organismo), se trata de un nuevo compuesto obtenido por semisíntesis o síntesis.

Estrógenos

El cuerpo humano produce tres estrógenos: estradiol, estrona y estriol. El estradiol es el más potente de los tres y es el principal estrógeno producido desde la pubertad hasta la menopausia. La mayor parte del estradiol en sangre viaja ligado a una proteína transportadora llamada globulina fijadora de hormonas sexuales (SHBG); sólo la hormona libre que no está ligada es activa y está disponible para interactuar con los tejidos. Además de los ovarios, otros tejidos, como el tejido adiposo (grasa), el endometrio, el hígado, el cerebro, los huesos y los músculos, producen estradiol y estrona, pero en cantidades bastante inferiores. El estrógeno que se produce allí sólo actúa localmente en los tejidos; no está destinado a viajar al cerebro o al útero. La estrona se produce en grandes cantidades en el hígado como parte del metabolismo, o descomposición, del estradiol para su eliminación. El estriol se produce sobre todo durante el metabolismo del estradiol y la estrona, lo que significa que es un producto de desecho. También es producido en grandes cantidades por la placenta durante el embarazo.

Las primeras investigaciones sobre los estrógenos en la década de 1920 y principios de la de 1930 se realizaron con ovarios de cerdo, líquido amniótico y orina de mujeres embarazadas (por nombrar algunas fuentes), y hay una gran variedad de estrógenos diferentes en estos materiales de origen. Como nadie se había puesto de acuerdo sobre un sistema de nomenclatura, se creó una avalancha de nombres, como hormona folicular ovárica, estrina, teiliquinina y foliculina, aunque ninguna de estas hormonas eran extractos puros de un estrógeno, sino más bien una combinación. Con el tiempo, se purificaron los distintos estrógenos de los folículos humanos y se identificaron los tres estrógenos que conocemos hoy en día, que recibieron los nombres de dihidrotelina (estradiol), teelina (estrona) y teelol (estriol). La raíz *teel-* es griega e indica feminidad (sí, lo sé). Pero a estas alturas ya eran tantas las compañías farmacéuticas que habían lanzado sus extractos impuros al mercado, y había tantos términos genéricos y marcas comerciales, que todo era un caos.

Reconociendo la confusión de nombres (aunque estoy segura de que no lo calificaron como «un auténtico desastre»), en 1936 el Consejo de Farmacia y Química decidió que era necesario un nombre unificador para esta clase de hormonas. Eligieron *estrógenos*, la marca del producto de Parke-Davis and Company. Parke-Davis renunció amablemente a su marca registrada Estrógeno, así como a la de otro producto llamado Estrona. Daría lo que fuera por saber lo que ocurrió en aquella sala. Estrógeno y Estrona (los nombres comerciales) eran un guiño al hecho de que podían inducir el estro en los mamíferos y cambios similares en las mujeres. La palabra *estro* procede del griego *oistros*, que tiene varios significados, como «período sexual», «tábano», «aguijón» y «locura». Teniendo esto en cuenta, aunque sería un reto, estoy a favor de cambiar el nombre de estrógeno.

Los estrógenos desempeñan muchas funciones esenciales durante el ciclo menstrual, pero también tienen efectos generalizados en todo el organismo. Algunas de sus funciones clave son:

- Provocar cambios físicos durante la pubertad, como el desarrollo de las mamas.
- Estimular el crecimiento del endometrio durante la fase folicular.
- Cambiar el moco cervical para que resulte favorable a la presencia de espermatozoides.
- Ayudar a madurar el ovocito (óvulo).
- Comunicarse con el cerebro para influir en los impulsos de GnRH.
- Mantener la salud vaginal depositando azúcar de almacenamiento en las células vaginales, apoyando el microbioma vaginal y aumentando el flujo sanguíneo hacia la vagina.
- Estimular ondas de contracciones en el músculo del útero que mueven el fluido, y, por tanto, los espermatozoides, desde el cérvix hasta los oviductos.
- Regular la temperatura silenciando una zona del cerebro que informa sobre el calor.
- Influir en una miríada de otros sistemas y actividades, como la función cerebral, el sistema inmunitario, la coagulación de la sangre y el procesamiento del dolor, por nombrar algunos.

Progesterona

La denominación de la progesterona no fue ni de lejos tan compleja como la de los estrógenos. Desde el principio se reconoció que esta hormona era vital para el éxito del embarazo, por lo que su nombre derivó del latín *pro gestum*. La progesterona favorece la gestación.

Hay tres fuentes de progesterona. Pequeñas cantidades son producidas por el folículo en desarrollo antes de la ovulación y por las glándulas suprarrenales, aunque la mayor parte de la progesterona en la glándula suprarrenal se convierte en cortisol (otra hormona esteroide) y en andrógenos (testosterona y hormonas similares). La mayor parte de la progesterona es producida por el cuerpo lúteo en la fase lútea del ciclo menstrual. *Corpus luteum* significa «cuerpo amarillo», y si cortaras un ovario por la mitad y observaras un cuerpo lúteo, te resultaría fácil detectarlo a simple vista porque el tejido es de un llamativo color naranja amarillento, como una yema de huevo oscura, debido a la gran cantidad de luteína, que es amarilla. La primera vez que vi uno, el color era tan saturado que pensé que estaba viendo algo de mentira. Durante la fase lútea, el cuerpo lúteo produce tanta progesterona (unos cuarenta miligramos al día) que se suele considerar la glándula que puede producir más hormona por gramo de tejido, lo cual es especialmente impresionante si se tiene en cuenta que es una estructura temporal del tamaño de una canica. El cuerpo lúteo también produce estrógenos.

Ya hemos hablado de la importancia de la progesterona con respecto a la decidualización, pero algunos de sus otros efectos incluyen:

- Estimular el tejido mamario.
- Proporcionar información al cerebro sobre el estado del ciclo menstrual.
- Relajar los músculos para detener las oleadas de contracciones uterinas desencadenadas por los estrógenos.
- Convertir el estradiol en estrona, menos potente.
- Favorecer el sueño.
- Aumentar la temperatura (de ahí el incremento de la temperatura tras la ovulación).

- Se cree que muchos de los síntomas molestos durante el ciclo menstrual, como los cambios de humor y la hinchazón, se deben en parte a la progesterona.

Andrógenos

Los andrógenos son la clase de esteroides reproductivos que tradicionalmente se han asociado a las características masculinas. Entre ellos se incluye la conocida testosterona, pero también hormonas que pueden resultar bastante menos familiares: el sulfato de dehidroepiandrosterona (DHEA-S), la dehidroepiandrosterona (DHEA), la androstenediona y la dihidrotestosterona. La palabra *andrógeno* procede de la raíz griega *andros*, que significa «hombre». El término testosterona se acuñó en 1938, y el Diccionario Oxford de la lengua inglesa afirma que es probable que proceda del latín *testis*, que significa «testigo», como en testigo de la virilidad. Entiendo que se supone que es un sentimiento muy masculino, como «yo hice fuego» y «yo hago la vida», pero sinceramente me hace pensar más en un bufonesco personaje de dibujos animados. Igual que estaría a favor de cambiarle el nombre a los estrógenos, estaría a favor de cambiarle el nombre a la testosterona. Al fin y al cabo, es perfectamente posible tener nombres no problemáticos para las hormonas siempre que no haya sexo de por medio (escribo esto susurrando en voz alta). Por ejemplo, insulina (que no es un esteroide reproductivo) viene de la palabra latina *insula*, que significa «isla».

Los andrógenos se producen en los ovarios, las glándulas suprarrenales y otros tejidos que pueden convertir ciertas hormonas en testosterona. La DHEA-S, la DHEA y la androstenediona son principalmente prohormonas, lo que significa que no desempeñan un papel importante por sí mismas, sino que existen principalmente para ser convertidas en estradiol, estrona o testosterona. La testosterona tiene algunos efectos en los tejidos, pero también se convierte en dihidrotestosterona, que es mucho más potente; también puede convertirse en estradiol.

La testosterona producida por los ovarios está destinada a actuar de forma local, por lo que la concentración de testosterona en el folículo es mucho mayor que la concentración en sangre. Esto hace que el estudio de la testosterona sea todo un reto, ya que la cantidad que entra en la sangre procedente de los ovarios es tan baja que resulta difícil de medir. Además, la testosterona se puede convertir en estrógenos, por lo que no sabemos en todos los casos si la testosterona está afectando realmente a los tejidos o si lo que produce el efecto hormonal es la testosterona que se está convirtiendo en estrógenos.

Si bien es cierto que la testosterona desempeña un papel importante en muchas funciones corporales, desde la formación de masa muscular y ósea hasta el equilibrio del estado de ánimo, e incluso en la regulación del folículo en desarrollo y la ovulación, la realidad es que estas funciones son complicadas, y la testosterona es sólo un ingrediente. Por ejemplo, un estudio analizó a un gran grupo de mujeres con una enfermedad llamada insuficiencia ovárica prematura (IOP), en la que los ovarios dejan de funcionar antes de la menopausia. La IOP se asocia a niveles bajos de estrógenos y testosterona, y muchos investigadores creían que algunos de sus síntomas y consecuencias para la salud estaban relacionados con los niveles más bajos de testosterona. En este estudio, las mujeres con IOP fueron tratadas con estrógenos o con estrógenos y testosterona para elevar sus niveles de testosterona al rango normal. La adición de testosterona no mejoró el bienestar, la calidad de vida ni el estado de ánimo en comparación con la mera sustitución de estrógenos. Tampoco se produjeron aumentos adicionales de la densidad ósea con respecto a lo conseguido sólo con estrógenos. Otra consideración: las personas con síndrome de ovario poliquístico (SOP) a menudo tienen niveles más altos de testosterona, y especialmente niveles más altos de testosterona libre, o activa, sin embargo, no informan de una mayor libido o masa muscular.

Creo que es justo decir que no lo sabemos todo sobre la testosterona. Lo que sí sabemos es que, aunque es importante, debemos tener cuidado de no hacer grandes proclamas médicas sobre la testosterona y el ciclo reproductivo en ausencia de datos sólidos, sobre todo teniendo en cuenta la increíble prensa que parece tener la testosterona y la cantidad de dinero que se puede ganar en el complejo industrial de la libido.

Prostaglandinas

Las prostaglandinas son hormonas liberadas de forma local en los tejidos, a menudo en respuesta a una lesión. Las prostaglandinas no se fabrican en una glándula y se envían al torrente sanguíneo, sino que se fabrican a demanda, como si se tratara de una tienda de hormonas. Básicamente, todas las células pueden fabricar prostaglandinas. Al igual que las hormonas reproductivas, también son lípidos, pero se fabrican a partir del ácido araquidónico, no del colesterol. Su nombre se debe también, por desgracia, a que se identificaron por primera vez en el líquido seminal, por lo que se creía que su fuente era la próstata. ¡Uf! Debo insertar de nuevo un comentario exasperado sobre cómo nombrar las cosas porque se encontraron por primera vez en los hombres es desesperadamente misógino. Pero si la investigación médica se ha centrado sobre todo en los hombres, ¿qué se puede esperar? Es un milagro que el corazón no se llame «andro» porque se estudió por primera vez en un hombre.

Hay cuatro tipos principales de prostaglandinas, y ayudan en muchas funciones corporales, como coagular la sangre, desencadenar dolor, generar fiebre con una infección e iniciar el parto. En lo que respecta al ciclo menstrual, las prostaglandinas se liberan desde el folículo antes de la ovulación y desde el revestimiento del útero durante la menstruación, y también son activas en los vasos sanguíneos que irrigan el endometrio. Algunas de sus funciones son:

- Desencadenar dolor justo antes de la ovulación (también conocido como mittelschmerz).
- Provocar la contracción del útero, para detener el sangrado con la menstruación (de ahí que sean un factor importante en los períodos dolorosos).
- Favorecer la coagulación de la sangre en los vasos sanguíneos que irrigan el revestimiento del útero, otra forma de detener la hemorragia menstrual.
- Intervenir en la modulación de los niveles hormonales y la actividad de las hormonas.

He visto a algunos naturópatas y doctores en medicina holística publicar en Instagram sobre antiinflamatorios no esteroideos (AINEs), que inhiben las prostaglandinas, siendo «malos» para la ovulación y una posible causa de infertilidad. Si bien es cierto que las prostaglandinas desempeñan un papel en el ciclo menstrual, no hay datos convincentes que relacionen el uso de estos fármacos con la dificultad para concebir. Incluso se han realizado estudios para determinar si estos fármacos podrían mejorar los resultados de la fecundación in vitro (FIV), aunque la calidad de los estudios es tan baja que no es posible llegar a ninguna conclusión. Un estudio observó a mujeres durante dos ciclos menstruales, y las que tomaron AINEs en su fase folicular tenían *más* probabilidades de ovular que las que no lo hicieron. Los investigadores concluyeron que «es probable que su uso no sea perjudicial para la función reproductora».

Siempre me sorprende cómo las personas que alardean de que la medicina moderna afecta negativamente al ciclo menstrual suelen promocionar algún tipo de suplemento o producto botánico no estudiado. Por otra parte, los temores sobre la fertilidad son un gran negocio. Además, estas personas parecen creer que el sufrimiento es aceptable, y tal vez incluso necesario, en la búsqueda de la mítica pureza menstrual. Aunque un médico especialista en fertilidad puede sugerir que se dejen de tomar estos medicamentos en el caso de una persona con infertilidad en la que no se pueda identificar ninguna otra razón, no hay datos que sugieran que alguien esté perjudicando su ciclo menstrual por tomarlos.

Hormona antimülleriana

La hormona antimülleriana, o AMH, es producida por los folículos y funciona como parte del sistema de comunicación que controla los folículos primordiales que esperan entre bastidores. El nombre de *hormona antimülleriana* es un poco largo, y no tiene nada que ver con los ovarios. La AMH se llama así porque en el feto masculino inhibe el desarrollo del útero y de la parte superior de la vagina, lo que se conoce como sistema mülleriano. Más tarde se determinó que esta hormona también es importante para regular el desarrollo de los folículos, pero, lamentablemente, se le quedó el desafortunado nombre anterior.

El ovario tiene un número determinado de folículos que deben durar a lo largo de la vida reproductiva, más o menos de treinta y cinco a cuarenta y cinco años, y se necesita un mecanismo de control para que todos los folículos primarios no se despierten a la vez y entren corriendo a gritar: «¡Fiesta!». Durante cada ciclo, sólo algunos folículos primarios saldrán de la hibernación y progresarán a la etapa de folículo antral para poder ser potencialmente reclutados por la FSH, y aunque este proceso es complejo y no se entiende del todo, sabemos que la AMH está involucrada en la regulación de cómo los folículos primarios entran en la fase de crecimiento (la fase de preparación de la fiesta) y cómo los folículos responden a la FSH en cada ciclo. La AMH es básicamente un portero excepcional, que reparte las entradas VIP para la fiesta de la ovulación y vigila a todo el mundo en la cola.

La AMH suele denominarse marcador de la reserva ovárica, ya que su nivel refleja el número de folículos que en teoría pueden ovular; básicamente, lo que te queda en el banco ovárico. Por este motivo, algunas personas anuncian la AMH como una prueba de fertilidad, pero, por desgracia, esta afirmación es engañosa. Si los niveles de AMH pudieran predecir la fertilidad, los médicos pediríamos esa prueba, ¡ya que sería muy útil! La razón por la que no lo hacemos es porque los estudios demuestran que no es un predictor de fertilidad, y una prueba que no puede hacer lo que afirma no es útil para el viaje de la fertilidad de nadie. De hecho, puede ser perjudicial. ¿Qué pasaría si alguien se sometiera a una prueba de AMH, recibiera la falsa seguridad de que su fertilidad es «normal», pospusiera el embarazo y después no pudiera concebir a causa del retraso? Lo contrario también es posible. He visto a personas publicar en Internet que habían dejado de tomar anticonceptivos hormonales para comprobar su fertilidad con esta prueba, que la prueba les informaba falsamente de que su fertilidad había disminuido y que luego tuvieron un embarazo no planificado. Esto tiene consecuencias reales.

Conocer tu nivel de AMH puede ser útil en situaciones específicas. Por ejemplo, puede ayudar a predecir el éxito con ciertas terapias para la infertilidad, y para alguien a punto de someterse a la terapia del cáncer y la quimioterapia puede predecir si su ciclo menstrual volverá después de estos tratamientos, que pueden dañar los folículos en reserva, lo que potencialmente conduce a la insuficiencia ovárica prematura. Algunos investigadores se han preguntado si los niveles de AMH también podrían predecir si los folículos pueden recuperarse tras un tratamiento prolongado con testosterona. Esta información sería útil para quienes están tomando testosterona para la transición y podrían querer tener la opción de interrumpirla en algún momento para quedarse embarazadas. Es necesario seguir trabajando en este sentido. Sin embargo, los niveles de AMH no son un indicador de la fertilidad actual o futura de una persona, y los expertos de la Sociedad Americana de Medicina Reproductiva no recomiendan este tipo de pruebas de fertilidad. El mejor dato que puede informar sobre la fertilidad futura es la edad.

¿Puedes equilibrar tus hormonas?

Hay dos frases de expertos autoproclamados que seguramente provocarán un estremecimiento en la comunidad de ginecólogos y obstetras basada en la evidencia. Una es «desequilibrio hormonal» y el corolario es «dominancia de estrógenos». No existen trabajos de investigación que describan los síntomas y signos de estas supuestas afecciones, lo que significa que no son afecciones médicas. En el mejor de los casos, el desequilibrio hormonal y la dominancia estrogénica son malas analogías, pero en el peor, ambos términos son utilizados por una galería de pícaros menstruales formada por médicos de medicina holística, naturópatas, nutricionistas funcionales y «asesores menstruales» para vender pruebas no indicadas, asistencia, dietas y suplementos.

Estarás pensando: «¡Uf! Eso es desprestigiar mucho a los proveedores alternativos». Así que es un buen momento para hablar de lo que se entiende por experiencia. La medicina holística no es una especialidad reconocida; por tanto, es un término sin sentido. Los naturópatas no son médicos; reciben mucha menos formación que los médicos o los osteópatas, y gran parte de la formación que reciben no está respaldada por la medicina basada en pruebas. Por ejemplo, a la mayoría de los naturópatas se les enseña que la homeopatía es real, pero es una estafa. Un sanitario que cree en la homeopatía es como un piloto que cree en las alfombras mágicas. ¿Querrías que pilotara tu avión un piloto que también cree que las alfombras mágicas pueden volar? Además, gran parte de la práctica naturopática gira en torno a la recomendación de suplementos no regulados y poco estudiados. En cuanto a los nutricionistas funcionales y los asesores menstruales, no son términos protegidos, lo que significa que no tienes ni idea de la formación que tienen estas personas, si es que tienen alguna. Yo misma podría poner en marcha un programa en línea para obtener la certificación del doctor Gunter en nutrición funcional o asesoramiento menstrual, diseñar un plan de estudios, cobrar diez mil dólares por completarlo e imprimir diplomas desde mi impresora HP, y alguien podría recibir mi formación y llamarse a sí mismo asesor menstrual formado por el doctor Gunter. Pero eso no va a ocurrir porque, bueno, tengo ética.

Se trata de tu salud, y necesitas un experto de verdad. Si precisaras que te extirparan el apéndice, ¿querrías un médico que fuera cirujano colegiado, que tuviera una formación reconocida, que hubiera superado los exámenes exigidos y estuviera colegiado? ¿O alguien que hubiera cursado un programa no reconocido y se autodenomine *organólogo* (tomando prestada una idea de la divertidísima cómica Dara Ó Briain)? Un nutricionista funcional y un asesor menstrual son los equivalentes a un organólogo.

Volvamos a los hechos.

Los estrógenos hacen crecer el endometrio, y sin suficiente progesterona para contrarrestar o equilibrar ese efecto, pueden producirse sangrados irregulares. Si esto ocurre durante un largo período de tiempo, puede provocar cáncer. Las causas de la insuficiencia de progesterona pueden ser la ovulación irregular y la obesidad (ya que el tejido adiposo produce estrógenos). En este caso, el diagnóstico no es un desequilibrio hormonal, pero la palabra *desequilibrio* no es una mala analogía para describir el efecto de la progesterona insuficiente en el endometrio a nivel celular. Sin embargo, su uso se ha corrompido mucho más allá de este estrecho significado.

Las hormonas reproductivas cambian normalmente a lo largo de un ciclo menstrual ovulatorio, y aunque algunas personas se refieren a la fase folicular como un momento en el que dominan los estrógenos y a la fase lútea como un momento en el que domina la progesterona, se trata de una herramienta didáctica, no de un diagnóstico. Entonces, ¿qué se entiende por «desequilibrio hormonal» y «predominio de estrógenos»? Como no son términos reconocidos ni un diagnóstico válido, pueden significar cualquier cosa. Es posible que se utilicen como diagnóstico incorrecto para la ovulación irregular, pero en el mundo de los proveedores funcionales, los naturópatas y los asesores menstruales, parece que estas frases también suelen estar relacionadas con el metabolismo de los estrógenos y la acumulación de estrógenos en exceso y/o estrógenos «perjudiciales».

Repasemos el metabolismo de los estrógenos. El estradiol y la estrona son producidos, hacen su trabajo y luego son eliminados del cuerpo, y este proceso de eliminación es el metabolismo de los estrógenos. La eliminación es importante; de lo contrario, las hormonas se acumularían. El metabolismo de los estrógenos es un proceso biodinámico complejo que tiene muchas partes móviles, pero un concepto fundamental implica su conversión en otras sustancias que puedan eliminarse con mayor facilidad, ya sea a través de los riñones y la orina o siendo procesadas por el hígado y enviadas a través del conducto biliar a las heces (básicamente, acaban en el retrete de un modo u otro). Hay dos formas principales en que los estrógenos pueden metabolizarse en el hígado: una es la hidroxilación (que significa añadir un grupo hidroxi) y la otra es la conjugación (que significa añadir un grupo glucorónido o sulfato). No es importante conocer los detalles, sólo que la hidroxilación y la conjugación se producen en el hígado y son formas diferentes de procesar los estrógenos para su eliminación.

La conjugación transforma los estrógenos para que puedan salir del hígado por el conducto biliar y entrar en las heces. Los metabolitos de los estrógenos que entran en el intestino no pueden reabsorberse. Sin embargo, en el intestino, los metabolitos de los estrógenos se encuentran con una enzima llamada beta-glucuronidasa, que puede convertir algunos metabolitos de nuevo en estrógenos activos que pueden reabsorberse en el torrente sanguíneo mediante un proceso llamado circulación enterohepática. Un microbioma intestinal sano tiene niveles más bajos de beta-glucoronidasa, lo que limita la conversión de los estrógenos de nuevo en la forma activa y, por tanto, reduce la reabsorción. No todo el estrógeno reactivado se reabsorbe; una parte se adhiere a la fibra de las heces, básicamente pidiendo permiso para ir al retrete. Ésta es una hipótesis de cómo una dieta rica en fibra se asocia a un menor riesgo de cáncer de mama, porque crea un microbioma intestinal más sano al limitar la conversión de nuevo en estrógeno activado.

Se ha tergiversado el proceso real de eliminación de estrógenos a través del intestino para convertirlo en una narrativa de «desequilibrio de estrógenos» o «dominancia de estrógenos». Estos términos son muy problemáticos porque no tienen una definición médica legítima. Algunos médicos y legos en la materia los utilizan para describir la idea de que ciertas personas absorben demasiados estrógenos. Al parecer, es una creencia bastante común entre los naturópatas que el estreñimiento hace que los estrógenos permanezcan en el intestino más tiempo del

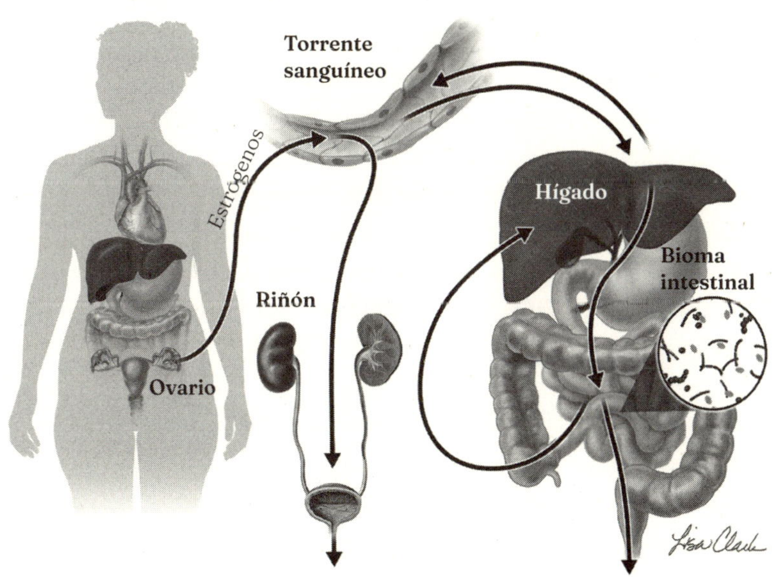

Figura 7

Circulación enterohepática de los estrógenos (ilustración de Lisa A. Clark, ilustradora médica certificada).

debido, lo que aumenta su reabsorción en el torrente sanguíneo. Esto es falso. El proceso de circulación enterohepática no se ve afectado por la frecuencia de las deposiciones. No importa si alguien defeca tres veces al día o lo hace una vez cada tres días (el intervalo de frecuencia normal de defecación). A mayor volumen, independientemente del momento, más estrógenos se eliminan. En este caso, los factores importantes son que la fibra crea un microbioma mejor y que los estrógenos se adhieren a la fibra.

Aquí hay aún más complejidad porque el organismo cuenta con muchos controles y equilibrios. Por ejemplo, un estudio nos dice que cuando las mujeres siguen una dieta baja en fibra y se reabsorbe más estrógeno en el torrente sanguíneo, la cantidad de estrógenos eliminados por los riñones puede aumentar para compensar. Algunos datos sugieren que la fibra también disminuye los niveles de la hormona foliculoestimulante y la hormona luteinizante, por lo que es muy probable que aquí existan complejidades que aún no comprendemos. Pero como varios estudios relacionan una dieta rica en fibra con un menor riesgo de padecer algunos cánceres y enfermedades, la conclusión es que una dieta rica en fibra (es decir, con más de veinticinco gramos de fibra al día) y con fibra de diversas fuentes (es decir, diferentes legumbres y verduras) es probablemente lo mejor tanto para la salud hormonal como para la salud en general. No verás que esto se promocione mucho en el mundo de la naturopatía, porque no es un mensaje que puedan utilizar para vender suplementos no probados. Sin embargo, si quieres ampliar tu repertorio de fibra, mi blog, *The Vajenda*, tiene una fantástica receta de lentejas a la francesa, rica en fibra y deliciosa (y gratuita).

La otra forma en que los estrógenos pueden estar aparentemente desequilibrados o dar lugar a una «dominación estrogénica» gira en torno a los metabolitos cancerígenos que fabrica el hígado durante el proceso de hidroxilación. Cuando se metaboliza una sustancia química para eliminarla, a menudo se convierte en sustancias químicas intermedias que a veces son nocivas. Por ejemplo, el cuerpo produce acetaldehído cuando metaboliza el alcohol. El acetaldehído es nocivo, pero se descompone rápidamente en acetato, por lo que la exposición es breve. Sin embargo, cuanto más alcohol bebes, mayor es tu exposición al acetaldehído, y ésta es una de las formas en que el alcohol perjudica al organismo. Además, algunas personas pueden ser genéticamente más vulnerables a los daños del acetaldehído, o debido a otras enfermedades pueden tener más riesgo de sufrir consecuencias por la exposición a este compuesto. Que un metabolito cause daño a una persona concreta depende de muchos factores.

En lo que respecta al metabolismo de los estrógenos, la hidroxilación puede producirse por tres vías diferentes, a las que, para simplificar, me referiré como las vías 2, 4 y 16. Los metabolitos de estrógeno producidos por las vías 4 y 16 se han relacionado en algunos estudios con el cáncer. La ciencia buena nos dice que esto es muy complejo, y aunque el metabolismo de los estrógenos es un componente importante en la génesis de algunos cánceres, aún no tenemos respuestas definitivas. Por consiguiente, las pruebas de metabolitos fuera de los estudios de investigación no son útiles hasta que tengamos una mejor comprensión de ello. Sin embargo, algunos médicos holísticos y naturópatas recomiendan realizar pruebas directas al consumidor para detectar metabolitos de estrógeno, y a menudo denominan «estrógeno sucio» al metabolito producido por la vía 4. Además de que estas pruebas son inútiles, la palabra *sucio* es una forma habitual de asustar a las mujeres y vender productos, ya que está relacionada con la cultura de la pureza y las afirmaciones binarias de que algo es bueno o malo, que son trucos de *marketing* tristemente eficaces.

Algunos proveedores funcionales también recomiendan las pruebas de MTHFR. El MTHFR es el gen que produce la enzima metilentetrahidrofolato reductasa. Existen distintas variantes de este gen, y sí, en nuestras cabezas, los profesionales que nos basamos en pruebas pensamos en él como el «gen MoTHerFuckeR»* por el acrónimo, pero también porque, a pesar de que se trata de una variación genética sin implicaciones para la salud, los charlatanes la utilizan para fingir un problema donde no existe y vender productos innecesarios. Alrededor del 40 % de las personas tienen una variante MTHFR, por lo que un gran porcentaje de las personas que acuden a sus consultas «suspende-

* Del inglés, «hijo de puta». *(N. de la T.)*

rán» este examen inútil. El MTHFR es posiblemente uno de los genes más estudiados, por lo que aquí tenemos buena información, y los verdaderos expertos del Colegio Americano de Genética Médica y Genómica llevan desde 2013 recomendando que no se realicen pruebas para detectar variantes del MTHFR.

¿Por qué a los médicos holísticos les preocupa la MTHFR y los estrógenos? El metabolismo de los estrógenos a través de la vía 4 implica una enzima llamada catecol-O-metiltransferasa (COMT), que requiere S-adenosilmetionina (SAMe), relacionada con la MTHFR. Sin embargo, no es necesario aprenderse ninguno de estos nombres, porque nada de eso importa. La MTHFR no está relacionada con el cáncer ni con el metabolismo de los estrógenos, ni con nada en realidad, por eso la llamamos variante, como los ojos marrones o azules, y no mutación, que implica una enfermedad.

Las pruebas innecesarias de metabolitos estrogénicos y/o variantes de la MTHFR conducen a recomendaciones de suplementos no estudiados para «corregir» estas vías metabólicas. He visto a personas negarse a tomar medicamentos hormonales que podrían ayudarles, basándose en estas pruebas sin valor, y también he sabido de personas que comían ensaladas de zanahoria a diario para librarse del «estrógeno sucio», que está relacionado con la cultura de la pureza. Nunca se habla de «testosterona sucia», ¿verdad?

Lo único que se puede concluir aquí es que los estrógenos pueden provocar cáncer por múltiples mecanismos; esto es bien sabido, y no hay necesidad de que nadie se someta a pruebas de metabolitos de estrógeno y siga recomendaciones basadas en estas pruebas. Sin embargo, alguien que no ovule regularmente puede correr el riesgo de padecer cáncer de endometrio. Para más información al respecto, *véase* el capítulo 3.

¡Ayuda! Mi médico no quiere analizar mis hormonas

Existen personas con afecciones médicas a cuyas preocupaciones se hace caso omiso, y también existen pruebas hormonales inadecuadas. Ambas afirmaciones pueden ser ciertas, y ambas son razones por las que escribí este libro, para que la gente pueda conocer sus síntomas y abogar por las pruebas adecuadas, a la vez que aprende a distinguir lo que no es útil, ya que las pruebas no indicadas a menudo pueden ser perjudiciales.

Hay una gran cantidad de pruebas de hormonas reproductivas disponibles directamente para el consumidor, lo que hace que parezca que los proveedores de atención médica deberían hacer más pruebas de las que hacen, pero una prueba que no es necesaria puede darte una falsa seguridad o llevarte por un camino caro e innecesario. Sé que los análisis de sangre pueden hacer que algunas personas sientan que se toman en serio sus preocupaciones, pero hacer análisis inadecuados es mala medicina. La respuesta a la privación de derechos médicos no son pruebas innecesarias que proporcionan una falsa ilusión de atención. No es sólo escuchar a la gente, pues muchos charlatanes de la medicina holística pasan mucho tiempo con sus pacientes. Se trata tanto de escuchar a la gente como de practicar una medicina basada en la evidencia. Es importante recordar que las pruebas hormonales directas para el consumidor existen para beneficiar a los accionistas de la empresa, no a ti, el consumidor.

La prescripción o no de una prueba de hormonas reproductivas depende de la pregunta que haya que responder y de si esta prueba puede dar la respuesta. El análisis de los niveles de hormonas reproductivas puede ser muy útil para diagnosticar las causas de los períodos irregulares y cuando los períodos parecen haber cesado. También pueden resultar útiles cuando existe un crecimiento excesivo de vello en lugares donde no suele crecer en las mujeres (por ejemplo, en la cara y el pecho), y en la evaluación de la infertilidad y la planificación de una terapia para la infertilidad. Así que las preguntas pertinentes aquí podrían ser: «¿por qué mis períodos son irregulares?», o «¿por qué tengo un crecimiento excesivo de vello?», o «¿por qué tengo dificultades para quedarme embarazada?». Si el ciclo menstrual es regular, no es necesario pedir pruebas de hormonas reproductivas como control de referencia, ni como control periódico, ni por una sensación general de malestar. En general, un ciclo menstrual regular es una buena señal de que las hormonas reproductivas están dentro de los rangos normales.

Conclusión

- Existen tres tipos diferentes de estrógenos, pero el estradiol es el más importante en lo que respecta al ciclo menstrual.
- La progesterona es esencial para preparar el revestimiento del útero para la implantación, en un proceso conocido como decidualización.
- La testosterona es una hormona importante para la salud reproductiva, pero su papel es complejo y aún no se conoce del todo.
- Los niveles de hormona antimülleriana reflejan el número de folículos que esperan entre bastidores, pero no pueden predecir la fertilidad futura.
- «Equilibrio hormonal» y «dominancia de estrógenos» son términos inventados y no reflejan una atención médica basada en hechos.

6

La menarquia: viaje hacia la primera regla

Mucha gente piensa que el inicio de la menstruación es la primera regla, y aunque es cierto que ése es el primer signo visible del ciclo menstrual, la historia de la menstruación, es decir, todo lo que conduce a la primera regla, empieza en la parte de atrás.

Por si no lo sabes, estoy haciendo referencia a la última fila de asientos orientados hacia atrás de una ranchera, coches que ya no se ven mucho. Tengo recuerdos gloriosos de cuando iba sentada detrás con una amiga en la ranchera verde aguacate de su madre, con paneles laterales de madera. Incómodo para los adultos, pero un trono para los niños. La parte de atrás era un lugar para contar secretos, lejos de los oídos indiscretos de los adultos del asiento delantero y un espacio para ver las maravillas de la carretera que acababas de recorrer.

Nuestra parte de atrás es lo que ocurre en el útero. ¿Has hecho alguna vez algo con arcilla de modelar o plastilina? La mayoría de nosotros hemos tenido la experiencia de coger arcilla y darle una forma u otra, a veces añadiendo otro color, quizá retorciendo los colores juntos, dependiendo de la versión acabada que estemos imaginando. La plastilina es una buena analogía de cómo se forma el aparato reproductor. Un embrión es inicialmente una sola célula creada por la unión del óvulo y el espermatozoide. Pero esa célula única se divide, y luego esas dos células vuelven a dividirse, y así sucesivamente.

Tras unas semanas de división y desarrollo, se crean tejidos primitivos que, a efectos de nuestra analogía, no son muy distintos de la plastilina en bruto. Estos tejidos primitivos reciben instrucciones de los genes que los transformarán en órganos. Hay cuatro grupos de células primitivas (o cuatro colores para la plastilina), cada uno destinado a convertirse en una parte diferente del aparato reproductor. Todos empezamos con los mismos cuatro tipos de tejidos, por lo que cada embrión conserva el potencial de desarrollar una vagina, un útero y unos ovarios o un pene, una próstata y unos testículos hasta el final de la séptima semana de embarazo (cinco semanas después de la concepción).

Estos tejidos primitivos que todos tenemos durante nuestras primeras semanas como embrión son:

- Los conductos *paramesonéfricos*, también llamados sistema mülleriano, que están destinados a convertirse en los oviductos, el útero y la parte superior de la vagina.
- *Conductos mesonéfricos*, también llamados sistema wolffiano, que se convertirán en el epidídimo, el conducto deferente y las vesículas seminales, clásicamente consideradas estructuras masculinas.
- Las *gónadas primordiales*, que pueden convertirse en ovarios o testículos.
- *Seno urogenital*, que puede convertirse en clítoris, vagina inferior y labios o en pene y escroto.

Si hay un cromosoma Y, las gónadas primordiales reciben la señal de convertirse en testículos, que empiezan a producir testosterona. Es la testosterona la que desencadena la transformación de los tejidos en pene, escroto y todos los accesorios necesarios. En ausencia de un cromosoma Y, los tejidos nunca reciben esta indicación, por lo que todo el sistema mesonéfrico desaparece y nos quedamos con tres tipos de tejidos. Las gónadas primordiales se convierten en ovarios, los conductos paramesonéfricos se transforman en oviductos, útero y vagina superior, y el seno urogenital, en vagina inferior, labios y clítoris. Así que, en efecto, tener una vagina, un útero y ovarios es lo predeterminado, algo que no deja de encantarme, ya que muchas historias sobre los orígenes, como las de la mitología griega y varias religiones, implican que primero se creó un hombre.

Los ovarios acumulan folículos primordiales (óvulos inmaduros en hibernación) hasta una edad fetal de veinte semanas. En ese momento, hay entre seis y siete millones de folículos primordiales. Después ya no se pueden fabricar más folículos. Desde las veinte semanas hasta el nacimiento, desaparecen millones de folículos primordiales, y al nacer queda aproximadamente un millón. Los folículos primordiales siguen reduciendo su número total a lo largo de la infancia, y en el primer ciclo menstrual quedan entre trescientos y quinientos mil.

Algunos «influyentes de la fertilidad» han afirmado que los ovarios siguen fabricando folículos en la edad adulta, lo que implica que si tus ovarios no lo hacen, entonces deberías comprar su suplemento para poder liberar ese poder. No hay ninguna prueba de que los ovarios humanos puedan fabricar folículos después del nacimiento. Hubo algunas investigaciones que sugerían que los ovarios humanos podrían tener lo que se denominan células madre de la línea germinal con capacidad de ser inducidas a fabricar nuevos folículos de óvulos. El grueso de la investigación sugiere que no es así. Algunos investigadores incluso han utilizado tecnología avanzada para identificar cada una de las células de un ovario humano, y no han hallado estas células madre.

Los oviductos, el útero y la parte superior de la vagina se desarrollan a partir de dos conductos paramesonéfricos, uno a cada lado del cuerpo. Imagina estos conductos como dos cuerdas de arcilla a cada lado de una línea. Mediante una compleja señalización, que incluye genes que codifican la orientación espacial (si alguna vez te has preguntado cómo saben los tejidos hacia dónde dirigirse y la dirección final que deben tomar, ¡existen genes para ello!), las mitades inferiores de estas cuerdas de arcilla se unen y esta intersección se convertirá en el útero y la parte superior de la vagina; las dos piezas separadas de la parte superior se desarrollarán en cualquiera de los dos oviductos. El útero en desarrollo y la parte superior de la vagina se unen al seno urogenital (otro trozo de arcilla de distinto color), que está destinado a convertirse en la mitad inferior de la vagina. A medida que el útero fetal y el seno urogenital crecen, las células de su interior desaparecen, de modo que el útero y la vagina no son sólidos al nacer.

Parte del tejido residual de la abertura vaginal se convierte en el himen, que no es más que un pliegue membranoso que ocluye parcialmente la abertura vaginal. El himen es tal vez la más ofensiva de todas las estructuras del cuerpo, ya que debe su nombre al dios griego del matrimonio. Sin embargo, el himen no tiene nada que ver con el matrimonio ni tampoco con el sexo, y no es posible saber si alguien ha tenido relaciones sexuales vaginales con penetración examinando su himen.

Aparte de lo genial que es cómo se forman los oviductos, el útero y la vagina (es decir, genes que indican al útero y a los oviductos cómo orientarse espacialmente en el cuerpo parece el argumento de una

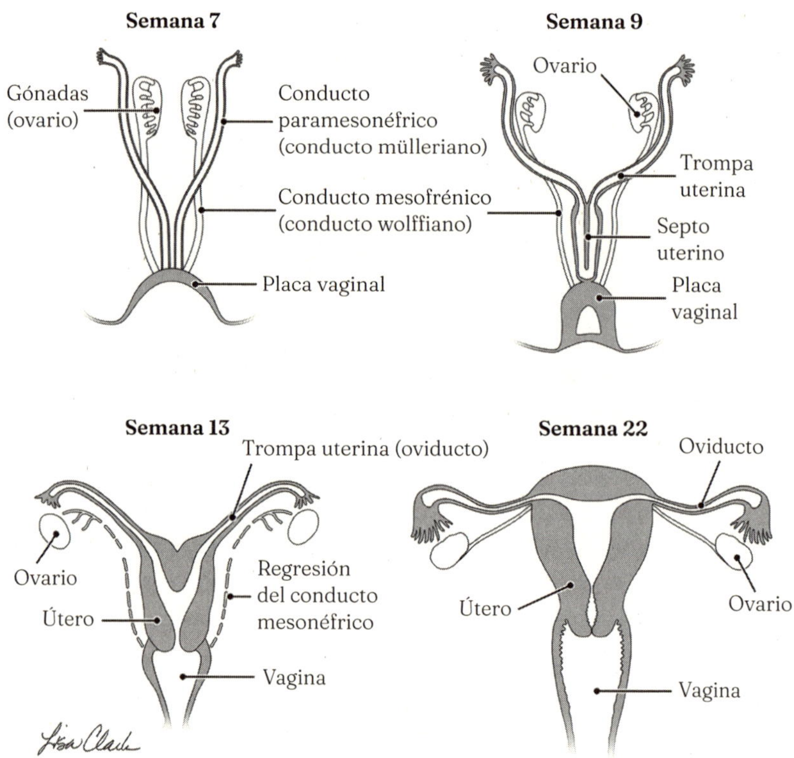

Figura 8

Formación del útero, los ovarios y la vagina (ilustración de Lisa A. Clark, ilustradora médica certificada).

novela de ciencia ficción, salvo que es un hecho científico y se llaman genes homeobox), puede ser una información útil, porque aproximadamente el 3 % de las personas con útero, o que estaban destinadas embriológicamente a tener útero, nacen con anomalías que afectan al aparato reproductor, y una de ellas podrías ser tú o alguien que conoces.

En cada punto del proceso puede haber un traspiés. Piensa en ello como en un complejo proyecto de IKEA: si sigues las instrucciones en el orden equivocado o falta una página, la estructura del producto acabado puede no ser la misma que la imagen que aparece en la caja. Todo el sistema paramesonéfrico puede no desarrollarse, un trastorno conocido como síndrome de Mayer-Rokitansky-Küster-Hauser, en el que no se desarrollan los oviductos, el útero ni la parte superior de la vagina. O puede que no se desarrolle un lado, y aunque la vagina es normal, aparece lo que se denomina útero unicorne (un útero más pequeño de lo normal, porque al principio había menos tejido) y un solo oviducto. Puede existir un problema en la forma en que se unen los dos conductos paramesonéfricos, lo que da lugar a dos úteros fusionados. O, después de que los conductos paramesonéfricos se unan para formar el útero, si el centro no desaparece, puede quedar un septo, o trozo de tejido divisorio. La señalización que hace que se formen los ovarios, el útero y la vagina también puede verse afectada por sustancias químicas conocidas como disruptores endocrinos, que actúan como hormonas y pueden alterar los procesos biológicos.

Si el útero no se ha desarrollado, no se producirá ningún sangrado. Si la vagina no se ha desarrollado por completo y sigue bloqueada por tejido, puede producirse la menstruación, pero se impide que salga del cuerpo y se acumula dentro del útero y la parte superior de la vagina. Éstas son condiciones a tener en cuenta cuando no se ha producido el primer período menstrual a los dieciséis años. Muchas de las enfermedades que afectan a la formación del útero se asocian a un mayor riesgo de complicaciones en el embarazo. Además, como los tejidos destinados a convertirse en los riñones se desarrollan junto a los conductos paramesonéfricos, si hay alguna anomalía en el útero, es importante asegurarse de que no exista ningún problema en los riñones.

El primer período

La primera vez que el útero sangra no siempre es con la pubertad; puede ocurrir poco después del parto. No es que uno de los folículos del conjunto en crecimiento ovule accidentalmente. Más bien, los altos niveles de estrógenos en la sangre de la embarazada hacen que los estrógenos atraviesen la placenta y lleguen al feto, donde puede estimular el engrosamiento del endometrio, igual que ocurriría durante un ciclo menstrual. La progesterona también traspasa la placenta, por lo que el endometrio no se engrosa demasiado, pero a veces hay suficientes estrógenos para que, con el parto, cuando el bebé se separa de la placenta, retirando la fuente de progesterona, se produzca un pequeño sangrado.

Curiosamente, la progesterona de la placenta no provoca la decidualización del revestimiento del útero, lo que significa que no causa los cambios que hacen posible la implantación. Durante el embarazo, los estrógenos y la progesterona no se administran de manera secuencial, como ocurre durante el ciclo menstrual, sino que se produce una exposición continua a ambos. La decidualización sólo se produce cuando los estrógenos llegan primero y preparan el revestimiento del útero y luego le sigue la progesterona; una prueba más de que este fenómeno existe únicamente para la implantación.

Conocemos esta información gracias a las autopsias de bebés que murieron al nacer. Es importante reconocer la generosidad de los padres que, en el devastador caso de la muerte de su recién nacido, permitieron que la información de la autopsia se utilizara con fines de investigación. A menudo se realizan autopsias en mortinatos y muertes neonatales con la esperanza de que puedan proporcionar una pista sobre la causa de esta tragedia final, y a veces ese tejido también se utiliza, con permiso, para la investigación. Cuando nos preguntamos, con razón, por qué no sabemos eso del aparato reproductor, a menudo es porque no ha habido fondos o interés suficientes, pero ni siquiera el dinero y unos investigadores motivados pueden proporcionarnos todas las piezas del rompecabezas. A veces hace falta el gran regalo personal de un padre afligido para obtener la información que necesitamos sobre la anatomía humana.

Menarquia: el comienzo de la menstruación

La pubertad es el conjunto de cambios biológicos que conducen a la transformación física de niño a adulto. Aunque la aparición de la primera menstruación, conocida médicamente como menarquia, es un signo de la pubertad, que suele producirse más tarde en el proceso, quiero dejar claro que la menstruación no convierte a una persona en adulta. A menudo se habla mucho de que el primer período menstrual es una ascensión a la condición de mujer, y en mi opinión eso es peligroso. Una niña de doce años, que es la edad media de la primera regla, no es adulta, y el sangrado de la vagina no cambia este hecho por arte de magia.

Éste no es un libro sobre la pubertad, pero existen algunos aspectos básicos que hay que cubrir para preparar el terreno para el primer período. La parte del hipotálamo con la señal química para controlar la ovulación se despierta a falta de una expresión mejor. No se sabe exactamente cómo ocurre esto, pero es probable que sea una combinación de genética (básicamente, heredamos una especie de reloj de la pubertad), salud, alimentación y medio ambiente, que incluye el estrés y la posible exposición a sustancias químicas que alteran el sistema endocrino. Curiosamente, cuando se inicia este proceso, la señal química se libera principalmente durante el sueño.

Hay tres acontecimientos físicos principales asociados a la pubertad en las chicas:

- *Telarquia*: desarrollo de las mamas a partir del estrógeno producido por los folículos en desarrollo. La señal inicial del cerebro despierta a los folículos para que produzcan estrógeno y aumenten sus niveles, lo suficiente para desencadenar el desarrollo mamario, pero no lo bastante para desencadenar la ovulación.
- *Adrenarquia*: aparición del vello púbico y axilar. Esto está bajo el control de las hormonas producidas por las glándulas suprarrenales.
- *Menarquia*: primera menstruación. Es el último de los tres acontecimientos biológicos principales. La edad media de la menarquia

en Estados Unidos, por ejemplo, es de doce años, pero el intervalo médicamente normal es entre los nueve y los quince años.

Si nos fijamos en la menarquia entre los hadza, la edad media del primer período menstrual es de aproximadamente dieciséis años, lo que probablemente se aproxime a la línea de referencia de la preindustrialización. La edad de la menarquia ha disminuido en el último siglo, y una de las principales teorías de por qué puede ser la nutrición. Se necesita un peso corporal crítico para desencadenar los impulsos de GnRH necesarios para el ciclo menstrual (se cree que este umbral está en torno a los 45-47 kilos), y ahora alcanzamos ese peso antes. Las sustancias químicas que alteran los procesos endocrinos también pueden desempeñar un papel, y puede que no siempre se trate de la dosis, es decir, la cantidad de la exposición, sino del momento en puntos críticos del desarrollo, ya sea como feto o como niña. En definitiva, pueden intervenir muchos factores en el descenso de la edad de la menarquia. Lo resumiré con una cita de la doctora Louise Greenspan, endocrinóloga pediátrica y experta en pubertad, y que fue la doctora de mi hijo Víctor por su trastorno de tiroides, ¡así que claramente es alguien en quien confío! Ella escribió: «La mayoría de los estudios sólo han podido identificar correlaciones con alteraciones en el momento de los distintos hitos puberales, pero [...] la causalidad es difícil de extraer de los estudios de epidemiología ambiental». Básicamente, es complicado y necesitamos saber más, aunque comprendo que esta respuesta puede no ser satisfactoria.

Es importante saber que las menstruaciones más tempranas están asociadas a algunas enfermedades, sobre todo el cáncer de mama, la endometriosis y el dolor crónico. Esto no tiene por objeto asustarte; más bien, disponer de información te permita tomar decisiones con conocimiento de causa. Se cree que el mayor riesgo de cáncer de mama es el resultado de una mayor exposición acumulativa a los estrógenos a lo largo de la vida, pero no se conoce bien el mecanismo del mayor riesgo de endometriosis y dolor crónico. Podría ser un efecto de una exposición temprana o más prolongada a los estrógenos a lo largo de la vida, o incluso una exposición temprana a menstruaciones dolorosas, ya que el dolor modifica el sistema nervioso de forma que aumenta aquél.

La menarquia comienza cuando los pulsos de FSH y HL son suficientes para activar los folículos que están entrando en la fase de crecimiento y se encuentran ahora en la etapa final de su viaje. Hasta este momento, estos folículos se han desintegrado, pero ahora, con la FSH y la HL, pueden ser inducidos a entrar en el ciclo menstrual. Al principio, el sistema puede no haber madurado lo suficiente como para que un folículo llegue a la ovulación, por lo que el sangrado menstrual suele ser irregular durante el primer año tras la menarquia. La duración media del ciclo menstrual en este momento es de treinta y cinco días, pero un intervalo de sesenta a noventa días entre menstruaciones no es anormal durante el primer año. Durante los años dos y tres después de la primera regla, son normales los ciclos de veintiuno a cuarenta y cinco días. A los dieciocho años, la mayoría de las adolescentes han alcanzado la duración típica del ciclo, de veinticuatro a treinta y ocho días. Curiosamente, cuanto mayor es una niña cuando alcanza la pubertad, más tarda en establecer ciclos ovulatorios.

La menstruación irregular en los primeros años puede deberse a una ovulación esporádica, así como a un sangrado anovulatorio, lo que significa que un folículo se desarrolla parcialmente y produce estrógeno, pero no los suficientes para la ovulación, por lo que no hay progesterona. La retirada de estrógenos desestabiliza el endometrio y se produce el sangrado.

El sangrado menstrual durante los primeros uno o dos años puede ser problemático. Los períodos suelen ser abundantes, lo que puede ser difícil de controlar incluso para las más experimentadas, por no hablar de una niña de once años en el baño del colegio (las adolescentes con períodos abundantes deben ser evaluadas para detectar un trastorno hemorrágico. Consulta el capítulo 16 para saber más sobre este tema). La naturaleza irregular del sangrado también puede dificultar la higiene menstrual. En mi adolescencia me pilló desprevenida varias veces, al igual que a amigas mías, y en el colegio teníamos una norma no escrita según la cual, si veías a una persona con manchas de sangre en los pantalones, te acercabas y le ofrecías una chaqueta para envolverle la cintura o caminabas detrás de ella mientras iba al baño a limpiarse. Por supuesto, nadie debería avergonzarse por haber manchado de sangre su ropa. Debería ser el equivalente a unos zapatos desatados: simplemente algo que te conviene saber. Pero incluso cuando (porque creo que es una cuestión de tiempo) lleguemos a un punto en el que no sea para tanto, seguirá existiendo el problema de la ropa interior mojada y la molestia de limpiar la sangre.

Independientemente de que la menstruación sea abundante o escasa, regular o irregular, a muchas adolescentes les molesta. Aunque parte de su malestar puede estar relacionado con la vergüenza que les impone el patriarcado, para muchas es tan solo una cuestión práctica. ¿Quién quiere estar siempre pendiente de compresas y tampones, y menos a los diez u once años? Además, la diarrea menstrual, el síndrome premenstrual y otras molestias desagradables no ayudan. No todas las adolescentes se sienten cómodas con tampones, copas o discos menstruales (tampoco lo hacen todas las adultas), ni con nadar en ropa interior menstrual, por lo que esto puede afectar a su capacidad para estar en un equipo de natación o ir a la playa. Las compresas pueden rozar y resultar incómodas, y no sólo durante la práctica deportiva.

No saber cuándo te va a venir la regla también puede ser estresante, tengas doce, veintidós o cincuenta y dos años. Fue un fastidio que de repente me viniera la regla en un vuelo transatlántico y no estuviera preparada en absoluto porque tenía cincuenta años y pensaba que era menopáusica (pues no, ¡sorpresa!); tuve que recurrir a las compresas de la aerolínea, que me dejaron un sarpullido. Si esto me hubiera ocurrido cuando tenía quince años, probablemente me habría quedado destrozada.

En un estudio, aproximadamente el 70 % de las chicas de entre quince y diecinueve años dijeron que preferirían tener la regla con menos frecuencia que una vez al mes. Así que no me sorprendió en absoluto cuando, hace unos años, escribía una columna sobre salud femenina para *The New York Times* y una de las preguntas era de una madre a cuya hija adolescente le molestaba tener la regla. Le recomendé opciones como la ropa interior menstrual para los sangrados sorpresa; antiinflamatorios no esteroideos, como el ibuprofeno, antes del inicio de cada menstruación para reducir la cantidad de sangrado, así como los calambres y la diarrea menstrual; y tomar la píldora anticonceptiva, que puede regular y reducir el volumen del sangrado o incluso tomarse de forma que se puedan omitir por completo los períodos (todo esto lo descubrirás con más detalle en capítulos posteriores). He explicado los riesgos de coágulos sanguíneos, que son muy bajos, pero existen. Escribí que, a los dos años de la primera menstruación, la mayoría de las adolescentes han dejado de crecer, pero cuanto más joven es una persona cuando empieza a sangrar, más tiempo puede seguir creciendo. También expliqué que la mayoría de nuestros datos actuales indican que la píldora anticonceptiva con estrógenos no influye en la estatura, pero cuando la regla empieza muy joven, «puede ser conveniente hablar de la estatura con un pediatra o un ginecólogo pediátrico y de adolescentes».

Había extraído mis recomendaciones de la bibliografía más reciente e incluso había consultado a un endocrinólogo pediátrico. Tras la publicación de la columna, fui atacada en Internet por un contingente de «salud natural» formado por naturópatas, nutricionistas funcionales y asesores menstruales que se ganan la vida diciendo a la gente que pueden resolver cualquier problema menstrual tomando suplementos no regulados y comiendo alimentos diferentes. Es un interesante solapamiento entre el movimiento «natural» y la derecha religiosa, que tiene sus raíces en la cultura de la pureza, no en el empoderamiento. Dijeron que yo «promovía la anulación de la menstruación de las adolescentes con anticonceptivos hormonales». Por lo visto, es un pecado empoderar a las adolescentes y a sus padres con información; es preferible que sufran en nombre de la pureza. La cantidad de críticas que recibí me sorprendió incluso a mí (¡y eso que recibo muchas en Internet!). Por otra parte, que un médico diga a la gente que puede mejorar su calidad de vida gracias a la ciencia probablemente afecte a la capacidad de vender productos de desintoxicación menstrual completamente inútiles por «sólo» 39,99 dólares al mes, o 29,99 dólares con una suscripción.

El deseo de controlar el sangrado, ya sea la frecuencia o la cantidad, para mejorar la calidad de vida no es una búsqueda frívola ni una abominación. Tú decides qué significa «calidad de vida», porque, al fin y al cabo, es tu vida. Querer sentirte mejor simplemente te hace humana y eso, amiga mía, es razón suficiente.

Conclusión

- Los ovarios, los oviductos, el útero y la vagina se desarrollan en un feto cuando no hay cromosoma Y.
- Todos los folículos primordiales (óvulos inmaduros) se han desarrollado a las veinte semanas de vida fetal.
- El himen es un pliegue membranoso que no tiene nada que ver con la actividad sexual ni con la virginidad.
- La edad media de la menarquia es de doce años. La edad de inicio de la menstruación depende en gran medida de la genética y del peso corporal, pero los factores ambientales también pueden influir.
- Las menstruaciones irregulares son frecuentes durante el primer o segundo año tras la primera regla.

7

Menopausia: la posfiesta

En un pasado no muy lejano (y tristemente en algunos casos en el presente), a las niñas no se les enseñaba nada sobre la menstruación. Mi propia madre, nacida en 1933, no tenía ni idea de que menstruaría hasta que un día, al principio de su adolescencia, se despertó cubierta de sangre. Como su hermana había estado tosiendo sangre recientemente, lo que hizo que le diagnosticaran tuberculosis y la enviaran a un sanatorio, mi madre estaba aterrorizada de que ella también tuviera una enfermedad grave y la enviaran a otro lugar. Por suerte, se han producido algunos avances en lo que se refiere a la comunicación sobre el inicio de la menstruación, pero ¿qué pasa con el final? No tanto. Aún hoy, muchas personas afrontan el final de la menstruación con tan poca información como la que tuvo mi madre con su primera regla.

¿Por qué no hablamos de la menopausia? Durante mucho tiempo se ha considerado como una fecha de caducidad de la valía, lo que se traduce, no tan vagamente, en una pérdida del estatus de «reproductora» y «atractiva» para la mirada masculina. En junio de 1986 (¡1986!), *Newsweek* publicó un artículo de portada que proclamaba que una mujer de más de cuarenta años tenía más posibilidades de ser asesinada por un terrorista que de casarse. Como si el matrimonio con un hombre debiera ser el objetivo de la vida de una mujer. El artículo era una patraña, ya que las estadísticas eran basura, y finalmente (y sin hacer ruido) se retractó veinte años después. Pero se publicó hace casi cuarenta años, y tuvo impacto gracias al doble mensaje de «no eres nada sin un hombre» y «tu objetivo es hacer bebés». Básicamente, a los cuarenta tu cuenta atrás hacia la irrelevancia iba a toda velocidad y la única forma de salvar esa situación era con un hombre.

Antes de empezar la carrera de medicina, lo único que había oído sobre la menopausia eran bromas pesadas en la televisión, tal vez algún gesto u horrible indirecta sobre no tener que preocuparse por quedarse embarazada y un episodio de *Las chicas de oro* de 1986 en el que Blanche tiene una falta y cree que está embarazada. Por supuesto, es la menopausia, así que su alegría por la posibilidad de criar un bebé se ve sustituida por la creencia de que está entrando en una fase de la vida que bien podría ser la antesala de la muerte.

¿Quién quiere hablar de una antesala de la muerte sin sexo? Mejor fingir que no existe. Desgraciadamente, este manto de vergüenza significa que muchas personas con ovarios no tienen ni idea de qué esperar cuando ya no esperan la menstruación. La consecuencia de la falta de educación sobre la menopausia (y echaré gran parte de la culpa a la medicina que ha desestimado a generaciones de mujeres) es un asombroso 65 % de mujeres que no se sienten preparadas para esta fase de la vida.

¿Qué es la menopausia?

La menopausia es el final programado de la función ovárica, y se produce cuando ha transcurrido un año desde la última menstruación. Al igual que la pubertad, viene acompañada de muchos cambios hormonales. De hecho, el viaje hacia la menopausia, conocido médicamente como transición menopáusica, puede considerarse como una pubertad a la inversa.

Desde una edad fetal de veinte semanas, la marcha de los folículos primordiales, es decir, el reclutamiento desde su hibernación, ha sido continua. Este desgaste folicular se produce tanto si alguien ha tenido embarazos múltiples, como si ha tomado anticonceptivos hormonales que suprimían la función ovárica, o si nunca ha estado embarazada o nunca ha tomado hormonas. La menopausia se produce cuando quedan unos mil folículos primordiales. En ese momento, ya no quedan folículos capaces de ovular. La producción de estrógenos por los folículos se detiene, pero otros tejidos, como el cerebro, los huesos y la grasa, siguen produciendo cantidades inferiores. La producción de testosterona no disminuye con la menopausia, ya que los ovarios y las glándulas suprarrenales siguen produciéndola, sino que se produce un descenso gradual de sus niveles relacionado con la edad.

El lenguaje de la menopausia puede ser tosco, lo que no hace sino aumentar la confusión. En medicina, nos referimos a todo lo que ocurre después del último período menstrual como *posmenopausia*, al tiempo que precede a la menopausia como *transición menopáusica*, y a la fecha real de la última menstruación como *menopausia*; pero obviamente eso no es algo que la gente pueda saber en ese momento. Para hacer las cosas aún más confusas, se pueden utilizar otros términos. *Premenopausia* es otro nombre para la transición a la menopausia y *perimenopausia* es la transición a la menopausia más el primer año después de la última menstruación.

Médicamente, los años entre la pubertad y la transición a la menopausia se conocen como fase reproductiva, aunque odio este término porque también podría llamarse «época de cría». Además, los hombres no tienen su estado hormonal destilado en etapas de envejeci-

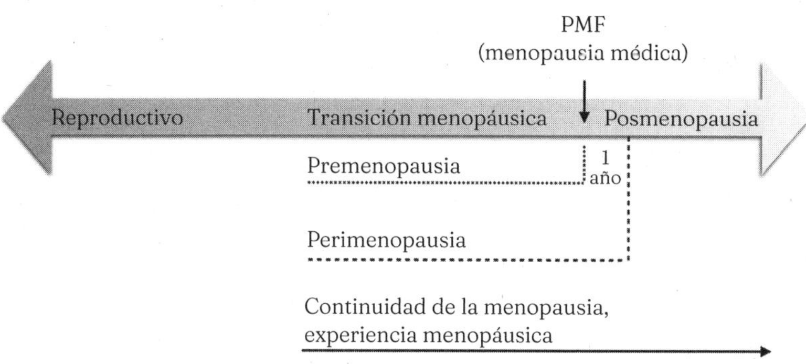

Figura 9
Fases de la menopausia (ilustración de la doctora Jen Gunter).

miento del pene, y, sin embargo, su tasa de disfunción aumenta un 10 % cada década.

Para simplificar las cosas, suelo referirme a la menopausia como el período final en adelante, y a la experiencia o continuidad de la menopausia a partir de la transición de la menopausia.

La edad media en el período final es de cincuenta y un años, pero el intervalo típico es entre los cuarenta y cinco y los cincuenta y cinco. Si la menopausia ocurre entre los cuarenta y los cuarenta y cuatro años se considera precoz, y después de los cincuenta y cinco es tardía. La transición de la menopausia suele oscilar entre cuatro y diez años, y la edad media de su aparición es a los cuarenta y seis años. Normalmente, cuanto más temprano es el inicio de la transición a la menopausia, más tiende a durar dicha transición. Cuando la función ovárica cesa antes de los cuarenta años, se habla de *insuficiencia ovárica precoz*. La menopausia quirúrgica se produce cuando se extirpan ambos ovarios antes de la última menstruación.

Muchas personas se preguntan si una primera regla más temprana significa una menopausia más temprana, y la respuesta es no. La pérdida de folículos no empieza con la primera regla, sino años antes, a la edad fetal de veinte semanas. Los folículos primordiales se han ido desarrollando y desintegrando mucho antes de la primera regla. La única diferencia es que ahora hay FSH para atrapar algunos de esos folículos y arrastrarlos hacia un ciclo menstrual.

¿Y la extirpación de un ovario? Seguramente eso afecta a la menopausia, ya que reduce a la mitad el suministro de folículos primordiales. En este caso, el impacto varía con la edad. Si se extirpa un ovario más tarde en los años reproductivos o durante la transición a la menopausia, es probable que la edad de la menopausia disminuya, puesto que el número de folículos primordiales que pueden entrar en la fase de desarrollo ya está en el extremo inferior. Sin embargo, si se extirpa un ovario en una etapa más temprana de la vida, cuando el número de folículos primordiales es elevado, parece existir un mecanismo compensatorio que ayuda a conservar los folículos primordiales, por lo que es menos probable que la edad de la menopausia se vea afectada.

El caos explicado

Los niveles hormonales se estabilizan tras el último período, con niveles bajos de estradiol y sin progesterona. El estrógeno dominante durante este período es la estrona. Se encuentra una pequeña cantidad de estradiol en la sangre, pero se trata de una hormona que esencialmente se ha desbordado de otros tejidos, como hueso y músculo, al torrente sanguíneo.

Sin embargo, las cosas son muy distintas durante la transición a la menopausia. El período previo a la última menstruación es una especie de popurrí hormonal, gracias al trastorno de la ovulación. Recuerda que el ciclo menstrual normal es una sinfonía hormonal estrechamente regulada, en la que los estrógenos llegan en el momento adecuado y en los niveles correctos, y luego la cantidad correcta de progesterona hace su entrada en el instante oportuno. Pero todo cambia con la transición a la menopausia. A menudo pienso en la conexión cerebro-cerebro-ovario durante esta época como una oficina mal gestionada llena de personas próximas a la jubilación. Los trabajadores están cansados y no siempre rinden al máximo y la dirección es incapaz de motivarlos o compensarlos. Con esa analogía en mente, he aquí algunas de las formas en que puede cambiar la ovulación durante la transición a la menopausia:

- Hay menos oleadas de folículos, lo que acorta la fase folicular del ciclo menstrual.
- El folículo dominante tarda más en producir suficientes estrógenos, lo que puede alargar el ciclo.
- Los folículos son reclutados y se producen estrógenos, pero no se produce la ovulación. La menstruación puede no tener lugar o retrasarse.
- Se produce un doble desarrollo, en el que se desarrolla una oleada de folículos, se selecciona un folículo dominante y todo parece progresar según lo previsto hasta que empieza a desarrollarse un segundo folículo. El folículo dominante original ovula, pero el subcampeón tardío no retrocede. Al contrario, persiste y, cuando comienza el siguiente ciclo, se adelanta a los demás folículos y es

capaz de producir rápidamente suficientes estrógenos para desencadenar la ovulación antes de lo esperado. Los niveles de estrógenos en este segundo ciclo suelen ser más altos de lo habitual.

- El cuerpo lúteo funciona mal, lo que puede dar lugar a un período ausente, retrasado, regular o un manchado.
- No se reclutan folículos. El ciclo se salta por completo y no se producen estrógenos ni progesterona.

La transición a la menopausia no suele producirse de forma ordenada, e incluso pueden darse varios de estos fenómenos a la vez en un mismo ciclo. Realmente es un caos hormonal; los niveles de estradiol pueden ser bajos, normales o incluso altos, y los de progesterona pueden ser bajos o normales. Los ciclos pueden ser como de costumbre o pueden ser más cortos o largos. Incluso cuando parecen tener una duración normal, el sangrado aparentemente puntual puede ser de un ciclo sin ovulación. Una cosa cierta es que los niveles hormonales no predicen los síntomas, por eso no los utilizamos como guía para la terapia.

El caos hormonal explica por qué la experiencia más común en la transición a la menopausia son los cambios en el sangrado. Para aproximadamente el 40 % de las personas, los ciclos son inicialmente más cortos, lo que representa el cambio entre la fase reproductiva y la transición a la menopausia. Luego los ciclos pueden alargarse, inicialmente siete días o más (recuerda que es normal una variación en la duración del ciclo de hasta siete días de un ciclo a otro). Cuando transcurren sesenta días o más entre menstruaciones, es probable que la última menstruación se produzca en los dos o tres años siguientes. Sin embargo, los cambios menstruales no siempre siguen este patrón de ciclos ligeramente más cortos, luego más largos y, por último, períodos salteados. Cuando estás en la transición de la menopausia, lo único que cabe esperar, desde el punto de vista hormonal, es lo inesperado.

El caos hormonal también suele provocar sangrados más abundantes y prolongados. Durante los años reproductivos, el límite superior de lo «normal» para la pérdida de sangre por ciclo es de 80 ml, porque el 90 % de las veces es lo que experimenta el 90 % de las personas. Durante la transición a la menopausia, el 90 % de las personas tienen menstruaciones de hasta 133 ml. El sangrado más abundante suele ser el resultado de los niveles variables de hormonas, que pueden afectar al proceso de formación, desestabilización y reparación del endometrio de diversas maneras. Además, a medida que envejecemos, acumulamos afecciones médicas que pueden aumentar el sangrado menstrual (para más información, *véase* el capítulo 16). La obesidad también puede aumentar el sangrado menstrual, y como las tasas de obesidad aumentan con la edad, podría ser otro factor.

El caos hormonal también puede repercutir en otras afecciones. Por ejemplo, los ciclos más cortos pueden empeorar el síndrome premenstrual, ya que normalmente la fase folicular es más corta y, en consecuencia, se pasa más tiempo en la fase lútea, que es cuando aparecen los síntomas del síndrome premenstrual. La fluctuación de los niveles hormonales también puede exacerbar las migrañas menstruales.

No es necesario que te aprendas todas estas permutaciones de la ovulación, aunque espero que estés de acuerdo en que es fascinante desde una perspectiva biológica (aunque quizá lo sea menos mientras te afecte a nivel personal). Cuando pasé por mi transición a la menopausia, tuve varios episodios en los que empapé mi ropa en momentos increíblemente inoportunos, como justo después de despegar en un vuelo transatlántico con la luz del cinturón de seguridad aún encendida, sentada en una sala de reconocimiento discutiendo la atención médica de un paciente y mientras conducía de vuelta a casa. No me maravillé ante la complejidad biológica de mi cuerpo durante ninguno de esos acontecimientos. Sin embargo, conocía las razones biológicas por las que esto ocurría, así que nada de ello me asustó y no me derrumbé.

¿Por qué la menopausia?

Existe un tópico común y ofensivo según el cual la menopausia es una enfermedad de «insuficiencia ovárica» y las mujeres simplemente viven ahora lo suficiente como para experimentarla, exponiendo así sus ovarios biológicamente defectuosos. Quienes defienden esto deben creer que las mujeres solían caer muertas poco después de dar a luz a su último hijo. Ni una palabra de esta gente sobre cómo el aumento de la tasa de disfunción eréctil con la edad sitúa al pene como paradigma de la perfección del envejecimiento.

El concepto de la menopausia como enfermedad no se basa en la investigación, sino que fue un argumento de la gran industria farmacéutica de la década de 1960, creado para vender estrógenos, que eran fáciles de producir en masa en formulación oral. Es angustioso ver que los médicos siguen utilizándolo hoy en día. De verdad, ¿nunca han oído hablar de abuelas y bisabuelas? No es que el concepto de ancianidad surgiera en el siglo pasado.

Si bien es cierto que antes de la sanidad y la medicina modernas la esperanza media de vida era mucho menor, gran parte de ello se debía a las elevadas tasas de mortalidad infantil. Históricamente, morían más mujeres de parto que hoy y, por supuesto, moría más gente de enfermedades que ahora podemos tratar fácilmente; pero muchas mujeres vivían hasta la menopausia. Los antiguos griegos eran precisos sobre la edad prevista de la menopausia, y si todo el mundo hubiera fallecido antes de los cuarenta años, no habrían sabido que existía.

«Vale, eso está muy bien», estarás pensando. «Claro, la menopausia no es una enfermedad, pero ¿por qué existe?». Casi todo lo que hace el cuerpo es en apoyo de la reproducción, ya sea gestar un embarazo, detener la menstruación en tiempos de hambruna o pensar de forma creativa para encontrar suficientes calorías. Los rasgos que no contribuyen al gran diseño de formar la siguiente generación tienden a desaparecer. Entonces, ¿en qué beneficia a la sociedad la menopausia si es un estado en el que no puede producirse la reproducción?

Una vez terminada la tarea de crear descendencia, casi todos los mamíferos abandonan el escenario, incluidos los chimpancés, que tienen una función ovárica similar a la de los humanos y son nuestros parientes vivos más cercanos, pero los humanos siguen viviendo. La pregunta, por tanto, no es: «¿Por qué fallan los ovarios mientras las mujeres siguen viviendo?». Ésa es la preocupación de alguien que piensa que estar vivo después de los cincuenta años es un error para las mujeres y el orden natural para los hombres. La pregunta correcta es: «¿Por qué las mujeres siguen viviendo, aunque ya no exista la posibilidad de transmitir directamente su genética?». ¿Cómo pueden convertir la energía en descendencia cuando ya no pueden procrear?

La respuesta puede estar en las abuelas. Las investigaciones nos dicen que, históricamente, las abuelas proporcionaban una ayuda física útil para que sus hijos tuvieran libertad para tener más hijos, transmitiendo así los genes de la abuela. Me gusta llamarlo «Genética: el juego largo». Hay pruebas que apoyan la hipótesis de la abuela entre las orcas, la única otra especie conocida que experimenta la menopausia y que ha sido bien estudiada. Como los humanos, las orcas hembras viven en grupos sociales y sobreviven más allá de su edad reproductiva. Las orcas abuelas comparten la comida con sus nietos y pueden ayudar a la manada a localizar zonas de caza en épocas de escasez de alimentos. Cuando muere una orca abuela, aumenta la probabilidad de que muera su nieto. Si quieres leer más sobre los datos que avalan la hipótesis de la abuela, consulta mi libro *Manifiesto por la menopausia*.

Mientras tanto, no toleres que la menopausia se enmarque como la muerte de los ovarios, un marcador de irrelevancia y una pérdida de valor. Por el contrario, debes saber que ha sido vital para la humanidad y ha contribuido a impulsar nuestra evolución como especie.

¿Cómo sabré que es la menopausia?

La edad media de inicio de la transición a la menopausia es a los cuarenta y seis años, pero algunas mujeres pueden notar irregularidades menstruales unos años antes, quizá incluso al final de la treintena. Si tienes cuarenta y tantos o poco más de cincuenta años y tienes menstruaciones irregulares y/u otros síntomas menopáusicos (hablaremos de ellos en breve), es probable que estés en la transición a la menopausia. No es necesario comprobar las hormonas reproductivas. Ocurre lo mismo que con la pubertad: si el estirón o la primera menstruación se produjeron cuando se esperaba, nadie comprobó los niveles de estrógenos; simplemente saliste de la pubertad del mismo modo que estás entrando en la menopausia.

Además, los análisis de sangre para determinar la menopausia pueden ser poco fiables. Piensa en los patrones ovulatorios que acabo de describir; algunos ciclos pueden tener incluso niveles de estrógenos más altos de lo normal. De hecho, en el año anterior al último período, el

23 % de los ciclos pueden asociarse a niveles normales o superiores de estrógenos. Si se hacen análisis de sangre y éstos son normales, lo que da una falsa seguridad de que la menopausia está lejos, podría tratarse de una de las últimas ovulaciones, y faltarían sólo uno o dos meses para la regla final. A la inversa, los análisis de sangre pueden parecerse a los de la menopausia, con estradiol bajo y FSH elevada, y entonces puede producirse la ovulación dos meses después y reiniciarse un ciclo normal. También es importante saber que no utilizamos los niveles sanguíneos para determinar si hay que tratar la menopausia. Si tienes cuarenta y nueve años y sufres sofocos, podemos tratarlos tanto si te faltan tres años para tu última menstruación como si ésta fue el año pasado.

Distinguir entre la transición a la menopausia y la menopausia sólo es esencial, desde el punto de vista médico, por algunas razones:

- *Riesgo de embarazo.* Las personas que no quieren quedarse embarazadas suelen querer saber cuándo pueden dejar de preocuparse por ello. Por desgracia, los análisis de sangre no son fiables en este caso y no se recomiendan para este fin. Antes de los cincuenta años, la recomendación para dejar los anticonceptivos es de dos años sin menstruación; a partir de los cincuenta, es de un año sin menstruación.
- *Evaluación del sangrado vaginal.* Cualquier sangrado después del último período no es un período menstrual; es un sangrado uterino anormal y debe estudiarse para asegurarse de que no es un precáncer o un cáncer. No utilizamos niveles sanguíneos para determinarlo; si existe alguna sospecha de que alguien está en la menopausia y sangra, el médico debe hacer una ecografía y/o tomar una muestra de las células del revestimiento del útero.
- *Control de algunos cánceres con respuesta hormonal.* Con algunos cánceres de mama, puede ser importante saber si se ha producido la menopausia, ya que las terapias que se ofrecen pueden cambiar.
- *Alguien tiene menos de cuarenta y cinco años y ha pasado noventa días sin menstruar.* Podría tratarse de una menopausia precoz (de cuarenta a cuarenta y cuatro años) o de insuficiencia ovárica precoz (menor de cuarenta años), por lo que en este caso está indicado un análisis de sangre (para más información sobre la IOP, *véa-*

se el capítulo 17). Del mismo modo, en el caso de una mujer menor de cuarenta y cinco años que no tenga la menstruación, por ejemplo, tras una histerectomía o una ablación endometrial, o que se haya sometido a un DIU hormonal, los síntomas persistentes de menopausia deberían suscitar la misma pregunta: ¿se trata de menopausia precoz o de IOP? En estos casos, la ovulación no está suprimida, pero el útero no puede utilizarse como barómetro de los ovarios. Los análisis de sangre también pueden ser útiles en este caso. Es importante conocer la menopausia precoz y la IOP, ya que ambas se asocian a un mayor riesgo de osteoporosis, cardiopatías y demencia, y porque las recomendaciones para la terapia hormonal de la menopausia, o THM, son un poco diferentes de las que se aplican a quienes inician la menopausia a los cuarenta y cinco años o más. Con la IOP, también puede ser necesario el cribado de otras enfermedades.

¿Qué ocurre con las personas que toman anticonceptivos hormonales con estrógenos? No se espera que tengan síntomas importantes; de hecho, muchas no tienen ninguno. Los anticonceptivos a base de estrógenos (ACE) sustituyen esencialmente el caos hormonal de la transición a la menopausia, de modo que los niveles de estrógenos nunca suben ni bajan. Las hormonas de la píldora, el parche o el anillo también son excelentes para controlar el sangrado, y los estrógenos protegen los huesos.

Fertilidad y edad

La fertilidad empieza a disminuir años antes del período final, debido a la reducción del número de folículos y a la disminución de la calidad de los óvulos restantes, que tienen más probabilidades de presentar anomalías cromosómicas. Sabemos que la infertilidad relacionada con la edad está relacionada principalmente con los folículos, porque las personas con infertilidad relacionada con la edad pueden superar esa barrera con la donación de óvulos. La fertilidad empieza a disminuir a los treinta años, la disminución es más significativa a los treinta y cinco, y a los cuarenta y cinco años los embarazos sin reproducción asistida son poco frecuentes. Esto encaja con la hipótesis de la abuela, ya que nuestras abuelas ancestrales sólo podrían ayudar a descargar el estrés de la crianza de los hijos si ellas mismas no estuvieran cargadas con esa tarea. En las culturas que no practican la contracepción, los embarazos después de los cuarenta y un años son infrecuentes. Esto no significa que las personas que no deseen quedarse embarazadas deban renunciar a la anticoncepción a los cuarenta y un años, ya que los embarazos pueden producirse; es simplemente información para quienes miran hacia el futuro y para quienes estar embarazada algún día es importante.

La evaluación y el tratamiento de la infertilidad quedan fuera del alcance de este libro, pero para quienes estén interesadas en quedarse embarazadas algún día, la edad es el factor predictivo más importante de la fertilidad. Para las que esperan congelar óvulos, es mucho más probable tener éxito antes de los treinta y ocho años, y congelar más óvulos aumenta la probabilidad de éxito.

Síntomas y problemas de salud

Por desgracia, muchos médicos siguen creyendo erróneamente que los síntomas no empiezan hasta la menopausia, pero muchas personas tienen sus peores síntomas antes de su último período. Esta creencia errónea puede dar lugar al llamado luz de gas médico, en el que alguien está sentado en la consulta de su médico hablando de cómo le han afectado los sofocos o los sudores nocturnos, y le dicen: «Eso no es posible», o «No puede ser tan grave, ¡ni siquiera estás aún en la menopausia!». Por supuesto, la persona está pensando: «¿Qué coño estás diciendo; estás tú en mi cuerpo?», mientras se abanica.

Cuando pienses en los síntomas que podrían estar relacionados con la transición a la menopausia, es igualmente importante que no culpes a tus hormonas de todo. La menopausia no ocurre por sí sola. Por ejemplo, si tienes cuarenta y cinco años y sufres trastornos del sueño, podrían estar relacionados con la transición a la menopausia o no; la depresión y la apnea del sueño también pueden afectar al sueño. La transición a la menopausia puede causar dolor articular, pero también puede hacerlo la artritis. Aunque es importante preguntarse si podría ser la menopausia, también cabe preguntarse: «¿Qué otra cosa podría ser además de la menopausia?».

También debes tener en cuenta el contexto emocional. Si crees que la menopausia es el final de tu vida útil, en lugar de creer que tienes unos síntomas difíciles que pueden tratarse con la medicina moderna, y que después de que se asienten los rápidos hormonales, las cosas mejorarán, cambia tu perspectiva. Es muy importante no ver la menopausia como una enfermedad.

Algunos de los principales síntomas de la menopausia, que también pueden aparecer en la transición a la menopausia, son:

- Sofocos
- Trastornos del sueño
- Depresión
- Ansiedad
- Niebla mental
- Palpitaciones
- Dolores articulares
- Aumento de peso alrededor de la cintura
- Sequedad vaginal
- Cambios en el deseo sexual

Además, el riesgo de algunas afecciones médicas aumenta después del último período. Entre ellas se encuentran:

- Infecciones de vejiga
- Demencia
- Cardiopatías
- Osteoporosis

Eso no significa que todas las personas con ovarios vayan a desarrollar estas enfermedades, pero es una buena idea pensar en cómo puedes modificar tu vida para reducir tus factores de riesgo. Además, saber qué puedes esperar puede ayudarte a abogar por los mejores cuidados. Si quieres saber más sobre todos los cambios que pueden producirse durante la transición a la menopausia y la menopausia, sobre la terapia hormonal menopáusica y otros tratamientos, y sobre cómo obtener la mejor atención médica y prosperar, te sugiero que te hagas con un ejemplar de mi libro *Manifiesto por la menopausia*. Hay sencillamente demasiado sobre este tema para abarcarlo en un solo capítulo.

Las ventajas

Con demasiada frecuencia sólo hablamos de los aspectos negativos de la menopausia, pero estoy aquí para decirte que hay muchos aspectos positivos. En primer lugar, no tener la regla después de haberla tenido durante treinta y cinco años es agradable. Ya no tengo vello en las piernas ni en las axilas (soy una persona que prefiere no tener vello ahí, así que para mí esto es una ventaja). También siento una claridad de pensamiento, algo que otras mujeres también comentan. Durante la transición a la menopausia, se produce una remodelación cerebral. Esto suele considerarse negativo, porque algunas zonas del cerebro se encogen, y ¿quién quiere un cerebro más pequeño? Sin embargo, otras zonas crecen para compensar. Una teoría es que el encogimiento representa la poda de vías neurológicas que ya no necesitamos: las relacionadas con la menstruación y el embarazo. El cambio de plataforma de la capacidad reproductora a la posreproductora podría ser una de las causas de la niebla mental. Es un poco como actualizar el sistema operativo de un ordenador. Del mismo modo que tu ordenador no funciona según las especificaciones justo antes de una actualización, puede que tu cerebro tenga algunos fallos durante su remodelación. Pero después, ¡las cosas funcionan mejor porque tienes un nuevo sistema operativo!

Tratamiento

Siempre que me preguntan qué es lo único que alguien puede hacer para tener una menopausia saludable; digo que hacer ejercicio. Esta respuesta no me gusta más que a cualquier otra persona, pero la verdad es que la piedra angular de una transición menopáusica y una menopausia sanas es el ejercicio, es decir, moverse más, la actividad física aeróbica y el entrenamiento de fuerza. El ejercicio reduce el riesgo de demencia, enfermedades cardíacas y osteoporosis. Además, mejora el equilibrio, lo que reduce el riesgo de caídas, por lo que es importante en la prevención de fracturas. El ejercicio también ayuda a conservar la masa muscular y alivia la depresión. Es difícil encontrar una parte del cuerpo a la que el ejercicio no ayude.

La medicina moderna también puede desempeñar un papel en el tratamiento de los síntomas de la menopausia y en la prevención de algunas de sus secuelas. Existe una gran variedad de opciones, que cubro en profundidad en *Manifiesto por la menopausia*. Un debate completo sobre la terapia hormonal y otros tratamientos queda fuera de nuestro alcance en el libro que tienes en las manos, pero es importante que sepas que existen terapias.

Desconfía de los médicos que venden exageradamente los estrógenos como la fuente de la juventud, de los que recomiendan pruebas hormonales para guiar la terapia (no son necesarias; recetamos hormonas basándonos en los síntomas, no en los niveles) y de los que recomiendan hormonas compuestas (mezclas especiales de hormonas elaboradas por farmacias especializadas), ya que no son el tratamiento estándar, no están tan bien estudiadas ni probadas como las hormonas farmacéuticas estándar y entrañan más riesgos.

La terapia hormonal para la menopausia (THM) puede recomendarse en las siguientes situaciones:

- Para tratar los sofocos y los sudores nocturnos.
- Para ayudar con la depresión leve al principio de la transición a la menopausia.
- Para prevenir la osteoporosis en las personas de alto riesgo.
- Para prevenir las enfermedades cardiovasculares y la osteoporosis en la IOP y la menopausia precoz.

En la actualidad no disponemos de pruebas sólidas que apoyen la THM para la prevención de la demencia o las enfermedades cardiovasculares en mayores de cuarenta y cinco años, y ninguna sociedad médica profesional la recomienda para estas indicaciones. La THM no trata la niebla mental y no afecta al aumento de grasa alrededor de la cintura que puede producirse con la menopausia (se desconocen las razones exactas de este cambio en la distribución de la grasa).

El estrógeno vaginal, la hormona DHEA y el ospemifeno oral son eficaces para tratar la sequedad vaginal y el dolor en las relaciones sexuales, y también se ha demostrado que el estrógeno vaginal previene las infecciones urinarias, que son más frecuentes en los años posteriores al último período. Las únicas personas que necesitan mantener una conversación detallada con su médico sobre la seguridad del estrógeno vaginal y la DHEA son las que padecen cáncer de mama o de endometrio.

Me faltan años para la menopausia, ¿por qué debería preocuparme?

Aunque la menopausia no suele estar en la mente de nadie hasta que está metida de lleno en ella, eso no es lo ideal. Piensa en la menopausia como una fase diferente y desconocida de la vida, y compárala con lo que pensarías de un traslado a una ciudad distinta y desconocida. Si cambiaras de ciudad, probablemente mirarías casas y colegios, restaurantes o locales nocturnos, y quizá gimnasios antes de mudarte. Lo harías para estar preparada. Por ejemplo, si hubiera un transporte público excelente en tu nueva ciudad y el aparcamiento fuera caro, podrías vender tu vehículo antes de la mudanza. Piensa en la menopausia del mismo modo. Si sabes lo que te espera, puedes estar preparada y ser previsora. Aunque la menopausia puede asociarse a síntomas molestos y a un mayor riesgo de algunas enfermedades, la preparación te permite ser proactiva.

Es raro oír a alguien decir que está demasiado preparado para sus problemas de salud, pero ¿no sería estupendo? Si sabes qué tipo de cambios en la menstruación pueden producirse en tu transición a la menopausia y qué pueden significar cuando te ocurran o si te ocurren, te asustarás menos y sabrás si necesitas ponerte en contacto con tu médico.

Además, aproximadamente el 1 % de las personas experimenta IOP, que a veces puede producirse años o incluso décadas antes de que llegue la menopausia. Saberlo puede ayudarte a ser proactiva en el diagnóstico y la terapia si corres riesgo de padecer IOP o notas síntomas de ella (para más información sobre IOP, *véase* el capítulo 17).

Conclusión

- La edad media de la menopausia, o última menstruación, es de cincuenta y un años, y la edad media de inicio de la transición a la menopausia es de cuarenta y seis años.
- La fertilidad empieza a disminuir en torno a los treinta años, y a los cuarenta y cinco, el embarazo sin reproducción asistida es infrecuente.
- No existe ninguna prueba hormonal que pueda determinar cuándo puede producirse la menopausia; las pruebas están indicadas cuando la menopausia parece producirse antes de lo esperado, es decir, antes de los cuarenta y cinco años.
- Existen opciones de tratamiento para muchos síntomas y problemas de salud que surgen durante la transición a la menopausia y la menopausia.
- La teoría predominante sobre por qué las mujeres viven mucho después de la menopausia es que las abuelas aportaron valor a la sociedad, aumentando la capacidad reproductiva de sus propios hijos (genética: el juego largo).

Parte 2

Inquietudes comunes y mantenimiento menstrual

8

El examen pélvico

Cuando tenía diez años, necesitaba un escáner de medicina nuclear para que examinaran mis riñones. Entre la Guerra Fría y el miedo exagerado a la energía nuclear en la década de 1970, estaba aterrorizada. Me iban a inyectar material radiactivo, ¡y todo el mundo parecía tan tranquilo al respecto! Me imaginaba un líquido nuclear tóxico de color verde neón corriendo por mis venas, pero me guardaba mis temores. En el hospital infantil no tenían capacidad para hacer esta prueba, así que cuando me presenté en el hospital de adultos para la inyección, el técnico me explicó la prueba como sospecho que se la habría explicado a un adulto. Esto no calmó mis temores a que me inyectaran material radiactivo, como tampoco lo hizo el equipo que realizaría la exploración: una maquinaria metálica del tamaño de un vehículo que colgaba de forma bastante precaria, a mis ojos de diez años, del techo. ¿Y yo tenía que tumbarme debajo? Momentos después, me sentaron en una silla, me limpiaron el brazo con alcohol y me inyectaron el material radiactivo. Me levanté y me desmayé.

Me habían hecho pruebas mucho más dolorosas y aterradoras antes de aquella exploración, y ninguna me había causado angustia emocional. Pero todas me las habían explicado de forma que las entendiera y, probablemente lo más importante es que no me había asustado al ir a ninguna de ellas. El impacto de esta experiencia negativa fue profundo. Durante años me mareaba cada vez que olía un algodón con alcohol y fue algo que me costó mucho superar.

Consideremos ahora un examen pélvico. Como ginecóloga que ha realizado miles de exámenes pélvicos a lo largo de más de treinta años de carrera, los considero una herramienta esencial para evaluar la salud de los ovarios, el útero, la vagina y la vulva. Cuando me hago uno, me resulta tan familiar como cepillarme los dientes. Pero para alguien que nunca se haya sometido a uno, o que haya sufrido una agresión sexual, o que tenga dolor pélvico o dolor con la actividad sexual, o que se haya traumatizado previamente con un examen pélvico, puede sonar tan aterrador como me sonó a mí aquel escáner de medicina nuclear. ¿Y el espéculo? Se parece más a un instrumento de tortura que a una pieza de equipo médico esencial.

El miedo y el temor en torno a los exámenes pélvicos no son sorprendentes. Rara vez se habla de estos exámenes de forma precisa fuera de una consulta médica, por lo que a menudo la gente acude a uno con poco o ningún conocimiento, lo que les resta confianza. Muchos médicos meten prisa a las pacientes y/o no les explican el examen pélvico de forma que puedan entenderlo antes de que se realice, lo cual es un error. Esperar a explicar el proceso hasta que se produce es igualmente inaceptable, porque en ese momento tu mente está preocupada por lo que le está sucediendo a tu cuerpo.

Las consecuencias para las personas que temen los exámenes pélvicos o que los consideran dolorosos son importantes. El dolor y el trauma son problemáticos por sí mismos, pero también pueden llevar a las personas a evitar exámenes necesarios y pruebas de detección vitales. A lo largo de los años he hablado con numerosas pacientes que se han saltado un examen pélvico necesario y han sufrido consecuencias médicas como sangrados abundantes y anemia, o la detección tardía de un cáncer de cuello uterino que podría haberse detectado mediante un cribado.

Las posibles consecuencias de una mala comunicación sobre tu examen pélvico específico son aún mayores. No saber exactamente lo que ocurrió puede llevar a la gente a pensar que se sometió a una prueba, como un examen de detección de cáncer de cuello uterino, cuando no fue así. A menudo escucho: «Oh, estoy al día con mis citologías»; pero luego no consigo localizar ninguna prueba de cribado de cáncer de cuello uterino en el historial médico de la paciente. Lo que mi paciente quiere decir es que se sometió a un examen pélvico, quizá en urgencias o en la consulta de un médico, y supuso que le habían examinado «de todo». No me sorprendería que algunos médicos dijeran que lo comprobaron todo, pero eso suele significar «todo lo que es relevante para evaluar tu salud en este momento». No se puede culpar a un paciente por pensar que «todo» significa eso: todo, ¡lo que incluiría la detección del cáncer de cuello uterino!

¿Qué es un examen pélvico?

Un examen pélvico consiste en la evaluación de las estructuras pélvicas externas y/o internas. Por externas se entiende la vulva y el orificio vaginal, y por internas, la vagina, el cuello uterino, el útero, los oviductos y los ovarios. El examen también puede incluir la detección del cáncer de cuello uterino, la inserción de un DIU y/o el examen de síntomas como dolor, sangrado anormal o picor vaginal. Los componentes de un examen pélvico pueden incluir algunos o todos los siguientes:

- *Inspección de la vulva.* Esta evaluación suele consistir en separar los labios para observar el vestíbulo (el tejido que conecta la vulva con la vagina).
- *Examen con espéculo.* La inserción de un espéculo en la vagina (*véase* más abajo). Se utiliza para evaluar la vagina y el cuello uterino, y para acceder a él para realizar algún procedimiento, como la inserción de un DIU.
- *Examen con un solo dedo.* El médico introduce un solo dedo enguantado en la vagina para comprobar si hay alguna anomalía y evaluar el grado de espasmo muscular, posible causa de dolor en las relaciones sexuales y dolor pélvico.
- *Examen bimanual.* El médico utiliza uno o dos dedos de una mano enguantada introducidos vaginalmente, con la otra mano presionando la parte inferior del abdomen. Este examen evalúa el tamaño y la forma del útero y de los oviductos y ovarios, que juntos se conocen como anexos (no es posible distinguir qué es oviducto y qué es ovario presionando con las manos), y comprue-

ba si hay otras masas pélvicas. Tras un examen bimanual, algunos médicos pueden mencionar la posición inclinada del útero o decir que el útero está «inclinado» (*véase* el apartado «Mi útero está inclinado» de este capítulo).

- *Exploración rectovaginal.* Es la introducción de un dedo enguantado en la vagina y el recto al mismo tiempo, para evaluar el tejido que los divide. Este examen puede ser útil para diagnosticar posibles cánceres y prolapsos del suelo pélvico.

El espéculo

Un espéculo es una herramienta que extiende o ensancha un orificio del cuerpo para mejorar la calidad de un examen médico. Hay espéculos rectales, espéculos auriculares, espéculos nasales y espéculos vaginales. Se dice que el examen con espéculo es la parte más embarazosa y dolorosa de un examen pélvico, pero, como explicaré en breve, un buen facultativo puede contribuir en gran medida a reducir las experiencias negativas.

El espéculo vaginal que utilizamos hoy en la consulta se llama espéculo bivalvo. Su diseño se atribuye a veces de manera errónea al doctor J. Marion Sims, un médico horrible que torturó a mujeres esclavizadas en Estados Unidos con intervenciones quirúrgicas en un intento de curar las fístulas vaginales (conexiones entre la vagina y la vejiga y/o entre la vagina y el intestino). Aunque Sims inventó un tipo de espéculo, se utiliza en el quirófano, no en la consulta para los exámenes pélvicos o la detección del cáncer de cuello uterino. Este espéculo ha sido rebautizado como Lucy, en honor a una de las mujeres que sufrieron en sus manos.

El espéculo bivalvo fue inventado en el siglo XIX por Marie Boivin, una comadrona francesa que fue considerada «una de las comadronas más sabias y la mujer más genuina desde el punto de vista médico de los tiempos modernos». La razón de que lo sigamos utilizando hoy es que está bien diseñado para su finalidad. Tiene algunos problemas, de los que hablaré, pero fue un instrumento revolucionario para su época, e inventado por una mujer extraordinaria.

Un espéculo bivalvo consta de dos partes principales, cada una con un pico y un mango unidos por un tornillo que actúa como una bisagra, de modo que el espéculo puede plegarse para la inserción y luego abrirse, empujando hacia arriba contra la vejiga y hacia abajo en dirección al recto. Sólo se introducen los picos por vía vaginal. La finalidad del espéculo es retener o retraer las paredes vaginales para ver el cuello uterino, y puede girarse para poder observar todas las paredes vaginales a través de los lados abiertos.

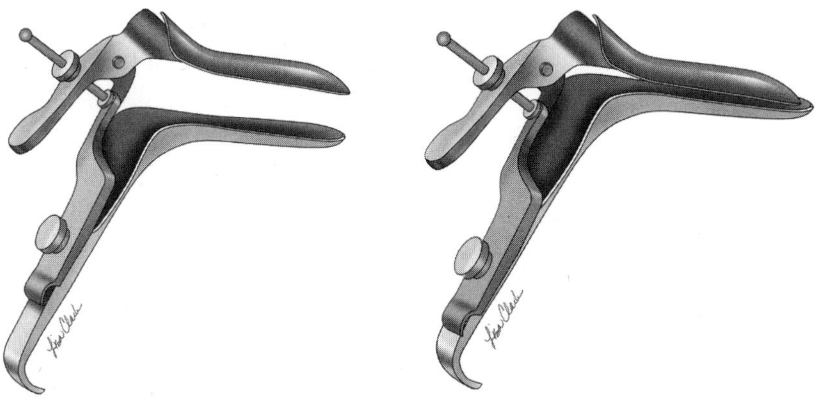

Figura 10
Espéculo abierto (izquierda) y cerrado (derecha) (ilustración de Lisa A. Clark, ilustradora médica certificada).

Los espéculos tienen distintas longitudes y anchuras, y hay muchas variaciones menores en el diseño, como la forma de los picos o las asas. Por ejemplo, un espéculo Pederson es más estrecho en la punta, por lo que es más fácil de introducir, mientras que un espéculo Graves es más ancho en la punta. Un espéculo Cusco tiene asas que se inclinan hacia fuera para que no toquen las nalgas, e incluso hay una modificación más reciente con dos brazos adicionales que empujan lateralmente. Los espéculos pueden ser metálicos, de metal recubierto de silicona o de plástico, y uno de los más recientes se presenta como biodegradable. Es bueno ver que las empresas intentan mejorar el diseño.

Cada tipo de espéculo tiene sus ventajas e inconvenientes. El metal puede estar frío si no se calienta antes del examen, y el sonido y/o tacto del metal molesta a algunas personas. El metal tiene una menor huella de carbono, pero el mantenimiento y la limpieza después de cada uso suponen un coste. Algunas personas prefieren el tacto del plástico, pero los mangos chasquean de una forma que puede molestar a otras y, dependiendo de la marca, desencajarlos para recolocarlos puede resultar a veces engorroso e incluso doloroso. La silicona puede ser más cómoda para algunos, pero puede ser más difícil de esterilizar, y el revestimiento de silicona puede romperse, con el consiguiente gasto añadido de tener que sustituir el espéculo antes.

Como todos tenemos una constitución diferente, lo ideal sería que una consulta tuviera acceso a una variedad de espéculos. Sin embargo, es importante reconocer que, por razones de coste y acceso al equipo de esterilización, puede que no sea posible elegir entre todos ellos. Independientemente del tipo de espéculo que decida utilizar un profesional médico, debería disponer de espéculos de distintos tamaños.

Algunas cosas que pueden ayudar a reducir el dolor durante un examen con espéculo son:

- Un profesional que explique lo que va a ocurrir, es decir, qué partes del examen pélvico son necesarias y por qué, y que el examen se detendrá si resulta incómodo. Esta conversación debe tener lugar mientras la paciente está vestida. Absorber la información puede ser más difícil cuando estás desnuda y pegada a una sábana de plástico que hace que te suden las nalgas. Además, según mi experiencia, saber que se detendrá el examen si resulta incómodo o molesto puede ayudar a las personas a sentir que tienen el control.
- Elevar la cabecera de la cama unos cuarenta grados. Esto te permite tener contacto visual con el médico y le permite ver cualquier signo de incomodidad en tus expresiones faciales. Esta postura también puede ayudar a relajar los músculos abdominales y pélvicos.
- Ver o tocar el espéculo antes de que empiece el examen.
- Mantener una buena comunicación con tu médico durante el examen, para que sepas lo que ocurre en cada paso. Tu médico también debe pedirte confirmación antes de pasar al siguiente

paso. Por ejemplo, tras examinar la vulva, debe preguntar si te parece bien pasar al examen con espéculo. Si no es así, debe interrumpir el examen.

- Probar posiciones alternativas. La posición estándar para los exámenes en Estados Unidos y Canadá, llamada posición de litotomía, consiste en tumbarse sobre la camilla con los pies en unos soportes (a menudo llamados estribos, pero odio ese término). En lugar de soportes, los pies pueden colocarse en las esquinas de la camilla (llamada posición M), y en un estudio esta posición fue la preferida por las pacientes. Otra opción es juntar los pies y dejar que las rodillas caigan hacia fuera (lo que suele denominarse posición de piernas de rana). El examen con espéculo puede hacerse incluso con la paciente tumbada de lado. Es difícil insertar un DIU de ese modo, pero puede utilizarse para el examen del cáncer de cuello uterino o para recoger una muestra para evaluar si existe una infección vaginal.
- Utilizar el espéculo más estrecho. Algunos espéculos, cuando están plegados, tienen la anchura de un dedo. Estos espéculos estrechos suelen ser adecuados, pero en algunas personas no consiguen separar las paredes vaginales lo suficiente como para que el médico pueda ver lo necesario. En ese caso, puede ser preciso pasar a un espéculo más grande.
- Inserción del espéculo por la propia paciente, lo que significa que la paciente se lo inserta ella misma y luego el médico lo recoloca si es necesario. En un estudio, hubo un alto grado de satisfacción con este método.
- Si es metálico, un espéculo calentado.
- Utilizar un lubricante, que facilita la inserción del espéculo y la hace menos dolorosa. Los lubricantes no afectan a la calidad del examen de detección de cáncer de cuello uterino ni de las pruebas de ETS.
- Si el tacto del metal es molesto y no se dispone de plástico o silicona, se puede colocar un preservativo sobre el espéculo metálico y recortar la punta para que el contacto del metal con la vagina sea mínimo o nulo, pero el médico pueda seguir viendo el cuello uterino.
- Tomarse tiempo.

- Aplicar lidocaína, una pomada o gel anestésico tópico en la abertura vaginal para reducir el dolor del espéculo.
- Para los hombres trans y las personas no binarias que toman testosterona, utilizar estrógenos vaginales durante unas semanas antes de un examen, lo que puede ayudar a reducir las molestias.
- Si un examen es doloroso pero necesario, ofrecer control del dolor y sedación por un anestesista. Se trata de una opción infrautilizada. Yo he llegado a interrumpir exámenes y decir: «Creo que deberíamos reorganizarnos y hablar de cómo podemos hacer esto por ti de forma que no te duela». Siempre hago hincapié en que necesitar más control del dolor no es un signo de debilidad ni un defecto; simplemente necesitas el control del dolor que necesitas.

La mayoría de mis pacientes han sentido dolor anteriormente con los exámenes, y muchas me dicen que su experiencia en mi consulta es la primera vez que han tenido un examen pélvico no doloroso. Esto es desgarrador e innecesario, pero también me indica que estas medidas pueden ser muy eficaces. Además, si el primer examen conmigo no es traumatizante, aumenta la posibilidad de que podamos hacer un examen más completo en la siguiente visita.

Hay algunos factores que aumentan el riesgo de que un examen sea doloroso: tener menos de veinticinco años; antecedentes de abusos sexuales; antecedentes de dolor con la inserción de tampones y/o sexo peneano vaginal; y dolor previo con los exámenes. La vulvodinia (una afección de dolor nervioso de la vulva), el vaginismo (espasmo de los músculos que rodean la vagina), la endometriosis, algunas infecciones y los cambios hormonales de la menopausia también pueden causar dolor durante los exámenes pélvicos.

¿Por qué tengo que deslizarme hacia abajo en la camilla?

Mucha gente piensa: «¡Si me deslizo más hacia abajo, me voy al suelo!». Esta maniobra sólo existe con la posición de litotomía, porque cuando el borde anterior de las nalgas está un poco más bajo, puede resultar más fácil ver el cuello uterino al examinar con el espéculo. Se puede crear el mismo efecto colocando los puños, una toalla enrollada o una cuña debajo de las caderas.

Mi útero está inclinado; ¿qué significa eso?

Muchas personas oyen, tras un examen bimanual, que su útero está «inclinado». Es algo que me gustaría que dejaran de decir los profesionales sanitarios, pues casi siempre se menciona sin contexto, dejando a la paciente con la duda de si es bueno o malo. Un «útero inclinado» no es un término médico y, de forma confusa, los médicos pueden utilizarlo para referirse a una de dos situaciones anatómicas. Además, ¡estamos hablando de úteros, no de vacas en el campo!

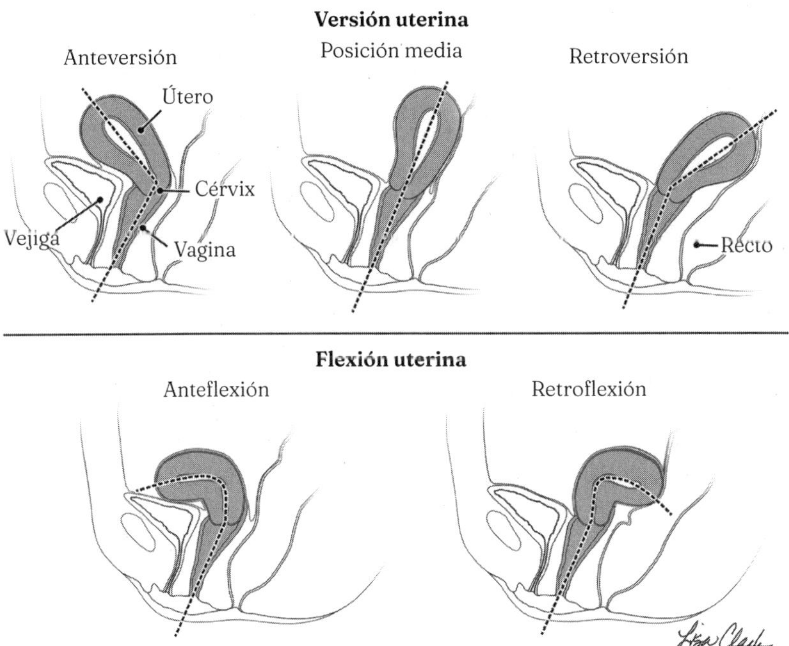

Figura 11

Posición del útero (ilustración de Lisa A. Clark, ilustradora médica certificada).

Vert significa «girar en una dirección determinada», por lo que una persona introvertida se vuelve hacia dentro. En el caso del útero, se refiere al ángulo u orientación espacial en la pelvis. Un útero en anteversión está inclinado hacia delante, hacia la vejiga; ésta es la orientación más común (*véase* la Figura 11). Un útero retrovertido se inclina hacia atrás, hacia el recto. Si está en el medio, utilizamos el término poco médico de posición media. Pon una mano delante de ti. Si inclinas la mano hacia delante por la muñeca, está en anteversión; si la mueves para que esté en línea recta con la muñeca, está en posición media; si la inclinas hacia atrás por la muñeca, está retrovertida.

A veces el cuerpo del útero está flexionado sobre sí mismo, lo que significa que su forma ya no es una suave C, sino muy curvada, casi como si el útero estuviera plegado. Si está flexionado hacia delante, se denomina anteflexión. Si se flexiona hacia atrás, empujando hacia el recto, se denomina retroflexión.

Aunque puedan parecer extremas e incómodas, estas variaciones de posición suelen ser tan significativas como la forma de tu nariz, y definitivamente no afectan a la fertilidad (una pregunta frecuente). Sin embargo, hay algunas situaciones en las que la posición del útero importa:

- *Encontrar el cérvix.* Vale, en realidad el cérvix no puede perderse, pero cuando el útero está en anteflexión o retroflexión, el cérvix puede estar inclinado de tal forma que no sea visible en línea recta desde el orificio vaginal, lo que significa que, una vez introducido el espéculo, puede ser necesario recolocarlo para localizar el cérvix, y esto a veces puede hacer que el examen pélvico resulte incómodo. Si sabes que tu útero está en anteflexión o retroflexión, díselo a tu médico para que pueda introducir el espéculo de forma que sea más probable que encuentre el cérvix en el primer intento, reduciendo las molestias. Me resulta muy útil cuando alguien me dice: «Mi último médico me dijo que tengo el cérvix en un ángulo raro».
- *Procedimientos como la inserción de un DIU o un aborto.* Los instrumentos que introducimos deben seguir la dirección del interior del útero.
- *Cuando es signo de una enfermedad.* Un útero puede estar en retroflexión sólo porque tiene esa forma, pero también puede deberse a

cicatrices por endometriosis, una infección previa, radiación (de una terapia contra el cáncer, no de una radiografía o un TAC) o una intervención quirúrgica previa. Cuando un útero está en retroflexión debido a cicatrices, puede resultar doloroso si se empuja con el pene, los dedos o un juguete sexual; cuando no hay cicatrices, un útero en retroflexión suele moverse y no causa dolor con las actividades sexuales con penetración.

- *Durante el embarazo.* A medida que el útero aumenta de tamaño, se eleva sobre la pelvis para tener espacio para expandirse; la mejor forma de imaginar esto es como si se inflara un globo. Con un útero en retroflexión, la parte superior puede quedar atrapada contra el sacro, lo que puede resultar muy doloroso. Afortunadamente, se trata de un trastorno muy poco frecuente, que afecta a uno de cada veinte mil embarazos y tiene tratamiento.

¿Necesito un examen pélvico de detección periódico?

En medicina, un examen o cribado es algo diseñado para identificar de forma temprana un problema con el fin de reducir los resultados negativos para la salud en una población específica. Por ejemplo, el cribado de clamidia se recomienda a todas las personas con cuello uterino de veinticinco años o menos, porque los estudios demuestran que realizar pruebas a todas las personas de este grupo de edad es beneficioso, dado su mayor riesgo de contraer clamidia. También se recomienda el examen a otras personas con mayor riesgo, por ejemplo, alguien con una nueva pareja sexual. Un examen o cribado debe demostrar que es beneficioso para la población que se somete a la prueba.

Las directrices anteriores solían recomendar un examen pélvico anual, pero la razón era siempre nebulosa, por ejemplo, «para asegurarse de que todo está bien» (no es una razón) o para detectar a tiempo el cáncer de ovario. Esto ocurría en una época en la que también hacíamos citologías anuales, así que el examen pélvico se integraba en la misma visita. En la actualidad, el cribado del cáncer de cuello de útero ha cambiado de forma radical, y los exámenes anuales por ese motivo ya no son necesarios, por lo que muchas personas se han preguntado, con razón, si el examen pélvico anual (todo menos el cribado del cáncer de cuello uterino) sigue siendo necesario.

No hay ningún estudio que demuestre que un examen pélvico anual salve vidas o identifique alguna enfermedad en personas que no presentan síntomas. Es decir, si alguien no tiene síntomas, el examen no aporta nada a su salud, y tampoco es una buena prueba para identificar el cáncer de ovario. Las directrices varían desde no recomendarlo en absoluto hasta dejar la decisión en manos del médico y la paciente, pero ningún grupo profesional médico de Estados Unidos, Canadá o el Reino Unido recomienda un examen pélvico anual. Algunos profesionales sanitarios afirman que siguen optando por ofrecer un examen pélvico anual porque tranquiliza a las pacientes y puede reforzar el vínculo entre médico y paciente. Sólo diré que la segunda parte me parece espeluznante. Aunque es cierto que algunas personas dicen que un examen pélvico las tranquiliza, se trata de una falsa tranquilidad, porque no disponemos de estudios que demuestren el beneficio médico de estos exámenes.

Si tienes síntomas como hinchazón, dolor pélvico o menstruaciones abundantes, es una historia completamente distinta. En ese caso, un examen pélvico es importante, pero entonces no es un cribado; su finalidad es estudiar los síntomas. Una prueba anual de cribado de clamidia para personas sexualmente activas menores de veinticinco años puede realizarse mediante un examen con espéculo, pero también con la misma facilidad mediante un análisis de orina y saltándose el examen. Como la mayoría de los laboratorios están abiertos después del horario laboral y los fines de semana, un análisis de orina suele ser más cómodo que un examen pélvico y, por supuesto, menos traumatizante.

¿Cómo aprenden los médicos a hacer un examen pélvico?

En mi facultad de medicina trabajábamos con pacientes estandarizadas, mujeres a las que se pagaba para que nos enseñaran a hacer exámenes pélvicos. Estas mujeres tenían una formación específica y a menudo habían trabajado con estudiantes de medicina durante años. Antes de tocar a una paciente de la «vida real», había hecho cuatro exámenes pélvicos en los que la propia paciente me guiaba sobre cómo introducir el espéculo y cómo colocarlo, y después me explicaba lo que había hecho bien y lo que había hecho mal. Esta experiencia tuvo un valor incalculable, y, en mi opinión, debería ser obligatoria.

He oído que hay facultades de medicina en las que se lleva a los estudiantes a un quirófano para hacer exámenes pélvicos a pacientes anestesiadas sin su consentimiento. Eso es agresión. Un examen pélvico sólo debe realizarse durante una intervención quirúrgica si va a contribuir a ella. Por ejemplo, un examen pélvico antes de una histerectomía puede proporcionar información que puede resultar útil durante la operación, del mismo modo que examinar una rodilla puede ser de ayuda antes de una operación de rodilla. Pero un examen pélvico no contribuirá a una operación de vesícula biliar ni a una operación de prótesis de rodilla. En las situaciones en que la información de un examen pélvico pueda ser útil, sólo los médicos y estudiantes que hayan conocido a la paciente y vayan a intervenir en la operación deben participar en el examen pélvico previo al procedimiento en el quirófano. Yo no tendría las habilidades que tengo hoy si no fuera por todas las pacientes que amablemente me permitieron aprender mientras las atendía, y eso incluye la realización de un examen pélvico antes de ayudar en la cirugía.

Si el examen pélvico bajo anestesia forma parte de la intervención quirúrgica, debe hablarse de ello con la paciente en una visita preoperatoria, así como si puede participar algún estudiante en prácticas, y obtener su consentimiento. Los cirujanos ocupan posiciones de gran poder, por lo que no es apropiado pedir permiso cuando has ayunado la noche anterior y estás nerviosa y a punto de entrar en el quirófano. Por supuesto, siempre tienes derecho a limitar estos exámenes.

Cribado de cáncer de cuello uterino

El cribado de cáncer de cuello uterino incluye la citología vaginal, que debe su origen al médico Georgios Papanikolau, uno de los dos médicos que inventaron de forma independiente este método de cribado del cáncer de cuello uterino, así como las pruebas del virus del papiloma humano (VPH). Es importante señalar que la citología vaginal no es realmente un cribado de cáncer de cuello uterino, sino un cribado de precánceres, enfermedades que pueden tratarse para prevenir el cáncer. Si se sospecha que existe cáncer, se requieren pruebas diferentes.

Casi todos los cánceres de cuello uterino se deben al VPH, razón por la cual su análisis se ha convertido en una parte importante de las pruebas de detección de este tipo de cáncer. Hay más de doscientos tipos de VPH, pero sólo trece de ellos pueden vivir en los tejidos del tracto genital y son oncogénicos, lo que significa que pueden causar cáncer. Los más importantes son los tipos 16 y 18 del VPH, que causan aproximadamente el 75 % de los cánceres de cuello uterino (por sí solo, el VPH 16 causa el 60 %). El resto se debe a los tipos 31, 33, 35, 39, 45, 51, 52, 56, 58, 59 y 68 del VPH. Hay otros cánceres de cuello uterino que no están relacionados con el VPH, pero son poco frecuentes y no se identifican fácilmente con la citología vaginal, por lo que pasar a las pruebas del VPH no significa que estemos pasando por alto estos otros cánceres poco frecuentes.

Las infecciones por VPH son comunes. Alrededor del 80 % de las mujeres tendrán al menos una a lo largo de su vida, pero no todas las infecciones por VPH conducen al cáncer de cuello uterino. De hecho, a los dos años de una prueba positiva de VPH, el sistema inmunitario habrá eliminado el virus en el 90 % de las ocasiones. Es cuando el virus no se elimina, lo que llamamos *persistencia vírica*, cuando se convierte en un factor de riesgo de cáncer de cuello uterino. Antes de que conociéramos el papel clave de la persistencia vírica, muchas mujeres con cambios leves en el cuello uterino debidos al VPH (cambios que habrían desaparecido sin intervención médica) recibían un tratamiento excesivo. Las directrices actuales equilibran la importancia de detectar los precánceres cuando pueden tratarse con la minimización del riesgo de tratar en exceso cambios que no se convertirán en cáncer.

El cribado de cáncer de cuello de útero es importante porque es el cuarto cáncer más frecuente entre las mujeres de todo el mundo y el segundo más frecuente entre las mujeres en edad reproductiva (de quince a cuarenta y cuatro años). En todo el mundo, doscientas cincuenta mil personas mueren cada año de cáncer de cuello uterino. Las disparidades en la atención sanitaria tienen una enorme repercusión en este caso: las que mueren de cáncer de cuello uterino pueden no tener acceso a la vacuna contra el VPH o a las pruebas adecuadas de detección de este tipo de cáncer. Además, las personas trans y no binarias tienen menos probabilidades de someterse a pruebas de detección de cáncer de cuello uterino, casi con toda seguridad debido a las dificultades para acceder a la asistencia y al trato que reciben dentro del sistema sanitario.

Las tasas de cáncer y precáncer han disminuido entre quienes se han vacunado contra el VPH, pero también entre quienes no se han vacunado (aunque la disminución es menor). Esto se debe a la inmunidad de rebaño: como mucha gente está vacunada, hay menos virus en circulación, lo que beneficia a los no vacunados.

La citología vaginal consiste en un ligero raspado de las células de la superficie del cuello uterino, que luego se evalúan bajo el microscopio. Con la prueba del VPH, se recogen células del cuello uterino y se analizan mediante una máquina. El cribado de cáncer de cuello uterino puede consistir en una citología vaginal, una prueba del VPH o una combinación de ambas. Se necesita un espéculo para ver el cuello uterino y recoger una muestra para la citología, y aunque la recomendación actual es utilizar un espéculo para la prueba del VPH, hay muchos datos que demuestran que recoger una muestra con sólo introducir un cepillo en la vagina es preciso. Además, hay investigaciones que demuestran que las muestras de sangre menstrual y de orina también son precisas para las pruebas del VPH, lo que significa que algún día (esperemos que pronto) podríamos llegar a un punto en el que una muestra de orina podría ser todo lo necesario para realizar una prueba de detección del cáncer de cuello uterino, por lo que es posible que algún día veamos pruebas del VPH que no requieran un espéculo. Actualmente, para alguien que no puede someterse a un examen pélvico por dolor o miedo, la recogida de una muestra de VPH de la vagina con el cepillo y sin espéculo podría ser una opción que considerar; otra opción es someterse a sedación, si está disponible y es asequible, para reducir la ansiedad y el dolor.

Las directrices para el cribado de cáncer de cuello uterino, es decir, el tipo de prueba y la frecuencia, se basan en varios factores, como la edad, el tipo de cribado, los resultados anteriores, si la paciente vive con el VIH y el país en el que vive. La edad de inicio del cribado varía entre los veintiún y los veinticinco años. En general, el grueso de la investigación favorece actualmente la prueba del VPH como opción de cribado preferida, pero para las que tienen entre veintiuno y veinticuatro años, se recomienda una citología vaginal. Las infecciones por VPH son tan frecuentes en las personas menores de veinticinco años que la utilización de la prueba del VPH para este grupo de edad puede dar demasiados positivos que, en última instancia, probablemente no sean preocupantes.

A algunas personas les preocupa que pasen cinco años entre las pruebas de detección de cáncer de cuello uterino con la prueba del VPH, pero es importante recordar que transcurren años desde que se adquiere el virus hasta que se desarrolla un precáncer. Espaciar las pruebas ayuda a limitar procedimientos innecesarios a la vez que se detectan la mayoría de los cánceres. Recuerda también que la mejor forma de prevenir el cáncer de cuello uterino es vacunarse contra el VPH. Para las personas cuya pareja tiene pene, los preservativos también ayudan a reducir la tasa de infecciones por VPH. Fumar es otro cofactor del cáncer de cuello uterino, por lo que dejar de fumar es tan bueno para el cérvix como para los pulmones.

Conclusión

- Un examen pélvico es una herramienta esencial para la salud ginecológica; por desgracia, para las personas sensibles al dolor es doloroso y traumatizante.
- Un examen pélvico no debería ser doloroso, y hay muchas formas de mejorar la experiencia.
- Los exámenes pélvicos sólo deben realizarse con consentimiento, incluso en el quirófano.
- Muchos médicos mencionan el útero inclinado, pero no es preocupante salvo en determinadas situaciones específicas. Para la mayoría de la gente, es simplemente la forma en que está construida, como la forma de la nariz o las orejas.
- El cribado de cáncer de cuello uterino puede realizarse con la prueba del VPH, la citología vaginal o una combinación de ambas. Las directrices pueden variar de un país a otro por diversos motivos.

9

Síntomas premenstruales: SPM, TDPM y dolor mamario

Existe una amplia gama de molestos síntomas físicos y/o emocionales que pueden aparecer en la fase lútea del ciclo menstrual y desaparecer poco después de iniciarse la menstruación. En la Tabla 1 se enumeran los más comunes, pero algunos investigadores informan de hasta ciento cincuenta síntomas diferentes. Según algunas estimaciones, hasta el 80 % de las personas experimentan al menos uno de estos síntomas, por lo que es justo decir que forman parte de la «experiencia» menstrual típica. Eso no significa que no sean molestos, ni que yo sea desdeñosa con la angustia que pueden causar. Más bien, están tan extendidos que son casi tan comunes como el sangrado.

Para la mayoría de las personas, los síntomas no tienen un gran impacto en su vida diaria. Cuando se presentan dos o más (al menos uno físico y otro emocional) en la fase lútea de la mayoría de los ciclos y afectan negativamente a la calidad de vida, ya sea en el trabajo, en la escuela, en casa o en las relaciones, el diagnóstico es síndrome premenstrual, o SPM, que afecta a entre el 12 y el 20 % de las personas que menstrúan.

El trastorno disfórico premenstrual del estado de ánimo, o TDPM, es una forma grave de SPM que afecta a entre el 3 y el 5 % de las personas. El TDPM se centra más en los síntomas emocionales, y para diagnosticarlo deben presentarse cinco síntomas de la Tabla 2, con al menos uno de cada columna. Los síntomas deben ser lo bastante graves como para causar una angustia importante y tener un impacto significativo en la calidad de vida.

Síntomas físicos comunes	Síntomas emocionales comunes
Dolor mamario	Ira
Distensión abdominal	Ansiedad
Fatiga	Ansias de comer
Dolor de cabeza	Irritabilidad
Sofocos	Cambios de humor
Dolores articulares	Tristeza
Hinchazón de manos y piernas	Aislamiento social

Tabla 1

Síntomas físicos y emocionales comunes del SPM.

Uno o varios	Uno o varios
Cambios de humor significativos, incluida una mayor sensibilidad al rechazo.	Sentirse abrumada o fuera de control.
Irritabilidad o ira significativas, o aumento de los conflictos en las relaciones.	Dormir demasiado o insomnio.
Estado de ánimo significativamente depresivo, sentimientos de desesperanza o pensamientos de autodesprecio.	Síntomas físicos como sensibilidad mamaria, hinchazón, dolor articular o muscular, sensación de hinchazón, aumento de peso.
Ansiedad significativa, tensión y/o sensación de estar al límite.	Cambio significativo del apetito en cualquier dirección.
	Sensación de letargo, cansancio fácil, muy poca energía.
	Dificultad de concentración.
	Disminución del interés por las actividades habituales, como el trabajo, la vida social o las aficiones.

Tabla 2

Diagnóstico del TDPM.

El aspecto más importante para hacer el diagnóstico de SPM o TDPM es el momento en que aparecen los síntomas: deben limitarse a la fase lútea, lo que significa que no aparecen antes de la ovulación. Además, deben desaparecer por completo en los cuatro días siguientes al inicio de la menstruación. Los síntomas también deben estar presentes durante la mayoría de los ciclos menstruales de los doce meses anteriores.

La historia de la mujer loca menstruante

Es difícil buscar en los escritos históricos sobre la salud de la mujer y encontrar un diagnóstico que ahora podríamos reconocer como síndrome premenstrual. En primer lugar, está el problema de los diferentes modelos de enfermedad. Hasta el siglo XIX, la medicina occidental giraba en torno a los humores: bilis negra, bilis amarilla, flema y sangre. Las enfermedades se debían a desequilibrios y los tratamientos pretendían resolverlos. Los diagnósticos realizados con la medicina humoral no pueden trasladarse a la medicina científica; es como trabajar con dos idiomas incompatibles.

Además, la mayoría de las enfermedades se atribuían de algún modo al útero (un modelo de enfermedad que afortunadamente hemos abandonado), a menudo se consideraba a las mujeres como más débiles y las creencias sobre la menstruación eran diferentes. Hubo un momento en que la menstruación se relacionó con el vampirismo y la rabia, y durante siglos se creyó que la sangre menstrual era tóxica. Si tu modelo médico trata literalmente la sangre menstrual como un residuo tóxico, es poco probable que le des importancia a la hinchazón o los cambios de humor justo antes de la menstruación (¡está claro que las toxinas se estaban gestando!).

Para subrayar las dificultades para identificar el SPM o el TDPM en los escritos médicos históricos, he aquí un ejemplo de un libro de texto publicado en el siglo XIX. A Mary W. le diagnosticaron «melancolía con tendencias suicidas» y una «aflicción nerviosa» relacionada con sus períodos. Mary también tenía muchos síntomas ginecológicos, y decía que podría soportarlos todos si no fuera por su «estado nervioso». ¿Podría Mary haber padecido realmente SPM o TDPM? A la pobre Mary le trataron con todo tipo de terapias horribles, incluidas duchas vaginales con acetato de plomo, para tratar el estado nervioso que estaba «claramente» relacionado con sus períodos. Luego, casi como una ocurrencia tardía, nos enteramos de que Mary tenía niños enfermos en casa y un marido borracho que se gastaba todo su dinero, tenía hemorragias regulares por el recto y perdía grandes cantidades de sangre negra y tejido por la vagina (¡lo sé!), ¡por no mencionar que en los últimos meses su abdomen se había hinchado tanto que parecía embarazada de siete meses! Todo esto se menciona de pasada, como si estos detalles no tuvieran nada que ver con su estado emocional. No es posible desentrañar lo que eran síntomas físicos y emocionales relacionados con su menstruación, lo que probablemente era un cáncer avanzado de útero u ovario y lo que era una vida familiar realmente terrible. Pienso mucho en las Mary que he conocido leyendo viejos libros de texto.

La primera mención en la bibliografía médica de lo que hoy podríamos llamar SPM / TDPM fue en un artículo de 1931 de la doctora Karen Horney titulado «Die Prämenstruellen Verstimmungen» («Tensiones premenstruales»), donde escribió (según una traducción) que es «sorprendente que se haya prestado tan poca atención al hecho de que las alteraciones se producen no sólo durante la menstruación, sino incluso con mayor frecuencia, aunque de forma menos evidente, en los días anteriores al inicio del flujo menstrual». Describió los síntomas como «diversos grados de tensión, que van desde la sensación de que todo es demasiado, la sensación de apatía o de lentitud y la intensidad de los sentimientos de autodesprecio hasta el punto de manifestar sentimientos pronunciados de opresión y de estar gravemente deprimida».

Comprender la causa

No se conocen bien las razones específicas por las que la gente padece SPM y TDPM. Como muchas cosas en medicina, hay muchas partes móviles que dan lugar al SPM / TDPM. Está claro que existe un componente hormonal, ya que el SPM / TDPM no aparece antes de la pubertad, fluye y refluye con el ciclo menstrual, desaparece con la menopausia y se resuelve temporalmente durante el embarazo. La teoría es que no se trata de los niveles hormonales en sí, sino de sus fluctuaciones, ya que durante la fase lútea, la progesterona y, en menor medida, los estrógenos aumentan y luego disminuyen. Algunas investigaciones sugieren que la alopregnanolona, un metabolito de la progesterona, puede desempeñar un papel en los síntomas. Ciertas personas parecen ser especialmente sensibles a la progesterona desde el punto de vista del estado de ánimo.

Otra teoría gira en torno a la serotonina, un neurotransmisor que interviene en la regulación del estado de ánimo y la ansiedad. Las hormonas influyen en los niveles de serotonina, y hay datos que demuestran que las mujeres con SPM / TDPM presentan una desregulación en su sistema de serotonina. También hay factores genéticos y ambientales que hacen que algunas personas sean más vulnerables que otras. Por ejemplo, fumar aumenta el riesgo de padecer SPM / TDPM.

Los cambios hormonales en la fase lútea son complejos. Mientras que la progesterona parece ser un estimulante del apetito, algunos estudios sugieren que los estrógenos pueden ser un supresor del apetito y que un nivel elevado de progesterona antagoniza este efecto, anulando esencialmente la capacidad de los estrógenos para reducir el apetito. Otras hormonas que afectan al apetito, como la grelina y la leptina, también varían a lo largo del ciclo menstrual. Aunque aún no se conoce el mecanismo exacto, estos cambios hormonales acumulativos provocan un aumento del apetito y de la ingesta de calorías en la fase lútea, así como antojos de alimentos ricos en hidratos de carbono y grasas. Los estrógenos y la progesterona también interactúan con varios neurotransmisores, como la serotonina, la dopamina y el ácido gamma-aminobutírico (GABA), lo que puede explicar muchos de los síntomas del estado de ánimo. Además, estas hormonas afectan al sistema renina-angiotensina-aldosterona, un sistema crucial que controla los volúmenes sanguíneos y cómo se contraen y relajan los vasos sanguíneos. Los cambios en este sistema pueden provocar hinchazón, inflamación y fatiga, e incluso antojos de comida salada.

En última instancia, comprendemos parte de la biología básica y hay muchas formas plausibles en que las fluctuaciones hormonales pueden interactuar con los sistemas corporales para producir un sinfín de síntomas, pero no somos capaces de predecir quién desarrollará SPM/TDPM y quién no.

SPM/TDPM y «furia perimenopáusica»

Algunas mujeres describen tanto fluctuaciones del estado de ánimo como una gama variable de estados de ánimo durante la transición a la menopausia (coloquialmente llamada perimenopausia). Cuando una mujer me dice que siente «furia perimenopáusica», siempre quiero descartar el SPM / TDPM. También pienso en el SPM / TDPM cuando alguien me dice que empezó la terapia hormonal en la transición a la menopausia debido a síntomas del estado de ánimo, como sentirse nerviosa, irritable, enfadada o decaída, y en lugar de mejorar, se sintió peor.

Hay algunas razones para estos cambios de humor. La primera es que, en las primeras fases de la transición a la menopausia, el ciclo menstrual se acorta un poco, siempre en la fase folicular (antes de la ovulación). La duración de la fase lútea, el tiempo posterior a la ovulación, permanece igual. Los síntomas del SPM / TDPM aparecen sólo en la fase lútea, pero si pasas menos tiempo en la fase folicular, pierdes «días buenos» (lo que significa que, porcentualmente, pasas más tiempo con SPM / TDPM). Si tu ciclo se acorta cuatro días, pierdes cuatro días en los que te sientes bien, lo que puede dificultar tu recuperación. La transición de la menopausia precoz puede durar con facilidad entre cinco y siete años, por lo que, desgraciadamente, es mucho tiempo para lidiar con menos días buenos. Además, las fluctuaciones de los niveles hormonales son mucho más extremas durante la transición a la menopausia, lo que podría empeorar los síntomas. Los trastornos del sueño, típicos de la transición a la menopausia, también podrían desempeñar un papel: si estás cansada todo el tiempo, tu capacidad para afrontar el SPM / TDPM puede disminuir. Algunas personas desarrollan una depresión leve relacionada con la transición menopáusica, que también podría amplificar el SPM / TDPM.

Diagnóstico del SPM / TDPM

El SPM / TDPM puede ser un diagnóstico confuso de precisar, ya que afecciones médicas con síntomas similares pueden fluctuar con el ciclo menstrual, como la depresión (hasta el 60 % de las personas refieren un empeoramiento de la depresión antes del ciclo menstrual), la ansiedad, el síndrome del intestino irritable y la fibromialgia, por nombrar algunas. Sin embargo, es atípico que estas afecciones sólo se agraven durante la fase lútea y luego se resuelvan por completo durante la fase folicular.

La mayoría de las investigaciones apoyan el seguimiento de los síntomas durante al menos dos ciclos menstruales para ayudar a obtener un diagnóstico, y hay varias formas de hacerlo. Puedes utilizar papel y bolígrafo, marcar un calendario o crear un archivo para realizar un seguimiento diario de lo que experimentas. Muchas aplicaciones de seguimiento menstrual (*véase* el capítulo 11) también te permiten hacer un seguimiento de los síntomas del SPM / TDPM. También existen recursos disponibles a través de la Asociación Internacional de Trastornos Premenstruales (IAPMD). Si los buscas en Internet, encontrarás un enlace a una aplicación gratuita para el seguimiento de los síntomas, un cuestionario avalado médicamente para el seguimiento de los síntomas y muchos otros recursos.

Obtener un diagnóstico precoz es fundamental. Muchas personas desarrollan SPM / TDPM en la adolescencia y nunca reciben tratamiento, ni siquiera la validación de un diagnóstico. Incluso el mero hecho de saber lo que ocurre puede ser liberador, porque creer que eres la única que tiene síntomas angustiosos e incluso incapacitantes es una experiencia increíblemente aislante y destructiva.

Los análisis de sangre para determinar los niveles hormonales no se recomiendan para diagnosticar el SPM / TDPM, pero la mayoría de las directrices sugieren una prueba de detección de afecciones tiroideas. También es importante detectar la depresión con un cuestionario validado. Los niveles de vitamina D son los mismos en las mujeres con y sin SPM / TDPM, por lo que no es necesario analizarla.

Gestión del SPM / TDPM

Cuando se trata de gestionar el SPM y el TDPM, las directrices recomiendan hacer ejercicio con regularidad, pero los datos sobre su eficacia son escasos. Sabemos que el ejercicio es bueno para la salud y se ha demostrado que tiene un efecto positivo en el estado de ánimo, pero se desconoce si puede ayudar específicamente con el SPM / TDPM. Otra estrategia no farmacéutica, con más pruebas que apoyan su uso, es la terapia cognitivo-conductual (TCC). También existen algunas pruebas débiles que apoyan el aumento del consumo de hidratos de carbono complejos (cereales integrales, legumbres, verduras) en la fase lútea, pero, al igual que el ejercicio, se trata de una buena estrategia de salud en general. Las dos terapias de gestión más respaldadas por la ciencia son:

- *Inhibidores selectivos de la recaptación de serotonina (ISRS).* Los antidepresivos como el citalopram (Celexa), el escitalopram (Lexapro), la fluoxetina (Prozac), la paroxetina (Paxil) y la sertralina (Zoloft) funcionan muy rápidamente para el SPM / TDPM y pueden tomarse de tres maneras: a diario; sólo en la fase lútea (a partir de la ovulación); o cuando empiezan los síntomas. Las dos últimas opciones resultan atractivas para las personas que quieren medicarse sólo cuando lo necesitan. Por ejemplo, si los síntomas comienzan cinco días antes de la menstruación y duran dos días después del sangrado, podrías tomar un ISRS sólo siete u ocho días al mes. Las personas con síntomas más graves, o las que tienen ciclos o síntomas más imprevisibles, pueden necesitar una opción diaria, pero es bueno que los ISRS ofrezcan esta flexibilidad.
- *Píldoras anticonceptivas orales a base de estrógenos.* Puede parecer contraintuitivo tomar más hormonas, pero la píldora detiene la ovulación y sustituye las fluctuaciones cíclicas por un estado estable. La píldora puede tomarse todos los días, es decir, sin placebo, por lo que la menstruación se suprime por completo. Hay algunas pruebas de que la píldora con drospirenona / estradiol, tomada de forma que el tiempo sin píldora o placebo sea sólo de cuatro días (por tanto, veinticuatro días de píldoras activas), puede ser específicamente útil, pero los datos no son tan sólidos.

Cuando los ISRS y los anticonceptivos orales a base de estrógenos no son eficaces, otra prescripción médica a tener en cuenta es un tipo de fármacos llamados agonistas de la hormona liberadora de gonadotropina (GnRH) (los llamaré medicamentos GnRH). Estos medicamentos interfieren en los impulsos de GnRH liberados por el hipotálamo y provocan una menopausia inducida de forma química aunque temporal. Interrumpir el ciclo menstrual de este modo puede ayudar cuando el TDPM es grave. Cuando se interrumpe la medicación con GnRH, el ciclo vuelve a empezar (para más información sobre esta medicación, *véase* el capítulo 16). Los medicamentos GnRH requieren un seguimiento, ya que pueden tener consecuencias a largo plazo, como osteoporosis y enfermedades cardiovasculares, porque en lo que respecta a tu cuerpo, se encuentra en la menopausia precoz. Los riesgos pueden mitigarse añadiendo de nuevo una pequeña cantidad de estrógenos y progesterona u hormona similar a la progesterona (esto se llama terapia *add back*; original, lo sé). La dosis de las hormonas añadidas es inferior a la que produce el organismo (como las dosis de la terapia hormonal para la menopausia) y proporciona un nivel constante sin fluctuaciones y no desencadena el TDPM.

Los medicamentos GnHR solían estar disponibles sólo mediante inyección, de modo que si a alguien no le gustaba cómo se sentía después, tenía que esperar uno o incluso tres meses (dependiendo de la dosis) a que se le pasara el efecto. Esta idea era comprensiblemente aterradora para algunas personas, pero ahora existen formas orales, lo que hace que estos medicamentos sean más fáciles de probar y de dejar si no te gusta cómo te hacen sentir.

Los medicamentos GnRH también son útiles para las personas que se plantean extirparse los ovarios a causa del TDPM (en esa situación, primero deberían haberse probado otras terapias). Estos medicamentos pueden darte una idea de cómo te sentirías sin ovarios. Cuando los ovarios se extirpan antes de los cuarenta y cinco años, recomendamos la terapia hormonal para la menopausia al menos hasta los cincuenta y uno, para reducir el riesgo de osteoporosis, cardiopatías y demencia, por lo que probar estas hormonas de antemano también es útil. Básicamente, los medicamentos GnRH te permiten probar los efectos de la cirugía y la terapia hormonal necesaria para mitigar la caída de estrógenos de forma reversible, ayudándote a tomar una decisión informada sobre la intervención.

Terapias sin receta médica

Internet está lleno de suplementos y dietas especiales que afirman que curan el SPM / TDPM, pero la mayoría de ellos están poco probados y/o no tienen sentido, desde el punto de vista biológico. Los dos con mayor evidencia son:

- *Suplementos de carbonato de calcio.* El calcio afecta a muchos procesos biológicos y dos estudios sugieren que el carbonato de calcio podría ser eficaz para controlar el SPM / TDPM, ya sea 500 mg dos veces al día o 1200 mg una vez al día (en este último estudio utilizaron Tums, un antiácido de venta libre; no se necesitan costosos suplementos de diseño).
- *Vitex agnus-castus.* También conocido como sauzgatillo, *Vitex agnus-castus* se une al receptor D2 de la dopamina, al receptor opioide y al receptor beta de los estrógenos. Múltiples ensayos apoyan el uso del sauzgatillo para el SPM / TDPM; sin embargo, los estudios se evaluaron recientemente en un metaanálisis y todos resultaron ser de baja calidad. Dicho esto, parece que no hay nada malo en probarlo. La dosis es de 20 a 40 mg al día.

Existe toda una serie de otros productos botánicos y «naturales» utilizados para el SPM/TDPM, como la vitamina B_6 (100 mg al día), el aceite de onagra y la acupuntura, pero los datos que respaldan su eficacia son de calidad aún más baja o simplemente no funcionan y no los recomiendo.

Cambios en las mamas y el ciclo menstrual

Tuve un novio que sabía con certeza cuándo me iba a venir la regla por el cambio de tamaño de mis pechos. Estábamos tumbados en la cama, acurrucados, me cogía uno de los pechos con la mano, y de repente decía: «¿Te va a venir la regla?». Para mí no era raro ni repulsivo, sino muy divertido, porque siempre tenía razón y estaba muy orgulloso de conocer tan bien mis pechos. Además, no era el tipo de hombre al que le diera asco el sexo durante la menstruación; la primera vez que surgió, dijo: «¡Por eso hacen toallas de color azul marino!».

Para comprender los cambios mamarios relacionados con el ciclo menstrual, es conveniente saber cómo afectan las hormonas al tejido mamario. Los pechos experimentan cambios hormonales en cada ciclo, al igual que el endometrio. Piensa en ello como un trabajo preparatorio para un embarazo teórico. A diferencia de lo que ocurre con la menstruación, si no se produce un embarazo, los cambios en el tejido de las mamas pueden invertirse. Un grupo de investigadores realizó resonancias magnéticas durante distintas fases del ciclo menstrual y descubrió que el volumen mamario, o tamaño (tanto la cantidad de tejido como el contenido de líquido), era más bajo justo después de la menstruación (la fase folicular temprana). Alrededor de la ovulación, se detectaron aumentos del tamaño del tejido y del contenido de líquido, y el volumen mamario aumentó rápidamente de los días dieciséis a veinticinco, alcanzando el tamaño máximo el día veinticinco. En el quinto día del ciclo, la cantidad de tejido mamario es un 30 % menor que en el pico justo antes de la menstruación, y el contenido en líquido es casi un 18 % menor. Básicamente, se produce un rápido aumento de la cantidad de tejido mamario y del líquido de los tejidos durante la fase lútea. Estos cambios están impulsados en gran medida por los estrógenos, que hacen crecer los conductos mamarios, y la progesterona, que aumenta el crecimiento de los lobulillos (glándulas mamarias), así como la retención de líquidos.

Nuestra capacidad para conocer todos los cambios del tejido mamario en función del ciclo menstrual es limitada, porque no es ético realizar biopsias de mamas para un estudio de este tipo, aunque hubiera voluntarias, ya que las biopsias pueden causar cicatrices que más tarde podrían afectar a las mamografías y al cribado del cáncer de mama de las participantes. Así que nos limitamos a los estudios en los que las biopsias se hicieron por otros motivos o tras la muerte en la autopsia, lo que podría producir resultados diferentes.

La mastalgia cíclica es un dolor mamario que varía con el ciclo menstrual. Es un dolor difuso, difícil de precisar, que suele describirse como una sensibilidad generalizada y/o una sensación de pesadez. Puede resultar muy incómodo y angustioso para algunas personas. La mastalgia cíclica se produce durante la fase lútea y, aunque se desconoce la causa exacta, podría deberse a la retención de líquidos, al crecimiento del tejido mamario o incluso a un impacto inducido por las hormonas en la señalización del dolor. Como he mencionado antes, con los cambios relacionados con las hormonas, a menudo no es el nivel real de éstas, sino las fluctuaciones, lo que es responsable de los síntomas.

El tratamiento del dolor mamario cíclico gira en torno a descartar causas que sean más graves, incluido el cáncer (aunque el cáncer de mama rara vez es doloroso), y luego encontrar terapias que reduzcan las molestias. No es necesario realizar una biopsia, pero si existe alguna preocupación sobre el cáncer de mama, entonces estaría indicado un cribado y/o unas pruebas adecuadas. Las terapias de primera línea consisten en llevar un sujetador de soporte bien ajustado y medicamentos como el paracetamol (Tylenol o paracetamol) o los antiinflamatorios no esteroideos (AINE), como el ibuprofeno (Advil, Motrin) o el naproxeno sódico (Aleve, Naprosyn). Empezar a tomar estos analgésicos uno o dos días antes de la ovulación, o antes de que empiece el dolor típico si es más tarde en el ciclo, a veces puede hacer que sean de mayor ayuda.

Muchos médicos recomiendan dejar de fumar, y aunque la relación entre el tabaquismo y el dolor cíclico de mamas es controvertida, fumar aumenta el riesgo de cáncer de mama y de otras muchas enfermedades, por lo que existen numerosas razones para dejarlo. Mucha gente pregunta por la cafeína y el dolor mamario, pero los datos que relacionan ambas cosas son débiles en el mejor de los casos. El aceite de onagra y la vitamina E son medicamentos de venta libre habituales para el dolor mamario, pero probablemente tengan un efecto placebo; no hay datos fiables que respalden su uso. Hay algunas pruebas de baja calidad que apoyan el uso de *Vitex agnus-castus* (sauzgatillo) y *Matricaria chamomilla* (manzanilla) para el dolor mamario. Aunque se necesitan más estudios, si estás interesada en probar medicamentos sin receta, puedes considerar estos dos.

Si el dolor mamario cíclico no responde a estas medidas, es razonable plantearse un ensayo con píldoras anticonceptivas, omitiendo las píldoras placebo para eliminar las fluctuaciones hormonales. Otras opciones son el danazol y el tamoxifeno, que son medicamentos que pueden bloquear el efecto de los estrógenos en el tejido mamario. Pueden tener efectos secundarios, por lo que es importante discutir sus riesgos y beneficios, como ocurre con todos los medicamentos.

Conclusión

- El SPM y el TDPM son afecciones con síntomas físicos y/o emocionales que repercuten en la calidad de vida. Estos síntomas se desarrollan durante la fase lútea y se resuelven con la menstruación.
- El SPM afecta a entre el 12 y el 20 % de las mujeres; el TDPM, una versión más grave, afecta a entre el 3 y el 5 %.
- Las fluctuaciones hormonales parecen ser el desencadenante del SPM y el TDPM, pero se desconocen las razones exactas por las que algunas personas padecen estos trastornos y otras no.
- La terapia más eficaz para el SPM / TDPM son los ISRS. Las píldoras anticonceptivas a base de estrógenos son otra buena opción.
- Durante la fase lútea se produce un rápido aumento tanto del tejido mamario como del líquido que contiene.

10

Más allá del útero: las hormonas y tu salud

El ciclo menstrual tiene efectos de gran alcance, más allá del útero, los ovarios y la vagina, que afectan a la salud y el bienestar generales. El sistema inmunitario, el sistema nervioso, los vasos sanguíneos, los músculos y el sistema gastrointestinal pueden estar implicados; de hecho, parece que no hay ningún rincón del cuerpo que no pueda verse afectado, al menos en teoría. Algunos de estos cambios existen para favorecer la implantación de un posible embarazo (por ejemplo, el pequeño aumento de temperatura tras la ovulación). Pero el impacto de las fluctuaciones hormonales también puede ser un daño colateral, lo que significa que puede haber un precio que pagar por el cableado (a falta de un término mejor) necesario para un ciclo menstrual y gestar un embarazo; y lo contrario también puede ser cierto. Muchas enfermedades pueden afectar al ciclo menstrual.

Es posible que tu experiencia no se refleje en estas páginas, ya que no se pueden abarcar todas las interacciones entre el cuerpo y el ciclo menstrual en un solo capítulo. Si un trastorno médico suele empeorar justo antes de la menstruación, el tuyo puede ser lo contrario. Esto no invalida tu experiencia. Más bien, dado el enorme número de receptores hormonales que hay por todo nuestro cuerpo, la naturaleza dinámica de los niveles hormonales, la genética individual y otras afecciones médicas, junto con los factores ambientales, existe realmente un número infinito de permutaciones y combinaciones potenciales de interacciones entre el cuerpo y el ciclo menstrual. Cómo nos sentimos y los cambios que experimentamos durante cada ciclo son la suma de muchas partes.

Alimentación y menstruación

La mayoría de los estudios sugieren que la tasa metabólica basal (cuántas calorías quemas en tu estado basal) aumenta ligeramente durante la fase lútea. Esto se traduce en quemar unas cien calorías más al día. No sabemos si esto se debe al ligero aumento de la temperatura y a otros cambios durante la fase lútea o si representa la energía necesaria para construir el endometrio. En cualquier caso, el apetito y la ingesta de energía suelen aumentar en la fase lútea, y no son infrecuentes los antojos de alimentos específicos. Probablemente a nadie que esté leyendo esto le sorprenda que el alimento que más se antoje sea el chocolate. ¿Quizás hay una sustancia química específica en el chocolate que satisface una necesidad, o tal vez es sólo el placer de consumirlo? También existen datos contradictorios sobre si el ciclo menstrual influye de manera notable en el momento en que la gente tiende a comer más proteínas o más hidratos de carbono.

¿Existe alguna dieta que pueda optimizar la conexión cerebro-ovario y cómo responde el útero? En otras palabras, ¿existe una dieta ideal para la menstruación? No, no como tal, aunque esa respuesta pueda enfurecer a los numerosos asesores y naturópatas que se dedican a recomendar servicios o libros caros para supuestamente «reparar» la menstruación.

Una ingesta calórica adecuada es esencial para la ovulación. Esto tiene sentido, ya que el embarazo y la lactancia son metabólicamente exigentes, por lo que es beneficioso un sistema que pueda reducir la fertilidad cuando no hay suficientes calorías para mantener un embarazo. Se necesita un descenso significativo de las calorías (alrededor del 30 %) para interrumpir la señalización del cerebro que desencadena el desarrollo de los folículos en los ovarios. Lo sabemos por estudios en los que varias personas se sometieron a cirugía bariátrica y los niveles hormonales se interrumpieron antes de que se produjera una pérdida de peso sustancial, lo que significa que fue el impacto de la restricción calórica lo que afectó al sistema y no la pérdida de peso. A largo plazo, el impacto de las calorías inadecuadas sobre las hormonas puede ser significativo; para más información, *véase* el capítulo 17.

Pero ¿qué hay de los mejores alimentos para comer? ¿Son malos los hidratos de carbono? ¿Existen superalimentos menstruales? Si pasas algún tiempo en Instagram o TikTok, no podría culparte por pensar que necesitas comer ensaladas de zanahoria cruda, evitar los aceites de semillas, evitar los «carbohidratos de grano» y comer sólo durante una ventana de seis horas al día para tener una salud menstrual óptima. Buenas noticias: todo eso es un montón de basura. La zanahoria es una buena verdura, pero si prefieres la coliflor, estupendo; el aceite de colza está bien, y los cereales integrales forman parte de una dieta sana. El número de libros y expertos que promueven el ayuno intermitente para la salud menstrual es inversamente proporcional a su valor.

La idea de que el ser humano necesita una dieta especial o restrictiva para optimizar la menstruación simplemente no es cierta. En primer lugar, los humanos somos fantásticos omnívoros. Nos hemos adaptado a vivir en multitud de climas con fuentes de alimentos muy diferentes y la fertilidad sigue adelante. Además, si hubiera un único superalimento o unos pocos superalimentos esenciales, ¿qué pasaría si el clima afectara a ese alimento? «Demasiado calor para las bayas de *açaí* esta temporada, lo siento. Eso es todo, amigos. La fertilidad queda cancelada por este año. Cruzad los dedos para que los cultivos se recuperen». La reproducción no puede permitirse ser quisquillosa.

Si bien es cierto que la investigación sobre las dietas óptimas para la menstruación es limitada, podemos fijarnos en los estudios que utilizan la fertilidad natural (concebir sin intervención tecnológica) y los resultados de embarazo como aproximación. En este caso, los datos nos dicen que la mejor dieta es la que tiene un bajo contenido en grasas saturadas, un alto contenido en un número diverso de verduras, un alto contenido en legumbres y un alto contenido en pescado. Básicamente, los mismos alimentos más adecuados para casi todas las enfermedades. Puede que no sea sexy ni venda servicios de asesoramiento, pero el mensaje final es que comas más proteínas procedentes del pescado y de las plantas, más alimentos vegetales en general, más cereales integrales, menos carne y menos azúcar añadido. Te conviene una dieta equilibrada para obtener micronutrientes como calcio, hierro y vitaminas. Como la vitamina B_{12} sólo se encuentra en los productos animales, los veganos y algunos vegetarianos necesitarán una fuente de esta vitamina, como la levadura nutricional o un suplemento.

La fibra es un macronutriente importante. La dieta media estadounidense incluye unos quince gramos de fibra al día, pero la recomendación es ingerir entre veinticinco y treinta gramos o más al día, por lo que las personas que deseen optimizar su salud mediante la dieta deberían plantearse contabilizar su ingesta de fibra. Yo cuento la fibra todos los días porque realmente es muy importante. Sí, requiere planificar las comidas, pero merece la pena. A menudo empiezo el día con un cereal rico en fibra, algo con entre diez y trece gramos de fibra por ración, porque entonces ya estoy casi en la mitad de mi objetivo diario de fibra. Una dieta rica en fibra se asocia a un menor riesgo de cáncer de mama, posiblemente porque la fibra es esencial para el proceso que elimina los estrógenos del organismo. Otras razones para centrarse en la fibra son prevenir el estreñimiento y las hemorroides (bastante incentivo, en realidad) y reducir el riesgo de cáncer de colon, enfermedades cardíacas y muchas otras afecciones médicas.

Junto con las afirmaciones sobre el ayuno intermitente, algunas personas promueven una dieta cetogénica para «optimizar» las hormonas, o incluso una combinación tanto de dieta cetogénica como de ayuno intermitente. No hay datos que respalden sus afirmaciones. Si te gusta cualquiera de esos enfoques dietéticos y no te conducen a una alimentación desordenada, están bien; sólo que no son un milagro menstrual.

Algunos médicos y nutricionistas holísticos promueven el uso de un monitor de glucosa continuo para realizar un seguimiento o mejorar la dieta con el fin de resolver los problemas menstruales. Estos dispositivos están pensados para personas con diabetes, y aunque son muy útiles para controlar esa enfermedad, si no tienes diabetes, no ganarás nada aprendiendo que tu glucemia sube normalmente después de comer una comida y luego vuelve a bajar. Un estudio entre personas que no tenían diabetes demostró que el 96% de las veces sus niveles de azúcar en sangre eran normales, y cuando no lo eran, la razón probable solía ser una lectura falsa. Si no tienes diabetes, la monitorización continua de la glucosa no contribuirá a tu salud menstrual, pero te costará bastante dinero y podría llevarte a disfrutar menos de la comida o incluso a desarrollar trastornos alimentarios.

Es importante saber si tienes diabetes o síndrome metabólico (un conjunto de factores de riesgo que aumenta el riesgo de enfermedad cardiovascular, uno de los cuales es un nivel elevado de glucosa en sangre en ayunas), ya que estas afecciones tienen implicaciones para tu salud cardíaca. Para ello no necesitas un monitor continuo de glucosa. Existen diversas directrices de cribado, pero en general se recomienda cada año a los adultos de cuarenta años o más, y a cualquier persona más joven con factores de riesgo de diabetes. La prueba puede ser del nivel de glucosa plasmática en ayunas, de tolerancia a la glucosa (bebes setenta y cinco gramos de glucosa y te hacen un análisis de glucosa en sangre dos horas después), o del nivel de HbA1c, que refleja tu glucemia media de los últimos tres meses. Algunos factores de riesgo que deben motivar la prueba en personas menores de cuarenta y cinco años son un perímetro de cintura de ochenta y nueve centímetros o más, un diagnóstico de síndrome de ovario poliquístico, antecedentes de diabetes gestacional, hipertensión arterial o antecedentes familiares de diabetes.

Condición física

El atletismo extremo puede tener un impacto negativo en el ciclo menstrual, y este efecto se trata en el capítulo 17, pero ¿qué ocurre a la inversa? ¿Puede el ciclo menstrual afectar a la capacidad atlética? ¿Existe un momento ideal para entrenar? ¿Existe una fase del ciclo menstrual mejor para hacer cardio o levantar pesas, o deberías incluso evitar esas actividades durante determinados momentos del ciclo? Al considerar estas cuestiones, es importante no dejarse engañar por los antiguos mensajes patriarcales de que las mujeres son menos capaces físicamente durante la menstruación. En 2019, Stephanie Rothstein Bruce ganó los Campeonatos de Media Maratón de la USATF en Pittsburgh con un tiempo de 1:10:44 al día siguiente de iniciarse su menstruación. Según *Runner's World*, fue una nueva marca personal para ella. No todas tenemos que batir récords personales el segundo día del ciclo, pero sí debemos tener cuidado con lo que pensamos sobre los límites.

Pero ¿qué tal un entrenamiento orientado a maximizar el impacto de los cambios cíclicos de los estrógenos y la progesterona en cosas como la flexibilidad y la recuperación muscular? Algunos ajustes son intuitivos. Por ejemplo, si durante los dos días anteriores a la menstruación tienes fuertes dolores en las mamas, puede que no sea el mejor momento para centrarte en el trabajo de la parte superior del cuerpo o en actividades que te hagan dar saltos hacia arriba y hacia abajo (los sujetadores deportivos sólo pueden proporcionar una compresión limitada). Si tienes diarrea menstrual, puede que no te sientas bien para una carrera larga al aire libre, donde acceder a un baño puede ser todo un reto. Sin embargo, perderte un entrenamiento de brazos o una carrera de distancia una vez al mes porque no coincide bien con tu ciclo menstrual probablemente tenga menos consecuencias para quienes no somos atletas profesionales.

Según la doctora Alyssa Olenick, doctora en fisiología del ejercicio, la bibliografía sobre cómo afecta el ciclo menstrual al entrenamiento es contradictoria. Me explicó que puede haber una ligera disminución del rendimiento en «los últimos días de la fase lútea o los primeros días del ciclo menstrual». Pero lo más importante para las atletas que no son de élite es «una nutrición adecuada y un buen programa», es decir, algo que puedas hacer y cumplir. Si te sientes mejor durante las distintas fases de tu ciclo, hazlo; si no, no lo hagas. La doctora Olenick también me dijo: «Es perfectamente seguro y está bien levantar peso y hacer cardio en cualquier momento» de tu ciclo. En resumen, escucha a tu cuerpo. Puede que necesites unas cuantas calorías extra (entre cincuenta y doscientas) durante la fase lútea para adaptarte al cambio en el uso de la energía. Te recomiendo que sigas a la doctora Olenick en Instagram, ya que tiene un amplio contenido estupendo y a menudo desmiente la desinformación sobre el ejercicio y el ciclo menstrual. Puedes encontrarla en @doclyssfitness.

Podría suponer una ventaja psicológica creer que tu programa de entrenamiento es superior porque incorporas ejercicios especialmente adaptados a tu ciclo menstrual. Es posible que las atletas de élite vean resultados con estos programas; para ellas, un cambio del 1 % podría ser la diferencia entre el oro olímpico y un décimo puesto. Pero para mí (y para la mayoría de los que estáis leyendo este libro), con mi milla de diez minutos y mi rutina de pesas (de la que por cierto estoy bastante orgullosa), no tanto. Las teorías son interesantes, y quizá veamos más datos sobre ellas. Mientras tanto, si crees que algunos entrenamientos son mejores en determinados momentos de tu ciclo, ajusta tu rutina para tenerlo en cuenta. Escuchar a tu cuerpo siempre es una buena idea.

Estrés emocional

El tema del estrés emocional requiere la ciencia más estricta; de lo contrario, lo que creemos saber puede contaminarse fácilmente con el hedor del patriarcado. Por ejemplo, durante la carrera de medicina, oía a menudo distintas variaciones de este tópico médico: «El estrés de un examen puede hacer que no te venga la regla». Pero el examen puede sustituirse fácilmente por una ruptura sentimental, un viaje internacional o unas cuantas noches de insomnio. A menudo parecía el tropo de la «mujer nerviosa», que quiere decir que las mujeres son demasiado irritables y tú, señorita, también eres así. Cálmate y tus ciclos se regularán.

Las interacciones entre el estrés y el ciclo menstrual son complejas. Hay datos que sugieren que los factores estresantes extremos pueden suprimir la GnRH y las hormonas hipofisarias, que afectan potencialmente al desarrollo de los folículos y, por tanto, al ciclo menstrual. Pero ¿cuánto estrés? Evidentemente, debemos ser capaces de tolerar un poco. Imagina el estrés de ser el primer grupo de personas expuesto a -20 ºC y tener que averiguar cómo vivir en ese entorno (y que, a pesar de ello, el cerebro y los ovarios no ejecuten el equivalente bioquímico a un «no»).

Los estresores emocionales y físicos son una parte importante de la experiencia humana, por lo que debemos ser capaces de soportar algunos sin que los ovarios hagan las maletas. Pero, por otro lado, sabemos que los niveles elevados de estrés aumentan el riesgo de parto prematuro y otros malos resultados del embarazo, lo que significa que limitar el embarazo durante las épocas de estrés elevado puede ser beneficioso para optimizar el éxito reproductivo. No cabe duda de que existen mecanismos biológicos que influyen en el ciclo menstrual, ya que el estrés produce cambios hormonales e inflamatorios que pueden afectar al hipotálamo.

Entonces, ¿cuánto estrés hace falta para que afecte al ciclo menstrual?

Responder a esta pregunta es más difícil de lo que crees. En primer lugar, probablemente no sea ético exponer a la gente a cantidades masivas de estrés para ver a quién afecta negativamente. También hay factores históricos y ambientales, como los traumas infantiles, que hacen que algunos individuos sean más vulnerables al estrés, y la genética puede desempeñar un papel. Además, los factores de estrés se asocian a veces con la escasez de alimentos, que puede afectar a la menstruación; y seamos realistas, en momentos de gran estrés, ¿quién se va a tomar la molestia de registrar su ciclo y lo que come en tiempo real? Por otra parte, volver la vista atrás a un momento de estrés, por ejemplo, hace seis meses, está sujeto a un sesgo de recuerdo y puede no ser exacto.

Las personas que registraron su ciclo menstrual mediante la aplicación Natural Cycles antes y después del inicio de la pandemia de COVID-19 brindaron a los investigadores la oportunidad de observar el efecto sobre la experiencia del ciclo menstrual de más de dieciocho mil personas, el 45 % de las cuales declararon estrés pandémico. No se observó ninguna relación entre experimentar estrés y la irregularidad del ciclo menstrual, ni siquiera en el subconjunto de personas que declararon más estrés. Los estudios que utilizan datos de aplicaciones menstruales son estupendos porque los datos se registran en tiempo real, por lo que no hay errores al recordar cuándo has tenido el período y se pueden recopilar grandes cantidades de datos. El inconveniente es que pueden no reflejar a la población general. Por ejemplo, en este estudio, era más probable que las usuarias tuvieran más de treinta años, fueran blancas y tuvieran estudios universitarios, por lo que como grupo pueden haber tenido otros recursos para hacer frente al estrés relacionado con la pandemia.

La regularidad del ciclo menstrual también puede no contar toda la historia. El Estudio Menstruación y Ovulación 2 (MOS_2, por sus siglas en inglés) realizó un seguimiento de ciento veinticinco mujeres de diecinueve a treinta y cinco años con ciclos menstruales regulares durante 2020 y 2021 (los dos primeros años de la pandemia de COVID). Este estudio obtuvo datos más profundos que el estudio de Natural Cycles, ya que había cuestionarios sobre cómo vivían las mujeres su vida, sus registros de temperatura basal e incluso sus niveles hormonales. Además, los investigadores pudieron comparar a estas mujeres con las de un estudio similar, anterior a la pandemia, llamado Estudio de la Menstruación y la Ovulación (MOS, por sus siglas en inglés). Aunque la duración del ciclo y el flujo menstruales eran los mismos antes y a mediados de la pandemia, durante la pandemia, el 63 % de las mujeres presentaban cambios sutiles en la ovulación detectados sólo por las pruebas hormonales, en comparación con el 10 % antes de la pandemia. Como era de esperar, las que registraban más estrés, depresión, ansiedad y trastornos del sueño eran más propensas a sufrir estos cambios sutiles. Aún se desconocen las implicaciones a largo plazo de estas alteraciones hormonales que no modificaron la duración ni el flujo del ciclo menstrual.

Otro estudio evaluó el impacto de la COVID-19 en el ciclo menstrual entre los trabajadores sanitarios y encontró una asociación con la irregularidad menstrual, pero ese estudio pidió a las personas que recordaran su menstruación, por lo que puede tratarse o no de un impacto real. También es posible que los trabajadores sanitarios tuvieran niveles de estrés mucho mayores, sobre todo al principio de la pandemia, cuando teníamos pocas terapias buenas para la COVID-19, no había vacunas y los tráileres hacían las veces de morgues improvisadas en los aparcamientos de los hospitales.

¿Qué pasa con las situaciones estresantes que son más personales que una pandemia? Un estudio de la década de 1990 evaluó el estrés laboral y la función menstrual. Sus participantes no sólo manifestaron si se sentían estresadas o no, sino que se registraron los datos de su ciclo menstrual en tiempo real y se recogieron muestras de orina para poder determinar la ovulación. ¿Los resultados? El estrés laboral se asoció a un ciclo menstrual más corto (cada veintiún o veintidós días), pero no a un ciclo irregular o más largo. Este resultado no me sorprende; de manera anecdótica, he sido testigo del gran impacto de un entorno laboral tóxico. A veces veo a personas que luchan contra una enfermedad a pesar de una terapia intensa, y cuando me visitan para un seguimiento posterior, su recuperación es sencillamente asombrosa. Cuando pregunto qué ha pasado, a menudo escucho: «Dejé mi trabajo tóxico». Varios estudios también han relacionado la violencia de género con las irregularidades menstruales, y he observado la misma mejoría médica después de que las personas abandonaran relaciones perjudiciales.

Se ha evaluado el impacto del estrés en el ciclo menstrual en el contexto de la guerra, y el hallazgo más común fue que los períodos cesaban de forma temporal, pero la conclusión fue que estaba relacionado con la malnutrición. Un estudio descubrió que las mujeres que habían podido huir pronto de una zona de guerra tenían menos probabilidades de experimentar irregularidades durante ese período de estrés que las que no pudieron escapar del conflicto. De nuevo, esto se basa en recordar los ciclos, que es propenso al sesgo de recuerdo.

La exposición al estrés tóxico de niño puede tener profundos efectos físicos más adelante. Estas experiencias adversas de la infancia (EAI) son algo sobre lo que estamos aprendiendo de forma activa. Las EAI incluyen acontecimientos traumáticos de la infancia, como abusos sexuales, abusos físicos, presenciar violencia de pareja y abuso de sustancias por parte de los padres. Los investigadores creen que la activación crónica del sistema de respuesta al estrés en la infancia produce cambios duraderos en el cerebro. Existen datos que relacionan la exposición a cuatro EAI más con mayores tasas de cardiopatías y diabetes, y algunas investigaciones también relacionan las EAI múltiples en la infancia con una mayor tasa de períodos ausentes, infertilidad y menopausia más temprana. Es posible que las personas que han sufrido EAI sean más vulnerables en etapas posteriores de la vida al impacto del estrés en el ciclo menstrual, reduciendo básicamente el umbral a partir del cual el estrés puede tener efecto.

La depresión está relacionada con las irregularidades del ciclo menstrual, posiblemente debido a cambios en los neurotransmisores o a la inflamación; en situaciones de mucho estrés, las personas que desarrollan depresión o tienen una depresión subyacente pueden ser más vulnerables a la irregularidad del ciclo.

El mensaje que debemos extraer de todo esto es que el estrés influye en el ciclo menstrual, pero para que se note su efecto suelen ser necesarios grandes factores estresantes o un estrés persistente. Todos somos únicos y podemos tener umbrales diferentes antes de que el estrés afecte a nuestro ciclo.

Sueño

Algunas mujeres manifiestan trastornos del sueño al final de la fase lútea o durante la menstruación, y existen razones químicas para ello. Los receptores de estrógeno y progesterona de ciertas zonas del cerebro están relacionados con el sueño en determinados momentos del ciclo menstrual y durante la pubertad. Es importante tener en cuenta que existen factores relacionados con el ciclo, aparte de las fluctuaciones hormonales, que pueden influir en el sueño. Por ejemplo, si estás muy hinchada por el síndrome premenstrual, tienes terribles dolores menstruales o tus pechos están muy doloridos, es posible que esa noche tu sueño se resienta.

Los estudios sobre el sueño y el ciclo menstrual son escasos (no es fácil conseguir fondos ni suficientes personas que duerman en un laboratorio del sueño cada dos noches durante todo su ciclo menstrual para poder controlar los cambios), pero puede haber pequeños cambios en algunas de las fases de la arquitectura del sueño a lo largo del ciclo menstrual. Por ejemplo, durante la fase lútea disminuye el sueño REM (la fase en la que los ojos se mueven de un lado a otro), por lo que, si vas a someterte a una prueba para detectar esta afección, es posible que debas hablar con tu médico sobre la duración del ciclo menstrual. A medida que las personas se acercan a la menopausia, se observa una tendencia a despertarse más por la noche, lo que a menudo se debe a los sofocos.

En estudios objetivos en los que las mujeres que declaran dormir mal durante la menstruación son conectadas a equipos que monitorizan el sueño, no se detecta ningún cambio en la calidad del sueño.

No siempre evaluamos con precisión nuestra calidad del sueño, lo que puede ser una de las razones de la discrepancia. También es posible que algunas personas se sientan fatigadas o no se sientan ellas mismas a causa de los síntomas premenstruales y echen la culpa de su fatiga a la falta de sueño, cuando en realidad se debe a las fluctuaciones hormonales. Sé que cuando no me encuentro bien, a menudo me pregunto si se debe a una mala noche de sueño, pero con frecuencia intervienen otros factores.

¿Y el impacto del sueño interrumpido en el ciclo menstrual? Las personas que duermen sistemáticamente menos de seis horas por noche tienen más probabilidades de tener ciclos menstruales anormalmente cortos o largos, y las adolescentes que duermen cinco horas por noche o menos tienen más probabilidades de tener ciclos irregulares. Las personas que trabajan en turnos de noche, que se asocian a interrupciones del sueño, tienen un riesgo ligeramente superior (alrededor del 15 %) de tener ciclos menstruales más cortos o largos.

Problemas intestinales

Como ya se ha explicado en la introducción, la diarrea menstrual existe. Afecta a alrededor del 12 % de las personas que menstrúan y probablemente se deba a las prostaglandinas. Puede tratarse con AINE o anticonceptivos hormonales. Por el contrario, algunas personas refieren estreñimiento, a menudo en la fase lútea temprana, justo después de la ovulación. La teoría en este caso es que los altos niveles de progesterona ralentizan el intestino, ya que la progesterona puede actuar como un relajante muscular. Existen muchas permutaciones y combinaciones potenciales de cambios hormonales, unidas a la genética individual de cada persona.

Las personas con síndrome del intestino irritable (alrededor del 12 % de la población) suelen declarar un empeoramiento de sus síntomas, como dolor abdominal e hinchazón, o un empeoramiento de sus patrones intestinales (estreñimiento o diarrea) con la menstruación. Un estudio midió la sensibilidad del recto a la presión en distintas fases del ciclo menstrual de las personas con SII y las que no lo padecían (esto se hace con un globo insertado rectalmente) y descubrió que, durante la menstruación, las personas con SII presentaban un aumento significativo de la sensibilidad, lo que significa que sentían más dolor que en otros momentos del ciclo menstrual. Este hallazgo sugiere que los cambios hormonales asociados a la menstruación podrían amplificar las señales de dolor en las personas con SII.

Dolores de cabeza

Las fluctuaciones en los niveles de estrógenos pueden desencadenar migrañas menstruales, es decir, dolores de cabeza que se producen dos días antes o dos días después del primer día de sangrado. Éstas son ligeramente diferentes de las migrañas relacionadas con la menstruación, que se producen cuando ésta se va a tener, pero también pueden ocurrir en cualquier otro momento del ciclo, no exclusivamente junto con el sangrado. No se sabe si se trata de dos trastornos médicos distintos o de un trastorno dentro de un espectro. En las migrañas relacionadas con la menstruación, los dolores de cabeza deben estar temporalmente relacionados con la menstruación dos de cada tres ciclos. Las migrañas menstruales y las relacionadas con la menstruación suelen ser más graves que las migrañas que no tienen relación con el ciclo menstrual. Es otra excusa para que las mujeres sean falsamente tachadas de débiles o histéricas.

Las mujeres tienen unas tres veces más probabilidades que los hombres de padecer migrañas, por lo que la biología desempeña claramente un papel. El hecho de que el riesgo de que una mujer desarrolle migrañas empiece a aumentar con la primera regla y disminuya con la menopausia indica que los estrógenos desempeñan un papel clave en este fenómeno. Existen diversos mecanismos por los que los estrógenos pueden desencadenar migrañas, ya que modula las vías del dolor, amplificando sus señales (básicamente, subiendo la intensidad del dolor), y también puede afectar a los vasos sanguíneos del cerebro. La teoría predominante es que el desencadenante no son los niveles hormonales en sí, sino las fluctuaciones. Esta hipótesis se ve respaldada por el hecho de que las píldoras anticonceptivas a base de estrógenos, que evitan las fluctuaciones en los niveles de éstos, pueden ser una terapia eficaz para las migrañas menstruales.

Un factor importante en las migrañas es si van asociadas a auras, ya que esto puede afectar a las opciones terapéuticas. Las auras son síntomas neurológicos, como líneas en zigzag, luces parpadeantes o mareos extremos, que pueden acompañar a las migrañas. Se cree que representan espasmos en los vasos sanguíneos del cerebro; sobre todo, se asocian a un mayor riesgo de ictus. Por esta razón, una persona con auras no debe utilizar anticonceptivos que contengan estrógenos, ya que aumentan entre seis y siete veces el riesgo de ictus.

Además de todas las terapias estándar para las migrañas, las personas con migrañas menstruales o migrañas asociadas a la menstruación sin aura pueden probar los anticonceptivos a base de estrógenos (la píldora, el anillo o el parche). Estos medicamentos proporcionan un nivel constante de estrógenos, especialmente cuando se toman de forma continua, sin semana placebo, evitando las fluctuaciones que desencadenan las migrañas. Para alguien con auras, la píldora anticonceptiva sin estrógenos es una opción y evitará grandes fluctuaciones de la hormona; sin embargo, existe cierta producción de estrógenos y, por tanto, su retirada en cada ciclo. No se sabe si es suficiente para desencadenar migrañas. No estaría mal probarla durante dos o tres ciclos para ver si funciona. Para alguien que sufra migrañas menstruales y que tenga auras, y para quienes hayan fracasado los medicamentos no hormonales, puede ser aceptable probar la anticoncepción con estrógenos tras una discusión completa de los riesgos. En esta situación es recomendable consultar a un especialista en cefaleas.

Sistema inmunológico

El embarazo requiere cambios generalizados en el sistema inmunológico. Algunas partes de éste deben suprimirse para permitir el crecimiento del feto, pero otras deben estar activas para ayudar a controlar la invasión de la placenta. En general, para las personas con ovarios, la balanza se inclina hacia la hiperactividad del sistema inmunitario. En consecuencia, las mujeres tienen una mayor tasa de enfermedades autoinmunes, como el lupus eritematoso sistémico (LES), la artritis reumatoide y la esclerosis múltiple (EM). El riesgo de padecer enfermedades autoinmunes es tres veces mayor en las mujeres; en el caso de la EM, es quince veces mayor. Sin embargo, el riesgo de cáncer es menor en las mujeres que en los hombres. Básicamente, el sistema inmunitario tiene más oportunidades de atacarse a sí mismo, lo que vemos tanto en el aumento de las enfermedades autoinmunitarias como en la destrucción de las primeras células cancerosas.

Parte de la vigilancia del sistema inmunológico está cableada en los cromosomas X, pero otra parte se debe al importante impacto de los estrógenos. Los estrógenos estimulan el sistema inmunológico, mientras que la progesterona y los andrógenos (como la testosterona) lo inhiben. En consecuencia, se produce un salto en las afecciones autoinmunes en torno a la pubertad, y muchas personas informan de un empeoramiento de estas afecciones en determinadas fases del ciclo menstrual. Además, existen informes de mujeres trans que desarrollan afecciones autoinmunes cuando empiezan a tomar estrógenos durante su transición. Esta información no debe utilizarse para abogar contra la transición; según esa lógica, deberíamos dar a todas las personas con dos cromosomas X bloqueadores de la pubertad para evitar el aumento de las afecciones autoinmunes con la pubertad. Pero es importante que las personas trans conozcan este vínculo, para que puedan solicitar pruebas en caso de que presenten síntomas que puedan sugerir enfermedades autoinmunes. Se necesitan más datos a largo plazo.

Muchas afecciones médicas se asocian, a su vez, a ciclos menstruales irregulares, mayor riesgo de infertilidad e insuficiencia ovárica precoz. Por ejemplo, casi el 50 % de las mujeres con LES tienen menstruaciones menos frecuentes de lo esperado.

Cada vez existen más pruebas de que el sistema inmunitario humano se ha vuelto hipervigilante en los últimos cien años aproximadamente, porque ya no se ocupa de la carga infecciosa de los parásitos intestinales y otras infecciones. Recuerda que evolucionó para protegernos hace decenas de miles de años, cuando nuestros cuerpos estaban expuestos a retos inmunológicos mucho mayores. Uno de los grandes avances de los últimos cientos de años es que cada vez más personas viven sin parásitos. Pero quienes tienen un sistema inmunitario que se acelera con mayor facilidad (es decir, quienes menstrúan) pueden estar pagando un precio más elevado.

Epilepsia

Las personas con epilepsia tienen más probabilidades de presentar ciclos menstruales irregulares. La teoría principal es que la actividad eléctrica anormal del cerebro afecta a la liberación de la hormona liberadora de gonadotropinas (GnRH). Conociendo esta conexión, sigue siendo importante descartar otras causas de sangrado menstrual irregular. Además, algunos medicamentos utilizados para la epilepsia pueden afectar a los anticonceptivos hormonales y causar sangrados irregulares, y también pueden afectar potencialmente a su eficacia para prevenir el embarazo, por lo que es especialmente importante que informes al médico que te receta medicamentos para la epilepsia sobre tu método anticonceptivo. El médico que te prescriba la anticoncepción también debe conocer tu medicación para la epilepsia.

Creo que noto fluctuaciones en mi ciclo menstrual... ¿Y ahora qué?

Hay muchos síntomas que pueden variar con el ciclo menstrual. Si te preguntas si eso te está ocurriendo a ti, considera la posibilidad de hacer un seguimiento de tus síntomas con un calendario durante al menos tres ciclos. Comenta las variaciones de los síntomas con tu médico. Puede ser tu ginecólogo, pero también podría ser otro médico. Por ejemplo, si tienes diabetes y tu nivel de azúcar en sangre es más alto en una parte de tu ciclo, querrás comentarlo con tu endocrinólogo; si se trata de un cambio en la función intestinal, habla con tu gastroenterólogo.

Si detectas una fluctuación del ciclo menstrual en una afección, puede que tengas que aumentar y disminuir la terapia para esa afección a lo largo de las distintas fases de tu ciclo (si es posible). Otra posible opción es probar a eliminar la ovulación con anticonceptivos hormonales. Si el método elegido no funciona, siempre puedes dejarlo, pero probablemente necesites al menos un ensayo de tres ciclos para evaluar la eficacia del anticonceptivo sobre tus síntomas.

He aquí un ejemplo que observo a menudo: picor vulvar y/o vaginal que empeora justo antes y durante la menstruación. Podría estar relacionado con cambios hormonales, que a su vez pueden influir en el picor o en la colonización por levaduras; cambios en las sustancias químicas inflamatorias; o puede haber otras explicaciones hormonales o no hormonales. Por ejemplo, la fricción de las compresas menstruales podría ser el problema. Una opción en esta situación es aumentar de forma preventiva la medicación tópica para tratar el prurito uno o dos días antes de que se espere que empiece, lo que a menudo ayuda a reducir o eliminar el brote. Otra es probar con píldoras anticonceptivas continuas, tomadas de forma que no haya menstruación.

Conclusión

- Las fluctuaciones hormonales pueden producir efectos generalizados en el organismo, y los cambios en el funcionamiento o los brotes de enfermedades pueden estar relacionados con los cambios hormonales del ciclo menstrual.
- Una dieta sana para el cuerpo es una dieta sana para la menstruación. No existe una dieta para «optimizar» las hormonas.
- El estrés laboral, la escasez de alimentos, las EAI y el estrés de la violencia de género pueden afectar al ciclo menstrual.
- Se cree que las migrañas menstruales y las relacionadas con la menstruación se deben al descenso de estrógenos al final de la fase lútea.
- Tener dos cromosomas X y estar expuesto a estrógenos aumentan el riesgo de desarrollar enfermedades autoinmunes.

11

Seguimiento menstrual

En los últimos años, junto con la creación de una aplicación para casi todo, se ha producido lo que parece una explosión de personas que siguen sus ciclos con aplicaciones menstruales, y no sólo durante algunos ciclos. Estas aplicaciones tienen más de quinientos millones de usuarias en todo el mundo, e incluso la versión más reciente del Apple Watch promociona intensamente el componente del seguimiento menstrual. Su popularidad es innegable. La disponibilidad de estos productos sugiere que la menstruación se está tomando en serio como un proceso biológico que merece atención y cuidado, pero también forma parte de un patrón más amplio de personas que recopilan datos personales sobre su salud (cómo duermen, qué comen, cuántos pasos dan y demás) para mejorar su funcionamiento, un fenómeno conocido como «el yo cuantificado». Sin embargo, es importante recordar que parte de la razón de esta explosión de aplicaciones menstruales es que pueden generar dinero.

En el fondo, las aplicaciones menstruales son versiones de alta tecnología de las tarjetas que solíamos repartir en la consulta con tres meses de calendario y espacio para documentar los días de sangrado o manchado (cuando yo me formé, los médicos solían hacerse unas personalizadas para su consulta). Muchas aplicaciones permiten a la usuaria registrar otros síntomas relacionados con la menstruación, como el dolor de cabeza o la hinchazón. Algunas también proporcionan un algoritmo y permiten introducir datos biométricos, como la temperatura o los niveles hormonales en la orina, para predecir los días fértiles; de ahí que algunas personas las utilicen como herramientas para el conocimiento de la fertilidad, ya sea como método anticonceptivo o como forma de conocer su momento más fértil, para aumentar sus probabilidades de concepción. Aquí trataremos el uso de las aplicaciones de seguimiento menstrual en general. *Véase* el capítulo 29 sobre su uso como método anticonceptivo.

Los beneficios del seguimiento menstrual

El seguimiento del ciclo resulta útil para las personas con problemas menstruales. Si crees que tus menstruaciones se han ido acercando o espaciando, o son irregulares o abundantes, o tienes síntomas que crees que pueden estar relacionados con la menstruación, como dolores de cabeza o calambres menstruales, es casi seguro que los datos de tres ciclos te ayudarán a comunicar lo que ocurre a tu médico.

He aquí algunos ejemplos:

- Sumara está sentada en mi despacho con su teléfono. Se siente hinchada y con cambios de humor. Cuando hablamos de estos síntomas hace varios meses, le pedí que los siguiera durante tres ciclos para ver si fluctuaban en relación con la menstruación. Miramos los datos y parece claro que sus síntomas empiezan hacia el día veinte o veintiuno de cada mes, aproximadamente una semana después de ovular, y se resuelven hacia el segundo día de sangrado. Esta información nos ayuda a determinar que Sumara tiene síndrome premenstrual y nos permite decidir cuál es la mejor terapia basada en pruebas (para más información sobre el síndrome premenstrual, consulta el capítulo 9).
- Los períodos de Jane han sido irregulares, pero en su primera visita no recordaba el patrón (no es práctico pedir a la gente que guarde en su cerebro los datos de unos noventa días de sangrado, para recordarlos en un momento dado cuando los necesite su ginecólogo u obstetra). Pero ahora que tiene tres meses de datos menstruales que compartir, parece que sangra cada veintiséis o

veintiocho días, lo que significa que su ciclo es regular, pero también sangra uno o dos días al azar en mitad del ciclo (manchado irregular). Esto me ayuda a elaborar un plan mejor para investigar su patrón de sangrado anormal.

- Yumi tiene prurito vulvar y sólo ha mejorado parcialmente con esteroides tópicos. No está segura de si está relacionado con su ciclo menstrual o no. Las fluctuaciones hormonales pueden afectar al picor que sienten algunas personas, pero la fricción de las compresas menstruales también puede ser un factor, y Yumi las utiliza. Le sugerí que siguiera su ciclo durante uno o dos meses para ver si el picor empezaba antes del flujo o cuando comenzaba a llevar compresas. Con los datos en la mano, está claro que el picor empieza antes del flujo. Hablamos de utilizar anticonceptivos hormonales de forma continuada, para que no tenga la regla, y justo ésa resulta ser la pieza que faltaba en el rompecabezas de sus picores.

Si no tienes ningún problema médico, tu ciclo te parece regular y no te interesa saber cuándo eres más fértil, es poco probable que estas aplicaciones te resulten útiles desde el punto de vista médico. Sin embargo, dejando a un lado las preocupaciones médicas, a algunas personas les gusta la idea de tener un registro histórico de su ciclo o de ser más conscientes de su ciclo por diversas razones, desde asegurarse de que tienen productos menstruales a mano hasta reservar unas vacaciones que no coincidan con la menstruación, pasando por poder mirar los datos de una aplicación y pensar: «Oh, por eso me encuentro mal: mañana me viene la regla». Para algunas, este tipo de conocimiento del ciclo es tranquilizador e incluso fortalecedor. Para otras, sin embargo, puede ser una monitorización excesiva que provoque ansiedad. Los datos de los rastreadores del sueño muestran que estas aplicaciones pueden provocar tanto ansiedad como hipervigilancia sobre el sueño, lo que, paradójicamente, puede afectar negativamente al descanso. No tenemos muchos datos sobre los efectos negativos del seguimiento del ciclo, pero un estudio nos dice que, cuando el período llega en un momento distinto al previsto por la aplicación, algunas personas culpan a su cuerpo de ello, cuando a menudo es la aplicación la que ha calculado mal, lo que significa que algunas aplicaciones pueden hacer que estés en menor sintonía con tu cuerpo.

Preocupación por la privacidad: el lado oscuro de las aplicaciones de fertilidad

Tanto si una aplicación anuncia que puede utilizarse para hacer un seguimiento de los síntomas y sangrados para maximizar las posibilidades de embarazo como si es una forma de anticoncepción, el modelo de negocio es casi siempre el mismo: vender tus datos privados. Al igual que para una empresa farmacéutica, tú eres la fuente de ingresos. Aunque algunas aplicaciones se basan en suscripciones, lo que significa que pagas por descargarlas y utilizarlas, la venta de datos suele ser más rentable que cobrar cinco dólares al mes. Pagar por una aplicación no significa necesariamente que no esté vendiendo también tus datos.

Se lo recuerdo a mis hijos y a mí misma todo el tiempo: ninguna aplicación gratuita es gratuita, y con una aplicación que controla la salud, especialmente una que hace un seguimiento de tu menstruación, esos datos están un nivel por encima desde el punto de vista de la privacidad.

Es cierto que el hecho de que las aplicaciones recopilen y compartan datos puede ser útil. Existen excelentes trabajos de investigación que analizan grandes volúmenes de datos, algunos de los cuales he utilizado como referencia al escribir este libro; de otro modo no sería posible obtener tanta información sobre tantos ciclos menstruales de tantas personas. Muchas usuarias están encantadas de contribuir de este modo, pero la clave está en saber de antemano cómo podrían utilizarse tus datos. Si la privacidad te importa (y ya veremos por qué), pero participar en la investigación también, quizá quieras saber si puedes optar por no participar en la recopilación de datos con fines lucrativos, pero sí en la recopilación de datos con fines de investigación.

El dinero de las aplicaciones procede de la venta de tu información a empresas de intermediación de datos, que la utilizan para crear perfiles de usuario (por ejemplo, «alto nivel de ingresos, seguimiento del período, usuaria de gimnasio» o «estudiante, seguimiento del período, vegana»). Existe un informe aterrador de Apple titulado *Un día en la vida de tus datos* que merece la pena leer. Muchas aplicaciones no sólo recopilan datos sobre lo que te ha gustado o has mirado, sino que también merodean por tu dispositivo. Aquí tienes un extracto del informe de Apple que sigue a un padre y una hija ficticios que van al parque infantil y describe lo que ocurre con sus datos por el camino:

> Más tarde, en el parque infantil, John y Emma se toman un selfi. Se ponen a jugar con una aplicación de filtros y deciden añadir unas orejitas de conejo a la foto. Sin embargo, la aplicación de filtros puede acceder a todas las fotos del dispositivo y a los metadatos integrados, y no sólo al selfi que se acaban de hacer. John publica la foto en una aplicación de redes sociales. La aplicación vincula la actividad en línea actual de John a un conjunto de datos recopilados por otras aplicaciones, como su información demográfica y sus hábitos de compra, mediante una dirección de correo electrónico, un número de teléfono o un identificador publicitario.

Las empresas de datos saben dónde vives, qué te gusta comer y dónde te gusta ir. Cuando se añaden los datos menstruales a ese tesoro, saben cuándo puedes o no estar embarazada. Algunas de las consecuencias pueden ser molestos anuncios de un suplemento de hierbas no estudiado ni regulado que afirma falsamente su capacidad para regular los niveles hormonales, y estos anuncios pueden seguirte desde Facebook hasta el siguiente artículo que leas en Internet, pasando por Instagram. Pero puede ser mucho más siniestro, porque no es tan difícil averiguar a partir de los datos brutos quién corresponde a un determinado perfil de información. Al parecer, a partir de quince datos sin identificación, se puede identificar a casi el 99,98 % de las personas. El medio católico de noticias *The Pillar* informó de que utilizaron «registros comercialmente disponibles de datos de señales de aplicaciones» de un proveedor de datos para demostrar que un sacerdote había utilizado Grindr y visitado bares gays, lo que le llevó a dimitir de un cargo ejecutivo. Es detestable que los datos puedan utilizarse de esta manera, y esto debería servir de advertencia sobre la cantidad y los detalles de los datos personales que están a la venta.

Los datos menstruales podrían venderse potencialmente a las fuerzas del orden, y en Estados Unidos esto es una preocupación real ahora que muchos estados consideran que la vida comienza en la fecundación y hacen ilegal el aborto. Si estás en uno de esos estados y tienes un aborto clandestino (o incluso si tienes un aborto espontáneo, pero alguien piensa que has tenido un aborto clandestino), los datos de tu aplicación podrían ser citados para construir un caso contra ti. Si visitaste una clínica que practica abortos o una farmacia o una tienda que vende hierbas, todos esos datos pueden ser recuperados. Recuerda que muchas aplicaciones rastrean tu ubicación, ya sea de forma obvia (una aplicación meteorológica o Google Maps) o no tan obvia (muchas otras). No se trata de un futuro distópico teórico. En 2022, Vice informó de que una empresa llamada SafeGraph estaba recopilando datos que indicaban si un usuario había visitado Planned Parenthood. ¿Cuánto costaban los datos de una semana de visitas a los más de seiscientos centros de Planned Parenthood de Estados Unidos? Poco más de ciento sesenta dólares.

Se me ocurren otras formas de utilizar los datos de seguimiento del período contra las personas. En muchos lugares es ilegal preguntar a alguien si está embarazada en una entrevista de trabajo, pero los datos adquiridos de una aplicación podrían proporcionar esa información o dejar claro que alguien está intentando concebir si ha visitado clínicas de fertilidad.

Si te preocupa tu privacidad, aquí tienes algunas preguntas que debes hacer sobre cualquier aplicación de seguimiento menstrual que estés considerando:

- *¿Utiliza la aplicación sistemas de seguimiento de terceros?* Esto permite recopilar y compartir datos potencialmente sensibles. La política de privacidad debe indicarte si la aplicación rastrea datos y cómo los comparte, pero estos documentos pueden ser largos y confusos, las políticas pueden cambiar y no siempre es fácil optar por no compartir los datos. Además, los consumidores han sido engañados anteriormente por estas políticas. Por ejemplo, Flo

Health prometió mantener la privacidad de los datos. Sin embargo, ha llegado a un acuerdo con la Comisión Federal de Comercio de Estados Unidos por compartir «datos sanitarios sensibles de millones de usuarias de su aplicación Flo Period & Ovulation Tracker con empresas de *marketing* y análisis» y «no limitó la forma en que terceros podían utilizar estos datos sanitarios». Animo a quienes utilicen estas aplicaciones a que lean más sobre privacidad. Unas buenas fuentes son Consumer Reports, Mozilla y el Norwegian Consumer Council (sólo tienes que poner uno de sus nombres y «aplicaciones de seguimiento menstrual» en tu navegador).

- *¿La aplicación tiene su sede en Europa?* Las leyes de protección de la privacidad digital son más estrictas allí, pero eso no impide que una aplicación venda datos. Sin embargo, cuando se trata de una citación judicial de un gobierno que quiere acusarte de un aborto clandestino, el hecho de que la aplicación tenga su sede en otro país puede ofrecerte más protección.
- *¿Tus datos permanecen en el teléfono o van a la nube?* Los datos que permanecen en tu teléfono pueden ser más seguros, aunque si las fuerzas de seguridad consiguen tu teléfono y pueden abrir tu aplicación, podrán acceder a ellos. En 2022, *Consumer Reports* recomendó las aplicaciones Drip, Euki y Periodical como las más seguras desde el punto de vista de la privacidad, porque en el momento de elaborar su informe, todos los datos permanecían en tu teléfono. Además, ninguna de estas tres aplicaciones rastrea los datos.

El otro lado oscuro de las aplicaciones: la información que te acompaña durante el viaje

Muchas aplicaciones proporcionan información sanitaria integrada en la aplicación o en sus páginas web, y existe una gran variación en cuanto a su precisión. En un estudio, casi la mitad de las aplicaciones proporcionaban información sobre cómo el día de la concepción podía influir en el sexo del bebé (te sorprenderá saber que el día de la eyaculación no influye en si es un espermatozoide con un cromosoma X o uno con un cromosoma Y el que sale a la carrera). He leído desinformación médica en varias páginas web que apoyan las aplicaciones de seguimiento del período, y también he leído buena información. Pero ¿cómo distingue el consumidor entre la información mala y la buena cuando la aplicación en la que confía presenta ambas como iguales? Una vez que has decidido confiar tus datos de salud a una aplicación, especialmente a una que te ayuda a quedarte embarazada o a evitarlo, es más probable que creas la información que te proporciona. Después de todo, sabemos que cuando una aplicación predice incorrectamente la fecha de la próxima menstruación, muchas personas culpan a su cuerpo en lugar de cuestionar la exactitud de la aplicación.

Por ejemplo, en algunas aplicaciones menstruales o en sus cuentas de Instagram asociadas, he encontrado afirmaciones de que existe el síndrome del ovario poliquístico pospíldora (no es así) y que la amenorrea hipotalámica puede tratarse con la hierba medicinal ashwagandha (no hay datos de calidad que lo respalden), y que el «ciclo de semillas» podría ser algo que valga la pena probar. El «ciclo de semillas» (comer distintos tipos de semillas en diferentes momentos del ciclo menstrual para «optimizarlo») es más propio de un conjuro rechazado en un compendio de magia de segunda categoría, lo que plantea otra cuestión. Cuando leo desinformación en un sitio que apoya una aplicación menstrual, me pregunto: si la pseudociencia se cuela en sus contenidos, ¿se cuela también en los algoritmos que utilizan para predecir la fertilidad?

Lo mejor es pensar en una aplicación menstrual del mismo modo que en una empresa farmacéutica. Utiliza el producto y obtén información sobre tu salud de fuentes imparciales que no estén interesadas en que elijas un producto concreto. Al fin y al cabo, no obtendrías información médica sobre afecciones ginecológicas de los fabricantes de una píldora anticonceptiva. Desconfía de los contenidos escritos o revisados por naturópatas; yo, personalmente, comprobaría dos veces esa información.

Algunas aplicaciones ofrecen información religiosa, o información religiosa apenas velada, por lo que eso también podría ser un factor a tener en cuenta para algunas personas.

¿Cómo funcionan las aplicaciones?

Cuando elijas una aplicación, plantéate por qué quieres hacer un seguimiento de tus ciclos. Por ejemplo, ¿quieres una aplicación que te indique tu período fértil, para ayudarte a prevenir el embarazo, o una que te facilite echar la vista atrás y ver si tu menstruación ha sido realmente irregular? Si te interesa conocer tu ventana fértil, ya sea para maximizar o minimizar tus posibilidades de concepción, el funcionamiento de la aplicación importa mucho más que si simplemente estás recopilando datos. Las aplicaciones que se ofrecen específicamente como métodos anticonceptivos, como complemento de un método existente de conocimiento de la fertilidad, se tratan en el capítulo 29.

¿Cómo predicen estas aplicaciones el inicio del siguiente ciclo y/o la ventana fértil? Resulta que muchas obtienen resultados muy pobres. Y lo que es peor, como sus cálculos suelen ser patentados, resulta difícil realizar una evaluación rigurosa. Los investigadores sólo pueden evaluar su rendimiento examinando las herramientas y la información que proporcionan, creando pacientes ficticias o introduciendo datos históricos de personas reales en la aplicación para ver su rendimiento.

Un estudio de 2016, publicado en el *Journal of the American Board of Family Medicine*, descubrió que veinticuatro de treinta aplicaciones predijeron de manera incorrecta la ventana de fertilidad (lo que supone una espantosa tasa de fracaso del 72 %). Otro estudio descubrió que las aplicaciones examinadas predecían erróneamente el inicio del siguiente ciclo en un 20 % de las ocasiones.

Un grupo de investigadores creó los perfiles menstruales de cinco mujeres ficticias e introdujo los datos durante seis ciclos en diez aplicaciones de seguimiento del período. Todas las aplicaciones funcionaron bien para la paciente ficticia con un ciclo regular de veintiocho días, pero para los ciclos más irregulares, a menudo predijeron la ovulación antes de lo esperado. Otro estudio analizó veinte páginas web gratuitas y treinta y tres aplicaciones que afirmaban poder predecir la ventana fértil para maximizar la probabilidad de concepción; en general, las páginas web y las aplicaciones identificaron correctamente sólo el 75 % de los días fértiles. Otro estudio demostró que el 22 % de las aplicaciones presentaban imprecisiones en el contenido, en las herramientas que utilizaban para predecir el ciclo menstrual o en ambos.

En resumen, si dependes de una aplicación como herramienta de predicción, elegir una de calidad puede ser más difícil de lo que crees. Si te viene la regla un día distinto del que predijo la aplicación, hay bastantes probabilidades de que ésta se equivocara.

Conclusión

- Las aplicaciones de seguimiento menstrual se han convertido en un gran negocio.
- Cuando tienes un problema menstrual o relacionado con la menstruación, hacer un seguimiento de tus ciclos durante tres meses puede ser de ayuda, pero la única ventaja real que ofrecen las aplicaciones sobre el bolígrafo y el papel es la comodidad.
- Los datos de las aplicaciones, incluidos los datos menstruales, pueden comprarse a intermediarios, lo que podría tener graves consecuencias para algunas personas.
- Algunas aplicaciones promueven la mala información médica e incluso la desinformación, así que considera la aplicación como una herramienta, no como una fuente de información sanitaria.
- Muchas aplicaciones tienen problemas de rendimiento. Si tu menstruación llega en un momento distinto al previsto por la aplicación, es muy probable que su funcionamiento sea incorrecto.

12

Historia y seguridad de los productos menstruales

Antes de seguir adelante, pongámonos de acuerdo sobre la terminología. No son productos de «higiene femenina» porque:

- Necesitarlos no es señal de ser femenina; es señal de que necesitas algo para absorber la sangre.
- No son productos de higiene porque menstruar no es antihigiénico.

Son productos menstruales y son esenciales; y por favor, a cualquier tienda que venda productos menstruales, si todavía los etiquetan como «higiene femenina», gástense el dinero en un letrero nuevo. De verdad, supondrá un pequeño coste para ustedes y casi con seguridad las personas que menstrúan verán su tienda con mejores ojos, lo que imagino que puede ser bueno para el negocio (al margen de que sea lo correcto).

El estigma persistente que rodea a los productos menstruales es algo digno de contemplar, ¡y no es algo bueno! Me sorprende que incluso ahora, en la era de la COVID, la gente tenga una caja de pañuelos de papel en su escritorio y no le importe que alguien pase, coja uno y se suene la nariz. Los mocos se sueltan en el pañuelo en público. Claro, normalmente no podemos verlo, pero sabemos que está ahí, y los mocos y las gotitas respiratorias que los acompañan pueden propagar enfermedades. ¡Qué asco! Sin embargo, de alguna manera, este comportamiento es socialmente aceptable, mientras que, al mismo tiempo, a menudo sentimos que tenemos que hacer trucos de magia para esconder una compresa o un tampón mientras vamos al baño a hacer «nuestras necesidades».

Sin productos menstruales, las niñas, adolescentes y adultas que menstrúan se ven obligadas a aislarse socialmente durante la menstruación, o corren el riesgo de salir y empapar su ropa. El aislamiento social relacionado con la menstruación puede afectar a la escolarización, a la capacidad de mantenerse económicamente e incluso a la salud. Por desgracia, el acceso a los productos menstruales no es universal, y la pobreza menstrual (no poder permitirse los productos menstruales necesarios) es una preocupación real en todo el mundo. En una encuesta, el 70 % de las personas afirmaron que necesitaban hacer un presupuesto para poder permitirse los productos menstruales.

Los productos menstruales son también un gran negocio. Sólo en Estados Unidos, la industria genera tres mil millones de dólares al año (se podría pensar que, con ese poder adquisitivo, el secretismo sería cosa del pasado. Pero, bueno, es el patriarcado). Es absurdo que el 50 % de la población deba pagar por menstruar, mientras que el cien por cien de la población se beneficia de la menstruación. Para empeorarlo aún más, en muchos estados de Norteamérica, y en muchos otros países, los productos menstruales están gravados con impuestos. ¿Por qué debe el capitalismo quedarse con todo ese goloso dinero de la menstruación? El gobierno quiere sacar tajada.

¡Y menuda tajada! Hasta hace poco, algunos estados y países gravaban los productos menstruales como artículos de lujo, al mismo nivel que el alcohol y el tabaco, como si no sangrar sobre la ropa fuera un lujo. En el estado de Nueva York, se calcula que los ingresos derivados de gravar los productos menstruales ascendían a catorce millones de dólares al año antes de que el estado dejara de aplicar la ley. Sí, catorce millones de dólares generados por la mitad de la población; la mitad con más probabilidades de vivir en la pobreza. El impuesto y el coste de los productos menstruales en general es una carga adicional desproporcionada para quienes tienen dificultades económicas.

En el Reino Unido, el coste medio de los productos menstruales es de unas diez libras al mes. En Estados Unidos, la media es de 13,25 dólares al mes; a lo largo de una vida menstrual típica, eso equivale a 6360 dólares. Muchas personas necesitan esos 13,25 dólares al mes para otros gastos. Dada la desigualdad de ingresos entre mujeres y hombres, si, en lugar de pagar los productos menstruales a partir de los doce años, las adolescentes hubieran podido ingresar ese dinero cada mes en una cuenta del Tesoro de los Estados Unidos que generara un 2 % al año, tendrían unos 9955 dólares en esa cuenta a los cincuenta y dos años, la edad media de la menopausia. Si encontraran un fondo de bonos corporativos (ligeramente más arriesgado) que generara un 4 %, tendrían 15.872 dólares, y si invirtieran en el S&P 500, que genera alrededor de un 7,45 % de crecimiento (de media en los últimos veinte años), tendrían 38.482 dólares.

Si a alguien no le parece gran cosa, propongo que empecemos a cobrar impuestos a quienes *no* menstrúan cada mes, a partir de los doce años, para igualar las condiciones. Los meses en los que el pago se retrase o no se efectúe tendrán como resultado la pulverización aleatoria de fluido rojo en el trasero de sus pantalones para demostrar el impacto, la incomodidad y la vergüenza de no tener acceso a productos menstruales debido al gasto. Por supuesto, también se experimentarán las molestias y los gastos añadidos de lavandería y limpieza en seco.

O, mejor, podríamos abolir los impuestos menstruales y luego trabajar para que los productos sean gratuitos.

No todos los países tienen un impuesto sobre los productos menstruales. Kenia fue el primero de muchos países en abolir un impuesto, como Canadá, Mauricio, Colombia, India, Ruanda, la República de Irlanda y el Reino Unido.

En Estados Unidos, al menos ahora, los productos menstruales están cubiertos por las cuentas de gastos flexibles y las cuentas de ahorro sanitario, donde puedes reservar dinero antes de impuestos para gastos médicos. Hasta que lleguemos al punto de los productos gratuitos, creo que las escuelas, los edificios gubernamentales y todos los edificios de oficinas deberían proporcionar productos menstruales gratuitos, igual que lo hacen con el papel higiénico y el jabón. Los que no están de acuerdo parecen pensar que la gente va a ir por ahí haciendo acopio de productos menstruales, pero nunca plantean el mismo argumento sobre el papel higiénico.

Si quieres aportar tu granito de arena a la lucha contra el sistema que obliga a las personas que menstrúan a sentir vergüenza y a pagar más por la misma maquinaria biológica que te dio la vida, llama a tus representantes locales e insiste en que se cambie la ley si en tu zona existe un impuesto. Presiona también para que se legisle para que los productos menstruales estén disponibles sin coste alguno en los edificios gubernamentales y en todas las escuelas, y considera la posibilidad de poner los productos menstruales a la vista en el cuarto de baño de tu casa.

Historia de los productos menstruales

¿Qué utilizaba la gente antes de que los productos menstruales estuvieran disponibles comercialmente? La verdad es que sabemos muy poco al respecto, probablemente porque no interesaba a los hombres que documentaron la mayor parte de la historia del mundo; o quizá no mencionaban los productos menstruales por pudor o porque la sangre menstrual se relacionaba con enfermedades y, por tanto, era un tema que debía evitarse. Incluso los textos escritos por comadronas antes del siglo XIX no mencionan cómo gestionaban las mujeres la menstruación. Teniendo en cuenta lo detallados que son algunos de estos textos sobre enfermedades y partes del cuerpo, por ejemplo, describiendo la longitud de una típica «verga de hombre» (también conocida como pene), es poco probable que el pudor fuera la razón. Me pregunto si daban por sentado que todo el mundo sabía lo que había que hacer. Las comadronas tampoco explicaban cómo limpiarse después de ir al baño, así que quizá la mecánica del cuidado menstrual se consideraba de conocimiento común.

Incluso cuando las mujeres escribían sobre sus asuntos personales, la gestión práctica de la menstruación brilla por su ausencia. En algunos casos utilizaban eufemismos, como sentirse «enfermas» o «indispuestas», que podían significar que estaban menstruando, pero los estudiosos no pueden estar seguros. En su libro *Menstruation and the Female Body in Early Modern England*, Sara Read escribe que los manuales de ama de casa de los años 1600 y 1700 incluían información sobre cómo limpiarse las orejas y la nariz, pero nada sobre la menstruación. La doctora Laura Klosterman Kidd, en su tesis de licenciatura «Tecnología menstrual en Estados Unidos, de 1854 a 1921», investigó las cartas de las mujeres pioneras que emigraron al oeste de Estados Unidos, que eran lo bastante detalladas como para decir a otras mujeres lo que debían llevar en su equipaje, hasta la ropa interior, pero no incluían ninguna lista de provisiones para la menstruación. La doctora Kidd también evaluó muchos diarios y llegó a hacer un gráfico de ellos para ver si estar «enferma» o «indispuesta» aparecía con una frecuencia que pudiera sugerir la menstruación, pero no fue capaz de encontrar una conexión. Así es la cultura del silencio. Las mujeres no se sentían libres para escribir sobre la menstruación ni siquiera en sus diarios personales.

A menudo me he preguntado cómo se las arreglaban los primeros humanos con la menstruación. No podemos saber lo que hacían nuestros antepasados hace diez mil años, pero tenemos alguna información de los hazda, un grupo étnico tanzano que lleva un modo de vida de cazador-recolector y, por tanto, no utiliza productos menstruales comerciales. Las niñas y mujeres hadza usan telas y pieles como compresas reutilizables, y se lavan a sí mismas y a las compresas con jabón que elaboran con las semillas del árbol baobab. Curiosamente, la duración de su sangrado menstrual es inferior a la que experimentamos en la «sociedad moderna» (de dos a tres días) y la mayoría lo describe como ligero (aunque la definición de *ligero* no fue posible de precisar en el estudio). Una duración más corta y un flujo más ligero sugieren que en la época preagrícola la menstruación podía ser más fácil de llevar sin la ayuda de los productos menstruales modernos, porque se producía menor cantidad de sangre.

Existen informes en muchas culturas de mujeres ancestrales que utilizaban productos internos, como ropa o hierbas o incluso tela envuelta en un palo, insertados vaginalmente como tampones caseros, pero se desconoce la exactitud de los informes. Pasé algún tiempo recorriendo las madrigueras de Internet tratando de validar algunas de las afirmaciones y nunca encontré una referencia académica verdadera. ¿Eran estos productos puramente para la menstruación o se utilizaban con fines medicinales? Por ejemplo, los antiguos griegos escribieron sobre tampones vaginales hechos de lana empapada en grasa, pero no existen pruebas de que se utilizaran como los tampones que conocemos ahora; parece que eran medicinales.

Tendemos a «apelar a la sabiduría antigua», es decir, a idealizar lo que la gente hacía o quizá *podría haber hecho* en la antigüedad, en la creencia de que nuestros mayores sabían más. Si se introducían en la vagina un palo envuelto en musgo, ¿es una práctica que deberíamos resucitar? Aunque me fascina cómo se las arreglaban nuestros antepasados con la menstruación, que algo se utilizara históricamente no significa que fuera seguro, ni siquiera que funcionara bien.

Antes de 1900, cuando la menstruación no se entendía en el contexto de las hormonas y el endometrio, parece que existía la creencia transcultural de que era importante que la sangre saliera de la vagina, bien porque estaba contaminada y debía expulsarse por motivos de salud, bien porque era importante por motivos religiosos o culturales. Sara Read señala que en Inglaterra, en el siglo XVII, las trabajadoras del sexo utilizaban esponjas que se introducían vaginalmente para absorber la sangre y poder seguir trabajando mientras menstruaban, pero por lo demás no parece que fuera una práctica común, lo que significa que probablemente fuera un riesgo que estas trabajadoras del sexo se veían obligadas a correr para ganar dinero y sobrevivir. Es poco probable que fueran habituales los productos vaginales internos para la menstruación. Las mujeres utilizaban lo que tenían a mano, atándose o sujetándose entre las piernas trozos de piel de animal, trapos, trozos tejidos de lana o restos de prendas de vestir. Imagino que aquí entraba en juego una creatividad sin límites. Muchas culturas aconsejaban a las mujeres que descansaran, por lo que el hecho de estar confinadas en un dormitorio o una cabaña, sin tareas domésticas que realizar, podría haber limitado la suciedad. Sin embargo, también es posible que las mujeres simplemente sangraran sobre sus piernas y ropas.

Cuando se pusieron de moda prendas interiores como las camisolas, es probable que sirvieran para absorber la sangre. Una de las únicas descripciones de este uso procede del juicio de 1733 contra Sarah Malcolm en Inglaterra. Malcolm, lavandera, fue acusada de asesinar a tres mujeres; su patrona, de ochenta años, y otras dos sirvientas. A su patrona le habían robado y a las dos sirvientas las habían matado para encubrirlo. A una de las víctimas, Ann Price, le habían acuchillado el cuello, y a las otras dos mujeres las habían estrangulado. La sangre en la ropa de Malcolm se consideró una prueba de su culpabilidad; sin embargo, Malcolm explicó que era sangre menstrual. Según sus propias palabras:

> Si se supone que la maté con la ropa puesta, mi delantal debería estar ensangrentado, pero ¿cómo iba a llegar la sangre a mi camisola? Si lo hice con mi camisola, ¿cómo podría estar ensangrentado mi delantal, o la parte trasera de mi camisola? Y si lo hice vestida o desvestida, ¿por qué no estaban ensangrentados el cuello y las mangas de mi camisola, así como las partes inferiores?

Malcolm alegó que estaba de vigía en el atraco y que no tenía ni idea de que las personas a las que acusaba de cometer el delito iban a cometer un asesinato. Había otras pruebas de su culpabilidad además de la sangre en su ropa (tenía en su poder algunos de los artículos robados), y finalmente fue condenada y ahorcada. Se desconoce si cometió el asesinato o simplemente actuó como vigía. Las personas a las que acusó nunca fueron juzgadas. Sin embargo, el caso es un fragmento fascinante de la historia: una de las pocas veces que una mujer habló de cómo gestionaba la menstruación fue cuando defendía su vida ante el tribunal.

Los inicios de los productos menstruales modernos

Las primeras compresas desechables producidas comercialmente aparecieron a finales del siglo XIX en Estados Unidos. Se llamaban compresas de Lister, un guiño al médico Joseph Lister, que fue pionero en cirugía e introdujo el concepto de esterilización del material quirúrgico, entre otros descubrimientos importantes, vinculando así el producto con la limpieza y la esterilidad. Las compresas desechables también aparecieron en el Reino Unido (Southall's Sanitary Towels) y Alemania (Hartmann's). El material absorbente era gasa, algodón (piensa en bolitas de algodón) o lana de madera, que se fabrica descomponiendo tiras de madera con ácido (se utilizaba habitualmente en vendajes quirúrgicos y es bastante absorbente). La aparición de estas compresas coincide con el interés médico por la higiene, gracias a los nuevos conocimientos sobre los gérmenes y al movimiento hacia las técnicas antisépticas. A pesar de su precio, las compresas desechables encontraron mercado en el Reino Unido y Alemania, pero según *Under Wraps: A History of Menstrual Hygiene Technology*, de Sharra L. Vostral, las compresas de Lister no se vendieron bien en Estados Unidos, quizá porque eran caras y no mejoraban mucho las que las mujeres podían fabricar en casa.

En la década de 1920, las mujeres trabajaban cada vez más fuera de casa, y la idea de que debían descansar durante la menstruación, una antigua creencia médica, estaba cayendo en desuso. La idea de un producto menstrual desechable se hizo más atractiva. En esta era moderna entró Kimberly-Clark, con «Kotex», un compuesto de textura similar al algodón. Kotex se fabricaba originalmente con algodón celular, una fibra de pulpa de madera que se utilizaba en vendajes quirúrgicos, y el producto se introdujo con una inteligente campaña de *marketing* sobre higiene en revistas femeninas. Las compresas se sujetaban con alfileres o cinturones menstruales, y el diseño básico no cambió de forma significativa, excepto quizá en la elección del material absorbente, hasta la década de 1970.

Los primeros precursores de la copa y el disco menstruales eran de hule o incluso de metal no corrosivo (¡uf!). Estos dispositivos eran bastante grandes, porque los médicos de la época creían que las mujeres sangraban entre 120 y 300 ml durante la menstruación (ahora consideramos que 90 ml es excesivo). Afortunadamente, ¡nunca salieron al mercado! Viendo las patentes, imagino que habrían sido bastante incómodos. La primera verdadera copa menstrual de Estados Unidos fue Tassette, inventada en 1937 por Leona Chalmers, una actriz estadounidense. Estaba hecha de goma, y la publicidad se centraba en su carácter discreto y en la ventaja de no necesitar incómodos alfileres ni cinturones. La Segunda Guerra Mundial trajo consigo la escasez de caucho, por lo que la producción de Tassette se detuvo. Después de la guerra, se reintrodujo con un bombardeo publicitario, que incluía ofrecer muestras gratuitas a las enfermeras con la esperanza de que una campaña boca a boca de fuentes de confianza tuviera éxito, pero nunca despegó de forma que fuera rentable.

Los primeros tampones se fabricaron en 1931: Wix, de Frederick Richardson, y Tampax, de Earle Cleveland Haas, que era médico osteópata (al parecer, su mujer se prestaba a probar sus diseños). Como escribe Sharra Vostral en *Under Wraps*, la motivación del doctor Haas era que «simplemente estaba cansado de ver a las mujeres llevar esos malditos trapos» e intentaba ofrecerles una opción mejor. El nombre Tampax es una palabra compuesta de *tampón* y *paquete*. El diseño de Haas era único en el sentido de que la costura permitía que el tampón se expandiera longitudinalmente, e incluía un émbolo o aplicador desechable. En muchos aspectos, era muy similar a lo que usamos hoy. El aplicador pretendía evitar la necesidad de tocar el tampón antes de la inserción, aunque los temores de que eso supusiera un riesgo de infección eran, por supuesto, infundados. Al fin y al cabo, no es que los penes, los dedos y las lenguas sean estériles, y se introducen en las vaginas. Pero seguro que en algún momento hubo quien pensó que el aplicador era una precaución sensata: acercar los dedos a la vagina para introducir un tampón podría conducir a la masturbación masiva y, por tanto, a la caída del patriarcado.

Kotex introdujo poco después un tampón llamado Fibs, que en inglés significa «mentirijillas». En serio; al estilo de: «¿Me da un paquete de mentirijillas?». Fibs era la abreviatura de *fibras*, pero también jugaba con el hecho de que el período estaba oculto y sugería que las mujeres mentían, lo que posiblemente contribuyó a que no se pusiera de moda.

La verdad sobre el síndrome de *shock* tóxico

El síndrome de *shock* tóxico menstrual, o SSTm, es una enfermedad grave que se produce cuando el sistema inmunitario responde de forma agresiva y peligrosa a una toxina llamada TSST-1, producida por la bacteria *Staphylococcus aureus*. Aunque a menudo se relaciona con los tampones, la esponja anticonceptiva, los diafragmas y las copas menstruales también se asocian al SSTm. Estos productos los utilizan menos personas, lo que crea la ilusión de que son menos arriesgados; en realidad, es sólo que tenemos menos datos porque no son tan populares. La verdad es que no conocemos su riesgo en relación con los tampones.

El síndrome de *shock* tóxico también puede producirse cuando la toxina entra en la sangre a través de la piel por otras vías; por ejemplo, tras una intervención quirúrgica o una quemadura. Tanto el SST menstrual como el no menstrual son enfermedades graves, pero afortunadamente son poco frecuentes. El SST menstrual afecta a alrededor de 0,5 de cada cien mil personas al año, que es aproximadamente la misma tasa que el SST no menstrual. Para las mujeres menores de veinticuatro años, el riesgo de SSTm es ligeramente mayor, aunque sigue siendo inferior a 2 por cada cien mil. El SST menstrual se produce en los cuatro días siguientes a la menstruación y provoca fiebre, un descenso drástico de la tensión arterial, una erupción cutánea que acaba por descamarse e incluso un fallo orgánico. Muchas personas enferman lo suficiente como para necesitar cuidados intensivos y, por desgracia, incluso con la agresiva medicina moderna, algunas personas fallecen.

Los defensores de la «cultura de la pureza» utilizan con frecuencia el espectro del SSTm para ahuyentar a la gente de los productos menstruales vaginales, especialmente los tampones, por lo que muchas personas se sorprenden al conocer su rareza. He oído más de una vez a personas que tenían terror a los tampones por el SSTm y se quedaron atónitas cuando conocieron las cifras reales. El riesgo de muerte por usar tampones es de 0,02 por cada millón de personas al año, menos que el riesgo de morir alcanzado por un rayo (0,1 por cada cien mil) y mucho menos que el riesgo de morir atropellado por un vehículo como peatón (1,7 por cada cien mil al año en Estados Unidos), y sin embargo no decimos a la gente que no debe salir a pasear por culpa de los rayos o los automóviles.

El TSS menstrual se describió por primera vez en 1979 y su aparición está relacionada con la introducción de un nuevo tampón de Procter & Gamble llamado Rely. Antes de Rely, todos los tampones eran de algodón, algodón-rayón o una mezcla de algodón y viscosa, y se expandían longitudinalmente (es decir, hacia arriba y hacia abajo del canal vaginal). Rely tenía dos diferencias clave: el material absorbente eran cubos de espuma de poliéster y virutas con carboximetilcelulosa (un agente gelificante), con una cubierta de malla (como una bolsa de té), y se expandía tanto a lo ancho como a lo largo. El eslogan era: «Absorbe hasta las preocupaciones». Recuerdo haber usado uno en su día, y era tan grande que sacarlo era como dar a luz a un melocotón; un poco impactante para una niña de catorce años.

Un nuevo material, una mayor capacidad de absorción y una dirección de expansión diferente hicieron que Rely supusiera un cambio radical respecto a los diseños de tampones anteriores. Hoy en día, tales cambios de diseño requerirían estudios antes de que la Administración de Alimentos y Medicamentos de Estados Unidos (FDA) permitiera su comercialización, pero Rely se introdujo antes de que la FDA cambiara esas normas. Rely se comercializó de forma agresiva, y a finales de la década de 1970 lo utilizaban alrededor del 25 % de las mujeres estadounidenses. Para competir, otros fabricantes de tampones añadieron poliacrilato, un polímero superabsorbente, a sus tampones para aumentar la absorbencia. Y ¡bum!, el SSTm parecía estar en todas partes. Yo tenía catorce años y usaba tampones cuando el SSTm saltó a las noticias, y decir que mis amigas y yo entramos en pánico sería subestimar enormemente el impacto de estas historias. Rely se retiró del mercado estadounidense en 1980 y los casos de SSTm empezaron a descender. El poliacrilato fue retirado de los tampones en 1985.

Las teorías iniciales eran que el SSTm tenía que ver con la absorbencia de los tampones, pero ahora sabemos más. El *Staphylococcus aureus* es un colonizador, lo que significa que tenerlo en la vagina, en la nariz y en la piel es normal y no perjudicial en circunstancias normales («normales» significa que por lo demás estás sana y tu piel no se rompe, lo que permitiría a la bacteria entrar en el torrente sanguíneo). Alrededor del 10 % de las mujeres en edad menstrual son portadoras de *S. aureus* en la vagina, utilicen o no tampones. Pero no es sólo tener *S. aureus* lo que importa; debes tener una cepa que produzca TSST-1, y sólo un 1 % de las mujeres la portan. Luego, la TSST-1 debe llegar al torrente sanguíneo y, por último, el cuerpo debe generar esa respuesta inmunitaria exagerada. Pero la mayoría de las personas están protegidas de esta respuesta, ya que el 70 % de las mujeres tienen anticuerpos que pueden neutralizar la toxina. Básicamente, tu cuerpo tiene incorporada una carrera de obstáculos de SSTm, y funciona bien la mayoría de las veces.

Entonces, ¿cómo cambian los productos vaginales esta ecuación y crean una situación en la que puede desarrollarse el SSTm? En primer lugar, introducen aire cuando se insertan en la vagina. El oxígeno y el dióxido de carbono influyen en el microbioma vaginal, favoreciendo el crecimiento de *S. aureus* y TSST-1. Estos productos también pueden causar microtraumatismos con la inserción y la extracción, creando un portal para que la TSST-1 entre en la sangre. Los productos menstruales vaginales también pueden proporcionar un lugar para que crezcan las bacterias; por ejemplo, las fibras del tampón, y las copas menstruales pueden introducir biopelículas, estructuras complejas de colonias bacterianas, que pueden alterar aún más el microbioma vaginal.

¿Juega algún papel la absorbencia? Cuanto más tiempo esté un producto dentro de la vagina, más tiempo tendrán las bacterias para crecer y producir la toxina, y los productos más absorbentes suelen llevarse más tiempo. Utilizar un tampón más absorbente de lo necesario también podría influir, ya que algunos datos muestran que la mayor zona de producción de TSST-1 en los tampones está en los puntos secos (curiosamente, la sangre menstrual suprime el crecimiento de las bacterias productoras de TSST-1). Parece que la absorbencia es un sustitutivo de otros factores asociados a la producción de TSST-1.

No existen pruebas que respalden la afirmación de que los tampones orgánicos tienen menor riesgo de SSTM. ¿Qué ocurre con los tampones hechos totalmente de algodón frente a los de rayón? Aunque estudios anteriores indicaban que el algodón podría producir un entorno menos favorable para la TSST-1 que el rayón, investigaciones más recientes que reproducen mejor el microbioma vaginal sugieren que los tampones sólo de algodón podrían producir un entorno más favorable para la TSST-1. No existen datos suficientes para dar una respuesta concluyente, así que hasta que sepamos más, utiliza lo que desees y puedas permitirte.

Como era de esperar, veo mucha propaganda de que «los tampones convencionales son como palos letales del síndrome de *shock* tóxico» en las redes sociales, pero nunca he visto a ninguno de estos personajes influyentes hablar de los riesgos de SST por abscesos relacionados con lesiones cutáneas derivadas de la depilación púbica. Por otra parte, no existe ninguna maquinilla de afeitar ecológica a la venta, o al menos no todavía (lo cual me hace poner los ojos en blanco).

La conclusión es que el SSTm es grave, aunque, afortunadamente, muy poco frecuente, sobre todo teniendo en cuenta que dos tercios de las mujeres de Estados Unidos utilizan tampones en algún momento de su vida menstrual. Es importante conocer el SSTm del mismo modo que lo es conocer la caída de un rayo. Una vez informadas, las personas pueden tomar decisiones diferentes basándose en la información sobre los riesgos y beneficios de los tampones o las copas menstruales, y eso está bien. Teniendo esto en cuenta, aquí tienes algunos consejos prácticos sobre la seguridad de los productos menstruales y el SSTm:

- Utiliza el tampón de menor absorción que cumpla su función. Para las personas cuyo flujo empieza siendo bastante abundante y que luego tienen varios días de flujo ligero, lo ideal es una caja con distintas absorciones. Evita usar un tampón grande o un super plus en los días de flujo más ligero; esto también ayudará a reducir los microtraumatismos que pueden producirse al insertarlo y extraerlo en una vagina más seca.
- No te preocupes por la diferencia entre algodón y rayón; emplea el tampón asequible que mejor se adapte a tu cuerpo.
- Cámbiate el tampón cada seis u ocho horas (a menos que se empape con mayor rapidez). Los cambios más frecuentes introducirán más oxígeno y dióxido de carbono y pueden aumentar el traumatismo con la inserción; los cambios menos frecuentes dan a las bacterias más tiempo para crecer.
- No des por sentado que las copas y los discos menstruales son más o menos seguros que los tampones. El *S. aureus* productor de TSST-1 puede desarrollarse en las copas y existen algunas pruebas de que las copas más grandes podrían aumentar el riesgo (debido a una mayor superficie para la producción de toxinas o a más cantidad de aire con la inserción), así que opta por la copa o el disco más pequeño que se adapte a tus necesidades. Una opción podría ser utilizar una copa más grande para los días de más flujo y una más pequeña para los días de menos flujo.
- Con las copas menstruales, existe la preocupación de que el simple enjuague entre usos no elimine el *S. aureus* o el TTST-1. Una opción es hervir las copas entre las inserciones, lo que significa que necesitas tener dos. Cabe admitir que esto no está suficientemente estudiado.

Seguridad de los productos menstruales

Los datos sobre el síndrome de *shock* tóxico dejan claro que la regulación de los productos menstruales es importante, pero dicha regulación varía de un país a otro. En Estados Unidos, los productos menstruales están regulados como productos sanitarios y esto lo controla la FDA. Se registran y se autoriza su comercialización; no se aprueban como los productos farmacéuticos. Un producto registrado está sujeto a supervisión de fabricación, lo que significa que la FDA puede evaluar lo que ocurre en una fábrica. El registro también significa que hay que hacer un seguimiento de las quejas y los efectos adversos, y si surgen problemas, la FDA pedirá a la empresa que deje de fabricar y/o distribuir el producto.

Las compresas perfumadas y sin perfumar que utilizan materiales previamente autorizados por la FDA se consideran dispositivos de Clase I. El fabricante registra el producto y sale al mercado. Los dispositivos de Clase II, que presentan un riesgo mayor, incluyen cualquier producto fabricado con un material no autorizado previamente para su uso, o cualquier dispositivo que se inserte por vía vaginal. Se requieren estudios de seguridad cuando se introduce cualquier componente o diseño nuevo. Si todo parece correcto, la FDA registra el dispositivo y puede ser comercializado. Si no está registrado, el producto no puede salir al mercado. La excepción son las copas menstruales; pueden llegar a las estanterías sin esperar el visto bueno, pero aun así deben presentar la documentación para su registro.

La FDA no exige que los ingredientes de los productos menstruales figuren en el envase ni estén a disposición del público a través de la FDA; recientemente, Nueva York se convirtió en el primer estado que exige esa información en el envase. Algunas marcas indicaban sus ingredientes varios años antes de que esta ley entrara en vigor, pero por sí solo, el nombre de una sustancia química utilizada en la fabricación no dice mucho desde el punto de vista de la seguridad. El formaldehído es una sustancia química preocupante que se asocia a riesgos para la salud, pero nuestro cuerpo produce formaldehído y también se encuentra de forma natural en las manzanas. Imagínate que enumerara los ingredientes de una receta sin información sobre la cantidad; ¡cambia mucho si hay ⅛ de cucharadita, una cucharada o una taza de chile en polvo en una receta! La dosis de algunas sustancias químicas es demasiado baja para tener un efecto significativo; otras pueden ser preocupantes si se acumulan con el tiempo; y para otras, ninguna dosis se considera segura. Además, su aplicación importa: ¿se utilizó la sustancia química en la fabricación, pero no quedan residuos, o se encuentra en el producto final? Y si se encuentra en el producto final, ¿está fuertemente ligado, lo que significa que no hay posibilidad de que pase del producto a la piel o a la vagina, o existe el riesgo de que pueda filtrarse y suponer un peligro para la salud? Las listas de ingredientes en sí no son tan útiles, y aunque la transparencia es importante, los ingredientes deben interpretarse de forma adecuada.

Durante mucho tiempo se ha insinuado que las llamadas compresas y tampones convencionales tienen más probabilidades de contener sustancias químicas nocivas, procedentes de la fabricación o de residuos de pesticidas, que las denominadas ecológicas. Nunca ha habido un estudio revisado por expertos en la bibliografía médica que respalde esta afirmación. Sin embargo, la mitología genera miedo y es una forma cómoda de que los productores ecológicos cobren más por ofrecerte un producto supuestamente «más puro». En algunos casos, los productos menstruales ecológicos cuestan el doble que los no ecológicos. Pensemos ahora en cuántas personas sufren pobreza menstrual. Personalmente, creo que es una táctica de *marketing* repugnante para asustar a la gente y que pague más por un producto que nunca ha demostrado ser superior.

La FDA «recomienda que los productos estén libres» de residuos de pesticidas, y si hay algún residuo, hay que comunicarlo a la FDA, al igual que el método utilizado para su detección. No he podido encontrar ningún fabricante de compresas o tampones que indique específicamente los residuos en sus productos, pero muchos indican «sin pesticidas», que es un término de *marketing* y no se basa en pruebas de laboratorio. No se requiere literalmente ninguna prueba o ensayo para poner una etiqueta de «sin pesticidas» en una caja de tampones, así que, personalmente, lo considero inútil. «Orgánico» no significa libre de pesticidas; significa que la empresa utiliza pesticidas que están certificados como orgánicos, pero eso no te indica hasta qué punto han sido probados.

¿Qué ocurre con las sustancias químicas que pueden llegar a los productos menstruales en el proceso de fabricación? Un grupo de sustancias químicas que preocupa en los productos de cuidado personal son los ftalatos, que son sustancias químicas que alteran el sistema endocrino. A menudo se hace referencia a los ftalatos como «plastificantes», ya que hacen que los plásticos sean más duraderos, pero se encuentran en muchas cosas (champú, esmalte de uñas, perfumes y cortinas de ducha son sólo algunos ejemplos) y, por desgracia, llegan hasta nosotros. La mayoría de las personas tienen niveles detectables de ftalatos. Existe la preocupación de que la exposición a los ftalatos durante el embarazo pueda ser perjudicial para el feto en desarrollo, y pueden tener otros efectos negativos sobre las hormonas, pero se desconoce la naturaleza completa del riesgo que plantean. El polvo de interiores y los alimentos son grandes fuentes de exposición a los ftalatos. Los alimentos pueden contaminarse con ftalatos en el envase o en los guantes que llevan los manipuladores de alimentos.

Los ftalatos se encuentran en muchos productos de cuidado personal, por lo que no es sorprendente que se hayan identificado en compresas menstruales, protectores y tampones, así como en jabones, toallitas, duchas vaginales y espráis de «higiene femenina». No se sabe cómo llegan estas sustancias químicas a las compresas, los protectores y los tampones, pero hay varios pasos en la fabricación que podrían ser una fuente potencial; por ejemplo, el proceso por el que el adhesivo o la lámina superior que controla la humedad se pega a la compresa. Las compresas, los protectores y los tampones ecológicos no han demostrado ser mejores en este sentido que los productos convencionales. Un estudio nos dice que las personas que utilizan duchas vaginales corren un mayor riesgo de tener más ftalatos en su organismo (una preocupación que no hace sino engrosar la lista de razones por las que las duchas vaginales son perjudiciales), pero el uso de tampones no parece ser un factor de riesgo de niveles más elevados, por lo que resulta tranquilizador. Un estudio sobre pañales indicó que la cantidad de ftalato transferida era muy baja (oscilaba entre el 0,00006 y el 2,3 %), lo que significa que se desprendía muy poco de los pañales, por lo que teóricamente el riesgo de exposición sería bajo. Aunque no sabemos hasta qué punto se absorben los ftalatos de los productos menstruales, es probable que sean una fuente menor de exposición en comparación con los alimentos y otras vías. Hay que admitir que es necesario seguir trabajando en este campo.

Otro grupo preocupante de sustancias químicas son los compuestos orgánicos volátiles (COV), entre los que se incluyen el formaldehído, el benceno, el etilenglicol, el cloruro de metileno, el tetracloroetileno, el tolueno y el 1,3-butadieno. Algunos pueden causar irritación cutánea y otros se han relacionado con el cáncer, resultados reproductivos adversos y peor salud en general. Los COV pueden liberarse al aire que respiramos por las pinturas, los productos de limpieza, los productos de cuidado personal, los ambientadores, los incendios forestales, el humo de los cigarrillos e incluso al cocinar, por citar sólo algunos ejemplos.

Algunos estudios han analizado los COV y los productos menstruales. Uno realizado en Estados Unidos descubrió que, aunque todos los productos analizados contenían algún tipo de COV tóxico, la cantidad era bastante baja, y que los tampones y la mayoría de las compresas están asociados a «riesgos cancerígenos y no cancerígenos que se sitúan por debajo de las directrices de protección de la salud», lo que significa que no parecen preocupantes. Los espráis y los polvos se asociaron a una mayor exposición a sustancias químicas potencialmente cancerígenas. Otro estudio, de Corea, evaluó los productos menstruales y también descubrió que, aunque los COV se hallaban en todos los productos, si suponían que se absorbía el cien por cien de las sustancias químicas (lo cual es improbable), el peso de la persona que utilizaba los productos era de 43 kilos (para aproximarse al tamaño de una niña de doce o trece años); los cuerpos más pequeños entrañan un riesgo mayor, ya que la cantidad absorbida da lugar a concentraciones más elevadas cuando hay menos masa corporal para diluirla. Los productos se utilizaron a razón de noventa protectores al mes (o tres al día) o veintiuna compresas menstruales gruesas al mes (tres al día durante siete días); la cantidad de COV encontrada no suponía ningún riesgo.

Otro estudio analizó los COV en la sangre de usuarias de tampones y compresas y no halló ninguna fluctuación en función del momento del ciclo menstrual. Este dato puede ser el más importante, porque si los productos menstruales absorbieran COV, esperaríamos ver fluctuaciones cuando se utilizaran. En este estudio, el grupo que usaba tampones tenía niveles más altos de dos sustancias químicas en general: 2-butanona y metil isobutil cetona. Aunque estas sustancias químicas se utilizan en la fabricación de tampones, también se encuentran en otras cosas; por ejemplo, la 2-butanona está presente en los tomates, el té y el trébol blanco, y la metil isobutil cetona en el café. Su presencia no prueba la causalidad, ya que las usuarias de tampones pueden haber estado expuestas por otras vías.

Deberíamos saber más sobre lo que contienen los productos menstruales, y nuestros gobiernos deberían establecer niveles aceptables de exposición, pero a principios de 2023 no había datos que sugirieran ningún motivo de alarma. Aunque puede asustar leer sobre sustancias químicas potencialmente nocivas, y hay que admitir que el tema está poco investigado y se necesitan más estudios de calidad, he aquí algunos puntos a tener en cuenta:

- Los productos menstruales no se han relacionado con cánceres, menopausia precoz, infertilidad ni ningún problema de salud relacionado con la exposición a sustancias químicas tóxicas o que alteren el sistema endocrino.
- Los ftalatos y los COV se encuentran en muchas cosas, por lo que centrarse en los productos menstruales desvía la atención de fuentes que son riesgos conocidos para la salud. La fabricación de la que dependemos a menudo conlleva el uso o la liberación de sustancias químicas potencialmente nocivas, y los mayores riesgos de exposición proceden probablemente de los alimentos, el agua, el aire y el suelo. Los datos actuales sugieren que la exposición de los productos menstruales, si es que existe, es mucho menor que la de otras fuentes. Desde el punto de vista médico, lo mejor es reducir las exposiciones conocidas de mayor riesgo en tu vida, sobre todo las procedentes de productos no esenciales.
- Deben evitarse los «jabones femeninos», las duchas vaginales, los polvos, las toallitas, los espráis y los productos menstruales perfumados, ya que hay datos que los relacionan con la exposición a ftalatos y COV. Además, estos productos no tienen ningún beneficio para la salud; las duchas vaginales se han relacionado con un mayor riesgo de infecciones pélvicas y vaginales, y las toallitas, los

espráis y los productos perfumados pueden provocar irritación. Los aceites esenciales se incluyen en esta categoría, ya que se ha descubierto que tanto los aceites esenciales normales como los «naturales» liberan COV potencialmente peligrosos. No es obligatorio que los aceites esenciales revelen sus ingredientes en sus etiquetas, por lo que se desconoce realmente a qué podemos estar expuestos.

- Algunas marcas someten sus fibras de algodón y rayón a pruebas de residuos nocivos realizadas por OEKO-TEX, un organismo independiente de certificación de textiles. Cuando un producto recibe una credencial y un sello de Standard 100 (que normalmente puedes encontrar en la página web del producto), significa que las fibras se han sometido a pruebas y están dentro de los límites de seguridad para más de cien sustancias nocivas. Las pruebas no incluyen todas las sustancias potencialmente nocivas, pero sin duda aportan otra comprobación de seguridad.

La seguridad de los productos menstruales

El legado del tampón Rely es un recordatorio de lo que ocurre cuando un nuevo producto pretende trastornar la tecnología menstrual sin hacer primero el importante trabajo de laboratorio. Un producto menstrual radicalmente diferente sólo resulta útil si esas diferencias son seguras. Eso requiere estudios, preferiblemente los publicados en revistas revisadas por expertos. Debido a la rareza del síndrome de *shock* tóxico menstrual, incluso con Rely hizo falta que cientos de miles de mujeres utilizaran el producto antes de que apareciera un patrón preocupante, por lo que es esencial estudiar cualquier tecnología nueva en condiciones de laboratorio que se aproximen a la vagina.

Ten esto en cuenta la próxima vez que veas que una nueva empresa entra en el negocio de los productos menstruales. Las empresas pueden inventar sin duda nuevas tecnologías útiles, pero la responsabilidad de demostrarlo recae sobre ellas. Por ejemplo, si una empresa afirma que sus tampones infundidos con CBD pueden aliviar los dolores menstruales, busca estudios publicados sobre el impacto del CBD en el microbioma vaginal, y concretamente en la producción de TSST-1. Si estos estudios no existen, la empresa está jugando literalmente con la salud de sus consumidores. Cuando la gente se pregunta por qué algunos de estos productos no están disponibles en Estados Unidos, es porque las empresas no han presentado datos a la FDA.

Conclusión

- Antes de finales del siglo XIX, las mujeres utilizaban principalmente pieles, retazos de tela y otros materiales absorbentes como compresas caseras, o iban sin ellas y sangraban sobre sí mismas y/o sobre su ropa.
- El síndrome de *shock* tóxico menstrual es una afección grave pero rara que se asoció por primera vez a tampones extraordinariamente absorbentes que ya no se comercializan. Todavía se produce en una proporción de 0,5 por cada 100.000 mujeres, y puede estar causado por tampones, copas y discos menstruales, o incluso esponjas anticonceptivas.
- No hay pruebas creíbles de que los productos orgánicos sean más seguros desde el punto de vista del síndrome de *shock* tóxico, ni de que tengan más probabilidades de estar libres de sustancias químicas potencialmente preocupantes.
- La FDA no exige que los fabricantes de productos menstruales publiquen los resultados de las pruebas de residuos, y términos como «sin pesticidas» en la etiqueta carecen de sentido. Los consumidores que busquen más tranquilidad pueden elegir productos que hayan obtenido la certificación independiente de OEKO-TEX.
- Aunque se han encontrado sustancias químicas como ftalatos y COV en muchos productos menstruales, basándonos en lo que sabemos, actualmente no existe motivo de preocupación.

13

Productos menstruales modernos

Hoy en día tenemos muchas opciones de productos menstruales, lo cual es estupendo, porque una sola opción no sirve para todos.

Hay que tener en cuenta muchos factores a la hora de elegir un producto menstrual, como la intensidad del flujo, el tiempo que necesitas utilizar el producto en cada ciclo, el deseo y la capacidad de emplear un producto vaginal, las actividades que quieres realizar mientras menstrúas, el impacto medioambiental del producto, el coste y, por supuesto, la comodidad básica. Algunas personas también deben tener en cuenta consideraciones religiosas o culturales. Además, lo que te gusta o necesitas puede cambiar con el tiempo.

Los estudios sugieren que lo que más angustia a las personas con menstruaciones abundantes es cuando la sangre se filtra a su ropa, lo cual es comprensible, por lo que tener un producto que cumpla su función es de vital importancia. Pero, en última instancia, gran parte de la decisión se reduce a las preferencias personales.

Compresas menstruales desechables

Las compresas desechables son quizá la opción más popular. No requieren mucho proceso de aprendizaje, aunque puede ser necesario experimentar un poco para encontrar una que se adapte a tus necesidades. Personalmente, yo tenía pérdidas por la parte posterior de la compresa, así que cuando aparecieron las compresas extralargas, supuso un cambio radical para mí. Siempre me pregunté si se debía a mi altura, a mi flujo abundante o a una combinación de ambas cosas. Pero podría haber sido simplemente la forma única de mi cuerpo.

Las compresas tienen varios componentes. El primero es el relleno absorbente, que parece algodón, pero puede ser cualquiera o una combinación de los siguientes: algodón, celulosa, rayón y poliéster. Algunos absorbentes tienen también un núcleo de gel o espuma, que aumenta la absorbencia de forma significativa. El gel o la espuma absorben la sangre un poco más despacio que el otro relleno, pero la retienen. También hay una capa superior que deja pasar la sangre y evita que vuelva a la piel; a veces tiene perforaciones para permitir la circulación del aire. Es importante mantener la piel seca, para reducir la irritación. La capa superior puede ser de algodón o de un tejido sintético como el polipropileno o el polietileno. En general, los sintéticos evitan mejor que la humedad vuelva a la piel. Algunas compresas tienen un emoliente en la capa superior. Las compresas también tienen una capa posterior impermeable, normalmente de plástico, para evitar que se filtre la sangre. La compresa se adhiere a la ropa interior mediante un adhesivo similar al pegamento de manualidades, que sustituye a los cinturones menstruales (si no sabes lo que son los cinturones menstruales, considérate afortunada).

Las compresas suelen tolerarse muy bien, y no tenemos estudios que digan que una es mejor que otra. El tacto y la sensación son muy personales; te gusta lo que te gusta, y lo que a ti te irrita puede no molestar a otra persona. Algunas personas con afecciones cutáneas, prurito vulvar o dolor vulvar (como la vulvodinia, una afección de dolor nervioso de la vulva) me dicen que las compresas desechables les resultan más irritantes, así que, si es tu caso, quizá valga la pena que acudas a tu médico para que evalúe estas afecciones. Las personas con piel sensible pueden encontrar que una marca es mejor para ellas, del mismo modo que algunas pueden preferir una marca concreta de champú y acondicionador.

Algunas compresas desechables son biodegradables, lo que también puede influir a la hora de decidir su compra.

Algunos fabricantes añaden fragancia a sus compresas, pero para mí la implicación no tan sutil es que hueles mal cuando tienes la regla; es decir, ¿por qué si no necesitarías una compresa que huele a pedos de elfos del bosque? Pero, aparte de perpetuar las ideas sobre el olor menstrual, existen problemas médicos con estos productos, especialmente con los que utilizan aceites esenciales (que es una forma de añadir fragancia sin decir directamente que contiene fragancia añadida). Los aceites esenciales llevan el halo de lo «natural», lo que significa que se supone que los productos que los utilizan tienen un beneficio para la salud, o al menos son seguros; pero no siempre es así. El problema más urgente, en el sentido de usar este producto para obtener otro problema, es la irritación, ya sea por dermatitis de contacto o por reacción alérgica. Los aceites esenciales pueden irritar la piel, especialmente la vulva, que es más susceptible a los irritantes, pero parece que se encuentran en la capa superior de algunas de estas compresas. Alguien dejó una vez un comentario en mi Instagram en el que calificaba una marca como «compresas picantes» por la irritación cutánea resultante de usarlas, y así es como las describo ahora en la consulta (gracias a quienquiera que fuera, por cierto). Si una compresa hace que sientas calor u hormigueo en la piel, eso no es un efecto beneficioso, es un signo de irritación. Los aceites esenciales también liberan compuestos orgánicos volátiles (COV) potencialmente peligrosos, como acetona, acetaldehído y tolueno (y no parece existir ninguna diferencia entre los aceites esenciales normales y los naturales en lo que se refiere a los COV peligrosos).

La ventaja de las compresas es que no se introducen vaginalmente y no existe riesgo de síndrome de *shock* tóxico. Las desventajas son que a algunas personas les resultan incómodas o irritantes, y no son útiles para nadar y pueden ser incómodas para otros deportes. También pueden desplazarse, aunque las alas u otros adhesivos laterales pueden ayudar a reducir ese problema (pero maldita sea, cómo duele cuando se te engancha el vello púbico en el adhesivo).

Las compresas pueden tener un impacto pequeño pero medible en la temperatura de la piel y en la humedad de la superficie, pero no parece que sea clínicamente relevante; llevar protectores con regularidad no provocará infecciones por hongos, cambios en el pH vaginal ni otros problemas de salud aparte de la posible irritación por el roce mecánico de la compresa.

Compresas menstruales reutilizables

Son exactamente lo que piensas: una versión modernizada de los paños menstruales. Suelen estar hechas de algodón, franela o vellón. Algunas compresas reutilizables son sólo de tela; otras tienen inserciones extraíbles, y otras tienen el dorso de plástico. Generalmente se abrochan alrededor de la entrepierna de la ropa interior con un broche o velcro. En Internet se puede comprar una gran variedad de compresas, muchas con tejidos divertidos, pero también hay patrones de costura disponibles en línea para quienes decidan confeccionarse las suyas propias.

Las mujeres llevan miles de años utilizando paños de esta forma, y el único problema importante es el riesgo de irritación, ya sea por la fricción de las compresas o por la humedad contra la piel. También hay que lavarlas, lo que puede ser una dificultad para algunas personas. No hay estudios que comparen las compresas de tela con las desechables, pero usando los pañales como referencia (entendiendo que la orina y las heces no son sangre, pero la humedad es la humedad), los pañales desechables tienden a asociarse con menos bacterias en la piel y menos problemas de irritación.

Las grandes diferencias entre las compresas de tela y las desechables son:

- *El tacto de la compresa.* La tela es más suave. Las personas con dolores o afecciones cutáneas que afectan a la vulva pueden preferir sobre todo el tacto de las compresas lavables.
- *La sostenibilidad.* Aquí gana la tela.
- *Absorbencia.* Ninguna compresa lavable puede igualar la capacidad de una compresa desechable para evitar que la humedad entre en contacto con la piel, ni la absorbencia de una compresa con núcleo de gel o espuma.
- *Comodidad.* Si empapas una compresa desechable mientras estás fuera de casa, simplemente la tiras y utilizas otra. Si empapas tu compresa reutilizable mientras estás fuera de casa, necesitas una bolsa para llevarla a casa y lavarla, o no es reutilizable.

Ropa interior menstrual

Tal como suena, la ropa interior menstrual es ropa interior que absorbe la sangre (básicamente un híbrido de ropa interior y compresas reutilizables). La parte absorbente consta de capas de microfibras sintéticas o lana merina, y algunas tienen un componente de poliuretano (plástico) para evitar las pérdidas. En Estados Unidos hay muchas marcas en el mercado y se presentan en una gran variedad de absorbencias y estilos (culotes, bikinis, de cintura alta, y demás). La sección Wirecutter de *The New York Times* hace un buen trabajo revisando la ropa interior menstrual y recomiendo encarecidamente hacer una búsqueda en Internet para conocer su opinión más reciente sobre las marcas disponibles, su rendimiento en situaciones reales, su precio y en qué medida tienen aspecto y tacto de «pañal». En junio de 2022, Thinx Hi-Waist fue su elección número uno, pero había muchas opciones estupendas para distintos presupuestos y necesidades. Algunas marcas también fabrican ropa interior menstrual apta para nadar.

La ventaja de la ropa interior menstrual es que no tiene el volumen de las compresas y puedes estar preparada si crees que te va a venir la regla, pero no estás segura. A algunas personas les resultan menos irritantes que las compresas, y son una gran opción si no te gustan otros productos menstruales o no quieres llevarlos encima (si tienes una menstruación muy abundante, presta atención a la absorbencia recomendada). La ropa interior menstrual puede ser especialmente reconfortante para las adolescentes con ciclos irregulares, porque sentarte en clase con trece años y darte cuenta de que acabas de empapar la ropa hasta la silla es lo peor. Tengo cincuenta y siete años y aún lo recuerdo claramente, aunque fue hace cuarenta y tres años. Estaba en clase de inglés de octavo curso y estábamos leyendo *El poni rojo* (muy apropiado, ¿verdad?) de John Steinbeck. Desde entonces, estuve llamando a mi período «el poni rojo» durante años.

El inconveniente de la ropa interior menstrual es el precio. La mayoría cuesta entre treinta y cincuenta dólares, aunque hay algunas opciones menos caras. El número de mudas que necesites dependerá de lo abundante que sea tu flujo y de la frecuencia con que quieras lavarlas, pero tres o cuatro mudas pueden costarte entre cuarenta y ciento cincuenta dólares, dependiendo de la marca que necesites, y eso es un gran gasto inicial para muchas personas.

Puede que tengas que cambiarte la ropa interior menstrual a lo largo de un día si se empapa, lo cual es un poco molesto si estás en un baño público. Sin embargo, hay algunos modelos con abertura lateral, lo que significa que no necesitas quitártelo todo de cintura para abajo en un baño público (en este caso estoy pensando sobre todo en la asquerosidad del suelo).

Ha habido informes en Internet que afirman que la ropa interior menstrual contiene sustancias perfluoroalquiladas y polifluoroalquiladas (PFAS), que son COV. Con titulares aterradores como «Informe: el 65 % de la ropa interior menstrual analizada está probablemente contaminada con sustancias químicas PFAS», es comprensible que la gente esté preocupada. Sin embargo, en este caso hay mucha desinformación y pura fobia a los productos químicos. Los PFAS se emplean en muchas cosas porque tienen propiedades útiles. Por ejemplo, hacen que las cosas sean resistentes al agua y a la grasa, pueden ser ignífugas y reducen la fricción. Es difícil encontrar una industria que no esté afectada por los PFAS. La pintura, las cuerdas de guitarra, la moqueta, la cera para esquiar, los cosméticos, el champú, la crema solar y la ropa resistente al agua no son más que una pequeña muestra.

No conocemos todas las ramificaciones sanitarias de los más de nueve mil PFAS, pero algunos se asocian a enfermedades tiroideas, aumento de los niveles de colesterol, cáncer de riñón, supresión del sistema inmunitario y bajo peso al nacer entre los fetos expuestos durante el embarazo. También existen indicios más débiles que relacionan algunos PFAS con el cáncer de mama, la aparición precoz de la pubertad y ciertas complicaciones del embarazo, como la hipertensión arterial. Curiosamente, las personas que menstrúan suelen tener niveles más bajos de PFAS en sangre, porque algunos PFAS se eliminan con la sangre menstrual.

Los PFAS se conocen como sustancias químicas «permanentes» porque entran en nuestro mundo, pero no se degradan, por lo que se acumulan. Se encuentran en el aire, el agua y el suelo de todo el mundo, incluso en el Ártico y el Antártico. Además, se hallan en muchas de las cosas que tocamos. Así que los PFAS no son sólo sustancias químicas «permanentes», sino también «omnipresentes».

La mayoría de los expertos coinciden en que el mayor riesgo procede de la exposición durante la fabricación de PFAS o de la contaminación procedente de la fabricación (base de la película *Aguas oscuras*), en la que el agua que bebes, las duchas que tomas y los alimentos locales que compras tienen niveles de PFAS superiores a la media. Las personas que trabajan en industrias que utilizan productos con PFAS, como los bomberos, los instaladores de moquetas y los trabajadores de la industria alimentaria, también corren un riesgo mayor. No obstante, todo el mundo está expuesto en última instancia, porque los PFAS entran en el medio ambiente como contaminación de las fábricas, se desprenden de los productos y los alimentos pueden contaminarse a través de los envases o los guantes de las personas que los manipulan.

En cuanto a la ropa interior menstrual, varias personas la han enviado a analizar y han encontrado PFAS, y esto culminó en una demanda colectiva contra la marca Thinx, que se resolvió. La demanda se refería a la publicidad, no a la seguridad del producto; pero ¿qué significa que haya PFAS en la ropa interior menstrual? Los PFAS pueden estar ahí a propósito, o el tejido puede contaminarse, como puede contaminarse todo lo demás, o puede contener sustancias químicas que luego se descompongan en PFAS. El experto textil con el que me puse en contacto pensó que, si había PFAS en la ropa interior menstrual, lo más probable es que estuvieran ahí a propósito, para reforzar el tejido y permitir la repelencia al agua. También es posible que los fabricantes no supieran que el tejido que adquirían contenía PFAS.

¿Es posible que las PFAS de la ropa interior de la regla lleguen a tu cuerpo? El experto con el que hablé dijo que era poco probable. Si las PFAS estaban allí a propósito, pensó que probablemente estaban bien adheridas al tejido. Sin embargo, algunos datos sugieren que algunas PFAS se eliminan con el lavado; el mayor riesgo en este caso parece ser que las PFAS entren en el suministro de agua, no el riesgo personal para la persona que utiliza el producto. Graham Peaslee, el profesor de la Universidad de Notre Dame cuyo laboratorio identificó inicialmente los PFAS en Thinx, cuando una periodista envió su ropa interior para que la evaluaran, dijo a Wirecutter: «En pocas palabras, si ya has lavado tu ropa interior menstrual unas cuantas veces, es probable que hayas eliminado las PFAS, y ahora están envenenando todo lo que hay aguas abajo en vez de a ti».

Una conclusión importante es que las PFAS presentes en toda la ropa, no sólo en la ropa interior menstrual, están poco estudiadas, pero los pocos datos que tenemos sugieren que si las PFAS se transfieren de la ropa a las personas, se trata de una contribución menor a la carga corporal (menos del 5 % de lo que obtenemos de otras fuentes, como el agua potable y los alimentos). Sin embargo, la verdad es que no lo sabemos.

¿Pueden contener PFAS mis mallas de correr o mis pantalones de yoga? No importa lo sudada que esté, parece que apenas se mojan, y cuando viajo y los lavo en el fregadero, se secan increíblemente rápido. Cubren una superficie mucho mayor que la ropa interior. La sudoración y el aumento del flujo sanguíneo a la piel podrían aumentar teóricamente la absorción, pero este problema potencial no parece interesar tanto a la gente. Cuando los únicos titulares que dan miedo son los de productos menstruales, apoyo mi creencia de que el verdadero objetivo es el alarmismo, no la seguridad, porque lo que genera interés son las historias de miedo sobre vaginas.

Según las Academias Nacionales de Ciencias, Ingeniería y Medicina: «Es difícil dar consejos claros sobre cómo reducir la exposición a las sustancias perfluoroalquiladas y polifluoroalquiladas (PFAS) porque existen muchas fuentes potenciales de exposición». Basándonos en la limitada información de que disponemos sobre los riesgos de las PFAS en los tejidos, la exposición individual a través de la ropa probablemente no sea una fuente significativa. Obviamente, aquí hay incógnitas y asteriscos, pero nada indica que la población deba dejarse llevar por el pánico. Aunque la vulva es más absorbente que otras zonas, la mayoría de las cosas que se colocan sobre ella no absorben el cien por cien. En general, el mayor problema de las PFAS en la ropa interior menstrual es tal vez la contribución global de su fabricación, lavado y eliminación (al final acaba en el vertedero). No es un problema insignificante, pero induce menos al pánico.

Una de las mayores fuentes de exposición a las PFAS es el agua potable, por lo que centrarse en la ropa interior menstrual y no en el agua podría llevar a pasar por alto algo importante que plantea un problema de salud conocido.

Algunas empresas publican los resultados de las pruebas de PFAS en sus páginas web, y he visto páginas web que publican pruebas independientes, pero también contienen información incorrecta sobre otras sustancias químicas, por lo que no puedo recomendarlos. Las pruebas de terceros no dan una imagen completa porque no están revisadas por expertos. Los productos con certificación OEKO-TEX Standar 100 (de la que hablamos en el capítulo anterior) han sido sometidos a pruebas para detectar algunas PFAS, pero no todas.

Tampones

El diseño estándar de los tampones consta de dos componentes básicos: la compresa, que es la parte absorbente, y el cordón. Los tampones modernos se expanden sobre todo a lo largo, lo que ayuda a reducir el dolor y, potencialmente, los microtraumatismos al extraerlos. En Estados Unidos, la envoltura y el aplicador se consideran parte del tampón, y todos los componentes deben someterse a la aprobación de la FDA antes de su comercialización. Los tampones con aplicador (cartón o plástico telescópico para introducir el tampón en la vagina) son más comunes en Norteamérica; los tampones sin aplicador son más comunes en otros lugares.

Los aplicadores de cartón formaban parte del diseño original que se convirtió en Tampax; se suponía que servían para limpiar y proteger de las infecciones, pero el aplicador desechable también aumentaba el precio y, por tanto, los beneficios. No se ha identificado ningún riesgo de infección al introducir un tampón con un dedo frente a un aplicador. A pesar de que la gente suele mancharse más las manos de sangre con un tampón sin aplicador, independientemente del método que elijas, debes lavarte las manos después, así que desde el punto de vista de la limpieza, un aplicador no ofrece tanta ventaja. Los tampones insertados con un aplicador tienden a asentarse un poco más profundamente en la vagina, lo que algunas personas pueden preferir y otras no. Básicamente, un aplicador es una elección personal. Sin embargo, una vez introducido el tampón, no deberías notarlo.

La compresa está hecha de algodón o de rayón, o de una mezcla de ambos. El rayón, una fibra fabricada con pulpa de madera, es más absorbente que el algodón. La absorbencia de los tampones está normalizada por la FDA, y la cantidad de sangre que puede contener cada tampón se indica en la Tabla 3 (como referencia, un gramo de sangre equivale aproximadamente a un mililitro). La absorbencia se prueba en un aparato llamado Syngina, que, me duele decirlo, es una palabra compuesta de *sintético* y *vagina*. No sé por qué me molesta tanto ese término, pero lo hace. Sospecho que los dispositivos utilizados para probar otros productos no reciben nombres tan remilgados como Synazon o Synecto (recto sintético). ¿No podemos llamarlo simplemente probador de tampones?

Nivel de absorción	Cantidad de sangre
Escaso/ligero	< 6g
Normal	6-9g
Súper	9-12g
Súper plus	12-15g
Ultra	15-18g

Tabla 3

Cantidad de sangre que puede absorber un tampón.

Puede que algunas personas observen la Tabla 3 con escepticismo, porque 15 g (15 ml) es mucha sangre. Pero la cantidad de líquido que puede contener un tampón en el laboratorio puede ser diferente de la que puede contener en una vagina sin fugas. Un estudio analizó Tampax para establecer la absorbencia en la vida real, y los tampones normales, súper y súper plus completamente empapados quedaron por debajo o en el rango inferior de absorbencia indicado en el etiquetado.

Los diseños de los tampones siguen una de tres configuraciones básicas al expandirse. Todos se expanden longitudinalmente, pero algunos conservan su forma cilíndrica, otros se abren más como una flor (o como un comecocos del revés) y otros se extienden de lado a lado, un poco como una mantarraya. Este último diseño, la forma de mantarraya, se basa en el modelado de vaginas mediante resonancia magnética, que formó parte del proceso de diseño del Tampax Pearl. La vagina se contrae de delante hacia atrás cuando está vacía, así que la idea era que el diseño más cómodo y el que mejor redujera las pérdidas se ajustara a esa forma. En su revisión de tampones de 2022, Wirecutter recomendó Tampax Pearl como número uno en comodidad y protección entre los tampones con aplicador y el tampón O.b. como opción sin aplicador.

Aquí tienes otros consejos sobre tampones:

- Elige un tampón con la menor absorbencia que se ajuste a tus necesidades y cámbialo cada seis u ocho horas, a menos que esté a punto de gotear. Dejando a un lado las fugas, este intervalo de tiempo óptimo tiene que ver con el síndrome de *shock* tóxico menstrual, real pero muy poco frecuente (para más información, *véase* el capítulo 12).
- No lleves tampones durante las relaciones sexuales con penetración, pero no pasa nada si los llevas durante el sexo oral.
- Procura no olvidarte de un tampón insertado. Les pasa incluso a las ginecólogas. La situación suele ser que pensabas que te lo habías quitado y no lo hiciste. Cuando se deja un tampón dentro de la vagina, las bacterias pueden proliferar en exceso, dando lugar a un flujo maloliente. Si te das cuenta de que te has dejado un tampón dentro durante demasiado tiempo, quítatelo y probablemente sea conveniente que acudas a tu médico para que te examine.

¿Qué pasa con la primera vez que te lo pones? Recuerdo cuando intenté ponerme mi primer tampón. No podía pedir consejo a mi madre, pues había dejado claro que los tampones eran algo maligno, y preguntarle sobre cualquier cosa relacionada con la menstruación no merecía la pena. Tenía trece años, era verano y quería ir a nadar. No podía dejar de ir por culpa de la regla (los veranos en Winnipeg son cortos). No había mantenido relaciones sexuales y me había tragado el mito de «EL HIMEN», es decir, pensaba que había una banda tensa apenas penetrable dentro de mi vagina. Me imaginaba uno de esos aros de papel de circo por los que salta un perro o un tigre, dejando los bordes del papel hechos jirones. Sabía muy poco sobre mi cuerpo, pero estaba muy motivada para ir a nadar. Así que leí las instrucciones que venían en la caja y como no se mencionaba nada sobre la necesidad de introducir primero un pene en la vagina, decidí que estaba lista para intentarlo. Necesité dos intentos. Recuerdo que después me senté en el váter y pensé cómo yo (y muchas de mis amigas) habíamos hecho una montaña de un grano de arena cuando no era nada del otro mundo. Creo que este momento inició mi despertar acerca de prestar atención a lo que me decían sobre mi cuerpo y darme cuenta de que podía no ajustarse a la realidad.

Cuando consideres la posibilidad de colocarte un tampón por primera vez (o una copa o disco menstrual, en su caso), recuerda que el himen no es un sello hermético, sino simplemente tejido vaginal. Es más rígido en las niñas, y su finalidad biológica probable en los primeros años es proteger la vagina de la orina, las heces y la suciedad. Cuando alguien empieza a menstruar, los restos del himen suelen ser tan elásticos como el resto de la vagina. El himen no se rompe, porque el tejido vaginal no se rompe. Un examen físico no puede determinar de forma fiable si alguien que está menstruando ha tenido relaciones sexuales con un pene o si se ha introducido un tampón o una copa menstrual. No existe nada parecido a un examen de virginidad. Comprendo que haya médicos repugnantes que la ofrezcan, pero o son ignorantes en anatomía o se aprovechan de los temores respecto al himen.

Es cierto que a veces la vagina puede sentirse tensa al intentar introducir un tampón, pero eso rara vez se debe al himen. La razón más probable es que los músculos del suelo pélvico que envuelven la vagina se hayan tensado, creando una abertura vaginal más pequeña y provocando una mayor fricción y dolor al introducir el tampón.

La mayoría de las personas se introducen los tampones sentadas en el inodoro o de pie, con un pie sobre el asiento de éste (o algo de altura similar). Si optas por sentarte en el retrete, elevar los pies sobre un taburete puede abrir los músculos del suelo pélvico y facilitar la inserción. Otra opción, si te resulta extraño o estresante, es tumbarte en la cama (sobre una toalla si es necesario), juntar los talones y dejar que las rodillas se abran.

Aquí tienes otros puntos y estrategias a tener en cuenta para la primera inserción:

- Pon un poco de lubricante en el tampón.
- Si te sientes insegura, prueba primero a introducirte un dedo en la vagina para tener una idea de su dirección.
- Prueba un tampón con un aplicador de plástico, ya que son más suaves y a algunas personas les resultan más cómodos.
- Si sientes como si estuvieras chocando contra un muro, suele tratarse de los músculos del suelo pélvico. Inspirar despacio y profundamente por la nariz y espirar por la boca tres o cuatro veces puede ayudar a relajar estos músculos.
- A veces los músculos del suelo pélvico están tan tensos que el tampón no puede introducirse. Si lo has intentado varias veces y no has tenido éxito, acude a tu médico o enfermera. Normalmente se trata de un espasmo muscular, y existen tratamientos disponibles, como trabajar con un fisioterapeuta especializado en el suelo pélvico. Pero hay algunas afecciones raras en las que el himen está rígido o es más grande de lo esperado, por lo que es conveniente que te evalúen para detectarlas.
- Una vez colocado el tampón, no deberías sentirlo. Si lo sientes, suele deberse a que está demasiado bajo en la vagina o a un espasmo de los músculos del suelo pélvico. Si el tampón te resulta incómodo, retíralo. Si no era demasiado doloroso, puedes volver a intentarlo, pero si las molestias persisten, es una buena idea acudir a un médico y quizás a un fisioterapeuta del suelo pélvico para que te diagnostique y te trate.

Copas y discos menstruales reutilizables

Muchas personas que quieren reducir su huella de carbono recurren a las copas o discos menstruales reutilizables como opción más respetuosa con el medio ambiente, y muchas eligen estas opciones porque prefieren su rendimiento o su textura. Las copas y los discos menstruales reutilizables están fabricados con silicona, látex o elastómero termoplástico, un polímero a base de caucho que suele considerarse seguro para las personas alérgicas al látex (aunque las personas alérgicas al látex deben seguir siempre las recomendaciones del envase y consultar a su médico). Las copas y los discos se colocan en la vagina y recogen la sangre. Los discos se asientan más arriba que las copas (*véase* la Figura 12), como si fueran un diafragma, y a algunas personas les resultan más cómodos los discos por este motivo, mientras que a otras les resultan más cómodas las copas.

Las copas tienen una lengüeta para extraerlas y están disponibles en distintos grados de firmeza, que afectan a la facilidad de inserción y extracción, al efecto de recogida de la sangre y a la comodidad. Por ejemplo, las copas blandas se abren más lentamente una vez introdu-

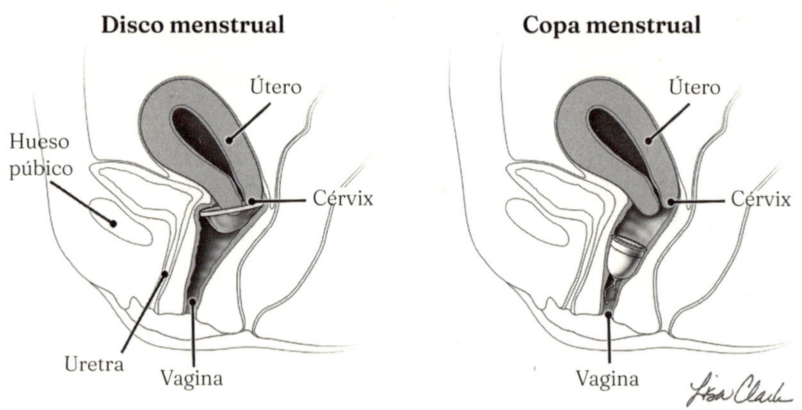

Figura 12
Colocación de discos y copas menstruales (ilustración de Lisa A. Clark, ilustradora médica certificada).

cidas, por lo que las fugas pueden ser más frecuentes, pero pueden resultar más cómodas, sobre todo para quienes sufren fuertes dolores menstruales. En algunas personas, los calambres pueden deberse a la constricción de una capa muscular alrededor de la vagina, que podría aumentar con la presión de una copa firme. El tamaño de la copa y la longitud de la lengüeta también varían. Para las personas con un cérvix bajo (lo que significa que pueden palparlo con facilidad introduciendo un dedo índice en la vagina) pueden ser necesarias varias copas hasta encontrar la que mejor se adapte a sus necesidades y resulte cómoda.

Hay muchas copas en el mercado, ¿cómo elegir una? Wirecutter tiene un excelente artículo en profundidad sobre la elección de copas, que incluye en qué consiste una buena copa de iniciación. Period Nirvana (www.periodnirvana.com) es otro recurso excelente, y Kim Rosas, su directora, también tiene un excelente perfil de Instagram con vídeos, consejos y trucos estupendos. Muchas páginas web disponen de cuestionarios para ayudarte a encontrar la copa de tus sueños, pero no existen estudios que evalúen su precisión. Algunos fabricantes de copas hacen recomendaciones basadas en embarazos anteriores o en la edad, pero esta última no afecta al tamaño de la vagina, así que nunca he entendido a qué venía todo eso. En un estudio, se proporcionó a las mujeres la misma talla de copa y no hubo diferencias en su rendimiento en función de su edad o sus antecedentes de embarazo.

Existen distintas técnicas para plegar la copa y facilitar su introducción, pero, en última instancia, lo único que hace falta es que entre en tu vagina y te sientas cómoda. Aquí es donde entra en juego la flexibilidad, que va de blanda a media y a dura, porque algunas copas son más fáciles de comprimir para su introducción que otras.

En general, la gente está muy satisfecha con sus copas. En un estudio, el 91 % de las personas que probaron una copa menstrual como parte del estudio dijeron que las seguirían utilizando y en otro estudio en el que se compararon las copas con los tampones, en el que las mujeres probaron cada uno durante tres ciclos y luego cambiaron, las copas tendieron a ser mejor valoradas en cuanto a rendimiento y comodidad. En general, se tarda unos dos ciclos menstruales en sentirse cómoda con la inserción y la extracción. La extracción debe hacerse sobre un retrete para que se pueda verter la sangre. En general, pueden dejarse puestas hasta doce horas, pero no existen datos fiables al respecto.

Los discos menstruales son una novedad en el mercado de los productos reutilizables, y son muy parecidos a los diafragmas que se emplean como método anticonceptivo, pero con un recipiente más profundo para que pueda acumularse la sangre. Se colocan a mayor profundidad en la vagina que las copas, detrás del cérvix, en una zona llamada fórnix posterior, inclinándose hacia delante de modo que la parte delantera quede por encima del hueso púbico (como un diafragma). Como se introducen a mayor profundidad en la vagina y necesitan un poco de colocación, a algunas personas les puede resultar más difíciles, y pueden ser necesarios más intentos para sentirse cómodas utilizándolos. Algunos discos tienen una lengüeta o una muesca para el dedo, y a algunas personas les resultan más fáciles de quitar que los simples discos redondos que se retiran enganchando el borde con el dedo. Independientemente del método, a menudo se produce algún derrame al extraerlo, por lo que sentarse sobre el inodoro o extraer el disco en la ducha son dos buenas opciones. Los discos también pueden «autovaciarse», lo que significa que cuando vas al baño, el cambio de posición puede hacer que se produzca un derrame en el inodoro. Si esto ocurre, puedes comprobar la posición del disco y corregirla si es necesario.

Una ventaja de los discos respecto a todos los demás productos menstruales es que pueden usarse durante el coito con penetración; recuerda que los discos siguen el modelo de los diafragmas, que están pensados específicamente para llevarlos durante las relaciones sexuales. Una copa menstrual no es una opción para el coito con penetración, ya que se coloca más abajo y bloquea la vagina, y muchas también tienen una lengüeta, que resultaría doloroso para un pene que se encontrara con ella.

Le pedí a Kim Rosas, de Period Nirvana, algunos consejos sobre el uso del disco menstrual durante las relaciones sexuales y me sugirió lo siguiente:

> Si tienes una menstruación abundante, vaciar el disco antes de mantener relaciones sexuales es una buena práctica «por si acaso». Y aquí tienes otro consejo: el canal vaginal se alarga con la excitación. Espera

al menos dos horas después de tu revolcón para extraer el disco; de lo contrario, puede que te resulte más difícil de alcanzar de lo que esperabas. Si por alguna razón sigue siendo difícil acceder al disco, puedes ponerte en cuclillas para que sea más fácil alcanzarlo. Puedes empujar suavemente además de ponerte en cuclillas si sigue sin ser accesible. Tus músculos pueden ayudar a desprender el disco de detrás del pubis, facilitando así el acceso al borde delantero.

Existen muy pocos estudios de seguridad sobre las copas y los discos menstruales; desde luego, no hay grandes estudios realizados por los fabricantes. Eso no significa que sean inseguros, pero las copas y los discos a menudo se pasan por alto en el debate sobre los riesgos de los productos menstruales, especialmente el síndrome de *shock* tóxico menstrual (SSTm), como si los tampones presentaran más riesgos y las empresas de tampones estuvieran «ocultando algo». Nadie parece decir lo mismo de los fabricantes de copas o discos. Personalmente creo que se debe a que las copas y los discos se consideran una fuente más ecológica, por lo que se benefician de ese halo «natural». No pretendo insinuar que las copas o los discos sean peligrosos, sino simplemente plantear preguntas sobre por qué se considera malvados a los fabricantes de tampones convencionales en concreto.

Las copas se asocian al SSTm, por lo que cabe suponer que los discos también, sobre todo porque el SSTm se ha relacionado con los diafragmas, pero se desconoce la tasa de incidencia real de copas y discos. Parece poco probable que sea mayor que la de los tampones, aunque el aire que se introduce con una copa o un disco puede ser un factor de riesgo.

Discos menstruales desechables

Estos dispositivos cuentan con un anillo firme con una bolsa transparente y flexible para recoger la sangre. Al igual que los discos reutilizables, se colocan en la parte alta de la vagina, detrás del cérvix en la parte posterior y del hueso púbico en la parte anterior, y pueden requerir un poco más de habilidad para introducirlos y extraerlos que una copa menstrual. Al igual que con los discos reutilizables, puedes mantener relaciones sexuales con penetración, lo que puede disminuir el estropicio. También pueden ser una buena opción para las personas a las que les gustan las copas y/o los discos reutilizables y quieren tener un refuerzo a mano si su menstruación empieza antes de lo esperado, o para situaciones en las que el acceso al agua para la limpieza sea limitado.

Los principales productos en Estados Unidos son Softdisc, Flex Disc y Flex Plant + Disc. Según sus páginas web, estos productos están fabricados con «polímeros de calidad médica», una descripción que me hace poner los ojos en blanco porque no me dice nada útil; los polímeros no son más que grandes moléculas formadas por unidades repetitivas de moléculas más pequeñas. La silicona, el teflón, la lana y el ADN son polímeros y, obviamente, ¡todas estas moléculas son muy diferentes! En un estudio publicado con Softdisc, el material se describe como una «mezcla patentada de compuestos poliméricos biocompatibles blandos conforme a los criterios para plásticos de clase VI de la Farmacopea XIX de Estados Unidos».

Flex tiene lo que considero información problemática en su página web. Mencionan el síndrome de *shock* tóxico y la posibilidad de fugas como «desventajas» de los tampones, y como estos aspectos no se mencionan como desventajas de los discos, supongo que se deduce que no son una preocupación para estos productos. No hay datos que nos aseguren que los discos menstruales estén libres del riesgo de SSTM, ya que se han dado casos asociados a los diafragmas y los discos desechables pueden tener fugas (tengo experiencia personal en esto). Flex también hace la siguiente afirmación en su página web: «Los tampones se expanden a medida que se absorben, ejerciendo presión sobre tus paredes vaginales. Son relativamente rígidos e incapaces de moverse con tu cuerpo cuando se contrae el útero. Además, bloquean el canal vaginal, atrapando una pequeña burbuja de oxígeno en su interior». Pero los tampones no ejercen ninguna presión significativa sobre las paredes vaginales (no es como si se hincharan como un globo). En cuanto a la afirmación de que los tampones son «incapaces de moverse con tu cuerpo cuando el útero se contrae», no tengo ni idea de lo que significa, y soy experta tanto en dolores menstruales como en la vagina. Los productos menstruales vaginales no se mueven para recoger la sangre como quien corre a recoger las goteras del tejado durante una tormenta con un solo cubo. Como repasamos en el capítulo anterior, con los tampones, las copas y los discos se introduce aire por vía vaginal. Además, no existen datos de calidad revisados por expertos que nos digan que los discos menstruales son superiores para las personas con dolores menstruales.

¿Se puede extraer accidentalmente un DIU con un tampón, una copa menstrual o un disco?

Es una pregunta válida. Al fin y al cabo, el cordón del DIU se extiende por la vagina y suele ser suficientemente largo como para sentirlo cuando se introduce un dedo por vía vaginal. Así que es plausible que el cordón se agarre inadvertidamente o se enrede con un tampón, una copa o un disco, y se desprenda al extraerlo.

Para responder a esta pregunta, debemos conocer el riesgo basal de que un DIU se salga por sí solo, lo que médicamente se conoce como expulsión. Ese riesgo es mayor en el primer año tras la inserción, y le ocurre a entre el 3 y el 10 % de las personas con un DIU de cobre y entre el 4 y el 6 % con un DIU de levonorgestrel. Los factores asociados a la expulsión son no haber estado nunca embarazada; menstruaciones abundantes y/o dolorosas; tener menos de veinte años; haberse colocado el DIU inmediatamente después del parto o de un aborto en el segundo trimestre; y haber sufrido con anterioridad una expulsión del DIU.

Se han notificado casos de extracción involuntaria del DIU. Un artículo describe a siete mujeres que se extrajeron o desalojaron el DIU (expulsión parcial) mientras se quitaban una copa, pero esto no nos dice lo frecuente que es, sólo que se ha descrito. Una amiga íntima que también es ginecóloga y obstetra se extrajo accidentalmente el DIU mientras se quitaba un tampón en un baño de un concierto de música al aire libre. Había alcohol de por medio, así que admite abiertamente que su juicio sobre lo que estaba extrayendo, o la fuerza con que lo hacía, pudo verse afectado.

Dos estudios recogieron datos de mujeres que expulsaron el DIU, pero no nos dicen si se expulsó al mismo tiempo que un producto menstrual, por lo que es difícil determinar la causa y el efecto. Resulta frustrante que los resultados sean contradictorios. Un estudio no reveló diferencias en la tasa de expulsión, pero no sabemos si se utilizaron productos menstruales internos en las primeras seis semanas tras la inserción del DIU; el otro estudio, que recopiló datos durante más tiempo, descubrió que la tasa de expulsión era del 7,7 % para quienes utilizaban compresas, del 10,1 % para quienes empleaban tampones y del 18,6 % para quienes usaban copas menstruales. La diferencia en el caso de las copas menstruales fue significativa desde el punto de vista estadístico, lo que sugiere que este resultado podría ser exacto. Sin embargo, sigue sin demostrar la causa y el efecto, ni que la tasa de expulsión sea del 18,6 % entre las usuarias de copas. Es posible que las usuarias de copas menstruales que habían sufrido anteriormente expulsiones del DIU tuvieran más probabilidades de apuntarse al estudio, o que tuvieran más probabilidades de presentar otros factores que aumentan el riesgo de expulsión.

Ciertamente es posible que el uso de productos menstruales internos pueda generar un mayor riesgo de extracción accidental del DIU, pero no se sabe lo suficiente sobre el tema como para hacer una recomendación formal sobre la conveniencia de evitar tampones, copas o discos menstruales con un DIU. Probablemente sea buena idea que quienes utilicen productos menstruales internos comprueben el cordón del DIU después de cada menstruación durante el primer año tras la inserción, y de manera esporádica a partir de entonces. Ten en cuenta los efectos del alcohol u otras sustancias que puedan afectar a tu juicio sobre la fuerza con que tiras o de qué tiras.

Si te extraes el DIU sin querer, no significa necesariamente que no puedas volver a intentarlo con otro DIU y seguir utilizando tu producto menstrual preferido; sin embargo, puede ser una buena idea acortar el cordón del DIU para que el riesgo de extracción involuntaria sea menor. Dado que esto puede influir en la facilidad de extracción del DIU, es necesario que hables de los pros y los contras con tu médico.

Productos de espuma de poliéster

En algunos países existen esponjas menstruales fabricadas con la misma espuma de poliéster que el tampón Rely y la esponja anticonceptiva. No sabemos en qué medida la espuma de poliéster contribuye al riesgo de SSTm, y no he podido encontrar ningún estudio sobre el SSTm con estos productos. Este tipo de espuma no sólo es muy absorbente, sino que también atrapa aire, por lo que podría introducirse aire adicional (y, por tanto, oxígeno y dióxido de carbono) por vía vaginal con las esponjas menstruales, aunque se desconoce en qué medida. Personalmente, tengo mis dudas a la hora de recomendar un producto fabricado con el mismo material que el tampón Rely, dada la falta de datos de seguridad sobre el crecimiento de TSST-1 y de bacterias productoras de TSST-1 en estos productos.

Conclusión

- Existen muchas opciones de productos menstruales y todas tienen ventajas e inconvenientes. Lo que a una persona le puede parecer valioso en un determinado producto a otra le puede parecer preocupante.
- Las compresas menstruales son el producto más utilizado. Los mayores inconvenientes son su volumen, el riesgo de fugas por los lados (las alas ayudan a evitarlo), la interferencia con la posibilidad de practicar algunos deportes y la irritación externa.
- La ropa interior menstrual es una buena opción. Según los conocimientos actuales, la preocupación por las sustancias químicas nocivas es exagerada.
- El diseño del Tampax Pearl se basó en modelos de la vagina. Entre los tampones con aplicador, es el más cómodo y el que mejor cumple su función.
- Las copas y discos menstruales reutilizables son cada vez más populares y son opciones estupendas para muchas personas. Es posible que aumenten el riesgo de desprendimiento de un DIU durante su extracción, pero se desconoce con qué frecuencia ocurre.

14

Mitos sobre los productos menstruales

Asustar a la gente con los productos menstruales parece haberse convertido en su propia industria artesanal, probablemente porque tanto la cultura de la pureza como la quimiofobia (miedo irracional a los productos químicos) venden periódicos, consiguen clics en páginas web y generan opiniones y «me gusta». Por la forma en que se menosprecian los tampones en las redes sociales (e incluso a veces en los medios de comunicación tradicionales), cualquiera diría que son palos tóxicos letales o artefactos incendiarios. Sospecho que las copas y los discos menstruales reciben menos negatividad porque tienen una cuota de mercado menor, por lo que es menos probable que obtengan clics de página por contenido negativo; al menos por ahora. Además, las copas y la mayoría de los discos son reutilizables, por lo que también pueden beneficiarse del halo de «salud natural». Pero sea cual sea el motivo, desde luego ningún producto menstrual ha sido inmune a estos ataques. A veces da la impresión de que los grupos implicados no estarán contentos hasta que todo el mundo sangre sobre su ropa.

No existen estudios que relacionen los tampones, las copas o los discos con ninguna enfermedad grave, aparte del rarísimo síndrome de *shock* tóxico, pero aun así persisten los mitos sobre estos productos, con algunos temas comunes: los productos químicos son malignos; la sabiduría ancestral es poderosa; seguir un ritual específico (normalmente renunciar a algo) te ayudará a conseguir una mejor salud; lo natural es lo mejor y las empresas que fabrican productos «naturales» son benévolas (y casi siempre se les exige mucho menos).

El énfasis en lo «natural» es uno de los conceptos más malignos de la mitología menstrual, ya que natural también significa «sin interferencias». Siéntate y asimílalo. La implicación es que los productos menstruales interfieren en la vagina, eliminando su pureza, su virginidad y su perfección. El término «natural» está profundamente entrelazado con la cultura de la pureza y puede que sea por eso por lo que nos llega esta mitología: la mayoría de nosotras, en un grado u otro, nos hemos visto afectadas por la cultura de la pureza. Al fin y al cabo, nos hemos empapado de ella durante siglos.

Los charlatanes de la menstruación promueven la idea de que las reglas abundantes, el dolor pélvico, las reglas dolorosas y el cáncer están causados por los productos menstruales, e insinúan que estos productos podrían perjudicar la fertilidad futura. Como estas afecciones son biológicamente complejas y, en el caso de las reglas dolorosas o abundantes, a menudo no se tratan, las personas que no se atienen a la verdad pueden intervenir fácilmente y hacer afirmaciones falsas que suenan razonables. Poner algo en la vagina significa que una sustancia sintética potencialmente nociva está más cerca de su objetivo, ¿no? Es fácil ver cómo la gente llega a esta conclusión; después de todo, así es como empezó el síndrome de *shock* tóxico menstrual.

Muchos de estos mitos son como el cometa Halley: vuelven una y otra vez con regularidad. Llevo observando este fenómeno desde finales de la década de 1980, y he visto cómo se reciclaban muchos de esos mismos mitos, volviendo cada vez con una historia diferente y más aterradora. Así que abordemos los viejos mitos, así como los nefastos recién llegados.

¿Los tampones afectan a la virginidad?

Éste es probablemente el mito original de los tampones, la falsa idea de que introducirse un tampón antes del coito con penetración del pene daña el himen, destruyendo así la «virginidad». Utilizo comillas para «virginidad» porque es una construcción social y no tiene nada que ver con el himen. El temor a que los productos vaginales afecten a la virginidad parece ser un concepto moderno, porque históricamente muchos medicamentos se utilizaban por vía vaginal sin que surgieran tales preocupaciones.

Los mitos sobre los tampones y la virginidad no son más que patrañas diseñadas para asustar a las mujeres y hacerles creer que su valor está relacionado con la ignorancia de los hombres sobre la vagina.

¿Los tampones pueden provocar menstruaciones dolorosas?

Posiblemente, pero no de la forma que la gente piensa. Los tampones, las copas menstruales y los discos menstruales no afectan a las sustancias químicas que causan los períodos dolorosos, pero su presencia física podría aumentar los espasmos musculares (contracciones descoordinadas en la musculatura de la vagina) que pueden formar parte de los períodos dolorosos. Los espasmos también podrían dificultar la correcta colocación de los productos, lo que podría aumentar el dolor. Si los tampones, copas o discos aumentan tu dolor menstrual, acude a tu médico y a un fisioterapeuta especializado en el suelo pélvico para que evalúe si tienes espasmos en los músculos del suelo pélvico.

¿Puede controlarse el sangrado menstrual sin productos?

Sangrado libre es el término para evitar los productos menstruales y simplemente sangrar en la ropa. A menudo se considera un acto de rechazo de la vergüenza patriarcal asociada a la menstruación. Pero el sangrado libre también puede utilizarse para expresar la falsa idea de que la salida de sangre de la vagina se puede controlar. Sí, «contrólate y sangra cuando estés sentada en el retrete» suena a algo que un político ignorante podría decir en respuesta a una petición para que el gobierno subvencione los productos menstruales, pero al parecer esta afirmación la realizan algunas personas que menstrúan. La idea es que los músculos que envuelven la vagina pueden contraerse para controlar el flujo de sangre.

Fisiológicamente esto es absurdo. Los músculos del suelo pélvico no pueden contraerse lo suficiente como para sellar la vagina durante horas. Piensa en contraer brevemente los músculos para detener el chorro de orina. Ahora imagina que mantienes esa contracción, pero más fuerte, mientras caminas, conduces y te sientas a cenar. ¿Cómo se mantendrían esos músculos fuertemente contraídos mientras duermes? Cuando estaba en la transición a la menopausia, a veces me venía la regla de repente y sabía que iba a sangrar por todas partes. Aunque sabía que contraer el suelo pélvico no me ayudaría, lo hacía por desesperación, para intentar evitar que la sangre se filtrara en la silla o en el asiento de mi vehículo. Por supuesto, nunca sirvió de nada.

Si fuera posible controlar el sangrado, ¿no crees que lo habrían descubierto otras personas, además de algunos *influencers* de Instagram? ¿No lo habrían practicado nuestros antepasados y enseñado a sus hijas? Teniendo en cuenta todas las personas que han menstruado desde el principio de los tiempos, ¿por qué valdría la pena enseñarles a controlar su orina, pero no su sangre menstrual, si tal cosa fuera posible?

Creo que todos conocemos la respuesta.

Intentar contraer el suelo pélvico para retener la sangre menstrual, además de ser imposible, podría provocar espasmos musculares (resultado de una contracción excesiva), que podrían causar dolor pélvico o dolor con las relaciones sexuales vaginales. El otro daño en este caso es la asociación errónea de todas las cosas «naturales» y la implicación de que controlar voluntariamente tu sangre menstrual es desbloquear el nivel final de ser una RealWoman™.

¿Puede la copa menstrual hacer que se me caiga el útero?

No hay pruebas que apoyen esta teoría. El prolapso de órganos pélvicos es una afección en la que los tejidos y músculos del suelo pélvico ya no son capaces de sostener los órganos pélvicos (es decir, uno o varios de los órganos, útero, vejiga, uretra y recto). Puede provocar el descenso de estos órganos y de la propia vagina. A veces puede notarse un abultamiento en la abertura vaginal y, con menos frecuencia, puede haber tejidos que sobresalgan de ella. Piensa en la vagina como un calcetín con una pelota de tenis cosida al extremo de los dedos, en la parte exterior del calcetín. Ahora imagina que introduces la mano en el calcetín y, desde dentro, tiras hacia abajo de la punta, donde está cosida la pelota de tenis. La parte que se extiende telescópicamente dentro del calcetín es el tejido vaginal prolapsante, y la pelota de tenis que puedes sentir pero no ver representa el órgano que está cayendo. El prolapso de órganos pélvicos está relacionado con muchos factores, como los genes que controlan la capacidad de recuperación del colágeno (una proteína que refuerza el tejido y proporciona elasticidad), las lesiones durante el parto, las enfermedades que afectan al tejido conjuntivo, la obesidad, el estreñimiento y los esfuerzos frecuentes.

El origen de esta preocupación parece ser el temor a tener que agacharse, en caso necesario, para ayudar a poner una copa o un disco al alcance de la mano para su extracción, como recomiendan algunos fabricantes. Aunque es cierto que el esfuerzo repetitivo es un factor de riesgo de prolapso, para extraer una copa o un disco sólo es necesario agacharse un instante. Los ginecólogos y obstetras suelen pedir a las pacientes que se agachen en la consulta para ver si el prolapso es visible, y les decimos que pueden agacharse para ayudar a retirar un pesario, un dispositivo vaginal que trata el prolapso. Las copas y los discos se parecen a los pesarios en muchos aspectos, y como los pesarios tratan el prolapso y no lo provocan, el hecho de tener que agacharse temporalmente para retirarlos no es motivo de preocupación.

¿Es posible que algunas personas hagan fuerza, como ocurre con el estreñimiento, cuando se quitan la copa? Seguramente, pero o están utilizando una copa o un disco de tamaño incorrecto o una técnica de extracción incorrecta.

¿Hay amianto en los tampones?

NO. ¡En mayúsculas para enfatizar! Este mito existe desde que yo estudiaba medicina. Me imagino la contraportada de la novela: «Evil-

Corp ha estado poniendo en secreto amianto en los tampones para aumentar el sangrado menstrual y vender así más tampones. Jennifer, una valiente y joven estudiante de medicina, descubre los documentos incriminatorios mientras escribe un trabajo sobre la exposición laboral al amianto, poniéndose a sí misma y a sus seres queridos en peligro». Y *voilà*, tenemos una novela de suspense jurídico superventas. Lo llamaré *El informe del tampón*.

El amianto está asociado a riesgos para la salud. Puede provocar cáncer, pero sólo tras una exposición prolongada por inhalación, y nadie respira el inexistente amianto de los tampones a través de la vagina. Como ocurre con casi todas estas teorías conspirativas, nunca ha habido ni una pizca de verdad (ni de lógica): ni análisis de laboratorio que demuestren la presencia de amianto en los tampones, ni documentos incriminatorios marcados como «Alto Secreto». Alguien, en algún lugar, se lo inventó. Es probable que sea una mezcla de la cultura de la pureza común y corriente, el miedo al síndrome de *shock* tóxico de finales de la década de 1970 y la mayor concienciación de la misma época sobre los riesgos para la salud de la exposición crónica al amianto.

¿Los tampones aumentan el flujo menstrual?

Este mito parece tener dos orígenes. En uno, se ofrece como prueba del mito del amianto que acabamos de comentar. En el otro, está relacionado con la creencia incorrecta de que los tampones crean una succión que extrae la sangre del útero. Recuerda que no hay sangre revoloteando por el útero, esperando a salir, y que los tampones no crean succión en la vagina. No hay ninguna forma biológicamente plausible de que los tampones puedan aumentar el flujo.

Las compresas menstruales modernas son muy absorbentes, sobre todo las que tienen núcleo de gel. Una compresa para días abundantes retiene mucha más sangre que un tampón súper plus, que debería retener entre 12 y 15 ml de sangre, pero no existe una absorbencia estándar para las compresas, así que hice un pequeño experimento casero para comparar ambas. Tras sumergir durante quince minutos un tampón súper plus en 15 ml de agua, quedó completamente empapado, e imagino que podría gotear o desbordarse si estuviera tan mojado en la vagina. Luego vertí 15 ml de agua en una compresa de uso diario con núcleo de gel y ni siquiera alcanzó su capacidad. Evidentemente, no se trata de una prueba científicamente rigurosa, pero si cambias de compresas a tampones y esperas que funcionen igual, podrías llegar con facilidad a la conclusión de que tu sangrado es más abundante con los tampones. Por la naturaleza de su diseño y su menor capacidad de absorción en comparación con las compresas, los tampones son más propensos a producir fugas catastróficas (yo solía llamar a esto eventos críticos con los tampones, o ECT).

¿Hay dioxinas en los tampones?

¡Muchas menos que en tu comida! Según la Organización Mundial de la Salud (OMS): «Las dioxinas son un grupo de compuestos químicamente relacionados que son contaminantes ambientales persistentes (COP)». Pueden provocar cáncer, dañar el sistema inmunitario y perjudicar el sistema reproductor. A nuestro organismo le cuesta descomponerlas y eliminarlas, por lo que pueden acumularse. Por desgracia, están por todas partes. La mayor parte de nuestra exposición proviene de los alimentos, principalmente de la carne, los lácteos, el pescado y el marisco, porque las dioxinas también se acumulan en los animales. Cuanto más alto esté un animal en la cadena alimentaria, más probabilidades tiene de contener dioxinas.

En cuanto a la exposición no alimentaria, las dioxinas son principalmente un subproducto de la fabricación, pero también se liberan al medio ambiente a través de incendios forestales y volcanes. Entraron en la historia de los tampones porque los antiguos métodos para blanquear el algodón y producir rayón creaban dioxinas mediante el uso de cloro elemental. Los métodos de blanqueo han cambiado desde entonces; sin embargo, sigue habiendo restos de dioxinas tanto en los tampones como en las compresas; pero no debido al proceso de fabricación. Más bien, las dioxinas están en la materia prima, ya sea algodón o pasta de madera, debido a la contaminación del suelo donde se cultivó el material. Y sí, eso incluye el algodón cien por cien orgánico. De hecho, en un estudio, un tampón ecológico contenía la mayor cantidad de dioxinas.

Sin embargo, la mayoría de los tampones tienen cantidades indetectables de dioxinas y, cuando se detectan, son inferiores al 0,2 % de la ingesta mensual permitida. Según un grupo de investigadores, la exposición a las dioxinas de los tampones es de entre trece mil y doscientas cuarenta mil veces menor que las dioxinas a las que estamos expuestos por la alimentación. Para tener una perspectiva, los pañales desechables tienen las mismas trazas de dioxinas, pero no parece que se les preste atención, probablemente porque la cultura de la pureza no está implicada.

¿Los tampones o las copas menstruales provocan endometriosis?

Este mito es anterior a Internet. De hecho, en algún momento anterior a MoveOn.org, hubo incluso una petición a la FDA para que prohibiera las copas menstruales debido a una falsa creencia sobre su asociación con la endometriosis.

Aquí hay dos hipótesis. Una se basa en la teoría de que la endometriosis está causada por una menstruación retrógrada, lo que significa que parte de la sangre menstrual fluye básicamente hacia arriba y se derrama por los oviductos hacia la pelvis (para saber más sobre esto, *véase* el capítulo 20). Sólo hay un fallo importante en esta hipótesis (e imagínate que alargo la *a* en «importante» para que dure unos cinco segundos). Ni los tampones ni las copas menstruales obstruyen el cérvix, por lo que no pueden crear una presión suficiente para enviar más sangre de lo normal hacia el exterior de los oviductos. En otras palabras, no contribuyen a la menstruación retrógrada. La segunda hipótesis se generó por temores infundados sobre las dioxinas o sustancias químicas que alteran el sistema endocrino presentes en los tampones, ya que los niveles elevados de dioxinas se relacionan con un mayor riesgo de endometriosis en estudios con animales. Sin embargo, como ya se ha dicho, los tampones no contienen cantidades preocupantes de dioxinas.

Algunos estudios han analizado los factores de riesgo de la endometriosis y han preguntado específicamente a las participantes sobre el uso de tampones, y no se ha identificado ninguna relación clara. De hecho, un estudio descubrió un menor riesgo de endometriosis entre las usuarias de tampones. No, esto no significa que los tampones prevengan la endometriosis. Existen varias explicaciones de sentido común para este resultado. En primer lugar, si alguien tiene unos dolores menstruales terribles, podría estar menos inclinada a colocarse un tampón, porque todo le duele. En segundo lugar, las personas con endometriosis tienen más probabilidades de sufrir espasmos musculares del suelo pélvico, una afección en la que la inserción de tampones puede resultar dolorosa. Así que las personas con endometriosis ya son menos propensas a utilizar tampones que las que no la padecen. También es importante recordar que la mayoría de las personas con endometriosis experimentan síntomas al principio de su menstruación. De hecho, algunas tienen dolor con la regla en el primer o segundo año de menstruación. Para que esto se deba a las sustancias químicas de los tampones, tendrían que haber empezado a utilizar tampones antes de su primera menstruación. Por último, si las sustancias químicas de los tampones causaran endometriosis, el riesgo de padecerla aumentaría con la edad, debido a la exposición acumulativa a lo largo de los años, pero, sin embargo, ése no es el patrón habitual.

¿Los tampones contienen Roundup?

El glifosato es un ingrediente de algunos herbicidas, entre los que destaca Roundup, por lo que puede utilizarse en el cultivo de las plantas de algodón destinadas a la gloria de los tampones (yo, por mi parte, aprecié la dedicación del algodón a este importante servicio durante treinta y cinco años aproximadamente). Existe el mito de que el algodón de los tampones es peligroso porque contiene glifosato, y parece que se inició por un vídeo de una presentación en un acto mediático que divulgaron quienes se benefician de, lo has adivinado, los tampones ecológicos. Las historias sobre el origen de muchos de estos mitos son como una mala partida al juego del teléfono basada en afirmaciones no verificadas. Como la mayoría de la gente no tiene un buen conocimiento práctico de los herbicidas ni de la agricultura, y como la OMS cataloga el glifosato como posible carcinógeno y tiene tan mala prensa (normalmente por parte de quienes se benefician de la mala prensa), es fácil entender por qué los que no somos expertos en la ciencia de las plantas podemos asustarnos.

Desde luego que no tengo nada que ver con Monsanto (el fabricante del Roundup); sin embargo, existen muchos datos científicos que discrepan de la conclusión de la OMS. Para empezar, esto es lo que dice la Agencia de Protección del Medio Ambiente de Estados Unidos: «No existen riesgos preocupantes para la salud humana cuando el glifosato se utiliza de acuerdo con su etiqueta actual. Es improbable que el glifosato sea un carcinógeno humano». Además, el glifosato actúa en las plantas a través de la vía del siquimato, pero los mamíferos carecemos de esa vía, por lo que los humanos no podemos metabolizarlo. Además, el glifosato no se absorbe bien a través de la piel o de mucosas como la vagina. El glifosato también se aplica a los cultivos al principio de su desarrollo, antes de que se formen las fibras de algodón. Por otra parte, la cantidad que se aplica es ínfima.

Nadie que despotrique contra los llamados tampones convencionales ha aportado nunca pruebas legítimas de un problema científico legítimo con el glifosato. En cualquier caso, varias agencias gubernamentales de Europa han evaluado los tampones y no han encontrado indicios de glifosato ni de su metabolito ácido aminometilfosfónico por encima del límite de detección alcanzable. Si hay algún residuo presente, está en las partes por billón y no es algo que se pueda encontrar con las pruebas más avanzadas (investigué hasta el fondo el algodón con glifosato).

Las afirmaciones descabelladas sin respaldo científico son una táctica habitual entre quienes promulgan estos temores, y es vergonzoso. Corresponde a las personas que hacen la afirmación aportar sus argumentos, pero basándome en la información que acabo de proporcionar, está claro por qué no lo han hecho; no los tienen.

¿Es tóxico el dióxido de titanio de los tampones?

Durante el verano de 2022, un vídeo de TikTok que se hizo viral sembró el pánico sobre una marca de tampones ecológicos que contenían el «peligroso» dióxido de titanio químico. ¿Cómo podía permitirse eso? La historia se convirtió en una bola de nieve, con varias personas recitando los mitos más comunes sobre los tampones: «Debe de ser por eso que me hacen sangrar más», o «Esto podría haber causado el precáncer en mi cuello uterino». Por supuesto que la frase «prohibidos en Europa» no hizo más que aumentar el revuelo. Influyentes sanitarios sin escrúpulos (que en realidad deberían llamarse «vectores de desinformación») amplificaron estos temores infundados, al igual que algunos medios de comunicación. Incluso un periodista me preguntó cómo un producto ecológico podía contener sustancias químicas.

Todo es una sustancia química, y «orgánico» no tiene nada que ver con el dióxido de titanio, que no es un pesticida. De hecho, el dióxido de titanio, o TiO_2, es un mineral natural y un ingrediente habitual en muchos productos porque tiene propiedades blanqueadoras y reflectantes. Se utiliza en los dentífricos y en algunos alimentos, así como para blanquear los hilos de los tampones. También es un ingrediente importante de algunos protectores solares. El hecho de que el uso de pasta de dientes no esté asociado a cánceres orales ni a otros problemas de salud debería haber alertado al alarmista original de que los riesgos difícilmente podrían ser mayores con el cordón de un tampón. Con el dentífrico, ¡se frota literalmente en las encías! En el cordón de un tampón, el TiO_2 tendría que disolverse en el flujo vaginal y llegar a la mucosa para ser absorbido.

Uno de los problemas del TiO_2, que se ha utilizado durante casi cien años en la fabricación, es que muchos productos contienen nanopartículas de éste, lo que significa que son mucho más pequeñas que la anchura de un cabello humano. En teoría, esto podría cambiar la forma en que el TiO_2 actúa en el organismo, por lo que se han realizado estudios específicos sobre estas nanopartículas y su seguridad.

Es cierto que el TiO_2 se prohibió en la Unión Europea. Lo hicieron porque estudios recientes demostraron que cuando se alimentaba a ratas con cantidades masivas de TiO_2 durante varios meses, teóricamente podían desarrollar algunos problemas intestinales. Curiosamente, el grupo de expertos de la UE no identificó ningún problema sanitario real que motivara la prohibición. El Ministerio de Sanidad de Canadá revisó los mismos datos y concluyó que no había pruebas de riesgo de cáncer en los estudios con animales con TiO_2 de calidad alimentaria, ni cambios en el ADN en los estudios con animales (algo que podría significar un riesgo de cáncer), ni «efectos adversos en los estudios con animales sobre la reproducción, el desarrollo, los sistemas inmunitario, gastrointestinal o nervioso, o la salud general cuando las ratas estuvieron expuestas desde antes de la concepción hasta la edad adulta».

La Agencia Internacional para la Investigación del Cáncer (IARC, por sus siglas en inglés) sí clasifica el TiO_2 como carcinógeno del Grupo 2B, lo que significa «posiblemente carcinógeno para el ser humano», pero eso se aplica específicamente a la inhalación. Aunque puede que te aconsejen que dejes «respirar» a tu vagina no llevando ropa interior, la inhalación no es un método por el que una sustancia química pueda llegar desde el mundo exterior a través de la vagina hasta tu cuerpo.

Pero lo entiendo, estas afirmaciones virales dan miedo y la primera información que recibes sobre algo puede ser muy difícil de desaprender y suena a verdad: «¡Europa prohibió el dióxido de titanio, así que debe ser perjudicial!». Sin embargo, la ciencia es clara en este caso. El TiO_2 no puede disolverse en el agua, y sin duda tendría que disolverse para salir del cordón del tampón y llegar a la mucosa vaginal. Además, se han probado tejidos con TiO_2 lavándolos repetidamente y se libera muy poca cantidad de la sustancia. El cordón de tu tampón no se agita ni se expone al detergente, como ocurriría en una lavadora; tu boca, en cambio, sufre una agitación similar cuando te cepillas los dientes, y sin embargo el TiO_2 se considera seguro en la pasta dentífrica. Ten la seguridad de que la ínfima cantidad de TiO_2 que contiene el cordón de un tampón no se filtra a la vagina.

Además, el TiO_2 no provoca el precáncer ni el cáncer de cuello uterino, sino que se deben a la infección por cepas específicas del virus del papiloma humano (VPH); los tampones nunca han tenido nada que ver. La mejor forma de protegerse contra el cáncer de cuello uterino es vacunarse contra el VPH.

¿Los productos orgánicos son más seguros?

Ningún estudio lo ha demostrado. De hecho, en algunos estudios sobre residuos, los productos orgánicos salieron peor parados. Si quieres comprar productos orgánicos, hazlo, pero no existe ninguna razón médica para hacerlo por motivos de salud vaginal, uterina, ovárica u hormonal.

¿Qué hay de los trucos caseros con productos para la menstruación?

Consisten en utilizar productos menstruales no convencionales. Ni los medios de comunicación ni las llamadas personas influyentes en el ámbito de la salud ponen nunca en tela de juicio ninguno de estos trucos, y sin embargo estos productos tienen riesgos muy reales (es como si nunca se hubiera tratado de seguridad, ¿sabes?).

Uno de los que se han difundido últimamente en las redes sociales consiste en introducir una esponja de maquillaje, como las desechables baratas de farmacia, en la vagina a modo de tampón casero que se puede utilizar para absorber la sangre del período durante las relaciones sexuales. A veces se anuncia como un truco utilizado en películas para adultos, lo que creo que se supone que hace que se considere oportuno. Estas esponjas están hechas de un material similar al del tampón Rely (el que se retiró del mercado por causar el síndrome del *shock* tóxico menstrual), así que desde el principio parece una idea plagada de problemas. Se desconoce cómo interactúa este material con las bacterias vaginales, y cuando una esponja se comprime, libera aire en la vagina, que es un conocido factor que contribuye al SSTm. Aunque en algunos países se venden esponjas menstruales que utilizan este material, no he podido encontrar datos sobre su seguridad. Además, las esponjas de este tipo pueden introducirse detrás del cérvix y resultar difíciles de extraer, por lo que pueden quedar atrapadas, con los consiguientes problemas de salud.

Para quienes quieran intentar reducir las incursiones de la sangre menstrual en las relaciones sexuales (no todo el mundo tiene una toalla azul marino a mano), la mejor opción es un disco menstrual reutilizable o desechable. No es probable que sean cien por cien eficaces, pero tampoco lo son las esponjas y los discos son infinitamente más seguros.

Otro truco menstrual son las esponjas marinas. Sí, los organismos acuáticos que respiran y se alimentan filtrando el agua de mar. Están llenas de bolsas de aire (que es lo que las hace absorbentes) y se expanden en todas direcciones, ninguna de las cuales es ideal para un producto menstrual intravaginal. Además, contienen bacterias, suciedad, arena y otros residuos. Las mujeres que usan esponjas marinas tienen muchas más bacterias, incluido *Staphylococcus aureus*, en la vagina durante la menstruación que las mujeres que usan tampones o compresas. Además, las esponjas de mar son imposibles de limpiar. Si alguien quisiera diseñar exactamente el peor producto para usar en la vagina, difícilmente se le ocurriría algo peor. Es decir: aire, expansión a lo ancho, bacterias, favorecer el crecimiento de *S. aureus* y ser imposible de limpiar; ésa es la escalera de color del póquer vaginal perjudicial. En Estados Unidos es ilegal vender esponjas marinas para uso menstrual, y con razón.

El último truco para la menstruación del que quiero hablar son los tampones de ganchillo o de punto (Gyno Etsy puede ser un lugar… interesante). Normalmente están hechos de algodón y se anuncian como ecológicos. No hay datos sobre cómo este algodón puede irritar la vagina o afectar al crecimiento de las bacterias. Además, tampoco entiendo por qué es mejor hacer un tampón de ganchillo con hilo de algodón que meter un ovillo de hilo en la vagina y dejar el extremo colgando. Es decir, yo no hago eso, pero ya me entiendes. Comprobé la absorbencia de tres tampones de punto que compré en Etsy y todos absorbían menos de 5 ml. Si necesitas alguna razón más para no utilizar un tampón de ganchillo de punto, probé a hervir uno para ver si se podía limpiar y se deshizo.

Unir las piezas

Cuando circuló el último mito sobre el dióxido de titanio, me enfurecí. Una semana antes, más o menos, el truco para el período de las esponjas de maquillaje se había hecho viral, pero ninguna persona influyente en el ámbito de la salud dio la voz de alarma ni ningún periodista escribió un artículo al respecto. Se trataba de un producto para el período que podía suponer una amenaza real para la salud, y, sin embargo, ni pío. Supongo que piensan que como no hay detrás una malvada empresa de tampones, debe de ser seguro. O quizá simplemente saben que no conseguirán clics en la página si no pueden avivar el fuego de la teoría de la conspiración.

Entonces, ¿cómo saber qué es verdad y qué no lo es la próxima vez que escuches un mito sobre los productos menstruales? Porque habrá muchos más a lo largo de los años. Siempre que escuches una afirmación sobre un producto menstrual, hazte las siguientes preguntas:

- *¿Cuál es la fuente de la afirmación?* Confía en fuentes fiables como la FDA, los CDC y el Ministerio de Sanidad de Canadá (organizaciones que revisan los datos sobre seguridad) y rechaza la propaganda de *influencers* de la salud, naturópatas y médicos de medicina holística. La idea de que los tres últimos tienen «conocimientos secretos» y saben más que los primeros es irrisoria.
- *¿Las pruebas se realizaron con muestras únicas o múltiples?* Desconfía de los sitios que publican datos obtenidos mediante el envío de productos para ser probados. Normalmente sólo envían una muestra, y el proceso no se examina en una publicación revisada por expertos, por lo que no sabemos si la metodología es sólida. Cuando los productos se prueban en estudios que se publican en revistas revisadas por expertos, normalmente se examinan varias muestras, porque es fácil que aparezcan valores atípicos.
- *¿Está implicado el Grupo de Trabajo Ambiental?* El EWG, un grupo activista que informa sobre sustancias químicas tóxicas y contaminantes, a menudo exagera los riesgos asociados a los productos cotidianos (en una encuesta, el 79 % de los toxicólogos opinaba que el EWG exageraba los riesgos de las sustancias químicas). Puede que conozcas su «lista de los doce peores» para frutas y verduras, pero un estudio revisado por expertos que evaluó esta lista afirma: «La metodología utilizada para crear la lista de los «doce peores» no parece seguir ningún procedimiento científico establecido».

- *¿El sitio menciona las dioxinas?* Si una página web presenta alarmismo sobre las dioxinas en los productos menstruales, algo sobre lo que tenemos buenos datos, entonces no está implicado en la ciencia.
- *¿Utiliza la página web un lenguaje propio de la teoría de la conspiración?* La insinuación de que un misterioso «ellos» anónimo te oculta algo es una señal inequívoca de que estás ante un mito. Es posible transmitir las preocupaciones sobre los productos de formas que no tengan que ver con las teorías de la conspiración.
- *¿Dice que no debes ponerte un producto menstrual en la vagina?* Cuidado con la cultura de la pureza como impulsora, en lugar de la ciencia.
- *¿Dice que los productos químicos son malos?* Desde una perspectiva teórica, la palabra químico es un término diabólico, lo que significa que es probable que le asignes una connotación negativa sin ningún respaldo científico real. Como corolario, ¿la fuente de información se opone de forma habitual a las «sustancias químicas peligrosas» y aboga por los productos «naturales» u «orgánicos»? Recuerda que la supuesta defensa de lo natural es un modelo de negocio lucrativo, por lo que no debes confiar en ella más que en las Grandes Farmacéuticas o las Grandes Químicas.
- *¿El sitio vende o recomienda suplementos?* Los suplementos no son más que productos farmacéuticos no probados. Es hipócrita lucrarse con productos no probados, que a menudo son poco seguros, al tiempo que se arroja sombra sobre los productos menstruales que no demuestran ser motivo de preocupación.

Conclusión

- Un tampón, una copa o un disco menstruales no pueden afectar a la virginidad. La virginidad es un constructo social, y no existen signos médicos de virginidad. El miedo a los productos menstruales vaginales suele ser producto de la cultura de la pureza.

- No obtengas información sobre la seguridad de los productos menstruales de personas influyentes en las redes sociales. Intentan provocar controversia, y avivar la máquina del miedo les hace ganar algunos clics.
- Los tampones no contienen amianto, el dióxido de titanio de los tampones es seguro, y las dioxinas de los tampones y compresas proceden de la tierra en la que se cultivan las materias primas.
- Las esponjas marinas, las esponjas de maquillaje y los tampones de ganchillo o de punto no son seguros y no deben emplearse nunca.
- Es ilógico exaltarse por las sustancias químicas de los tampones mientras se ignoran otras fuentes de exposición a éstas y otras sustancias químicas más peligrosas.

Parte 3

Sangrado y dolor

15

Guía básica de sangrados anómalos

El sangrado es una de las razones más frecuentes por las que las personas con menstruación acuden al médico. Durante los años reproductivos (de los dieciocho a los cuarenta y cinco años), hasta el 27 % de las mujeres refieren patrones de sangrado anormales en algún momento, y esa cifra se eleva a más del 75 % por encima de los cuarenta y cinco años. Tanto si se trata de sangrados abundantes o irregulares como de sangrados entre períodos, las causas pueden ser graves o no preocupantes desde el punto de vista médico. El impacto en la calidad de vida puede ser devastador o apenas molesto. Muchas personas reciben una atención sanitaria excelente, pero por cada persona que recibe una atención estupenda, me entero de otra que ha sido ignorada. Así pues, para asegurarnos de que sabes lo que le ocurre a tu cuerpo, como saber cuándo recibes una atención médica basada en pruebas y cómo defenderte cuando no es así, empecemos con una introducción a las menstruaciones irregulares, a falta de un término mejor. En los capítulos siguientes profundizaremos en las causas.

El sangrado menstrual puede ser anormal de muchas maneras y por muchos motivos. Puede ser demasiado abundante, demasiado ligero, demasiado frecuente o esporádico. La menstruación puede ser incluso tan infrecuente que parezca que ha cesado por completo y pueden producirse sangrados entre menstruaciones. A veces, las personas pueden experimentar muchos patrones de sangrado anormales a la vez. Puedes sentirte como una Ricitos de Oro menstrual, buscando perpetuamente la mítica «regla perfecta».

Existen muchas formas de clasificar un sangrado anormal. Yo sólo he descrito la menstruación basándome en lo que tú podrías experimentar (tus síntomas). El sistema de clasificación que utilizamos en medicina (y creo que es bueno que lo aprendas, pues así sabrás cómo debe enfocar tu médico tus problemas de sangrado) divide las causas del sangrado anormal en dos categorías principales: estructural, que significa que está relacionado con algo físico que le ocurre al útero, y no estructural, que significa que algo está actuando sobre el útero para modificar el sangrado. Estos tipos principales de sangrado se subdividen a su vez en grupos utilizando el sistema mnemotécnico PALM-COEIN.* Muchos artículos sobre este sistema usan fotos o ilustraciones de una palma de la mano y una moneda (la imagen suele tener un aspecto muy de la década de 1950), por lo que se podría perdonar a cualquier mago que se topara con uno de ellos por pensar que estaba a punto de aprender una nueva y audaz técnica para manejar una moneda con la palma de la mano. Aunque COEIN se escribe de otra forma y ni la palma ni la moneda tienen nada que ver con el sangrado uterino anormal, y aunque la mnemotecnia no es especialmente pegadiza, parece que funciona.

PALM se refiere a problemas estructurales que causan anomalías en el sangrado:

- *Pólipos:* sobrecrecimientos del endometrio (imagínate un trozo de revestimiento uterino colgando de un tallo).
- *Adenomiosis:* enfermedad en la que el endometrio crece dentro del músculo del útero.
- *Leiomiomas:* tumores benignos del útero, también conocidos como fibromas.
- *Malignidad:* en la mayoría de los casos se trata de cáncer de endometrio, pero el cáncer de ovario, de músculo uterino, de cuello

* Del inglés, «palma-moneda», aunque la ortografía correcta de la palabra «moneda» en inglés es *coin. (N. de la T.)*

uterino o incluso de vagina también puede provocar sangrados anormales.

COEIN se refiere a causas no estructurales:

- *Coagulopatía:* alteración de la capacidad de coagulación de la sangre. Puede estar causada por un trastorno del sangrado o por medicamentos.
- *Ovulatoria:* ovulación anormal, típicamente infrecuente (llamada oligo-ovulación).
- Endometrial: alteración del revestimiento del útero, posiblemente debida a cambios locales en las sustancias químicas indicadoras, lesiones, infecciones o incluso cáncer.

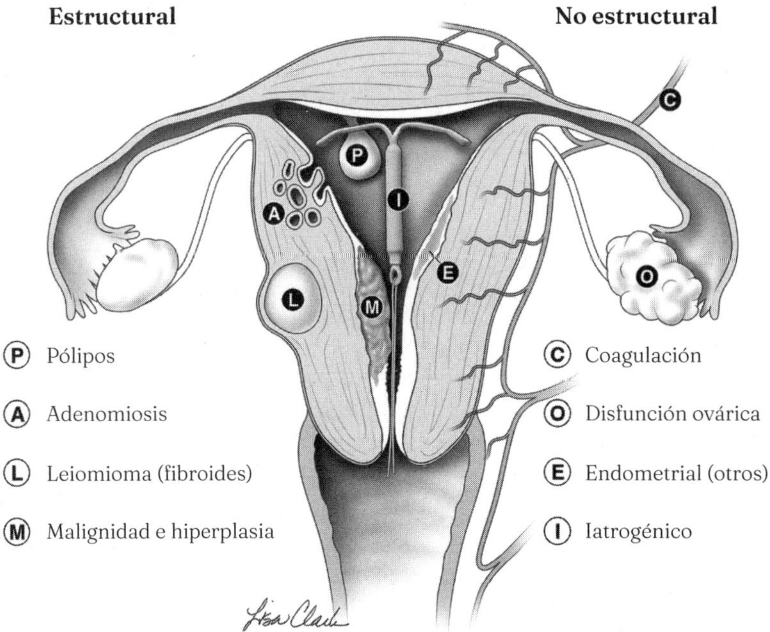

Figura 13

Causas del sangrado menstrual anómalo (ilustración de Lisa A. Clark, ilustradora médica certificada).

- *Iatrogénico:* relacionado con la medicación, con mayor frecuencia la anticoncepción hormonal. Los medicamentos esteroideos, ya sean píldoras o inyecciones, son otra causa frecuente. El sangrado relacionado con la anticoncepción hormonal se trata en los capítulos 23, 24 y 27.
- *No clasificada de otro modo:* hay veces en que realizamos un examen completo lo mejor que podemos y descartamos otras causas, pero el sangrado sigue siendo anormal.

Biología básica

Los problemas estructurales del útero pueden provocar reglas abundantes y/o sangrados entre reglas (sangrados intermenstruales), pero no modifican la regularidad del ciclo menstrual. Como la frecuencia de la menstruación depende de la ovulación, un cambio ovulatorio es lo único que puede alterarla. Éstos son buenos puntos de partida para considerar lo que puede estar ocurriendo con tu cuerpo. Sin embargo, hay algunas advertencias (como siempre). Es posible tener dos enfermedades al mismo tiempo, una que afecte al útero y otra que afecte a la ovulación. Una enfermedad, el síndrome de ovario poliquístico (SOP), puede causar menstruaciones abundantes e irregulares. Para complicar aún más las cosas, a veces puede ser difícil saber si tu menstruación es regular o no. Por ejemplo, si tienes una menstruación regular pero también sangrados intermenstruales, puede darte la impresión de que tu menstruación es irregular porque parece que sangras todo el tiempo. También es importante recordar que el sangrado irregular en los primeros y los últimos años de la menstruación es normal. Puede que siga siendo abundante y que haya que estudiarlo y tratarlo, pero la naturaleza irregular de la menstruación durante estos períodos no es anómala, sino esperable.

Siempre que alguien tenga un problema de sangrado, es importante empezar con una mente abierta sobre todas las causas potenciales, y luego descartar sistemáticamente las que sean improbables o imposibles y centrarse en las que sean más factibles.

¿Qué tipo de sangrado es preocupante?

Desde el punto de vista médico, se considera una menstruación normal un sangrado que dura de dos a siete días, que se produce entre cada veinticuatro y treinta y ocho, y en el que la pérdida total de sangre es inferior a 80 ml. La definición médica de sangrado abundante es más de 80 ml durante un ciclo menstrual o sangrar durante ocho días o más. Puede ser difícil cuantificar la pérdida de sangre (no es que sea cómodo medirla), por lo que hay formas más prácticas de cuantificar la pérdida de sangre como excesiva:

- Coágulos sanguíneos de más de dos centímetros.
- Sensación de sangrar a borbotones durante la menstruación.
- Necesidad de cambiar los productos menstruales con una frecuencia superior a una o dos horas.
- Necesidad de duplicar la cantidad de productos menstruales.
- Empapar la ropa o las sábanas al traspasar la sangre los productos menstruales.

Aunque más de 80 ml durante ocho días o más es la definición médica estricta, y esto es importante para los estudios, las recomendaciones más recientes son utilizar una definición más laxa para el sangrado abundante como pérdida de sangre que afecta a la calidad de vida. Esto es importante, ya que muchos factores culturales, sociales y prácticos pueden influir en lo que alguien considera demasiado abundante. Por ejemplo, una chica de catorce años que no se siente cómoda usando tampones, pero quiere estar en el equipo de natación, puede querer no tener la regla. Un hombre trans de veinte años que no toma testosterona también podría preferir no menstruar. Una cirujana que opera durante muchas horas podría querer pasar una intervención de seis horas sin manchar su ropa. Francamente, dada la medicina moderna, no hay motivo para que nadie tenga que menstruar si no quiere, siempre que conozca los riesgos de la terapia y pueda situarlos en su contexto. Ésa es la esencia de la atención médica informada. Básicamente, si crees que tu menstruación es demasiado abundante, merece la pena evaluarla y buscar una terapia, si así lo deseas.

Yo utilizo ambas definiciones en mi consulta. Pregunto por los signos de que la pérdida de sangre es objetivamente excesiva (como empapar la ropa) y pregunto si la pérdida de sangre con la menstruación es molesta. Hago ambas cosas porque no es raro que una paciente con signos de pérdida excesiva de sangre menstrual me diga que es «normal» cuando le pregunto por su menstruación. Cuando reformulo y pregunto cuántos días de sangrado, suelen responder que son más de siete días, y cuando pregunto si alguna vez necesitan cambiarse la compresa, el tampón o la copa cada una o dos horas, suelo oír: «Ah, sí, pero sólo durante dos días». Lo que mi paciente quiere decir es que, comparado con su estándar personal para su propio cuerpo, su sangrado es normal. Incluso es posible que antes mencionaran estas menstruaciones abundantes a un profesional médico y fueran ignoradas. Si te han dicho que empapar la cama la primera noche de regla es normal, y nunca has hablado con otra persona sobre la menstruación de forma constructiva, ¿cómo puedes plantearte lo contrario?

Las menstruaciones ligeras que duran menos de dos días merece la pena consultarlas con un médico. Esto puede ser completamente normal y no preocupante, pero a veces puede significar el inicio de varias afecciones médicas, por lo que debe ponerse en contexto con tu salud.

¿Qué ocurre con el ritmo y la irregularidad de la menstruación? Una o dos menstruaciones atrasadas o adelantadas, o una menstruación ausente, casi nunca son preocupantes desde el punto de vista médico (suponiendo que no haya embarazo) si después vuelves a un patrón cíclico. Si transcurren noventa días entre menstruaciones (dos períodos ausentes), sin duda deberías consultar a tu médico si tienes entre dieciocho y cuarenta y cinco años. Si tienes menos de dieciocho años o más de cuarenta y cinco, este tipo de irregularidad es esperable. Entre los cuarenta y los cuarenta y cinco es una zona un poco difusa, en la que la irregularidad puede deberse a una menopausia precoz o a un trastorno médico. La investigación de los períodos irregulares en esta franja de edad dependerá de otros síntomas.

Examinar el problema

Para comprender qué puede estar ocurriendo en tu cuerpo y por qué, el primer paso es tener en cuenta tu edad, porque el sangrado irregular es habitual en los primeros años tras el primer período y en los últimos años antes del último período. La edad también importa porque el riesgo de cáncer de endometrio aumenta con ésta.

En cuanto al problema del sangrado, es importante que tu médico sepa si se trata de un cambio nuevo o de un problema de larga duración, y en concreto su patrón (si es abundante pero regular, la misma cantidad de flujo pero irregular, y demás). Un calendario menstrual puede ser de gran ayuda en este caso. Comparte también cualquier cambio en los calambres o en la presión o dolor pélvicos, ya que algunas enfermedades, como la adenomiosis y los fibromas, pueden asociarse a un empeoramiento de los calambres menstruales. También necesitamos saber si has tenido problemas de sangrado anteriormente o si tienes problemas de sangrado no relacionados con la menstruación. Por ejemplo, si has tenido hemorragias abundantes después de una intervención quirúrgica, un parto o una intervención dental, o si te salen moratones con más facilidad o te sangran las encías, comparte esa información, pues hace sospechar de un trastorno hemorrágico.

También es importante la información general sobre cómo te sientes, así como cuánto ejercicio haces y cualquier cambio en tus niveles de estrés. Algunos síntomas específicos que debes mencionar si se aplican a tu caso son fatiga, caída del cabello, acné, aumento del vello en la cara, brazos o abdomen, dolores de cabeza, sofocos, sudores nocturnos, sequedad vaginal y pérdida o aumento de peso. Si tienes antecedentes familiares de fibromas o endometriosis, compártelo con tu médico. Por supuesto, es importante que le digas qué medicamentos estás tomando, incluidos los suplementos, ya que algunos pueden provocar problemas de sangrado. Si te has vacunado contra el VPH, informa a tu médico, ya que esto reduce drásticamente las probabilidades de precáncer o cáncer de cuello uterino.

Cuando la cantidad de sangre perdida no se considera urgente, la consulta por sangrado anormal puede iniciarse a menudo por vídeo o llamada telefónica, o incluso por correo electrónico, pero casi siempre será necesario un examen en persona. Es importante comprobar la tensión arterial y la frecuencia cardíaca, y un examen físico general puede ofrecer indicios de afecciones como el síndrome de ovario poliquístico o trastornos tiroideos. Un examen pélvico puede ayudar a identificar algunas causas estructurales del sangrado, concretamente miomas, adenomiosis y cáncer avanzado, y ocasionalmente puede verse un pólipo grande que sobresale por el cérvix. El examen también puede indicarnos si el sangrado procede del cuello uterino en lugar del útero (debido a infección, inflamación o, raramente, cáncer), o incluso de las paredes vaginales (debido a afecciones cutáneas o a un nivel bajo de estrógenos).

Dado que el riesgo de todas estas afecciones, excepto la infección y la inflamación, aumenta con la edad, un examen pélvico es menos importante, e incluso puede no ser necesario inicialmente, si estás en la adolescencia o al principio de la veintena, dependiendo de tu patrón de sangrado.

Cuando la única preocupación es un período irregular, casi seguro que se debe a un problema de ovulación. Hay excepciones a la regla, y la necesidad de un examen pélvico dependerá de cada situación. Si un examen pélvico es demasiado traumático, una ecografía abdominal (*véase* a continuación el apartado «Pruebas para detectar sangrados anómalos») a menudo puede proporcionar mucha información para empezar.

Piensa en la evaluación médica como en un rompecabezas: la causa del sangrado es la imagen, pero cuando empezamos a montar el rompecabezas, no sabemos qué aspecto tendrá esa imagen final. Todo lo que hacemos (las preguntas que formulamos, los componentes individuales de una exploración física y las pruebas que podemos solicitar) son piezas de puzle. A veces las primeras piezas nos dan una imagen clara, pero en ocasiones necesitamos más piezas para ver lo que ocurre. Algunas piezas son más útiles que otras, pero incluso un resultado negativo de una prueba es una pieza del puzle, porque saber lo que no tienes es igualmente importante.

A veces en medicina encontramos inmediatamente las causas, pero en ocasiones se trata de aprender lo que la gente no tiene y luego trabajar a partir de la corta lista de lo que queda y lo que tiene más sentido.

Pruebas para detectar sangrados anómalos

Los análisis de sangre que puedas necesitar dependerán de tu problema de sangrado y se tratan en los siguientes capítulos. Debe realizarse un cribado de cáncer de cuello uterino (si es que no está ya actualizado). El cribado de gonorrea y clamidia se recomienda a las personas menores de veinticinco años y a las que tienen manchados entre menstruaciones. Es importante descartar el embarazo si el esperma ha estado dentro, encima o alrededor de tu cuerpo, ya que es frecuente que se produzcan sangrados al principio del embarazo.

La ecografía es la prueba más habitual para evaluar un sangrado anormal: mediante ondas sonoras, puede proporcionar imágenes del útero y los ovarios sin cirugía. Quizá sea la mejor herramienta para observar los ovarios, es un modo excelente de identificar miomas y determinar el grosor del endometrio, y a veces puede detectar adenomiosis y pólipos. La ecografía también puede localizar quistes en los ovarios, que forman parte del síndrome del ovario poliquístico. Existen tres tipos de ecografías:

- *Exploración abdominal.* El transductor de ultrasonidos, o sonda, se coloca en la parte inferior del abdomen para ver el útero. Cuando la vejiga está llena, la orina de su interior mejora la calidad de las imágenes, por eso se te pide que, si es posible, tengas la vejiga llena. La ventaja de una exploración abdominal es que no se necesita una sonda vaginal, lo que resulta más cómodo para la mayoría de las personas; el inconveniente es que la calidad de las imágenes no suele ser tan buena.
- *Exploración vaginal.* Cuando se introduce una sonda de ecografía en la vagina, las imágenes suelen ser superiores, ya que la sonda puede acercarse más a las estructuras. Si se solicita una ecografía por un motivo ginecológico, debes suponer que la exploración vaginal forma parte del examen. A algunas personas este procedimiento no les resulta incómodo o les produce ligeras molestias, pero para otras puede ser intrusivo, molesto y doloroso. Si has tenido dolor al realizarte exámenes pélvicos, al introducirte un tampón o una copa menstrual, o con la penetra-

ción vaginal durante las relaciones sexuales, asegúrate de que tu médico lo sepa y díselo al ecografista. Existen formas de ayudar a minimizar el dolor, como introducirte tú misma la sonda. Si esta parte del examen resulta demasiado dolorosa, debe omitirse y adoptarse un enfoque alternativo para obtener la información necesaria.

- *Ecografía de infusión salina (EIS).* Se realiza una ecografía vaginal mientras se introduce una pequeña cantidad de solución salina (agua salada) en el útero. Normalmente, las paredes internas del útero están contraídas y se tocan entre sí; el suero salino llena el útero sólo un poco, de modo que las paredes se separan. Esto puede facilitar la visualización de pólipos y fibromas adheridos al revestimiento uterino. Se introduce un espéculo en la vagina, se mete un catéter fino, blando y flexible en el útero a través del cérvix y, a continuación, se retira el espéculo y se introduce la sonda ecográfica.

El TAC suele ser menos útil para evaluar el útero, pero la resonancia magnética puede ser de gran ayuda para evaluar los miomas y diagnosticar la adenomiosis. La resonancia magnética es indolora y no implica radiación, pero para algunas personas con claustrofobia puede resultar difícil. En ese caso, las opciones pueden ser medicación para la ansiedad antes del procedimiento o una resonancia magnética abierta.

Existen dos procedimientos habituales que pueden realizarse en la consulta del médico: una biopsia endometrial y una histeroscopia. Estas pruebas se utilizan para obtener una muestra del revestimiento del útero para que un patólogo la evalúe en busca de precáncer, cáncer y signos de infección. En la biopsia endometrial, se introduce en el útero un dispositivo delgado en forma de pajita para recoger tejido. El tejido extraído de este modo a veces puede sugerir la presencia de un pólipo, pero una biopsia endometrial no puede hacer ese diagnóstico con mucha precisión ni tratarlo. Una histeroscopia es como una biopsia endometrial mejorada con una cámara. En lugar de un catéter flexible, se utiliza un fino telescopio quirúrgico, así como líquido para distender el útero (como con la ecografía de infusión salina), para permitir al médico ver su interior y, según el equipo, extirpar pólipos o dirigir una biopsia a una zona concreta del útero y luego realizar también una biopsia endometrial si es necesario.

Ambos procedimientos tienen ventajas e inconvenientes. La biopsia endometrial suele ser más rápida, menos dolorosa y costosa. Normalmente puede hacerse de inmediato, por lo que es más cómoda, pero no tiene un componente visual, aunque puede combinarse con una ecografía de infusión salina para obtener más información. La ventaja de la histeroscopia es el componente visual y la posibilidad (de nuevo, dependiendo del sistema) de extirpar un pólipo si se detecta; es un procedimiento «de una sola vez». Las desventajas son más dolor, mayor coste y menor comodidad, ya que a veces hay que programar la histeroscopia en un momento concreto del ciclo menstrual.

La dilatación y legrado es otra opción para obtener una muestra de tejido del revestimiento del útero (piensa en ello como una biopsia endometrial más agresiva). El legrado uterino es demasiado doloroso para realizarlo en la consulta del médico; requiere un anestesista y suele hacerse en una sala de procedimientos especiales o en un quirófano.

Existen muchas permutaciones y combinaciones de pruebas y, en última instancia, el mejor procedimiento para cada paciente dependerá de muchos factores.

Dolor con la biopsia endometrial y la histeroscopia

Las experiencias de dolor con las biopsias endometriales y las histeroscopias varían desde calambres mínimos hasta un dolor insoportable. Sé que puede resultar difícil de creer que estos procedimientos puedan ser relativamente indoloros o leves para algunas personas, pero yo soy una de ellas. Me han hecho dos biopsias de endometrio y una histeroscopia, y las biopsias de endometrio me parecieron calambres menstruales mínimos durante unos minutos. La histeroscopia fue un poco más incómoda, pero tolerable, y al acabar volví a atender a las pacientes. Por otra parte, he trabajado con una ginecóloga obstetra que se sometió a estos procedimientos y consideró que la biopsia endometrial era tan dolorosa que, cuando necesitó una histeroscopia, se la hizo en el quirófano con anestesia. Ésta es la singularidad del dolor.

En un estudio, el dolor durante la histeroscopia se dividió en dos grupos: los que consideraban que era superior a 5 en una escala de 0 a 10 (aproximadamente el 25 % de las personas) y los que consideraban que era de 5 o menos (el otro 75 %). Entre el porcentaje con más dolor, la puntuación media fue de 7,7, y entre el porcentaje con menos dolor, la puntuación media fue de 2,2. Las experiencias de dolor varían mucho, y tenemos que dar a las personas el alivio del dolor que necesitan.

El dolor, tanto en las biopsias de endometrio como en las histeroscopias, puede proceder de muchas fuentes, como el espéculo que se introduce en la vagina, el instrumento para estabilizar el cérvix, el paso del instrumento por el cuello uterino, los calambres del útero en respuesta a la estimulación, e incluso el propio revestimiento uterino. Solíamos creer que el endometrio no tenía terminaciones nerviosas, por lo que la toma de muestras no debería ser dolorosa, pero a algunas personas esta parte les resulta insoportable, mientras que otras, como yo, experimentan un breve calambre. Resulta que algunas personas tienen más terminaciones nerviosas en el endometrio que otras y, por tanto, es más probable que la biopsia les resulte dolorosa. Las personas con enfermedades que provocan dolor, como la endometriosis y la adenomiosis, tienen más probabilidades de tener más fibras nerviosas y experimentar dolor con la biopsia. Asimismo, las personas que tienen dolor con las relaciones sexuales o dolor pélvico pueden sentir más dolor durante estos procedimientos.

¿Cuál es la mejor forma de tratar el dolor? Es una buena idea discutir de antemano un plan con tu médico. Conocer el abanico de experiencias podría informar las decisiones que tomes sobre el control del dolor. Las opciones para considerar durante una biopsia endometrial incluyen una unidad TENS (para más información sobre estos dispositivos, *véase* el capítulo 19), lidocaína (un medicamento anestésico) pulverizada sobre el cuello uterino, lidocaína líquida infundida a través del cuello uterino hasta el útero, AINE (como ibuprofeno o naproxeno sódico) o paracetamol, el analgésico tramadol y ansiolíticos (una clase de fármacos llamados benzodiacepinas).

Para una histeroscopia, puede probarse cualquiera de las opciones anteriores, excepto la lidocaína líquida (ya que se eliminará con el líquido necesario para llenar el útero). Una histeroscopia flexible puede ser menos dolorosa, y a veces el endoscopio puede introducirse sin espéculo, lo que también reduce el dolor. A veces puede ayudar un medicamento llamado misoprostol, que se administra doce horas antes para ablandar el cuello uterino. Si te preocupa el dolor o te has sometido anteriormente a procedimientos dolorosos, la histeroscopia puede realizarse con anestesia para aliviar el dolor de forma segura.

Algunas personas preguntan por el óxido nitroso (también conocido como gas de la risa) para controlar el dolor; puede que te suene de la consulta del dentista. Un estudio demuestra que el óxido nitroso funciona casi tan bien como una inyección de lidocaína en el cuello uterino, pero no todas las consultas están preparadas para ofrecer esta opción de forma segura. Para algunas personas, puede que no sea seguro utilizar óxido nitroso sin un proveedor de anestesia formado; para otras, puede ser una buena opción cuando esté disponible.

Muchas personas se preguntan por qué no existen otras opciones mejores para el control del dolor. Cuando yo me formé, teníamos datos terribles y muchas personas sufrían, pero ahora tenemos muchos estudios (aunque necesitamos más, pues no todos son de la máxima calidad). Pero ahora tenemos muchas cosas que ofrecer. Parte de la cuestión es que el dolor puede tener varias causas, y para muchas de ellas no existen realmente grandes terapias. Los nervios que irrigan el útero (incluido el cuello uterino) no pueden anestesiarse en la consulta del mismo modo que se puede anestesiar una parte de la boca en la consulta del dentista. Además, insertar algo a través de la vagina es mucho más invasivo y molesto para muchas personas que los procedimientos en otras partes del cuerpo.

Bingo de patrones de sangrado

Intentar averiguar la causa de tus problemas de sangrado puede parecer una partida de bingo de patrones de sangrado. Dejando de lado algunas causas poco frecuentes que están fuera del alcance de este libro, aquí tienes un marco simplificado que puedes utilizar.

Síntoma	Posibles causas comunes
Menstruaciones abundantes	Fibromas (leiomiomas), adenomiosis, pólipos, SOP, ovulación irregular, coagulopatía, períodos adolescentes, períodos de transición a la menopausia, cáncer (malignidad).
Menstruaciones irregulares	Períodos en la adolescencia, períodos de transición a la menopausia, SOP, ovulación irregular.
Sangrado intermenstrual / a mitad de ciclo	Pólipos, cáncer, enfermedades que afectan al endometrio.
Sangrado tras relaciones sexuales	Suelen proceder del cérvix, por lo que no son sangrados menstruales propiamente dichos; pueden estar causados por clamidia, inflamación por otras causas o cáncer.

Tabla 4

Causas comunes de sangrado anómalo.

Sin embargo, el cuerpo no conoce estas reglas. En ocasiones, observamos patrones de sangrado atípicos, por ejemplo, sangrados intermenstruales con fibromas. A veces es fácil determinar la causa del problema, pero en otras ocasiones tenemos que descartar las causas una por una y luego diseñar la terapia en torno a las posibles causas restantes.

Conclusión

El sangrado menstrual debe considerarse anómalo si:

- Es inferior a dos días o superior a siete.
- Es irregular durante más de dos ciclos.
- Transcurren noventa días entre sangrados.
- Hay sangrado entre menstruaciones, o las menstruaciones son abundantes.
- A menudo puede determinarse una breve lista de causas probables de problemas de sangrado con relativamente poca información.
- A veces, más de una afección puede contribuir a los problemas de sangrado.
- Una ecografía puede ayudar a diagnosticar muchas causas de sangrado anómalo, pero no siempre es necesaria.
- A veces es necesario obtener una muestra de tejido del revestimiento del útero, y existen varias opciones para controlar el dolor con estos procedimientos.

16

Períodos abundantes

Un sangrado abundante puede ser un flujo demasiado abundante (pensemos en un súper sangrado), uno que dura más de siete días, o ambas cosas. Afecta a entre el 20 y el 30 % de las personas que menstrúan y es una de las razones más frecuentes para acudir al ginecólogo. Desgraciadamente, algunas personas son despachadas por el médico con tópicos deleznables del tipo «Es el precio de ser mujer» (he tenido ciertas náuseas al escribirlo), sin reconocer que tienen un problema médico real, lo cual es totalmente invalidante y exasperante, y conduce a un sufrimiento innecesario. En el capítulo anterior he hablado de los sangrados intensos, y aquí vamos a profundizar más.

El sangrado menstrual abundante puede producirse en cualquier momento de la vida menstrual, pero es más frecuente en los primeros años tras la primera regla y en los últimos años antes de la menopausia (los dos extremos de la menstruación). Las menstruaciones abundantes no sólo son molestas (las pérdidas sobre la ropa o el colchón son un gran fastidio), sino que también pueden ser caras (considera el coste de los productos menstruales, la limpieza adicional, las citas médicas, los medicamentos, los procedimientos y las ausencias del trabajo). El sangrado menstrual abundante también puede provocar aislamiento social, al faltar a la escuela o al trabajo o perderse los deportes u otras actividades que proporcionan alegría. Por supuesto, la cantidad de sangre perdida también puede ser preocupante desde el punto de vista médico y provocar un recuento sanguíneo bajo (anemia). Yo tuve anemia cuando era adolescente y me llevó años de sufrimiento hasta que conseguí la terapia adecuada. Eso no debería ocurrirle a nadie.

A veces, un sangrado abundante puede resultar catastrófico, e incluso poner en peligro la vida. El tratamiento de urgencia de un sangrado abundante que podría llevarte al hospital queda fuera del alcance de este libro.

Primeros pasos

Como se ha comentado en el capítulo anterior, en medicina agrupamos los problemas de sangrado en afecciones que afectan a la estructura o forma del útero frente a factores que actúan sobre él, como las hormonas o los medicamentos. Saber esto ofrece una perspectiva de lo que puede pensar tu médico, pero probablemente no vas a llamarle y decirle: «Oh, oye, creo que tengo un problema estructural en el útero». No, vas a describir tu patrón de sangrado, y entonces tu médico debería preguntarte por otros síntomas y por tu salud en general. Esa información, combinada con un examen y posiblemente algunas pruebas, le permitirá elaborar una breve lista de causas del sangrado y luego ofrecer una terapia. Aquí utilizaremos la misma estrategia, teniendo en cuenta que algunas enfermedades asociadas a menstruaciones irregulares y sangrados intermenstruales (tratadas en los dos capítulos siguientes) también pueden causar sangrados abundantes.

Pólipos

Un pólipo es un crecimiento excesivo del revestimiento del útero; básicamente, un trozo de endometrio que cuelga de un tallo. Los pólipos pueden ser pequeños, pero a veces son tan grandes que sobresalen por el cérvix. El endometrio de un pólipo no tiene tejido de soporte ni vasos sanguíneos adecuados, y no hay músculo circundante que ayude a comprimir para detener la hemorragia, por lo que los pólipos pueden dar lugar a una variedad de patrones de sangrado irregular. El sangrado abundante es frecuente y algunas personas experimentan sangrados entre menstruaciones, que van desde manchado a flujo abundante.

No sabemos realmente por qué se desarrollan los pólipos. Probablemente se deba a una combinación de genética, hormonas e inflamación. Si tienes en cuenta todos los traumatismos y reparaciones cíclicas del endometrio, no parece descabellado que algunas células reciban el mensaje de reparación equivocado y básicamente se las arreglen, aunque de forma incorrecta. Una causa conocida es el medicamento tamoxifeno, que se prescribe para tratar el cáncer de mama. Los pólipos suelen ser benignos, pero a medida que envejecemos aumenta la tasa de cáncer, y los pólipos asociados al tamoxifeno tienen más probabilidades de ser cancerosos.

A veces puede identificarse un pólipo mediante una ecografía, pero como el útero está prácticamente contraído, el pólipo puede mezclarse con el endometrio y pasar fácilmente desapercibido. Una biopsia endometrial (una muestra del revestimiento del útero) puede encontrar fragmentos de un pólipo, lo que nos indica que debemos buscarlo en su totalidad y asegurarnos de que no hay más de uno. Si se pide una ecografía por sangrado abundante y no se ve ningún pólipo, pero la sospecha es alta, el siguiente paso es una ecografía de infusión salina o una histeroscopia (comentada en el capítulo anterior).

El tratamiento consiste en extirpar el pólipo, lo que se hace a través del cérvix con una histeroscopia. Suele ser un procedimiento sencillo y, dependiendo del tamaño del pólipo y de otros factores, a menudo puede hacerse en la consulta, aunque en algunos casos puede ser necesario hacerlo en un quirófano. La decisión sobre cómo extirpar un pólipo requiere un enfoque individual.

Fibromas

Los fibromas, conocidos médicamente como leiomiomas, son tumores benignos (no cancerosos) del miometrio. Pueden provocar hemorragias abundantes y, a veces, sangrados intermenstruales, pero entre el 50 y el 75 % de los fibromas permanecen tranquilamente en el útero, ocupándose de sus propios asuntos, sin causar síntomas. Tener uno o más fibromas no significa necesariamente que sean la causa de tu sangrado anormal.

Los fibromas son frecuentes; a los cincuenta años, el 70 % de las mujeres blancas y más del 80 % de las mujeres negras tendrán al menos uno. Su tamaño puede variar desde el de un guijarro diminuto hasta el de una sandía. Los fibromas pueden causar otros problemas de salud, además de sangrados. Por ejemplo, pueden agravar los dolores menstruales y, cuando son grandes, pueden crear una sensación de presión e incluso contribuir a la incontinencia. Si un fibroma sobrepasa su riego sanguíneo, puede ser muy doloroso. Algunos fibromas pueden afectar a la fertilidad y provocar complicaciones durante el embarazo. Los fibromas son más frecuentes a medida que envejecemos, por lo que están más abajo en la lista de posibles causas de sangrado abundante para alguien de veinte años y más arriba para alguien de cuarenta. Sin embargo, las mujeres negras tienen más probabilidades de desarrollar fibromas a una edad más temprana, tener múltiples fibromas y padecer síntomas más graves.

¿Por qué existen los fibromas? Es una buena pregunta. Creemos que un fibroma se desarrolla cuando una célula madre del miometrio se activa para dividirse y luego sigue dividiéndose de forma descontrolada (las células madre son células especiales con capacidad para convertirse en muchos otros tipos de células y son una parte importante de los mecanismos de reparación del organismo). Piensa en lo que ocurre durante el embarazo. El útero no sólo debe fabricar nuevas células musculares para crecer, sino que también debe ser capaz de repararse a sí mismo tras ser invadido por la placenta. Los fibromas parecen ser una corrupción del mecanismo normal de crecimiento y reparación de las células madre.

El desencadenante de esta actividad desregulada de las células madre es probablemente una combinación de factores. La genética puede desempeñar un papel, lo que explica por qué algunas personas con fibromas tienen antecedentes familiares. Sin embargo, nuevas mutaciones genéticas también pueden provocar fibromas, y estas mutaciones no se transmiten a la siguiente generación. Que alguien tenga fibromas no significa que su descendencia también los vaya a tener. Cada vez existen más pruebas de que las personas con fibromas tienen más probabilidades de padecer hipertensión, y la hipótesis es que tanto los fibromas como la hipertensión implican una señal anómala en el músculo liso, ya que los vasos sanguíneos también tienen este músculo.

Por este motivo, las personas con fibromas deben controlarse la presión arterial con regularidad y, por supuesto, tratarse si está indicado.

Curiosamente, los miomas son menos frecuentes entre las personas que han dado a luz, y cuantos más embarazos se tienen, menor es el riesgo de tener miomas. Tras el embarazo, el cuerpo necesita eliminar la mayor parte de las nuevas células musculares que se crearon; de lo contrario, cada embarazo daría lugar a un útero significativamente mayor. Se plantea la hipótesis de que, durante este proceso, los posibles brotes de fibromas pueden ser expulsados junto con el tejido muscular.

Los fibromas no existen antes de la pubertad y suelen reducirse durante la menopausia, por lo que los estrógenos y la progesterona desempeñan claramente un papel, lo que puede explicar por qué los fibromas son más frecuentes en las personas que pasan antes por la pubertad (un efecto de una exposición más prolongada a los estrógenos durante toda la vida). Empezar a tomar la píldora anticonceptiva antes de los dieciséis años parece aumentar ligeramente el riesgo de fibromas (pero no hay mayor riesgo para quienes tienen más edad cuando empiezan), mientras que el anticonceptivo inyectable Depo-Provera, que no contiene estrógenos, disminuye el riesgo. Los propios fibromas pueden contener la enzima aromatasa, que les permite convertir otras hormonas en estrógenos y producir básicamente su propio suero de crecimiento. Los niveles de aromatasa en los fibromas de las mujeres negras parecen ser más elevados, lo que puede explicar en parte su mayor riesgo.

Otros factores que pueden aumentar el riesgo de fibromas son:

- *Exposición a sustancias químicas que alteran el sistema endocrino.* Por ejemplo, hay algunas pruebas que relacionan los alisados químicos del cabello (que contienen estas sustancias químicas) con los fibromas.
- *La obesidad.* Posiblemente porque el tejido adiposo produce estrógenos sin un aumento compensatorio de progesterona, o tal vez por el aumento de la inflamación asociado a la obesidad, o ambas cosas.
- *Niveles bajos de vitamina D.* Se desconoce el motivo de esta correlación, y no hay pruebas definitivas de que los suplementos ayuden. Sin embargo, el riesgo de tomar 1000 UI de vitamina D al

día es bajo, por lo que puede ser una opción aceptable para las personas preocupadas por los fibromas o con mayor riesgo de padecerlos, entendiendo que se necesitan más datos.

Fumar se asocia a una menor incidencia de fibromas, posiblemente por su efecto antiestrogénico.

Los fibromas no se transforman en cáncer. Existe un cáncer poco frecuente, llamado leiomiosarcoma, que se parece a un fibroma, pero las probabilidades de que se diagnostique son de una entre mil o menos. En general, si un tumor que parece un fibroma crece más deprisa de lo esperado, aumenta la sospecha de este cáncer agresivo.

No comprendemos del todo cómo los fibromas causan sangrados uterinos anormales; es probable que existan múltiples asociaciones. Los fibromas afectan a la «sopa química» uterina, es decir, a diversos factores de crecimiento, hormonas y sustancias químicas inflamatorias que intervienen en el desencadenamiento de la menstruación, la reparación del endometrio y el comportamiento de los vasos sanguíneos. Un disparador químico local explicaría por qué los fibromas más pequeños pueden provocar sangrados devastadores. Los fibromas también afectan al flujo sanguíneo al útero, y la presencia física de un fibroma puede distorsionar el endometrio y/o afectar al modo en que el útero se contrae durante la menstruación. Aunque es difícil determinar si un fibroma individual es la causa de los problemas de sangrado, los fibromas que distorsionan el endometrio y crecen dentro de él (fibromas submucosos) y los que se localizan principalmente en el miometrio (fibromas miometriales o intramurales) tienen muchas más probabilidades de ser los culpables que los que están cerca de la superficie del útero y crecen hacia fuera (fibromas subserosos).

¿Cómo se diagnostican los fibromas? Si el útero está agrandado al examinarlo, el médico debe sospecharlo, pero a veces no es posible saberlo con un examen pélvico, o puede que un examen pélvico no sea posible o práctico. La ecografía es la forma más habitual de realizar el diagnóstico. Puede ser necesaria una ecografía de infusión salina y/o una resonancia magnética para obtener una visión más precisa de la localización y el tamaño de los fibromas, pero estas pruebas suelen ser necesarias sólo para planificar cirugías y estudiar la infertilidad.

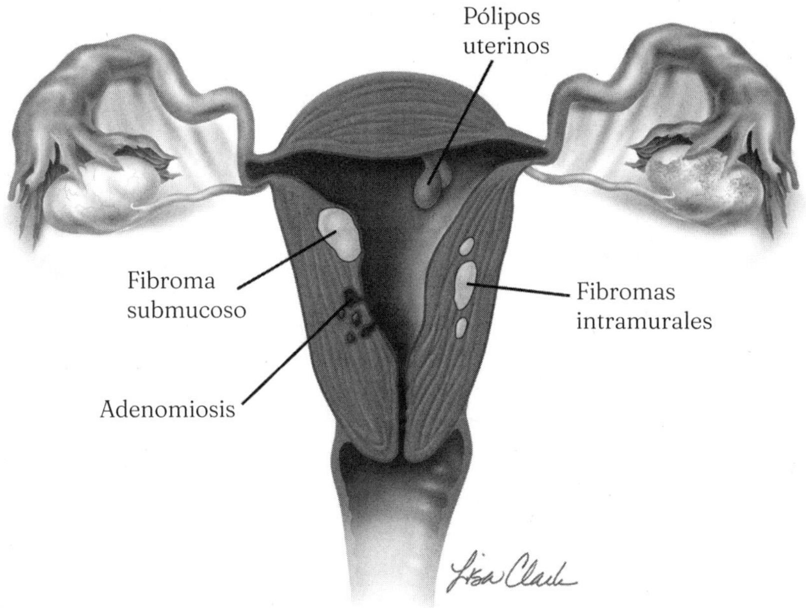

Figura 14

Las fuentes del sangrado anómalo: fibromas, pólipos y adenomiosis (ilustración de Lisa A. Clark, ilustradora médica certificada).

Adenomiosis

La adenomiosis es una enfermedad en la que el endometrio crece dentro del miometrio, haciendo que el útero aumente de tamaño. Si tienes útero, probablemente comprendas de forma intuitiva por qué puede ser doloroso tener células endometriales atrapadas en la pared del útero. No se produce una hemorragia real en el útero (qué alivio, ¿verdad?), porque las células atrapadas no funcionan exactamente como el endometrio, pero existe una inflamación inusual, y eso ya es bastante caos. Junto con la inflamación, el endometrio atrapado se asocia a vasos sanguíneos anormales, que pueden afectar a cambios químicos estrechamente regulados y a la forma en que el útero se contrae durante la menstruación, lo que provoca un sangrado abundante. Además, la adenomiosis se vincula al dolor pélvico, la infertilidad y un mayor riesgo de aborto espontáneo, así como a complicaciones del embarazo como el parto prematuro.

Existen varias teorías sobre cómo se desarrolla la adenomiosis. El tejido endometrial puede penetrar más profundamente en el músculo debido a microdesgarros creados por traumatismos, por ejemplo, tras el parto o una intervención quirúrgica. Esencialmente, se desarrollan grietas que se convierten en un canal para el endometrio. Dado que la adenomiosis rara vez se observa en la adolescencia y aumenta con la edad, es posible que los traumatismos acumulados y la inflamación (y sí, eso incluye la menstruación «regular») desempeñen un papel. Sin embargo, tenemos conocimientos limitados sobre la adenomiosis en personas menores de treinta y cinco años, y especialmente entre adolescentes y veinteañeras, porque un diagnóstico definitivo de adenomiosis requiere una histerectomía, y un porcentaje mucho menor de personas se somete a este procedimiento a una edad tan temprana. Es posible que se produzca más adenomiosis entre las jóvenes que nunca han estado embarazadas de lo que sabemos.

Otra teoría es que los mecanismos normales de reparación de la menstruación se estropean, y un mensaje nuevo y corrupto ordena al endometrio que penetre en exceso. Una tercera hipótesis es que las células sobrantes del desarrollo fetal podrían permanecer latentes pero atrapadas como pequeñas semillas en el miometrio, a la espera de ser activadas por un traumatismo, una inflamación, las hormonas, la genética o algo que aún no comprendemos. El tejido endometrial es bastante activo y puede producir sus propios estrógenos (yo lo considero un superdotado, decidido a prepararse para el embarazo dondequiera que se encuentre), así que, independientemente de cómo se encuentren estas células en el músculo del útero, están decididas a hacer que funcione.

Es interesante que las lesiones repetitivas, por la menstruación y/o el embarazo, y la capacidad del útero para repararse a sí mismo estén implicadas tanto en los fibromas como en la adenomiosis. El hecho de que estas afecciones sean más frecuentes a lo largo de la vida menstrual y parezcan alcanzar su punto álgido a los cuarenta años, sugiere que el final de la función ovárica (es decir, la menopausia) coincide perfectamente con el momento en que el útero alcanza el límite de su capacidad para repararse a sí mismo sin cesar. Mucha gente se pregunta sobre la posibilidad de prolongar la función ovárica, pero incluso si pudiéramos encontrar una forma de prolongar la vida útil de los folículos y, por tanto, retrasar la menopausia, ¿qué significaría eso para el útero? ¿Cómo serían los fibromas o la adenomiosis con diez o quince años más de ovulación? La menopausia acaba con la fertilidad, pero también con los fibromas y la adenomiosis (enfermedades dolorosas e incluso incapacitantes que son esencialmente un efecto secundario de la maquinaria reproductiva con el paso del tiempo). Tener útero y ovarios es caminar por la línea que separa el potencial reproductivo del trauma, y eso sólo puede durar un tiempo.

A veces, pero no siempre, la ecografía puede detectar cambios que parecen adenomiosis. La función principal de la ecografía es descartar otras causas de menstruaciones abundantes, especialmente los fibromas. La adenomiosis puede verse a menudo en una resonancia magnética, pero ésta no es esencial para iniciar el tratamiento, ya que las terapias de primera línea son esencialmente las mismas que para los fibromas. Una resonancia magnética puede resultar útil si se considera la posibilidad de una intervención quirúrgica. En última instancia, sólo puede hacerse un diagnóstico firme con una biopsia del útero, pero no se recomienda por diversas razones técnicas: es difícil de hacer y la biopsia puede pasar por alto las zonas afectadas, dando una falsa impresión de que el tejido es normal. A menudo se realiza una histerectomía en caso de sangrado abundante con sospecha de adenomiosis, y el diagnóstico se confirma *a posteriori*, cuando el patólogo examina el tejido bajo el microscopio.

Problemas de coagulación sanguínea

Cuando te lesionas un vaso sanguíneo, ya sea rasgándote la piel de la rodilla o como parte de la menstruación, desencadenas la cascada de la coagulación, una secuencia de reacciones químicas que se combinan para detener el sangrado. Hay muchos pasos en este proceso; tantos que la coagulación es una de las cosas más complejas de aprender en medicina, junto con el metabolismo. En pocas palabras, unas señales químicas provocan la compresión del vaso sanguíneo lesionado, las plaquetas se vuelven pegajosas y taponan la abertura, y se produce fibrina (que puede considerarse pegamento). La fibrina tapona los agujeros entre las plaquetas y las estabiliza, permitiéndoles mantenerse firmes mientras el vaso sanguíneo se repara (entiéndase que ésta es una versión *muy* simplificada del proceso). Cuando se interrumpe alguno de los pasos, se deteriora la capacidad de detener el sangrado. Por ejemplo, pueden surgir trastornos hemorrágicos si se producen anomalías en una de las muchas proteínas necesarias para formar fibrina, si no hay suficientes plaquetas o si una inflamación inusual afecta al proceso de reparación de los vasos sanguíneos.

Existen varios trastornos de la coagulación de la sangre asociados a las menstruaciones abundantes. La más frecuente es la enfermedad de von Willebrand (EvW), que es una deficiencia de una proteína necesaria para que la sangre coagule. La EvW es genética, es decir, se hereda, y es el trastorno hemorrágico más frecuente, ya que afecta al 1 % de la población. Se debe sospechar de la presencia de esta enfermedad si has tenido sangrados abundantes desde tu primera menstruación; en esta situación, la EvW se detecta hasta en el 24 % de las personas.

Diversas afecciones médicas, como las enfermedades hepáticas, renales y el lupus, pueden interferir en la capacidad de coagulación de la sangre, al igual que ciertos medicamentos, como los anticoagulantes de venta con receta. La aspirina, un medicamento común de venta libre, impide que las plaquetas funcionen y aumenta el riesgo de sangrado durante unas tres semanas después de dejar de tomarlo. Mi padre solía darme aspirinas como si fueran caramelos para mis menstruaciones dolorosas y ya de por sí abundantes, y aunque ayudaban un poco a aliviar el dolor a corto plazo, mirando hacia atrás me pregunto hasta qué punto empeoraban mis sangrados. Los suplementos como el ajo, el gingko biloba y la vitamina E también pueden alterar la coagulación de la sangre.

Debe considerarse la posibilidad de un problema de coagulación sanguínea si tus menstruaciones siempre han sido abundantes, pero también si tienes otros signos de sangrado inusual (como facilidad para los hematomas, hemorragias nasales o antecedentes de sangrado excesivo después de trabajos dentales, después del parto o durante una intervención quirúrgica), o si padeces alguna enfermedad o tomas algún medicamento que pueda afectar a la coagulación sanguínea. Los análisis de sangre son el único modo de identificar un trastorno hemorrágico.

Sangrado abundante en los extremos de la menstruación

Aunque el sangrado abundante es frecuente en los primeros años tras la primera regla, eso no significa que la pérdida de sangre sea normal. Las dos causas más comunes son la ovulación irregular y los trastornos del sangrado (siendo la EvW la más frecuente). La ovulación irregular puede provocar menstruaciones abundantes porque los mecanismos de reparación e inflamación esenciales para detener el sangrado en cada ciclo dependen de la secuencia normal de hormonas. La ovulación puede ser irregular en las adolescentes, aunque los períodos parezcan regulares. Alrededor del 30 % de las adolescentes con sangrados abundantes padecen un trastorno hemorrágico, por lo que se recomienda un análisis de sangre. Independientemente de la causa, el sangrado abundante debe tratarse.

El sangrado abundante también es frecuente durante la transición a la menopausia, probablemente debido al principio a cambios sutiles en los niveles hormonales que afectan al endometrio, y luego finalmente causado por la falta de ovulación. En muchos sentidos, es un proceso fisiológico similar al de los primeros años de menstruación («la pubertad es tan bonita, vivámosla dos veces», nunca dijo nadie). Además, a medida que envejecemos, tenemos más probabilidades de acumular fibromas y adenomiosis.

Otras causas de sangrado abundante

La endometriosis está relacionada con menstruaciones más abundantes, probablemente debido a la inflamación, pero también pueden influir cambios sutiles en las hormonas. Con la endometriosis, las reglas suelen ser dolorosas, por lo que, si se considera la adenomiosis como posible causa, también debería considerarse la endometriosis. Las anomalías tiroideas (tanto el hipotiroidismo como el hipertiroidismo) pueden provocar sangrados intensos, por lo que suele recomendarse hacer pruebas para detectarlas.

La obesidad también está relacionada con el sangrado abundante. El tejido adiposo produce estrógenos, que estimulan el revestimiento uterino, así como diversas sustancias químicas bioactivas e inflamación, que pueden afectar a las hormonas y al modo en que se repara el revestimiento del endometrio. Además, la obesidad es un factor de riesgo de cáncer de útero, que a veces puede causar sangrados intensos. Por desgracia, debido a la gordofobia, muchas personas descartan que sus menstruaciones abundantes estén relacionadas con el peso, sin evaluar todas las demás causas potenciales, lo cual es inaceptable. Aunque el peso puede desempeñar un papel en algunos casos, todas las personas con sangrados intensos deben ser evaluadas por todos los posibles factores que puedan contribuir a ello.

A veces, incluso tras una evaluación exhaustiva, no conseguimos identificar la causa del sangrado menstrual abundante, lo cual es frustrante. En estos casos, el sangrado anormal puede deberse a pequeñas fluctuaciones hormonales y/o inflamaciones para cuya detección aún no disponemos de la tecnología necesaria.

Pruebas para el sangrado abundante

Las pruebas para evaluar la causa de tu sangrado abundante dependerán de muchos factores, como tu edad; si tus menstruaciones siempre han sido abundantes o si esto es nuevo; si existe algún motivo que haga pensar en un trastorno de la coagulación; tus factores de riesgo de cáncer de endometrio; si tus menstruaciones son irregulares; y tus otras afecciones médicas, por nombrar algunas. En ciertos casos, puede ser adecuado iniciar el tratamiento sin hacer muchas pruebas; en otros, pueden ser necesarias varias pruebas antes. Las pruebas y el tratamiento también pueden realizarse de forma simultánea. La mayoría de las personas con sangrados abundantes deberían someterse, como mínimo, a estos dos análisis de sangre:

- *Conteo sanguíneo completo (CSC).* También llamado hemograma completo. Esta prueba para detectar la anemia evalúa básicamente la cantidad de sangre que tienes. También nos indica el número de plaquetas, que es una información importante para diagnosticar trastornos del sangrado. El hemograma os ayuda a ti y a tu médico a comprender lo urgente que es el tratamiento (lo rápido que hay que detener el sangrado desde un punto de vista médico).
- *Ferritina.* Tu nivel de ferritina es un marcador de la cantidad de hierro que hay en tu cuerpo. Dado que la sangre contiene hierro, la pérdida de sangre menstrual es una causa de deficiencia de hierro, y los niveles de hierro suelen descender antes de que se desarrolle la anemia. Un nivel bajo de ferritina no sólo es una señal de advertencia precoz de una pérdida excesiva de sangre, sino que, incluso sin anemia, un nivel bajo de hierro puede causar fatiga, caída del cabello y otros síntomas. La carencia de hierro es frecuente; un estudio reciente nos dice que afecta a casi el 40 % de las niñas y mujeres estadounidenses de entre doce y veintiún años.

Otros análisis de sangre que tu médico puede considerar son:

- *Pruebas para sospechar un trastorno hemorrágico.* Incluyen el tiempo de protrombina (TP) o el cociente internacional normalizado (INR, por sus siglas en inglés), que son formas distintas de observar el mismo aspecto de la sangre, el tiempo parcial de tromboplastina (TPT) y el fibrinógeno. Si se sospecha EvW u otro trastorno del sangrado, existen pruebas específicas para ellos. Puede ser una buena idea consultar con un hematólogo (especialista en sangre), para asegurarse de que se piden las pruebas correctas. Lo ideal es que estas pruebas se realicen antes de que empieces la anticoncepción hormonal, lo que puede afectar a su precisión. En algunos casos, pueden recomendarse pruebas para evaluar la salud del hígado y los riñones, ya que las enfermedades hepáticas y renales pueden afectar a la coagulación de la sangre.
- *Hormona estimulante de la tiroides (TSH).* Para descartar afecciones tiroideas como causa del sangrado anormal, puede ser conveniente realizar una prueba de este marcador de la función tiroidea.

Muchas personas se plantean comprobar sus niveles de estrógenos y progesterona, pero eso no suele ayudar cuando se trata de sangrados abundantes. Un nivel elevado de estradiol no nos dice si el sangrado será abundante o ligero. Aunque el nivel de progesterona en la segunda mitad del ciclo puede informarnos de si alguien ha ovulado, sólo refleja lo ocurrido en ese ciclo; rara vez, o nunca, es útil para diagnosticar la causa de un sangrado abundante cuando los períodos son regulares.

Otras pruebas que pueden estar indicadas son una ecografía, una ecografía de infusión salina y una biopsia endometrial para descartar un cáncer (se ofrece más información en el capítulo siguiente).

Terapia para el sangrado abundante

No es posible determinar el mejor tratamiento para una persona sin saber más sobre ella, su estado de salud y los resultados de sus pruebas y ecografías, si son necesarias. Además, cada persona tiene objetivos de tratamiento distintos. Algunas pueden conformarse con una reducción del 25 % de la pérdida de sangre, mientras que otras quieren que cese el sangrado. Algunas quieren preservar la opción del embarazo y otras no. Para algunas enfermedades existen múltiples terapias; para otras, sólo tenemos unos pocos tratamientos, o incluso sólo uno. Por ejemplo, los pólipos requieren extirpación, pero hay varias opciones para los fibromas.

Un tratamiento sencillo y barato, pero poco utilizado, para el sangrado abundante son los antiinflamatorios no esteroideos (AINE), como el ibuprofeno y el naproxeno. Creo que esta opción está tan infravalorada que casi es justo decir que es un truco de menstruación que «ellos» no quieren que conozcas. Estos fármacos actúan sobre las prostaglandinas y pueden reducir el flujo menstrual entre un 25 y un 35 %, y también ayudan a calmar el dolor de la menstruación. Funcionan mejor si se empiezan a tomar un día antes de que comience la menstruación y luego se toman regularmente durante dos o tres días. La dosis para reducir el sangrado es mayor que la dosis típica de venta libre. Por ejemplo, con el ibuprofeno, los comprimidos de venta libre son de doscientos miligramos, pero la dosis para el sangrado hemorrágico es de seiscientos a ochocientos miligramos cada ocho horas. Aunque los AINE tienen un impacto menor en la función plaquetaria, éste se ve contrarrestado por su efecto antiinflamatorio, y el resultado neto es una reducción del flujo sanguíneo. No todo el mundo puede tomar AINE; si padeces un trastorno hemorrágico como la EvW, tienes una úlcera de estómago y/o te has sometido a cirugía bariátrica, debes evitarlos.

Otro medicamento «a demanda», es decir, que se toma justo cuando estás sangrando, es el ácido tranexámico, que reduce el sangrado al ralentizar la descomposición de los coágulos sanguíneos. Se toma tres veces al día durante cinco días, y la mayoría de las personas experimentan lo que se considera una «reducción clínicamente significativa del sangrado», que traducido del lenguaje médico significa «la gente cree que esto ayuda de verdad». Otra ventaja es que puede ser utilizado por la mayoría de las personas que no pueden tomar AINE, incluso las que tienen EvW. Aunque el ácido tranexámico requiere receta en Estados Unidos y Canadá (a partir de 2023), se vende sin receta en muchos países, como el Reino Unido, Suecia e India. Escucho historias horribles en Estados Unidos de personas que se pelean cada mes por conseguir una receta y la aprobación del seguro, y no debería ser así. Mi impresión es que en Estados Unidos se utiliza poco, pero en Suecia lo toma el 1 % de las mujeres en edad reproductiva, y apuesto a que la falta de acceso sin receta influye en esta disparidad. También me pregunto si algunos proveedores de atención sanitaria de Estados Unidos no la ofrecen porque se utiliza en el hospital para hemorragias graves (por ejemplo, durante una intervención quirúrgica), y sospecho que algunos consideran erróneamente que las menstruaciones abundantes «no son graves» (insisto en lo de *erróneamente*).

Existe la preocupación teórica de que el ácido tranexámico pueda aumentar el riesgo de coágulos sanguíneos peligrosos en las piernas o los pulmones, pero la mayoría de los estudios no han demostrado que esto sea cierto. En un estudio en el que se utilizó ácido tranexámico para prevenir el sangrado posparto, más de diez mil mujeres recibieron el fármaco y no se produjo el correspondiente aumento de coágulos sanguíneos. Teniendo en cuenta que el mayor riesgo de coágulos sanguíneos se corre durante el puerperio, esta investigación es muy tranquilizadora. Los datos de Suecia, donde el ácido tranexámico se vende sin receta desde hace más de veinte años, tampoco sugieren un aumento del riesgo. Sin embargo, en una revisión reciente de Dinamarca, los investigadores siguieron los historiales de las mujeres a las que se les había recetado ácido tranexámico y descubrieron un pequeño aumento del riesgo de coágulos sanguíneos: por cada 78.549 mujeres que toman el medicamento durante cinco días, una podría tener un coágulo sanguíneo. Para ser claros, dada la naturaleza de este estudio, no sabemos si este resultado fue un efecto verdadero o un artificio del estudio; dado lo raro que es el riesgo, probarlo de cualquier manera es casi imposible con un ensayo clínico (la norma de oro para detectar este tipo de cuestiones).

¿Qué significa esto para ti? La mayoría de los estudios no muestran un aumento del riesgo, pero si lo hay, es probable que sea muy bajo. Hay que tranquilizar a la gente diciéndole que el ácido tranexámico es un medicamento seguro. Las personas que hayan tenido un coágulo sanguíneo no deben tomarlo, y las personas con mayor riesgo de coágulos deben hablarlo primero con su médico. No está claro si el ácido tranexámico aumenta aún más el riesgo de coágulos sanguíneos para las personas que también toman anticonceptivos orales, y aunque en general se cree que es de bajo riesgo en esta situación, es algo que debes hablar con tu médico.

Existen diversas opciones de anticoncepción hormonal que pueden detener o reducir el sangrado, como el DIU y la píldora. Funcionan principalmente porque incluyen una clase de hormonas llamadas progestinas, que son versiones sintéticas de la progesterona. La exposición continua a una progestina da lugar a un endometrio delgado, por lo que no sólo hay menos revestimiento que desprender, sino que se liberan menos mediadores químicos para desencadenar la menstruación, lo que significa que hay menos sangrado de los vasos sanguíneos. Cuando las hormonas se utilizan a diario sin interrupción, no hay retirada de progesterona, por lo que no se desencadena la menstruación. La progestina también puede utilizarse sola, en lugar de como parte de la anticoncepción hormonal. Puede tomarse diariamente o sólo durante la fase lútea, pero tiende a ser menos eficaz para controlar el sangrado cuando se toma de esta forma. También pueden tomar progestágenos las personas que desean retrasar la menstruación para evitar el sangrado en un momento determinado, por ejemplo, durante las vacaciones.

El DIU es probablemente la más eficaz de las opciones hormonales. La ventaja es una dosis elevada de la hormona en el útero, donde la necesitas, y una dosis menor en la sangre. El mayor problema potencial es que un DIU puede no caber en el útero de alguien con fibromas, por lo que obviamente es una solución que depende de cada caso. La píldora funciona bien en muchas personas y puede tomarse a diario para eliminar por completo la menstruación. Una ventaja de la Depo-Provera es que también puede prevenir los fibromas. El implante anticonceptivo es menos eficaz para controlar el sangrado y no suele recomendarse para este fin.

Con los métodos hormonales, la reducción de la pérdida de sangre tiende a aumentar con el tiempo, por lo que el sangrado al cabo de un año puede ser mucho mejor que al cabo de dos o tres meses. Estos medicamentos también pueden ser utilizados por personas con EvW. Sus beneficios individuales y los riesgos se tratan en capítulos posteriores.

Otra opción hormonal son los medicamentos liberadores de gonadotropina (antagonistas y agonistas de la GnRH), que detienen la liberación de la hormona foliculoestimulante desde la hipófisis. Los folículos que aparecen para iniciar cada ciclo menstrual tras su viaje de casi un año en el ovario no reciben estimulación de la FSH, no se producen estrógenos y los niveles de estrógenos descienden como en la menopausia, deteniendo el sangrado. Para este uso se prefieren los antagonistas de la GnRH, ya que se toman por vía oral y actúan con mayor rapidez que los agonistas. Ambos suelen combinarse con una pequeña cantidad de estrógenos y una progestina para prevenir los síntomas y las consecuencias para la salud de la menopausia precoz sin desencadenar el sangrado. Los medicamentos con GnRH se utilizan principalmente para los fibromas, ya sea para reducirlos antes de la intervención quirúrgica o como tratamiento a largo plazo para evitar que crezcan cuando no se desea o no es posible una intervención quirúrgica. También pueden ser muy valiosos para evitar hemorragias menstruales intensas durante la terapia contra el cáncer, ya que algunos tipos de cáncer y la quimioterapia pueden afectar gravemente a la coagulación de la sangre, provocando hemorragias catastróficas. Además, algunos datos sugieren que los agonistas de la GnRH pueden proteger a los ovarios de los efectos tóxicos de la quimioterapia, lo que significa que es más probable que recuperen su función más adelante, una vez concluida.

Los medicamentos GnRH tienen mala reputación en las redes sociales, e incluso he visto a algunos médicos promover teorías conspirativas sobre ellos, al igual que vemos con las vacunas (a menudo estos médicos se benefician de que la gente no tome medicamentos GnRH). Aunque es cierto que los medicamentos con GnRH pueden crear todos los efectos secundarios de una menopausia rápida, que pueden ser horribles, esos efectos pueden disminuirse de forma significativa con la medicación adecuada. Para muchas personas, estos fármacos son una forma excelente de detener el sangrado con rapidez, permitiendo cierto respiro para tomar decisiones sobre una estrategia a más largo plazo. También pueden ser una parte importante de los cuidados para quienes no pueden o no quieren someterse a una intervención quirúrgica. Nadie debe sentirse obligado a utilizar medicamentos GnRH, pero las mentiras sobre cómo funcionan o cómo se aprobaron no son una respuesta.

Además de los fármacos, existen varios procedimientos que pueden ayudar a reducir el sangrado abundante. He aquí un resumen de los procedimientos que podrías valorar con tu médico:

Ablación endometrial. Este procedimiento, que consiste en quemar el revestimiento del útero, es ideal para las personas con menstruaciones abundantes de causa indeterminada o sangrados abundantes en la transición a la menopausia, pero también puede resultar útil para los fibromas pequeños y, posiblemente, para la adenomiosis. Es imprescindible realizar previamente una biopsia endometrial, para descartar un cáncer. La ablación endometrial no proporciona anticoncepción, y cuando se producen embarazos después, hay una alta tasa de complicaciones graves, lo que significa que los embarazos futuros están contraindicados. A menudo se habla de ella en Internet como de un «procedimiento milagroso» que los ginecólogos y obstetras «te ocultamos». La realidad es que la ablación endometrial puede reducir el sangrado en muchas personas, pero suele ser más eficaz en personas de cuarenta y cinco años o más. Desde el punto de vista del sangrado, funciona tan bien como un DIU hormonal. Puede que no siempre sea una opción para alguien con fibromas, dependiendo de su tamaño y localización.

Miomectomía. Se trata de la extirpación quirúrgica de uno o varios fibromas. Esta intervención puede realizarse a veces con un histeroscopio (un telescopio quirúrgico que atraviesa el cérvix), pero suele requerir lo que la mayoría de la gente considera cirugía tradicional, es decir, extirpar los fibromas a través del vientre. Sin embargo, casi siempre puede realizarse con laparoscopia (cirugía mínimamente invasiva), por lo que las incisiones son pequeñas y la intervención resulta mínimamente invasiva. El mejor abordaje depende de la localización y el tamaño de los fibromas. La probabilidad de que alguien necesite más tratamiento para los fibromas más adelante, tras una miomectomía, oscila entre el 10 y el 25 %, probablemente a causa de los brotes de fibromas que no pueden verse en el momento de la intervención y que crecen posteriormente. Dependiendo de la localización del fibroma o fibromas, una miomectomía puede repercutir en un futuro embarazo.

Embolización de la arteria uterina. En este procedimiento, se inyectan partículas diminutas de un material especial en los vasos sanguíneos que irrigan un fibroma, bloqueando su riego sanguíneo, lo que hace que el fibroma muera lentamente y, por tanto, se reduzca de tamaño. La disminución del riego sanguíneo provoca una gran inflamación, que puede ser extremadamente dolorosa, por lo que es necesario controlar el dolor. Este procedimiento se suele hacer para los fibromas, pero se está investigando para el sangrado debido a la adenomiosis.

Ablación de fibromas. Existen dos técnicas diferentes para atacar y destruir selectivamente el tejido del fibroma. Una utiliza ondas ultrasónicas guiadas por un escáner de resonancia magnética; la otra, ondas de radiofrecuencia guiadas por ultrasonidos.

Histerectomía. La histerectomía total (es decir, la extirpación de todo el útero, incluido el cérvix) es la única forma de detener el sangrado menstrual al cien por cien. Con una histerectomía supracervical (a menudo llamada histerectomía subtotal), se deja el cérvix, en el que a veces puede quedar adherida una pequeña cantidad de endometrio, que puede seguir menstruando. Éste es un resultado mediocre si el objetivo es eliminar totalmente el sangrado. Hay distintas formas de realizar una histerectomía, pero cuando es posible, la vía preferida es la histerectomía vaginal. No siempre es posible si el útero está agrandado por fibromas o por otros motivos, como el tejido cicatricial. No hay ninguna ventaja médica en dejar el cérvix, y los estudios demuestran que la función sexual es la misma se extirpe o no. Las desventajas de dejar el cérvix son el riesgo de sangrado y la necesidad de someterse a pruebas continuas de detección de cáncer de cuello uterino y de tratamiento si las pruebas son anómalas.

Conclusión

- El sangrado menstrual abundante afecta a entre el 20 y el 30 % de las personas que menstrúan.
- Los fibromas son la causa más frecuente de sangrado menstrual abundante. Cada fibroma se desarrolla a partir de una única célula madre en el útero.
- La adenomiosis es una enfermedad en la que el revestimiento del útero crece dentro del músculo. Suele asociarse a menstruaciones abundantes y dolorosas.
- Cualquier persona que haya tenido menstruaciones abundantes desde que empezó a menstruar debe ser evaluada para ver si padece alguna enfermedad que afecte a la capacidad de coagulación de la sangre.
- Existen muchas opciones de tratamiento para el sangrado abundante. Nadie debería sufrir y quedarse sin terapia.

17

La lotería del sangrado: cuándo cesa la menstruación, cuándo se vuelve irregular y sangrado intermenstrual

A veces parece que la menstruación funciona como los trenes: «¿Horario? ¿Qué horario?». Cambios de vía, retrasos, cancelaciones; ¡lo que quieras! Las causas de este caos menstrual van desde las no preocupantes desde el punto de vista médico (aunque posiblemente problemáticas desde el punto de vista personal) hasta las muy graves. Desgraciadamente, muchas personas que acuden al médico con problemas menstruales son ignoradas o no reciben ninguna explicación real sobre lo que le ocurre a su cuerpo. A menudo sólo se les ofrece una terapia, pero a la gente le gusta, y se merece, tener opciones siempre que sea posible. No me resulta raro oír hablar de meses o incluso años de trastornos menstruales y que mi paciente o amiga se encoja de hombros cuando le pregunto qué le han dicho los médicos. Eso tiene que cambiar.

Encontrar el orden en el caos

Existen muchas permutaciones y combinaciones a la hora de desviarse respecto al calendario, así que ¿cómo puedes empezar a abordar el problema? Es en cierto sentido como un cuadro impresionista. El ciclo individual es sólo un punto de pintura, pero cuando das un paso atrás, obtienes una visión mejor. Aquí, si damos un paso atrás, podemos ver que existen tres tipos principales de disfunción de la programación: períodos que cesan, períodos que son irregulares y sangrados intermenstruales (es decir, sangrados entre períodos). Comprendiendo que puede haber solapamientos (lo sé, siempre con las excepciones), una vez que conoces el patrón o patrones básicos, puedes empezar por lo que es más probable que sea la causa principal y trabajar a partir de ahí.

Como ya se ha dicho en capítulos anteriores, un ciclo menstrual normal puede fluctuar de un ciclo a otro siete días en cualquier dirección, lo que significa que un ciclo puede durar veinticinco días y el siguiente treinta, y esto no tiene importancia médica. En general, recomendamos una evaluación médica en las siguientes situaciones:

- Ausencia de período durante noventa días.
- Períodos que están fuera del intervalo de veinticuatro a treinta y ocho días durante tres ciclos.
- Sangrado intermenstrual.
- Sangrado después de mantener relaciones sexuales.

Algunas advertencias:

- Este capítulo trata principalmente de períodos que se iniciaron y luego desarrollaron problemas. Los períodos que nunca empezaron son un asunto diferente y están fuera de nuestro enfoque.
- Los anticonceptivos hormonales pueden hacer que los períodos cesen o sean irregulares, y pueden provocar sangrados intermenstruales, y eso se trata en los capítulos sobre anticoncepción.
- Evidentemente, el embarazo interrumpe la menstruación, pero un sangrado anormal en el embarazo puede confundirse con la menstruación. Yo no creía estar embarazada porque sangraba cuando era de esperar, pero era un sangrado de implantación… ¡y estaba embarazada de trillizos! Y sí, en ese momento llevaba ocho años ejerciendo de ginecóloga y obstetra. Siempre es importante descartar un embarazo, sobre todo cuando la ausencia de menstruaciones o las menstruaciones anormales son relativamente

nuevas. Si tu pareja no produce esperma, esto no forma parte de la ecuación.

- Los pólipos, los fibromas y los trastornos hemorrágicos se trataron en el capítulo anterior, y aunque los sangrados irregulares y los sangrados intermenstruales no son «clásicos» de estos trastornos, muchas personas tienen un útero que no está al corriente de la bibliografía ginecológica. A veces los síntomas son atípicos, por lo que siempre deben tenerse en cuenta estas causas.
- El síndrome de ovario poliquístico (SOP) es la causa más frecuente de sangrado irregular. Como afecta a mucho más que el sangrado, tiene su propio capítulo.
- Los sangrados irregulares durante los primeros años tras el inicio de la menstruación y los últimos años antes de que termine son típicos, pero aun así merece la pena comentárselo al médico, porque tu historial médico personal podría cambiar lo que pensamos acerca de tus sangrados irregulares.
- En este capítulo se tratarán las causas más comunes del caos de sangrado. Hay, por supuesto, otras afecciones que son menos frecuentes, y dependiendo de tu situación médica, también puede ser necesario tenerlas en cuenta.

Amenorrea hipotalámica funcional

La amenorrea hipotalámica funcional (AHF) es una afección en la que la menstruación se interrumpe debido a cambios en el hipotálamo, el primer «cerebro» de la conexión cerebro-cerebro-ovario. Disminuye la liberación de la hormona liberadora de gonadotropinas (GnRH), lo que provoca un efecto dominó en la hipófisis, reduciendo la hormona foliculoestimulante (FSH) y la hormona luteinizante (HL). En consecuencia, los folículos del ovario no reciben ninguna señal para desarrollarse y, como resultado, no se producen estrógenos y no aparece la menstruación. Cuando se interrumpe la menstruación, entre un 20 y un 35 % de las veces la causa es la AHF.

Los desencadenantes de la AHF son la alimentación desordenada (incluidos el ayuno, las purgas, una ingesta calórica muy baja y los trastornos alimentarios), la pérdida de peso, la grasa corporal baja, el ejercicio excesivo y el estrés psicológico, que pueden afectar a la señalización química necesaria para el ciclo menstrual. Sin embargo, es importante saber que muchas personas que padecen AHF se encuentran en lo que se considera un rango de peso médicamente normal. También es probable que intervengan factores genéticos, lo que significa que algunas personas son más susceptibles que otras a estos cambios químicos.

Aunque la ausencia de uno o dos ciclos no es problemática, la historia es distinta cuando la menstruación se interrumpe durante años, o incluso unos meses, porque en esta situación, cuando se interrumpe la menstruación, también lo hace la producción de estrógenos. Una preocupación importante es que el bajo nivel de estrógenos de la AHF pueda afectar al pico de masa ósea. Construimos hueso hasta los veintisiete o veintiocho años, y luego recurrimos de forma gradual a ese banco óseo durante el resto de nuestra vida. Si la AHF interfiere en la formación del banco óseo, podría aumentar el riesgo de osteoporosis. Aún no se sabe si la AHF podría tener repercusiones en la salud cardíaca, como la insuficiencia ovárica primaria. Otras consecuencias de la AHF son la infertilidad y la sequedad vaginal.

La AHF debe tenerse en cuenta siempre que se interrumpa la menstruación y cuando ésta sea infrecuente, sobre todo si es leve. Cuando alguien tiene un peso y/o un índice de masa corporal (IMC) más bajos y/o realiza un entrenamiento físico intenso o ha estado expuesto a mucho estrés, eso aumenta la sospecha. Los análisis de sangre mostrarán niveles bajos tanto de FSH como de estradiol (y, por supuesto, no debe haber ninguna otra causa para la interrupción de la menstruación), por lo que suelen recomendarse pruebas para descartar trastornos tiroideos, prolactina elevada y diabetes). Si una persona con AHF ha pasado más de seis meses sin menstruar, necesita una prueba de densidad ósea para conocer mejor su riesgo de osteoporosis.

El tratamiento de la AHF implica abordar la causa, y eso puede no ser fácil. El trabajo con un psicólogo y el entrenamiento cognitivo-conductual pueden ayudar con el estrés. Un dietista titulado puede permitirte comprender lo que necesitas comer para tener suficiente combustible para la menstruación. Si padeces un trastorno alimentario, los expertos en este campo pueden ser de gran ayuda.

Los estrógenos también son necesarios para proteger la salud ósea. El método preferido solían ser las píldoras anticonceptivas que contenían estrógenos; eran fáciles, ofrecían una cantidad significativa de estrógenos y proporcionaban anticoncepción a quienes la necesitaban, porque aunque la ovulación sea infrecuente o esté temporalmente ausente, aún puede ocurrir con la AHF, y el embarazo es posible. Sin embargo, investigaciones más recientes sugieren que, para las personas con AHF, el etinilestradiol oral (el estrógeno más común de la píldora), y muy probablemente los estrógenos orales en general, aumentan el nivel del factor de crecimiento insulínico 1 (IGF-1), que puede interferir en el desarrollo óseo (las personas que no tienen AHF y toman la píldora no experimentan este efecto adverso). Actualmente, la forma preferida de sustituir los estrógenos es el estradiol transdérmico, normalmente un parche de 100 µg, que proporciona el nivel medio de estradiol liberado a lo largo del ciclo. Es suficiente para proteger los huesos, no aumenta la IGF-1 y no incrementa el riesgo de coágulos sanguíneos. Para las personas con útero, el estrógeno debe administrarse con progesterona o una progestina (normalmente durante doce días al mes) para prevenir el cáncer de endometrio. El estradiol transdérmico en esta dosis no es lo bastante alto como para inhibir la ovulación en la mayoría de los casos, por lo que si se reanuda la menstruación eso indica que el problema subyacente está mejorando. El inconveniente del estradiol transdérmico es que no proporciona anticoncepción a quienes la necesitan. Cuando se precisa anticoncepción reversible, el DIU de cobre es la opción ideal, ya que, al carecer de hormonas, sabrás cuándo se inicia la menstruación.

La siguiente mejor opción es el estradiol transdérmico y un DIU de levonorgestrel, ya que las hormonas del DIU protegerán el útero y proporcionarán anticoncepción; el inconveniente es que las hormonas del DIU suelen interrumpir la menstruación, por lo que no puedes confiar en su reaparición para calibrar la mejoría.

Si el DIU no es una opción aceptable para ti, los anticonceptivos a base de estrógenos son otra posibilidad, aunque son menos idóneos desde el punto de vista médico. Podrías probar la píldora más reciente con valerato de estradiol, que está estrechamente relacionado con el estradiol (el principal estrógeno natural circulante), o el anillo anticonceptivo vaginal, que evita la vía oral. Quiero ser clara: estos métodos no se han estudiado en el caso de la AHF, pero teóricamente pueden tener menos impacto sobre la IGF-1 que las píldoras anticonceptivas tradicionales a base de estrógenos.

Los preservativos son siempre una opción anticonceptiva, y para quien busque una anticoncepción irreversible, la esterilización quirúrgica es una posibilidad.

Deficiencia energética relativa en el deporte

El síndrome de deficiencia energética relativa en el deporte (RED-S, por sus siglas en inglés) es una afección causada por una baja disponibilidad de energía, lo que significa que no hay suficientes calorías para que el cuerpo mantenga la salud y funcione adecuadamente. Desde el punto de vista menstrual, esto puede manifestarse como menstruaciones poco frecuentes que se interrumpen, pero existen implicaciones generalizadas y graves más allá del útero y los ovarios. Puede que el RED-S sea más conocida por perjudicar la salud ósea, pero es importante saber que también puede afectar a muchos sistemas orgánicos, como el corazón, el sistema inmunitario, los músculos y el cerebro. El RED-S puede darse en hombres, pero las mujeres deportistas corren mayor riesgo.

El RED-S es un tipo de amenorrea hipotalámica, pero en este caso la causa es la privación de energía (básicamente, quemas más calorías de las que ingieres). El cuerpo necesita cierta cantidad de energía para reproducirse y, cuando no la tiene, envía una señal al hipotálamo para que interrumpa la reproducción: al igual que en la AHF, la GnRH está disminuida, lo que reduce la FSH y la HL y, por tanto, los estrógenos. Los análisis de sangre que confirman el diagnóstico indican niveles bajos de FSH y estradiol. El RED-S tiene las mismas consecuencias que la AHF, aunque la salud ósea parece correr un riesgo aún mayor.

Los factores que intervienen en la evaluación de la gravedad del RED-S incluyen la ingesta energética (restricciones dietéticas o presencia de un trastorno alimentario), el IMC, la edad de la primera regla, la regularidad de la menstruación, la densidad ósea y los antecedentes de fracturas por estrés. La edad de la primera regla es importante porque cuando el RED-S comienza pronto, como puede ocurrir en las atletas de secundaria y bachillerato, puede retrasar la aparición de la primera regla. Cuando esto ocurre, puede existir un impacto aún mayor en la salud ósea. Evaluar la gravedad del RED-S es importante para decidir el tratamiento, pero también para determinar si es seguro seguir entrenando. Un problema único del RED-S es el hecho de que el atletismo puede formar parte de las becas o ser una carrera, y normalmente hay entrenadores y otros profesionales implicados en el entrenamiento que deben estar de acuerdo con el diagnóstico y el tratamiento.

Aunque puede afectar a cualquier atleta, el riesgo parece mayor en corredores y bailarines, tal vez porque en esos deportes son deseables bajos niveles de grasa corporal.

Es en especial importante identificar el RED-S entre adolescentes, porque menos de seis períodos en un año a una edad temprana puede repercutir en la densidad ósea máxima. La detección del RED-S es la razón por la que es legítimo que las escuelas insistan en la autorización médica de un proveedor de atención sanitaria para practicar deportes. Aunque es apropiado que los profesionales médicos pregunten sobre la menstruación para poder determinar si es físicamente seguro seguir entrenando al mismo nivel, esta información no debe llegar a nadie más. Las personas deben ser autorizadas o no para hacer deporte (la escuela o el gobierno no necesitan saber el motivo). Resulta aterrador que, en Florida, la Asociación Atlética de Secundaria propusiera la notificación obligatoria de los ciclos menstruales. En un país donde el aborto es legal y el gobierno no tiene ningún interés en regular las idas y venidas del útero, ésa podría ser una buena forma de controlar el impacto del RED-S a nivel de población y dar impulso a iniciativas gubernamentales de concienciación y a una legislación que proteja a las atletas de entrenadores y programas que pretenden abusar de ellas mediante un entrenamiento inadecuado. En un lugar como Estados Unidos, donde el aborto y a veces incluso el aborto espontáneo pueden estar penalizados, el historial menstrual podría convertirse en un arma para la persecución. Afortunadamente, tras un justificado revuelo, Florida suprimió, a principios de 2023, el requisito de notificación obligatoria del historial menstrual. Cuando la salud reproductiva puede ser criminalizada, sencillamente no es aceptable ni seguro que el gobierno tenga acceso a tu historial menstrual.

El tratamiento del RED-S es el mismo que el de la AHF, es decir, estradiol transdérmico y progesterona oral, con el añadido de subsanar el desequilibrio energético. La participación de un médico y un dietista titulado especializado en las necesidades de los atletas y/o un fisiólogo del ejercicio puede ser de gran ayuda.

¿Se puede diagnosticar el RED-S si tomas la píldora? Es una buena pregunta. El sangrado con la píldora lo provocan las hormonas del medicamento, no las de la ovulación. Si tomas la píldora todos los días y no tienes menstruación, es de esperar y no es preocupante desde el punto de vista médico, pero ahora la menstruación no puede utilizarse para identificar a alguien con riesgo de RED-S. Del mismo modo, si tomas la píldora veintiún días sí y siete días no, la menstruación resultante no es algo tranquilizador sobre el equilibrio energético. Es importante que las atletas, sus médicos y entrenadores conozcan esta información, para que no interpreten erróneamente el patrón de sangrado en ninguno de los dos sentidos. Los niveles de FSH son bajos con los anticonceptivos hormonales, por lo que no pueden utilizarse para establecer un diagnóstico de RED-S (ni de AHF), aunque un DIU hormonal no suele afectar a la FSH cuando lleva colocado más de un año. Sin períodos que seguir ni un nivel exacto de FSH que comprobar, ¿qué se puede hacer? Tanto el riesgo de RED-S como la necesidad de anticoncepción requieren tenerse en cuenta, aunque la preocupación con un anticonceptivo que contenga estrógenos y el RED-S es mayor que con la AHF, ya que el riesgo para la salud ósea es mayor con el RED-S. No se recomienda en absoluto Depo-Provera cuando se sospecha RED-S, ya que está asociada a una masa ósea menor.

Si se sospecha de RED-S en función del peso, el entrenamiento o la ingesta calórica, o por cualquier otro motivo, debe comprobarse la densidad ósea, lo que puede ayudar a establecer un diagnóstico en el caso de alguien que tome anticonceptivos hormonales. Si el diagnóstico es incierto, probablemente se recomiende interrumpir la anticoncepción hormonal para controlar la menstruación. Si los períodos no se reanudan al cabo de dos meses, pueden hacerse análisis de sangre para detectar la presencia del RED-S. Sin embargo, si la menstruación vuelve al cabo de dos meses o los resultados de los análisis son normales, eso no significa necesariamente que todo esté «limpio», ya que las personas con RED-S pueden tener cuatro o seis menstruaciones al año. Puede ser necesario un período más largo sin hormonas para poder realizar el diagnóstico. Mientras tanto, si se necesita anticoncepción, se recomiendan métodos no hormonales. Los detalles más sutiles del diagnóstico y tratamiento del RED-S en esta situación quedan fuera de nuestro alcance en este libro.

Insuficiencia ovárica precoz

La insuficiencia ovárica precoz (IOP) es una enfermedad en la que la ovulación, y por tanto la menstruación, cesan antes de los cuarenta años. Afecta al 1 % de las mujeres. Cuando yo estudiaba medicina, esta afección se denominaba fallo ovárico precoz o menopausia precoz, dos términos inaceptables. En primer lugar, la palabra *fallo* es horrible en este contexto. Implica un juicio, y a las mujeres ya se nos juzga bastante, muchas gracias. Además, no es como si los ovarios se sometieran a una prueba y suspendieran, ¿no? Por último, la IOP no es lo mismo que la menopausia; por ejemplo, la menopausia es permanente, pero hasta el 50 % de las personas con IOP ovularán de forma esporádica.

Diagnosticar la IOP es importante por varias razones. En primer lugar, hay problemas de salud. El descenso precoz de estrógenos aumenta el riesgo de enfermedades cardiovasculares (infarto de miocardio y accidente cerebrovascular), demencia y osteoporosis. También existe un mayor riesgo de ansiedad y depresión, así como de síntomas molestos como sofocos, sudores nocturnos, insomnio y sequedad vaginal. Por último, la IOP puede causar infertilidad.

Para la mayoría de las personas, la causa de la IOP es desconocida y probablemente esté relacionada con muchos factores, pero las causas pueden ser:

- Razones genéticas, que pueden tener otras implicaciones para la salud, por lo que es importante que hables con un asesor genético si te diagnostican IOP.
- Afecciones autoinmunes como la diabetes tipo 1, el lupus y la artritis reumatoide. La IOP puede ser un signo temprano de un trastorno autoinmune grave y poco frecuente de la glándula suprarrenal llamado insuficiencia suprarrenal autoinmune. Si se confirma el diagnóstico de IOP, es esencial realizar pruebas para detectar la insuficiencia suprarrenal autoinmune.
- Algunas formas de quimioterapia y radiación en la pelvis, ya que pueden dañar los folículos primordiales del ovario.
- Infecciones como el VIH, las paperas y la tuberculosis.
- Fumar, porque varias toxinas del humo del cigarrillo parecen dañar los folículos. Algunas de estas toxinas pueden incluso identificarse en los folículos.
- Una histerectomía, aunque no se extirpen los ovarios, debido a la inflamación posquirúrgica y a los cambios en el flujo sanguíneo. Algunas intervenciones quirúrgicas en el ovario también pueden dañar los folículos.

Se necesitan análisis de sangre para confirmar la IOP. Los niveles de estradiol serán bajos y los de FSH altos. La IOP es el único trastorno menstrual que provoca una FSH elevada. El tratamiento de la IOP es el mismo que el de la AHF: sustitución de estrógenos y una progestina (progestágeno o progesterona) para proteger el revestimiento del útero, y los estrógenos transdérmico es probablemente la mejor opción para la salud ósea.

Para quienes deseen saber más sobre esta enfermedad, hay un capítulo entero sobre la IOP en *Manifiesto por la menopausia*.

Cáncer de endometrio

La prevalencia del cáncer de endometrio está aumentando con rapidez. Cada año mueren en Estados Unidos casi tantas mujeres de cáncer de endometrio como de cáncer de ovario, y, sin embargo, parece que rara vez oímos hablar de ello. Existen varios tipos. El más común, llamado cáncer de endometrio, puede estar causado por la exposición a estrógenos cuando no hay suficiente progesterona. Los estrógenos no afectan al riesgo de cáncer no endometrioide, que es más agresivo. Las mujeres negras tienen mayor riesgo de padecer este tipo de cáncer.

Los factores que aumentan el riesgo de cáncer de endometrio son las enfermedades en las que el cuerpo no produce suficiente progesterona para contrarrestar los estrógenos, como el síndrome de ovario poliquístico; tomar estrógeno sin progesterona o progestina; el fármaco tamoxifeno; la diabetes tipo 2; y fumar. El riesgo aumenta con la edad, y en algunos cánceres de endometrio intervienen factores genéticos.

La obesidad es un factor de riesgo importante y se calcula que interviene en el 40 % de estos cánceres, y aunque el IMC es una herramienta de cribado y no una buena métrica de la salud, es importante saber que un IMC superior a cuarenta se asocia a un riesgo siete veces mayor de cáncer de endometrio. Existen varias razones bioquímicas, como el hecho de que el tejido graso produce estrógenos; la ovulación puede ser irregular, lo que significa que no se produce suficiente progesterona; y existe una asociación con la resistencia a la insulina y el exceso de inflamación, que pueden favorecer un crecimiento anormal de las células. Es importante saber si tienes un riesgo elevado, ya que las terapias hormonales pueden reducirlo de forma significativa.

Los patrones de sangrado normalmente asociados con el cáncer de endometrio son períodos separados por menos de veintiún días; sangrado abundante o sangrado durante ocho días o más; y sangrado intermenstrual. El riesgo es mayor si tienes entre cuarenta y cinco años y la menopausia. Sin embargo, los patrones de sangrado deben ponerse en contexto con todos los factores de riesgo. Es importante no descartar un cambio en el patrón o un sangrado intermenstrual como «algo pasajero», especialmente en el caso de las mujeres negras, que corren el riesgo de padecer un cáncer más agresivo que no tiene factores de riesgo tradicionales. Es especialmente importante realizar pruebas de detección del cáncer cuando el sangrado anormal está siendo tratado pero persiste.

La única forma fiable de descartar el cáncer de endometrio antes de la menopausia es que tu médico tome una muestra de tejido del endometrio, la mayoría de las veces con una biopsia endometrial, que suele ser un procedimiento en consulta, o con dilatación y legrado, que suele realizarse en un quirófano. También puede recomendarse una histeroscopia, dependiendo del patrón de sangrado. Para más información sobre estas pruebas, *véase* «Pruebas para detectar sangrados anómalos» en el capítulo 15. La ecografía no es útil para identificar el cáncer de endometrio en las mujeres que siguen menstruando, porque el revestimiento del útero suele ser grueso debido al ciclo menstrual.

El cáncer de endometrio puede prevenirse frecuentemente tomando una progestina (un fármaco similar a la progesterona) o progesterona. Las progestinas son mejores que la progesterona para combatir los efectos de los estrógenos en el endometrio. Las opciones incluyen un DIU de levonorgestrel, anticonceptivos hormonales o una progestina tomada de forma cíclica (cada dos semanas, para imitar las dos semanas de exposición a la progesterona de un ciclo menstrual). La pérdida de peso en las personas obesas también puede reducir el riesgo, al igual que el ejercicio.

El tratamiento del cáncer de endometrio queda fuera del enfoque de este libro.

Nicho uterino

Aunque parece un nombre estupendo para una librería sobre salud ginecológica, en realidad es una causa de sangrado intermenstrual que se produce justo después del período. Puede parecer un período más largo, en el que la segunda mitad es un manchado abundante, o el sangrado puede empezar de nuevo unos días después de que termine el período. Esta afección sólo se produce después de una cesárea. La cicatrización anormal puede producir una hendidura, o nicho, en el endometrio y, a veces, incluso en el músculo que hay debajo. La sangre se acumula en el nicho durante la menstruación y sigue saliendo después de que haya finalizado el período verdadero.

Si tienes un nicho uterino, se puede observar una anomalía en la ecografía o por histeroscopia. No existe cirugía para reparar el nicho, por lo que la terapia se orienta a controlar el sangrado con medicamentos hormonales o ácido tranexámico. Quienes han dejado de tener hijos, o para quienes la maternidad no es una opción, pueden plantearse una ablación endometrial o una histerectomía.

Otras enfermedades

Diversas enfermedades pueden interrumpir la menstruación o hacerla irregular, bien porque afectan al hipotálamo o a la hipófisis, o bien porque provocan inflamación. Algunos ejemplos son:

- *Trastornos tiroideos.* Tanto una tiroides hiperactiva como una hipoactiva (hipertiroidismo e hipotiroidismo) pueden asociarse a menstruaciones irregulares y menstruaciones que se interrumpen. En todos los casos de anomalía menstrual se deben comprobar los niveles de hormona estimulante de la tiroides (TSH). El tratamiento consiste en abordar el problema tiroideo subyacente.
- *Hiperprolactinemia.* Este trastorno, en el que los niveles de prolactina son elevados, puede producir diversos patrones de sangrado, pero los más frecuentes son los períodos infrecuentes o los que parecen interrumpirse por completo. Mucha gente conoce la prolactina por la lactancia, pero también desempeña un papel importante en el ciclo menstrual; por ejemplo, durante la fase lútea, estimula la producción de progesterona. Un nivel elevado de prolactina puede inhibir la GnRH y la HL, impidiendo el desarrollo del ovocito. Los niveles elevados pueden ser el resultado de un tumor de la hipófisis o un efecto secundario de algunos medicamentos. Los niveles elevados de prolactina son la causa de patrones de sangrado irregulares sólo en un 1 % de los casos, pero aun así se recomienda un análisis de sangre. Cuando se detecta prolactina elevada, la investigación y el tratamiento posteriores dependerán del nivel; normalmente, se prescribe el medicamento bromocriptina, que puede normalizar los niveles de prolactina.
- *Diabetes.* Tanto la diabetes tipo 1 como la de tipo 2 se asocian a alteraciones del ciclo menstrual, en la mayoría de los casos, ciclos

irregulares, un ciclo más largo (treinta y un días o más) y/o sangrados más abundantes. La inflamación y la insulina elevada son dos de los principales factores que contribuyen a ello. El cribado de la diabetes se realiza con un análisis de sangre, ya sea HbA1c, glucosa en ayunas o una prueba de tolerancia a la glucosa de dos horas.

- *Epilepsia.* Esta enfermedad neurológica también se asocia a un mayor riesgo de sangrado anómalo. Una teoría especula que la epilepsia tiene un efecto directo sobre el hipotálamo. No existen pruebas específicas para determinar si la epilepsia es la causa del sangrado irregular, pero es importante descartar otras causas.
- *Obesidad.* Las personas con obesidad son más propensas a tener ciclos irregulares. Esto puede deberse a que la obesidad está asociada a la resistencia a la insulina, que puede afectar a los folículos, y a la inflamación, que puede afectar al modo en que se repara el endometrio. Sin embargo, tu médico debe considerar y analizar todas las causas potenciales antes de asumir que el peso es un factor que contribuye. Si es posible que el exceso de peso esté influyendo en tu patrón de sangrado anómalo, los anticonceptivos hormonales pueden ayudar, así como reducir el riesgo de cáncer, y puedes plantearte intentar perder peso, aunque reconozco que es difícil y puede que no sea una opción para algunas personas.

Medicamentos

La conexión entre un medicamento y un patrón de sangrado irregular a veces puede ser muy clara (el cambio en tu patrón de sangrado coincidió con el momento en que empezaste a tomar el fármaco), pero otras veces los efectos secundarios de los medicamentos aparecen de forma gradual y no eres consciente de la asociación. Los principales medicamentos que se deben considerar como posibles culpables son:

- *Medicamentos para la epilepsia*, especialmente el valproato. Se desconoce el motivo exacto.

- *Opiáceos*, que se cree que tienen un efecto sobre la GnRH. El resultado es una ovulación irregular y unos niveles generales más bajos de estrógenos, que también pueden aumentar el riesgo de osteoporosis.
- *Medicamentos psiquiátricos*, como los antipsicóticos y los antidepresivos, que pueden aumentar los niveles de prolactina.
- *Esteroides*, como la prednisona y la cortisona, que, tomados por vía oral o inyectados (incluidos los bloqueos nerviosos), pueden alterar la señalización del hipotálamo y la hipófisis.
- *Suplementos*. Algunos productos botánicos pueden potenciar el efecto de ciertos anticoagulantes, aumentando el riesgo de sangrado. Los suplementos también pueden estar contaminados con otros medicamentos que pueden afectar a la menstruación, como estrógenos, medicamentos tiroideos, esteroides y, a veces, incluso esteroides de diseño, es decir, medicamentos esteroideos que no se han probado de forma adecuada en humanos.

Si se puede interrumpir la medicación que desencadena el sangrado anómalo, entonces ése es el tratamiento número uno. Si no se puede, el siguiente paso es considerar un anticonceptivo hormonal, normalmente la píldora, para controlar el ciclo. Con los opiáceos, el tratamiento es el mismo que para la AHF.

Infección

Una infección en el endometrio puede provocar un sangrado irregular. Las infecciones de transmisión sexual (ETS) se encuentran entre las causas más comunes, pero en algunas partes del mundo la tuberculosis (TB) puede ser una causa. También puede desarrollarse una infección tras un procedimiento como un aborto o una histeroscopia, y por supuesto tras el parto. Las pruebas de ETS y tuberculosis están indicadas si corres riesgo de exposición, y tu útero puede estar sensible o no al examinarlo. También pueden hacerse análisis de sangre y, a veces, una biopsia endometrial. El tratamiento consiste en antibióticos y, en caso de tuberculosis, medicamentos antituberculosos.

Sangrado después del coito

El sangrado poscoital (sangrado después del coito) afecta hasta al 12 % de las personas, y puede ser angustioso. Aunque muchas personas con cáncer de cuello uterino sangran después de mantener relaciones sexuales, la mayoría de las personas que sangran después del coito no tienen cáncer. La causa más frecuente es algo llamado ectropión cervical, en el que el revestimiento del cérvix sobresale hacia la vagina. Estas células no están destinadas a estar expuestas al entorno ácido de la vagina, por lo que pueden inflamarse y sangrar con facilidad al tocarlas. Aproximadamente un tercio de las personas que sangran después de mantener relaciones sexuales tienen un ectropión; es más frecuente en personas jóvenes, durante el embarazo y en las que toman anticonceptivos a base de estrógenos. Es benigno y suele desaparecer con la edad. Cambiar de método anticonceptivo a uno sin estrógenos a veces puede ayudar.

Otras causas de sangrado postcoital son:

- *Un pólipo del cuello uterino*. Suele ser bastante fácil de extirpar. En raras ocasiones, podría ser la causa.
- *Una infección de transmisión sexual (ETS)*, concretamente clamidia, gonorrea o tricomoniasis. La infección crea una inflamación y luego la fricción de las relaciones sexuales con penetración provoca el sangrado.
- *Anticoncepción hormonal*. En este caso, el ligero manchado relacionado con la anticoncepción no se nota hasta que es básicamente arrastrado por la eyaculación (no hace falta mucha sangre para teñir algo de rojo).
- *Cáncer de cuello uterino*, que es poco frecuente en alguien que se ha sometido regularmente a pruebas de detección de este tipo de cáncer, sobre todo si se ha vacunado contra el VPH.
- *Falta de estrógenos*. Cuando los niveles de estrógenos son bajos, las células de la vagina se vuelven más finas, el tejido pierde elasticidad y disminuye la lubricación, por lo que la fricción puede causar abrasiones.
- *Afecciones cutáneas* que afectan a la vagina y al orificio vaginal, como el liquen plano y el liquen escleroso.

Conclusión

- Los períodos que se interrumpen están constantemente fuera del intervalo normal o se asocian a sangrados intermenstruales deben ser estudiados.
- La amenorrea hipotalámica funcional es la causa más frecuente de interrupción de la menstruación; se asocia a niveles bajos de estrógenos. El riesgo de baja densidad ósea aumenta si el trastorno persiste y no se trata.
- La insuficiencia ovárica precoz es otra posibilidad cuando los períodos se espacian o se interrumpen por completo. Afecta al 1 % de las mujeres y se asocia a niveles elevados de FSH y bajos de estradiol.
- Diversos trastornos médicos no ginecológicos pueden causar sangrados irregulares, como la enfermedad tiroidea, la diabetes y la epilepsia. Los medicamentos también pueden ser responsables.
- Siempre debe considerarse la posibilidad de cáncer de endometrio en caso de sangrado caótico. Aunque el riesgo es mayor a partir de los cuarenta y cinco años, las tasas están aumentando en las personas más jóvenes. Los factores de riesgo incluyen un problema de sangrado de larga duración, antecedentes de no ovulación regular, irregularidades en el sangrado que hayan persistido a pesar de la terapia y un IMC de treinta o más.

18

Síndrome del ovario poliquístico

El síndrome del ovario poliquístico (SOP) afecta a entre el 5 y el 20 % de las mujeres en edad reproductiva y es la afección hormonal más frecuente en este grupo de edad. Este amplio abanico se debe a las distintas definiciones del SOP. Dado que se trata de un síndrome, es decir, un conjunto de síntomas, características y afecciones que juntas forman un todo, no existe una prueba específica que diga: «¡Sí, es SOP!». Lo más importante es la suma de todo, es decir, cómo afecta a la persona en su totalidad. Aunque el SOP es uno de los trastornos médicos más frecuentes en general, a menudo no se diagnostica y no se trata adecuadamente.

Aunque los expertos siguen debatiendo las definiciones formales del SOP para los estudios, lo que debes saber es que tiene dos características cardinales. El SOP debe estar en el radar de cualquiera que presente alguno de estos síntomas:

- *Evidencia de andrógenos elevados* no causados por ninguna otra enfermedad o medicación. Los andrógenos son hormonas, como la testosterona, que a menudo se consideran incorrectamente hormonas «masculinas». Unos niveles de andrógenos superiores a los normales pueden provocar un crecimiento excesivo de vello sobre el labio y en la barbilla, el pecho, la parte superior de los brazos, la parte superior del cuello, la parte inferior de la espalda, los muslos y el abdomen. Entre el 75 y el 80 % de las mujeres con este tipo de crecimiento excesivo de vello tienen SOP. Los niveles elevados de andrógenos también pueden causar acné y pérdida de cabello, y aunque en este caso también debe sospecharse la presencia de SOP, no existe una asociación tan fuerte: entre el 20 y el 40 % de las personas con acné y el 10 % con pérdida de cabello tienen SOP.

- *Disfunción ovárica*, lo que significa que la ovulación es irregular. Esto se manifiesta en menstruaciones irregulares e infrecuentes (por eso el SOP se encuentra en la sección del libro que trata de los sangrados anómalos). Con el SOP, la menstruación suele tener una periodicidad de al menos treinta y cinco días, pero a menudo las personas sólo tienen dos o tres períodos al año, y a veces incluso menos. Los sangrados irregulares se deben a una ovulación infrecuente; cuando hay estrógenos, pero no progesterona, el revestimiento puede volverse inestable y provocar sangrados por inflamación o por otros motivos. Así que el sangrado no debe considerarse una prueba de la ovulación. La ovulación desordenada del SOP puede observarse con una ecografía como cambios poliquísticos en el ovario. Cuando la ovulación es irregular, entre el 25 y el 33 % de las veces se debe al SOP.

Los complejos cambios bioquímicos del SOP

Aunque el término *síndrome del ovario poliquístico* hace pensar que se trata de una afección de los ovarios, se trata de mucho más que de los ovarios. De hecho, algunas de las características del SOP pueden persistir incluso cuando se han extirpado éstos. En el SOP se producen múltiples y complejos cambios bioquímicos en todo el organismo, incluidos el cerebro, el páncreas, los músculos, el hígado, las glándulas suprarrenales y el tejido adiposo (grasa), así como en los ovarios. Algunos de los cambios clave son los siguientes:

- *Niveles anormales de gonadotropinas*. Una liberación anormal de la hormona liberadora de gonadotropina (GnRH) desde el hipotálamo afecta a la liberación de la hormona foliculoestimulante (FSH) y la hormona luteinizante (HL) desde la hipófisis. Una consecuencia es un aumento de la HL, que desencadena que los folículos produzcan andrógenos en exceso.

- *Trastorno de la ovulación.* Recuerda que un folículo tarda unos trescientos días en completar su viaje de desarrollo. Con el SOP, se producen anomalías en el desarrollo, y los folículos en crecimiento se estancan en la fase antral. Se llenan de líquido (de ahí su aspecto de quiste en la ecografía). Las células de la teca de los folículos crecen de forma anómala, produciendo niveles más elevados de andrógenos. Los folículos atascados también producen estradiol, pero los niveles suelen estar en el rango normal. A veces los folículos llegan a ovular, pero suele ser irregular y a menudo infrecuente. No se conoce la razón exacta del atasco folicular, pero pueden influir una miríada de factores genéticos, así como niveles anormales de FSH, HL, testosterona e insulina. Curiosamente, cuando un hombre trans toma testosterona, sus ovarios pueden desarrollar cambios que parecen SOP en la ecografía.
- *Resistencia a la insulina,* que afecta a entre el 50 y el 70 % de las mujeres con SOP. La insulina es una hormona esencial para ayudar a nuestras células a utilizar la glucosa. Con la resistencia a la insulina, ésta tiene problemas para hacer su trabajo, por lo que el organismo produce más para compensar. Aunque no conocemos las causas exactas, la inflamación y los problemas genéticos relacionados con la forma en que el cuerpo transporta la glucosa pueden ser factores contribuyentes. Los niveles elevados de insulina pueden tener efectos muy variados, como provocar que los folículos produzcan más andrógenos, reducir la producción de globulina fijadora de hormonas sexuales (*véase* más adelante) y aumentar el apetito. La resistencia a la insulina también afecta a los músculos, el hígado y el tejido adiposo. Algunas personas con resistencia a la insulina presentan un oscurecimiento de la piel detrás del cuello, en las axilas y en la cara interna de los muslos, denominado acantosis nigricans.
- *Reducción de la globulina fijadora de hormonas sexuales.* La SHBG (por sus siglas en inglés), una proteína que transporta hormonas

como la testosterona y los estrógenos, se fabrica en el hígado. La reducción de la SHBG parece estar causada por niveles elevados de andrógenos e insulina. Yo me la imagino como un autobús. Cuando las hormonas están en el autobús, no están en la calle, lo que afecta al organismo. En lo que respecta a los tejidos, unos niveles bajos de SHBG son como tener niveles más altos de testosterona y estrógenos. Este efecto es más pronunciado en el caso de la testosterona, que se une con mayor fuerza a la SHBG, por lo que, cuando bajan los niveles, se libera más testosterona que estrógenos en la circulación.

- *Los adipocitos (células grasas) se comportan de forma diferente.* La producción y/o función alterada de unas moléculas de comunicación llamadas adipocitoquinas contribuyen a la resistencia a la insulina y al aumento de la inflamación. El tejido adiposo también convierte la testosterona en estrógenos, lo que puede afectar al endometrio.
- *Aumento de la producción de andrógenos* por las glándulas suprarrenales, aunque no se conoce la causa exacta. Esto afecta aproximadamente a un tercio de las mujeres con SOP.
- *Inflamación subaguda crónica* en el organismo, probablemente relacionada con muchos aspectos del SOP.

No se sabe cómo se unen todos estos cambios biológicos para producir el SOP. Se ha investigado mucho en la última década, pero ahora mismo lo que sabemos es algo así como tener una lista de ingredientes para una receta con información limitada sobre cantidades, tiempo de cocción y temperatura. No es por falta de voluntad ni por intentarlo. El SOP es muy complejo y los modelos animales sólo pueden ayudarnos hasta cierto punto. No es posible tomar muestras de los cambios hormonales dentro de un folículo mientras está dentro de una persona, y no es ético extirpar ovarios sanos y ovarios con SOP para un estudio, por lo que los investigadores deben basarse en cirugías realizadas por otros motivos y diseñar experimentos utilizando este tejido. Además, los últimos veinticinco años han abierto la puerta a la identificación y el estudio de los genes que controlan aspectos del SOP, algo que era un sueño cuando yo era estudiante de medicina.

He aquí una ilustración de cómo actúan de forma conjunta algunos de los cambios que se observan en el SOP.

A menudo se malinterpreta el papel de la obesidad en el SOP. La gordofobia ha creado un enorme perjuicio, ya que a las personas con obesidad se les ha dicho de manera errónea que la obesidad es la causa de su SOP y que la única respuesta es la pérdida de peso. Además, las personas que no tienen sobrepeso han visto desestimados sus problemas de salud porque «es imposible que tengan SOP». Es cierto que la obesidad puede magnificar muchos de los cambios que se observan en el SOP; en consecuencia, las personas con obesidad y SOP tienen más probabilidades de presentar síntomas graves que las personas con SOP que no padecen obesidad. Por ello, las personas que padecen ambas cosas tienden a estar excesivamente representadas en los estudios y entre quienes buscan atención médica para el SOP. Sin embargo, cuando utilizamos criterios estrictos para diagnosticar el SOP, éste afecta por igual a las personas, independientemente de su peso.

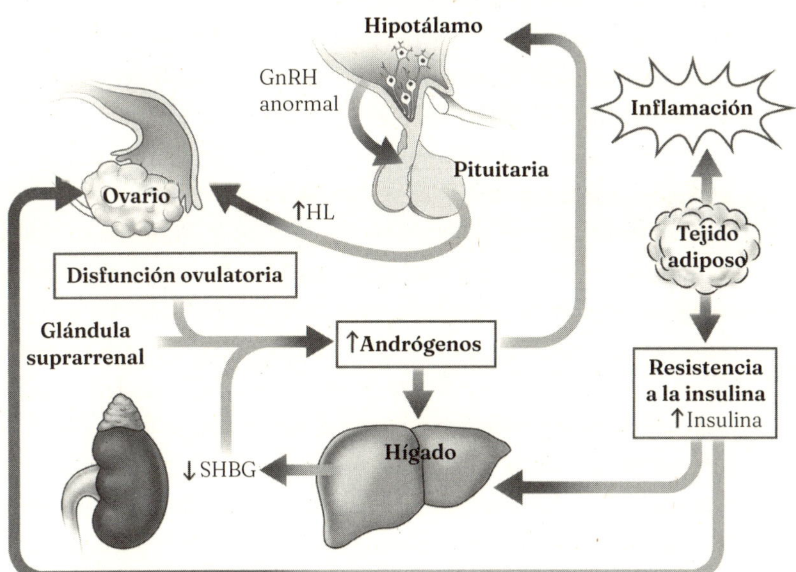

Figura 15

Las complejas interacciones del SOP (ilustración de Lisa A. Clark, ilustradora médica certificada).

Además de los síntomas clásicos del SOP (períodos irregulares y signos de aumento de andrógenos), puede ir acompañado de muchas otras consideraciones importantes para la salud, como:

- *Diabetes de tipo 2*, que afectará al 50 % de las mujeres con SOP a los cuarenta años.
- *Hipertensión arterial*, que se asocia a un mayor riesgo de infarto de miocardio, ictus, demencia y enfermedad renal.
- *Perfiles lipídicos anómalos*, que aumentan el riesgo de enfermedad cardíaca.
- *Síndrome metabólico*, un trastorno en el que una persona presenta tres de los siguientes factores: hipertensión arterial, hiperglucemia, exceso de grasa corporal alrededor de la cintura, LDL elevado y HDL bajo (LDL y HDL son lípidos). El síndrome metabólico aumenta el riesgo de enfermedad cardiovascular y diabetes. El riesgo de síndrome metabólico se duplica con el SOP.
- *Enfermedad del hígado graso no alcohólico (EHGNA)*, una afección en la que la grasa se acumula en el hígado. Entre un 20 y un 30 % de las veces, la EHGNA evoluciona a esteatohepatitis no alcohólica (EHNA), que es esencialmente una versión más grave asociada a inflamación del hígado, cirrosis (cicatrización) y, con menor frecuencia, cáncer de hígado. La EHNA es una causa creciente de trasplantes de hígado.
- *Precáncer y cáncer de endometrio*. Los folículos están produciendo estradiol y el tejido adiposo está creando estrona, pero como la ovulación es infrecuente, no hay suficiente progesterona para contrarrestar este estrógeno. Con el tiempo, la exposición al estrógeno sin oposición puede provocar precáncer y cáncer de endometrio, porque el estrógeno hace que las células se dividan, y más divisiones aumentan el riesgo de mutaciones. Además, puede haber más metabolitos de estrógeno potencialmente cancerígenos, y el exceso de inflamación también puede influir.
- *Depresión y ansiedad*, sobre todo en personas con más andrógenos e insulina elevada. Es casi seguro que influye el hecho de tener una enfermedad, pero sobre todo que los médicos la descarten y reciban una atención inadecuada.

- *Apnea del sueño*, una afección con obstrucción repetida de las vías respiratorias durante el sueño. Además del impacto de la interrupción crónica del sueño en el estado de ánimo y la calidad de vida, la apnea del sueño se asocia a muchos otros problemas médicos, como un mayor riesgo de problemas cardíacos y nicturia (levantarse por la noche para ir al baño).
- *Complicaciones en el embarazo*, como hipertensión y diabetes.
- *Infertilidad*, debida principalmente a una ovulación poco frecuente.

Pruebas del SOP

Saber que tienes SOP es importante porque te da poder para entender por qué tu cuerpo hace algo, incluso cuando es algo desagradable, como tener períodos irregulares o acné. Pero, además, cuando conoces tu diagnóstico, puedes informarte de todas las implicaciones médicas, abogar por las mejores terapias y saber qué es palabrería y qué es ciencia. El conocimiento es poder, dado que el SOP puede afectar a muchos aspectos de tu salud, no sólo ahora, sino en los años venideros.

El SOP debe contemplarse siempre con períodos irregulares y/o mayor crecimiento de vello en la cara y/o el cuerpo, acné o pérdida de cabello. Existen tres conjuntos diferentes de criterios formales para el diagnóstico (es una cuestión de investigación), pero los criterios más comunes parecen ser tener dos de los tres síntomas siguientes: ovulación infrecuente, exceso de andrógenos (es decir, crecimiento excesivo de vello) en la exploración o mediante pruebas de laboratorio y ovarios poliquísticos en la ecografía.

Los cambios en los ovarios característicos del SOP pueden observarse en una ecografía pélvica. Sin embargo, si hay indicios claros de ovulación irregular y aumento del vello que sugieren la presencia de SOP, y los períodos no son abundantes, una ecografía puede ayudar a descartar otras causas, como los fibromas. Como todo lo relacionado con el SOP, los resultados de la ecografía deben tomarse en su contexto, porque, aunque entre el 70 y el 90 % de las mujeres con SOP presentan cambios poliquísticos en la ecografía, alrededor del 25 % de las personas sin la enfermedad también presentarán estos cambios. No se trata de si tienes cambios poliquísticos; se trata de si estos cambios pueden ser parte razonable del SOP, dado tu cuadro médico general. Una advertencia muy importante: la ecografía no tiene utilidad en las adolescentes, porque incluso hasta ocho años después de la primera menstruación, el ovario de desarrollo normal puede parecer un ovario con SOP. El diagnóstico del SOP en adolescentes, sobre todo en las menores de diecisiete años, es delicado y sólo debe hacerse en consulta con un experto.

Los análisis de sangre son importantes para descartar otras afecciones que producen una ovulación irregular y pueden imitar los síntomas del SOP. También pueden ser útiles para confirmar el diagnóstico y determinar cómo puede estar afectando el SOP al organismo. Algunas de estas pruebas son:

- *Hormona foliculoestimulante.* También pueden observarse menstruaciones irregulares en la amenorrea hipotalámica funcional (AHF), la insuficiencia ovárica precoz (IOP) y otros trastornos médicos comentados en el capítulo anterior. Lo que buscamos aquí es asegurarnos de que los niveles de FSH no son muy altos (posible IOP) o bajos (posible AHF).
- *Hormona luteinizante.* La HL suele estar elevada en el SOP, pero no siempre. Esta prueba no es necesaria para hacer el diagnóstico, pero puede ser de ayuda cuando hay dudas. Si los niveles de HL son altos en comparación con los de FSH, eso favorece el SOP.
- *Estradiol.* Al igual que la FSH, esta prueba no sirve para hacer el diagnóstico de SOP, ya que los niveles de estradiol suelen ser normales o, a veces, ligeramente elevados. Pero es importante asegurarse de que no son muy bajos, ya que eso podría significar que existe otra causa para el sangrado irregular.
- *Testosterona.* Los niveles de testosterona total y libre sirven para confirmar la elevación de los andrógenos y descartar un tumor productor de testosterona como causa del aumento del crecimiento del vello en la cara o el cuerpo, o de la pérdida de cabello. El aumento del crecimiento del vello se considera prueba suficiente de que los andrógenos están elevados, por lo que en ese

caso, los niveles de testosterona sólo son necesarios para descartar otra causa. Sin embargo, el acné y la calvicie no se consideran una prueba suficiente de andrógenos elevados; un nivel elevado de testosterona libre puede ayudar a determinar si estos cambios están relacionados con el SOP.

- *Otros andrógenos*. Las pruebas de androstenediona y DHEA-S se consideran opcionales, pero pueden detectar niveles elevados de andrógenos procedentes de las glándulas suprarrenales.
- *Hormona antimülleriana*. La AMH suele estar elevada en las mujeres con SOP. No es una prueba obligatoria, pero puede ser útil cuando el diagnóstico es dudoso. Se está investigando si puede ser una forma mejor de evaluar los ovarios para detectar el SOP que una ecografía.
- *Hormona estimulante de la tiroides y prolactina*. Es importante excluir una afección tiroidea y una prolactina elevada.
- *17-hidroxiprogesterona (17-OHP)*. Una prueba de esta hormona ayuda a descartar una afección de las glándulas suprarrenales llamada hiperplasia suprarrenal congénita (HSC) de inicio en la edad adulta. Aunque lo ideal es hacer la prueba de 17-OHP en la fase folicular, antes de la ovulación, predecir ese momento puede ser difícil con períodos irregulares; un nivel de progesterona aclara si la 17-OHP está elevada debido a la ovulación o a una afección suprarrenal.

El SOP está asociado a la resistencia a la insulina, el síndrome metabólico y la diabetes de tipo 2, por lo que es esencial comprobar la salud metabólica. Lamentable e inexcusablemente, a estas asociaciones no se les suele prestar atención. Además de controlar la presión arterial, se recomienda un perfil lipídico; normalmente, esto incluye pruebas de los niveles de colesterol, LDL, HDL y triglicéridos, realizadas en ayunas. También es esencial el cribado de la diabetes. La prueba recomendada es una prueba de tolerancia a la glucosa de dos horas: se extrae sangre, se bebe una solución con setenta y cinco gramos de glucosa, y se repite el análisis de sangre dos horas después. Otras pruebas para detectar la diabetes (la HbA1c, que mide la glucosa media en sangre a lo largo del tiempo, y el nivel de glucosa en ayunas) pueden pasar por alto la intolerancia a la glucosa que se observa en el SOP. Si estas pruebas son normales, debe hacerse una prueba de tolerancia a la glucosa de dos horas. Si la tolerancia a la glucosa en dos horas y los lípidos son normales, deben volver a comprobarse cada dos años. Las personas con síndrome metabólico u otros signos de resistencia a la insulina pueden necesitar que se les evalúe el hígado para detectar EHGNA o EHNA. También debe evaluarse el riesgo de cáncer de endometrio cuando se diagnostica el SOP.

¿Por qué existe el SOP?

El SOP es un enigma genético. Normalmente, las afecciones asociadas tanto a una menor fertilidad como a peores resultados de salud se van alejando de la población. Sin embargo, el SOP afecta a un porcentaje significativo de la población y su incidencia se ha mantenido estable durante algún tiempo; no sólo cientos de años, sino probablemente miles o incluso decenas de miles.

Los genes desempeñan claramente un papel. Entre gemelas idénticas, si una tiene SOP, hay un 70 % de probabilidades de que la otra también desarrolle la enfermedad; si tu madre o tu hermana tienen SOP, hay entre un 30 y un 50 % de probabilidades de que tú lo desarrolles. Se han descubierto múltiples genes asociados al SOP, incluidos los que controlan la producción de andrógenos, la activación de la insulina, el desarrollo de los folículos y la inflamación, por nombrar algunos. Pero el SOP no está causado sólo por uno de estos genes; la explicación más exacta (aunque probablemente la más insatisfactoria) es que el SOP es el resultado de una compleja mezcla de genética y epigenética, que controla cómo se «activan y desactivan» los genes. Es posible que algunos aspectos de la vida moderna, como la dieta o la exposición a sustancias químicas que alteran el sistema endocrino, desempeñen un papel en la activación de estos genes en algunas personas. Puedes considerar el SOP del mismo modo que consideras la estatura. Múltiples variaciones en los genes que afectan a nuestras hormonas, crecimiento óseo, cartílago y salud general, así como otros factores, se combinan con nuestro entorno para determinar nuestra estatura, y es probable que el mismo principio sea cierto para el SOP. Es importante saber que no existe una única causa raíz, porque hay mucha gente que realiza afirmaciones falsas al respecto en las redes sociales.

Una vez que los investigadores conocieron algunos de los genes implicados en el SOP, pudieron ponerse la gorra de detectives y escarbar en el material genético dejado por nuestros antepasados. Resulta que algunos de estos genes existen desde hace unos sesenta mil años. Como el SOP tiene la misma prevalencia en todo el mundo hoy en día, la conclusión es que estos genes son bastante estables. También sabemos que a lo largo de la historia, desde la época de Hipócrates, se han registrado casos de mujeres con un aumento del vello facial. Sin embargo, no es posible saber si este exceso de vello se debía al SOP, a tumores que producían andrógenos o a otras causas.

Entonces, ¿cómo se explica la persistencia de una afección asociada a una menor fertilidad y a un mayor riesgo de problemas de salud como las enfermedades cardíacas? Una teoría es que el SOP ofrecía una ventaja a nuestros antepasados. Los niveles más altos de testosterona pueden haber dado lugar a más masa muscular o huesos más fuertes, y las diferencias metabólicas permitían un mayor almacenamiento de grasa, útil en épocas de hambruna y especialmente para tener un embarazo satisfactorio en una época de escasez de alimentos. La inflamación asociada al SOP podría haber sido útil para preparar al sistema inmunitario para luchar contra la avalancha de bacterias y virus a la que se enfrentaban nuestros antepasados, que no disponían de las instalaciones sanitarias ni la medicina modernas. Además, el SOP se asocia a una menopausia más tardía, lo que podría haber permitido disponer de más tiempo para tener hijos hasta los cuarenta años, sobre todo teniendo en cuenta que el trastorno ovulatorio puede mejorar con el tiempo en algunas personas con SOP. Hay muchas ideas intrigantes, pero aún no es posible dar una respuesta real con lo que sabemos.

Las mujeres ancestrales pueden haber tenido menos consecuencias físicas del SOP. Por ejemplo, la mayoría habrían sido más activas de lo que somos hoy, y la actividad física reduce la resistencia a la insulina. Además, la obesidad era menos frecuente, y aunque la obesidad no causa el SOP, sí aumenta su gravedad. No sabemos realmente cómo era el SOP hace miles de años.

Algunos expertos se han preguntado si el SOP supondría una ventaja biológica para los hombres. Sé lo que estás pensando: ¿cómo podría afectar a los hombres una enfermedad cuyo componente clave es el trastorno de la ovulación? (reconociendo que muchos hombres trans tienen ovarios). Pues bien, los hombres tienen algunos de los mismos genes asociados al SOP. Estos genes no provocan el SOP en los hombres, sino que pueden estar asociados a un mayor éxito reproductivo. Este concepto, en el que un rasgo mejora la fertilidad para un sexo y la disminuye para el otro, se denomina conflicto sexual. Básicamente, las mujeres con SOP absorben las consecuencias negativas, porque si transmiten los genes que causan el SOP a un hijo varón, éste puede tener más hijos. A veces me gustaría darle un puñetazo en la cara a la evolución.

Algunas estrategias generales de tratamiento

El tratamiento del SOP depende de varios factores, como tus síntomas más molestos, las preocupaciones metabólicas, el riesgo de cáncer de endometrio y el deseo de quedarte embarazada. Pero hay algunas medidas básicas que pueden ser útiles con independencia de los síntomas, como el ejercicio y la dieta. El ejercicio puede reducir la resistencia a la insulina y mejorar la hipertensión arterial. Aunque todo el mundo debe centrarse en realizar suficiente actividad física (al menos setenta y cinco minutos de actividad de alta intensidad o ciento cincuenta minutos de actividad de intensidad moderada a la semana), el ejercicio regular puede ser especialmente beneficioso si tienes SOP. Además, el ejercicio puede ayudarte con la depresión y la ansiedad.

La dieta puede ayudar a los problemas metabólicos asociados al SOP. Intenta evitar los alimentos ricos en grasas saturadas y/o azúcares añadidos; consume veinticinco gramos de fibra al día; intenta obtener más proteínas de fuentes vegetales; aumenta la ingesta de alimentos considerados antiinflamatorios, como la fruta, la verdura, los cereales integrales y las grasas insaturadas saludables (como el aceite de oliva y las nueces); y consume al menos dos raciones de pescado a la semana. No existen datos sólidos para recomendar una dieta sobre otra, así que la mejor estrategia, por poco atractiva que parezca, es seguir una dieta equilibrada, con menos grasas saturadas, más fibra y una buena mezcla de verduras (básicamente, la dieta mediterránea o cualquier dieta cardiosaludable). La verdad es que sería beneficioso que todos comiéramos así.

Si tienes SOP y sobrepeso, la pérdida de peso puede ser de ayuda, ya que la obesidad puede amplificar algunos de los cambios biológicos asociados al SOP. Quiero ser clara en este punto: la pérdida de peso no es necesaria para tratar el SOPQ, y pueden y deben iniciarse otras terapias sin ella. Sin embargo, debes saber que los trastornos de la ovulación, el crecimiento excesivo de vello, los problemas metabólicos y el riesgo de cáncer de endometrio pueden mejorar incluso con una pérdida de peso del 5 al 10 %. Dado que ésta puede ser una conversación inquietante, tu médico debe preguntarte si te sientes cómoda hablando del impacto potencial de la pérdida de peso y debe respetar tus deseos si no es así. Para quienes estén interesados en saber más, la mejor dieta para perder peso es aquella que puedas seguir. No existe ningún truco para quemar más grasa; todas las dietas funcionan restringiendo las calorías, tanto si cuentas formalmente las calorías como si sigues una dieta cetogénica o pruebas el ayuno intermitente. Además, hay medicamentos más recientes para perder peso (antagonistas del receptor del péptido-1 similar al glucagón) que realmente cambian las reglas del juego, y también está la cirugía bariátrica.

Para quienes padecen infertilidad relacionada con el SOP, la mejor opción es remitirlos a un endocrino reproductivo, especializado en terapia de la infertilidad.

Medicamentos para el SOP

Existen diversas opciones médicas para tratar el SOP. La píldora anticonceptiva que contiene estrógenos suele ser la primera terapia recomendada para las personas que no están intentando quedarse embarazadas. Esto no se debe a que estemos presionando con la píldora o a que no nos molestemos en buscar otras terapias, como afirman algunas personas que recomiendan terapias no estudiadas. La verdad es que hay mucha medicina basada en pruebas que apoya la píldora, que parece ser más útil que el parche o el anillo (pero ambos también pueden tenerse en cuenta). Los anticonceptivos a base de estrógenos, especialmente la píldora, tratan algunas de las alteraciones clave que se observan en el SOP. Entre sus beneficios se incluyen:

- Regulación de la menstruación (o eliminación de ésta, si así se desea).
- Protección contra el cáncer de endometrio, gracias a la progestina.
- Una disminución de la HL, reduciendo la producción de andrógenos por los ovarios.
- Un aumento de la proteína transportadora SHBG, por lo que se mantiene más testosterona «en el autobús», e inactiva.
- Anticoncepción, si es necesario.

Ninguna otra terapia es tan eficaz como la píldora anticonceptiva que contiene estrógenos para reducir los niveles elevados de andrógenos, es la mejor forma de reducir el crecimiento excesivo de vello o de tratar su caída, y es un tratamiento excelente para el acné. Ofrecer la píldora es ciencia sensata por parte de un profesional sanitario; lo que es inaceptable es no explicar lo bien que se ha estudiado esta opción, las muchas formas en que puede ayudar y las alternativas.

Aunque algunas personas se han preguntado si la píldora puede aumentar la resistencia a la insulina, estudios recientes no han encontrado efectos negativos significativos sobre la glucosa en sangre, la insulina o el aumento de peso. En algunas personas, la píldora que contiene estrógenos puede afectar de forma negativa a los niveles de lípidos y triglicéridos. Es necesario hacer un seguimiento cuando se empieza a tomar la medicación; si hay cambios preocupantes en los lípidos, se puede dejar de tomar la píldora y esos cambios se revertirán.

Existe una mentira muy extendida en Internet según la cual la píldora puede provocar el SOP. Esto es biológicamente imposible, y de hecho tenemos buenos datos que demuestran que trata muchos aspectos de la enfermedad. Sí, algunas personas empiezan a tomar la píldora a los catorce o quince años debido a menstruaciones abundantes, como anticonceptivo o para el acné, y tras dejar de tomarla diez años después, se enteran de que tienen el SOP. Lo que ocurrió en estos casos fue que la píldora estaba tratando el SOP, y una vez interrumpido el tratamiento, la enfermedad se manifestó.

¿Puede la píldora interferir en el diagnóstico del SOP? Es cierto que, si alguien ha tomado la píldora durante mucho tiempo, es posible que sus ovarios no muestren los cambios poliquísticos y que el crecimiento excesivo de vello facial, el acné y los períodos irregulares estén bien controlados, y eso es bueno. Tampoco podemos juzgar por los niveles de HL o testosterona. Sin embargo, podemos preguntarles por sus antecedentes. Muchas enfermedades pueden diagnosticarse simplemente escuchando la historia del paciente. Si tenían períodos irregulares y exceso de vello facial antes de empezar a tomar la píldora, es casi seguro que tienen el síndrome de ovario poliquístico y deberían hacerse pruebas metabólicas (y si tienen exceso de vello facial o se están quedando calvas a pesar de tomar la píldora, eso debería incitar a hacer pruebas para descartar un tumor productor de testosterona). No le decimos a la gente que no se depile la cara porque un día tengamos que mirarle la barbilla y el labio superior para diagnosticar un SOP, y lo mismo ocurre con la píldora.

Otros métodos anticonceptivos hormonales, como algunas píldoras, la inyección Depo-Provera y el implante, sólo contienen progestágenos. Aunque suprimen la ovulación y, por tanto, tendrán algún efecto en la reducción de andrógenos, el impacto es menor, ya que sin estrógenos no se produce ningún cambio en la SHBG. Estos medicamentos no están bien estudiados para el SOP, por lo que se desconoce su impacto más allá del control de la menstruación, la protección contra el cáncer de endometrio y la anticoncepción (¡todas ellas son ventajas dignas de mención!). El DIU hormonal controlará el sangrado, protegerá el útero y proporcionará anticoncepción, pero no afectará a la ovulación ni al modo en que el ovario produce andrógenos. También pueden administrarse progestágenos por vía oral durante doce días al mes para reducir el riesgo de cáncer de endometrio. Este método suele provocar sangrados cada vez que se interrumpe la medicación y no proporcionará anticoncepción.

Otro medicamento utilizado a menudo para el SOP es la metformina, que aumenta la sensibilidad a la insulina, reduce sus niveles, disminuye la producción de glucosa en el hígado y reduce la absorción de glucosa en el intestino. Puede mejorar la ovulación, reducir los niveles de andrógenos y provocar cierta pérdida de peso. En algunos casos, puede ayudar a controlar los sangrados irregulares y a tratar el crecimiento excesivo de vello y el acné, aunque la mejoría es menor que la que se obtendría normalmente con un anticonceptivo que contenga estrógenos. La metformina es una buena opción para las personas con SOP que tienen problemas metabólicos, ya que puede ralentizar o detener la progresión hacia la diabetes tipo 2. Curiosamente, muchas de las formas en que la metformina actúa en el organismo han llevado a los investigadores a estudiarla como fármaco antienvejecimiento. Los efectos secundarios incluyen molestias gastrointestinales y diarrea, aunque son menos frecuentes en dosis bajas y suelen desaparecer con el tiempo. La metformina también puede asociarse a niveles bajos de vitamina B_{12}, por lo que puede ser necesario controlarla. Cuando la resistencia a la insulina es grave, pueden recomendarse otros medicamentos.

Otras opciones habituales para el SOP son:

- *Medicamentos que bloquean los andrógenos.* El más seguro es la espironolactona. Puede utilizarse para reducir el exceso de vello no deseado y para tratar la caída del cabello y el acné. La flutamida y la finasterida son otros medicamentos para el crecimiento excesivo de vello, pero se asocian a más problemas de seguridad y no todo el mundo puede utilizarlos.
- *Medicamentos para el acné.* Incluyen el peróxido de benzoilo, los retinoides tópicos, los antibióticos y los retinoides orales. Los retinoides orales pueden afectar negativamente al hígado y no ser una opción para todo el mundo; también pueden causar defectos congénitos graves, por lo que la anticoncepción es esencial para quienes corren riesgo de embarazo.
- *Terapias cosméticas.* El crecimiento excesivo de vello puede tratarse con afeitado, depilación con cera, depilación con azúcar y depilación láser, así como con clorhidrato de eflornitina tópica.
- *Minoxidil tópico.* Este tratamiento puede utilizarse en el cuero cabelludo para la caída del cabello.

¿Y las terapias naturales?

El mioinositol, un azúcar que el organismo fabrica a partir de la glucosa, interviene en el modo en que algunas hormonas esteroideas se unen a sus receptores y en el metabolismo de la insulina. El D-chiro-inositol (DCI) tiene los mismos átomos que el mioinositol, pero dispuestos de forma especular. Los productos de inositol pueden ser mioinositol, DCI o una combinación de ambos, pero también pueden contener otros ingredientes, como vitaminas y minerales.

En el mercado circulan muchos productos a base de inositol que se promocionan como terapia natural para el SOP. Sin embargo, estos productos se fabrican en un laboratorio; no existe ninguna granja de inositol. Hay algunos indicios de que los productos a base de inositol pueden mejorar la ovulación, pero en general, los estudios son de calidad relativamente baja (lo que es típico de los suplementos). Combinar DCI con mioinositol puede disminuir la capacidad de absorción del mioinositol, y algunos datos sugieren que el DCI puede bloquear la enzima aromatasa, lo que podría reducir los estrógenos y aumentar los andrógenos. Eso no es lo ideal para el SOP. Dados estos posibles problemas y el hecho de que los datos no son muy buenos, los productos con inositol no se recomiendan actualmente en las directrices de la sociedad médica. Para quienes quieran probarlos, el mioinositol parece ser la opción preferida. Evita los productos que contengan vitaminas y minerales añadidos, ya que estos añadidos pueden afectar a la absorción y probablemente no aporten nada a la terapia. Con los suplementos, siempre es importante recordar que el producto puede no contener lo que afirma, debido a la falta de regulación. También es posible que los productos estén contaminados con otro fármaco, incluso metformina.

Los suplementos de magnesio se promueven para disminuir la resistencia a la insulina, ya que el magnesio desempeña un papel importante en el metabolismo de la glucosa. Aunque es cierto que, para las personas con diabetes tipo 2 y niveles bajos de magnesio, la suplementación con este mineral puede reducir la resistencia a la insulina, eso no significa que las personas con SOP se beneficien de la suplementación con magnesio. En general, el magnesio bajo es poco frecuente, pero las personas que beben mucho alcohol, que padecen enfermedades renales o que tienen diarrea crónica corren un riesgo mayor. La diabetes tipo 2 es un factor de riesgo de bajo nivel de magnesio debido a las complejas formas en que interactúan la glucosa y el metabolismo del magnesio. Las personas con diabetes tipo 2 y SOP pueden beneficiarse de un suplemento de magnesio si sus niveles son bajos, pero no disponemos de datos para recomendarlo en otros casos.

¿El SOP está asociado a la dominancia estrogénica?

No soy de las que se andan con rodeos, y desde luego no es el momento de cambiar esa política. La dominancia estrogénica no es un término médico; es un galimatías. Normalmente, el término aparece en estratagemas para venderte pruebas, suplementos y dietas no recomendables, y a veces para recomendarte progesterona tópica, que es básicamente una pérdida de dinero, porque la progesterona no se absorbe bien a través de la piel.

Si el SOP fuera realmente estrógeno-dominante, los niveles de SHBG serían elevados y las personas con SOP no tendrían niveles elevados de andrógenos. De hecho, el SOP no se asocia a niveles muy altos de estrógenos en sangre (suelen ser normales, pero a veces están ligeramente elevados durante la fase folicular). El problema de los estrógenos en el SOP es que el revestimiento del útero no recibe suficiente progesterona para contrarrestar los estrógenos producidos por los ovarios y otras fuentes.

Cuando veas el término dominancia estrogénica refiriéndose al SOP (o realmente a cualquier cosa relacionada con la biología humana), tradúcelo por estafa estrogénica. Y si lo ves en tus redes sociales, considera la posibilidad de bloquear a quien lo ha publicado para no exponerte a ningún otro tipo de desinformación. La mala información es como los lobos: viaja en manada.

Reflexiones finales

Muchas personas con SOP han sido ignoradas por sus médicos, lo cual es inaceptable. A algunas se les dice que el único tratamiento es la pérdida de peso; a otras se les ofrece rápidamente la píldora sin hablar de los objetivos del tratamiento, o incluso sin una explicación completa del propio SOP. A otras personas no se les ofrece toda la gama de terapias ni se habla de los beneficios y riesgos de esas terapias, y a menudo no se abordan los aspectos metabólicos del SOP.

La respuesta a estos problemas tan reales no se encuentra en mentiras y teorías conspirativas ni en terapias no probadas. La respuesta es insistir en que se informe a las personas sobre todos los aspectos sanitarios del SOP y se les ofrezcan todas las terapias, para que puedan decidir qué les funciona. Además, aquellos que venden productos y pruebas no regulados deben investigar mejor para que podamos hacer recomendaciones sobre sus productos con confianza. Podemos suponer por qué están poco estudiados: ya son rentables, así que ¿para qué arriesgarse a demostrar que no aportan nada al cuidado del SOP? Si alguien creyera de verdad que lo que ofrece resulta de ayuda, ¿no utilizaría sus beneficios para hacer avanzar la ciencia y ayudar a más personas?

Conclusión

- El SOP es la enfermedad endocrina más frecuente en mujeres en edad reproductiva.
- El SOP se asocia a ovulación irregular y poco frecuente, ciclos menstruales irregulares, niveles elevados de andrógenos y ovarios poliquísticos en la ecografía. Muchas personas con SOP tienen también resistencia a la insulina.
- El SOP aumenta el riesgo de cáncer de endometrio, diabetes y síndrome metabólico.
- El tratamiento del SOP depende de muchos factores y debe individualizarse, pero el ejercicio es una terapia universal, ya que mejora la resistencia a la insulina.
- La terapia de primera línea para el SOP, cuando no se plantea el embarazo, es la píldora anticonceptiva que contiene estrógenos, pero también existen otras opciones.

19

Menstruaciones dolorosas

Los dolores menstruales (dismenorrea) pueden afectar a la salud, la calidad de vida y la capacidad de asistir a la escuela y al trabajo. El impacto va mucho más allá de una persona acurrucada en el sofá con una almohadilla térmica. Al menos entre el 10 y el 20 % de las adolescentes de secundaria faltan a clase por molestias menstruales, y se calcula que sólo en Estados Unidos, por ejemplo, se pierden cada año dos mil millones de dólares por faltar al trabajo a causa de períodos dolorosos, por no hablar del impacto acumulativo en la educación y el potencial de ingresos. En resumen, el dolor menstrual causa mucho sufrimiento.

Cuando se trata de menstruaciones dolorosas, existe una epidemia de falta de tratamiento. El dolor de las mujeres está menos tratado en general que el de los hombres, pero las menstruaciones dolorosas se han considerado históricamente «cosa de mujeres» y, por tanto, sin importancia. Nuestro sistema patriarcal ha desestimado el dolor menstrual como algo exagerado y como un signo de debilidad, y a veces, de forma perversa, como algo que las mujeres merecen (un castigo por el «pecado original», supongo). Siento la necesidad de hacer una pausa aquí y señalar lo totalmente absurdo de la idea de que las mujeres son demasiado débiles para tolerar la menstruación, a pesar de que se estiran y desgarran para dar a luz a un bebé. La única forma de que alguien pueda llegar a esta conclusión es que no tenga ningún interés en la experiencia de ser mujer y considere a las mujeres sólo como reproductoras, lo cual es probablemente una descripción bastante exacta de muchos médicos supuestamente eruditos de antaño.

Las reverberaciones de este legado se dejan sentir hoy en día en la insuficiente investigación sobre el tema. Las reglas dolorosas, que afectan a entre el 50 y el 60 % de las mujeres durante unos treinta y cinco años, se tratan como un fenómeno biológico normal (si las señoritas fueran un poco más duras, podrían soportarlo). Mientras tanto, la disfunción eréctil, que afecta a entre el 50 y el 60 % de los hombres durante unos treinta y cinco años, merece miles de millones de dólares de financiación, lo que da lugar a múltiples terapias y a interminables anuncios televisivos en los que aparecen personas cogidas de la mano mientras están en bañeras separadas en lo alto de una colina. Al igual que la disfunción eréctil, las menstruaciones dolorosas pueden afectar a la vida sexual, pero la disfunción eréctil no afecta a los estudios ni al trabajo de una persona, ni la deja encogida en la cama. Sí, es indignante.

Por desgracia, sabemos muy poco sobre el dolor menstrual a lo largo de la historia, pero es razonable preguntarse si siempre ha sido así o si el dolor con la regla ha aumentado en los últimos cien años aproximadamente. Una hipótesis plausible de este cambio es que ahora tenemos una mayor exposición a sustancias químicas que alteran el sistema endocrino y una edad más temprana de la primera regla. Hay menciones de menstruaciones dolorosas en el corpus hipocrático de hace más de dos mil años y en la medicina china de hace mil años, pero se trata sobre todo del simple reconocimiento de que el dolor menstrual existía, no de lo común o impactante que era. La mayoría de los escritos históricos sobre la menstruación giran en torno a la falta del período, porque la salida de la sangre menstrual se consideraba esencial para eliminar toxinas y/o alcanzar el equilibrio para gozar de buena salud. De ahí que gran parte de la medicina histórica tratara de provocar la menstruación cuando no se producía y de controlar las reglas abundantes. El dolor menstrual también se consideraba en el contexto de cómo se entendía el cuerpo en aquella época, siendo principalmente un equilibrio de los cuatro humores (sangre, flema, bilis negra y bilis amarilla); dentro de ese paradigma, probablemente se creía que se debía a una retención de sangre estancada.

The Ladies Dispensatory, publicado por primera vez en Inglaterra en 1652, reconoce que muchas mujeres sufrían «dificultad y dolor» menstruales y que las reglas abundantes podían ir acompañadas de «un dolor interno insoportable de lo más violento», que el autor, Leonard Sowerby, concluyó que se debía a «sacudidas convulsivas del útero, que tiran y estiran violentamente sus ligamentos de las partes en las que se hallan insertados». Aunque no es correcto desde el punto de vista fisiológico, si alguna vez has tenido fuertes dolores menstruales, la imagen de un monstruo sanguinolento parecido a Balrog luchando por romper sus cadenas puede parecerte acertada. Sobre la menstruación regular, Sowerby escribió: «Dolores de cabeza, dolores en las caderas, el vientre y los intestinos, que se asemejan a un cólico, y dolores en el útero que a veces se han comparado con los dolores del parto». Estas descripciones me dicen que Sowerby escuchaba a las mujeres, porque lo que escribió es similar a lo que oigo hoy en la consulta. Sus terapias consistían en una «dieta ligera», ejercicio moderado, sangrías (si la sangre estaba obstruida, obviamente debía salir por otra vía), catárticos (medicamentos que inducen el vómito o la diarrea; de nuevo, el equilibrio de fluidos) y, si el dolor era especialmente intenso, una variedad de brebajes medicinales (algunos de los cuales contenían poleo, que es tóxico en cualquier dosis, por lo que resulta alarmante leerlo con los conocimientos actuales).

Dada la mención de los dolores menstruales en textos médicos históricos y el hecho de que las mujeres hadza de Tanzania, que llevan un estilo de vida tradicional de cazadoras-recolectoras, informen de menstruaciones dolorosas, es razonable suponer que los dolores menstruales son una experiencia antigua de los humanos.

¿Tiene al menos algún sentido el dolor menstrual, biológicamente hablando? Que sepamos, no. Otros mamíferos que menstrúan no parecen tener períodos dolorosos, pero su flujo menstrual también es más ligero. Los humanos somos únicos en cuanto al volumen de sangre menstrual, por lo que necesitamos un motor acelerado para detener el sangrado, y una consecuencia desafortunada es el dolor. Hasta donde yo sé, así es como funciona el sistema. Dicho de otro modo, el dolor menstrual es un defecto de diseño que casi la mitad de la población ha ido absorbiendo para que la humanidad pueda continuar. La evolución sólo necesita ser «suficientemente buena», aunque eso parece aplicarse de manera desproporcionada a los cuerpos con útero. La evolución no sólo ha exigido que quienes se reproducen soporten mayores cargas físicas, tengan hijos o no, sino que además la sociedad les somete por ello a salarios más bajos, costosas guarderías y, en muchos lugares, más gastos médicos. No es de extrañar que las tasas de natalidad estén disminuyendo en algunos países: la gente está tirando sus cartas sobre la mesa reproductiva y diciendo «me retiro».

La biología del dolor menstrual

El dolor menstrual, también conocido como dismenorrea primaria, no suele empezar hasta la ovulación, que suele tardar de uno a dos años en producirse con regularidad tras el primer período menstrual. Este vínculo con la ovulación nos ayuda a dar con una de las principales causas: las prostaglandinas, la clase de sustancias químicas que se liberan cuando el endometrio empieza a desprenderse del revestimiento del útero.

La reacción que provoca el dolor menstrual es un poco como una máquina de Rube Goldberg microscópica. El descenso de progesterona cuando el cuerpo lúteo llega al final de su vida activa los lisosomas, que son estructuras diminutas dentro de las células endometriales. Imagínate los lisosomas como el equipo de limpieza de una célula: están llenos de ácido y enzimas (proteínas que pueden descomponer estructuras en trozos más pequeños) y realizan diversas funciones, como eliminar partes viejas de una célula, engullir bacterias para matarlas e incluso ayudar a una célula a autodestruirse cuando ha cumplido su función para el organismo. Una vez activados, los lisosomas rompen las membranas de las células endometriales para ayudar a su eliminación, pero esto libera fosfolípidos, lo que desencadena la producción de dos grupos de sustancias químicas: prostaglandinas y leucotrienos. Al margen de lo que ocurre en el interior del útero, también se produce un aumento de los niveles de vasopresina, una hormona liberada por la hipófisis.

Los efectos netos de esta sopa química impulsada por prostaglandinas son contracciones uterinas y una reducción del flujo sanguíneo al útero (lo que se denomina isquemia). Ambos procesos biológicos ayudan a detener el sangrado, pero el inconveniente es el dolor. Imagina que aprietas el puño muy fuerte. El apretón es doloroso (nuestro representante del útero que se contrae), pero si aprietas lo suficiente, el flujo sanguíneo a tus dedos disminuirá, y eso añade un mecanismo de dolor secundario, ya que la disminución de oxígeno provoca una acumulación de sustancias químicas que estimulan los receptores del dolor. Entonces, ¿cuánta presión genera un útero que se contrae durante la menstruación? Me alegro de que lo preguntes. Durante la menstruación, la presión de base en el útero es de unos 10 mmHg, y suele haber de tres a cuatro contracciones por intervalo de diez minutos. Durante las contracciones, la presión puede llegar fácilmente a 120 mmHg, que es la cantidad de presión generada durante la segunda fase del parto, cuando estás empujando. Sí, hagamos una pausa para asimilarlo.

Si nunca has experimentado dolores menstruales ni la segunda fase del parto, aquí tienes un punto de referencia: cuando inflamos un manguito de presión arterial y sigue algo apretado y desearías que parara, eso son unos 120 mmHg.

Los músculos que rodean la vagina también se contraen para ayudar a mover la sangre, lo que puede causar dolor o presión vaginal en algunas personas. Además, las prostaglandinas del endometrio entran en el torrente sanguíneo y pueden causar diarrea a cerca del 20 % de las personas, lo que no hace sino aumentar el malestar. Las prostaglandinas también pueden provocar náuseas y vómitos.

¿Por qué la menstruación de algunas personas es más dolorosa que la de otras? Parece que algunas personas producen más prostaglandinas y otras pueden ser más sensibles a sus efectos. Las personas con dismenorrea primaria pueden tener uno o más de los siguientes síntomas:

- Aumento de la presión basal en el útero durante la menstruación.
- Aumento de la frecuencia de las contracciones.
- Contracciones más fuertes, con algunas de hasta 200 mmHg (un manguito de presión sanguínea en su punto más apretado).
- Contracciones descoordinadas en el útero y la vagina. Los músculos que rodean la vagina también envuelven el recto, lo que puede

causar dolor anal relacionado con la menstruación en algunas personas.
- Músculos del suelo pélvico tensos. Estos músculos pueden tensarse como reacción al dolor, igual que los músculos de otras zonas del cuerpo, lo que puede ser una fuente adicional de dolor durante la menstruación. Algunas personas también pueden sentirlo como dolor en el recto o pesadez, o incluso una sensación como si algo se desprendiera.

Pero espera, hay más. Piensa en el útero como una tostadora enchufada a una toma de corriente, que en nuestra analogía representa parte de la médula espinal. Otros «aparatos» (la vejiga, los músculos del suelo pélvico, algunos músculos del intestino e incluso algunos músculos de la pared abdominal) están enchufados a la misma toma de corriente. Del mismo modo que un cortocircuito en una tostadora puede afectar a la toma de corriente y a todo lo que esté conectado a ella, el dolor en un órgano puede trasladarse a otra parte del cuerpo a través de conexiones compartidas en el sistema nervioso. El término médico es *sensibilidad visceral-visceral* cuando va del útero a otro órgano, y *sensibilidad visceral-somática* cuando va del útero a estructuras que no son órganos, como la pared abdominal o los músculos del suelo pélvico.

¿Cómo saben los investigadores que el dolor puede migrar? Existen varios estudios. En uno, los investigadores seleccionaron a mujeres con menstruaciones dolorosas y a otras sin ellas. Se les introdujo un globo en el recto durante la menstruación y se infló para crear estimulación. A las mujeres que tenían menstruaciones dolorosas les dolía más el globo que a las que no las tenían. Esta sensibilidad puede manifestarse fuera de un estudio de muchas maneras. Por ejemplo, las personas con dismenorrea pueden tener deposiciones dolorosas, dolor al mantener relaciones sexuales o urgencia urinaria (es decir, necesidad de vaciar la vejiga más a menudo) cuando tienen la regla. También vemos la consecuencia de esta biología en el hecho de que las menstruaciones dolorosas son más frecuentes entre las personas con cistitis intersticial, una afección dolorosa que afecta a la vejiga, y síndrome del intestino irritable, una afección dolorosa que afecta al intestino.

Al igual que el dolor, la inflamación también puede viajar a lo largo de conexiones compartidas. Este hecho se ha demostrado en estudios elegantemente diseñados en los que los científicos tomaron ratas e introdujeron sustancias químicas en sus rectos para provocar inflamación. A continuación, las ratas fueron sacrificadas y examinadas. Aunque los investigadores no habían tocado las vejigas de las ratas, éstas estaban inflamadas. Para responder a la pregunta de cómo había ocurrido, los investigadores realizaron el mismo experimento con otro grupo de ratas, pero esta vez, antes de introducir la sustancia química en el recto, cortaron los nervios de la médula espinal que permiten la comunicación entre el intestino y la vejiga. La inflamación no se desplazó hasta la vejiga, lo que demostró que los nervios le proporcionaban la ruta. Si la inflamación se hubiera filtrado a través de los tejidos, cortar los nervios no habría supuesto ninguna diferencia.

A medida que el dolor viaja por los nervios hasta la médula espinal y el cerebro, puede cambiar cómo se interpreta la señal por el camino. El sistema nervioso humano tiene neuroplasticidad, lo que significa que puede adaptarse. La neuroplasticidad es beneficiosa de muchas maneras. Por ejemplo, tras una lesión cerebral, otras partes del cerebro pueden adaptarse para recuperar la función perdida. Pero el proceso también puede torcerse cuando la señal es el dolor. Con la exposición repetida, ciclo tras ciclo, al dolor periódico, el sistema nervioso cambia. Uno de los efectos es que el dolor se amplifica, ya sea a nivel local en la fuente (lo que recibe el nombre de sensibilización periférica) o en la médula espinal y/o el cerebro (lo que se denomina sensibilización central). Básicamente, la exposición repetida al dolor puede alterar su volumen en las partes del sistema nervioso que lo reciben e interpretan.

¿Cuáles son las consecuencias? Los nervios locales se vuelven más sensibles a las señales de dolor. Por ejemplo, si tienes menstruaciones dolorosas, la dilatación del cuello uterino puede ser más dolorosa, algo a tener en cuenta al planificar la inserción de un DIU. Los datos también muestran que las mujeres con menstruaciones dolorosas sienten más dolor al tacto en zonas del cuerpo alejadas del útero, como el brazo o la espalda, y tienen una mayor incidencia de dolencias que afectan a partes del cuerpo no conectadas directamente con la pelvis, como cefaleas y fibromialgia. Con la sensibilización periférica y central, el malestar no es inventado o imaginario; se están produciendo cambios muy reales que propician el dolor. Ésta es otra razón por la que es importante tratar el dolor menstrual: el dolor engendra más dolor, y el legado de períodos menstruales dolorosos no tratados de forma adecuada puede tener implicaciones generalizadas.

El dolor menstrual es increíblemente complejo desde el punto de vista biológico, y se complica aún más porque sobre él se asienta una buena dosis de misoginia y de investigación inadecuada.

Investigaciones sobre menstruaciones dolorosas

Los períodos dolorosos pueden ser «porque sí», es decir, que se deben simplemente a la forma de ser de una persona, lo cual me parece una respuesta poco satisfactoria. Pero también pueden deberse a otras enfermedades, sobre todo a la endometriosis y la adenomiosis. El momento en que debe iniciarse la investigación de otras causas depende de cómo responda el dolor a la terapia y de la probabilidad de que exista otra causa. Aquí no existe ningún algoritmo rígido y rápido, por lo que deben tenerse en cuenta muchos factores individuales, como la edad, cuándo empezaron los períodos dolorosos, la respuesta a terapias anteriores, los hallazgos en la exploración física y los resultados de la ecografía. Para saber más sobre la endometriosis, *véase* el capítulo 20, y vuelve al capítulo 16 para saber más sobre la adenomiosis. Independientemente de la causa, el primer paso para las reglas dolorosas es iniciar la terapia. El tratamiento no interferirá con la posibilidad de investigar más adelante, si fuera necesario.

La forma de abordar el dolor varía mucho de una persona a otra. Mi experiencia, al tratar menstruaciones dolorosas durante más de treinta años, me dice que es casi imposible predecir qué terapia querrá cada persona. Algunas personas dicen: «¡Estoy dispuesta a todo!». Otras quieren empezar con el tratamiento menos invasivo y avanzar paso a paso por ellos. Algunas personas no quieren tomar ningún tipo de medicación; otras viven según el mantra de «vivir mejor gracias a la farmacología». Los objetivos para tratar el dolor también varían. Lo que una persona puede considerar un éxito (digamos, una reducción del dolor del 20 %), otra puede considerarlo un fracaso. Teniendo en cuenta estos matices, en los siguientes apartados se tratan las terapias basadas en la evidencia que deben tenerse en cuenta.

Calor

Una bolsa de agua caliente, una almohadilla térmica o una toalla caliente colocada sobre el abdomen o la parte baja de la espalda es una terapia aparentemente universal para el dolor menstrual. En un momento u otro, más del 50 % de las personas con dolor menstrual lo han probado. Hay algunos datos al respecto, aunque hay que admitir que la calidad de los estudios está comprometida porque no es posible aleatorizar a las personas a un placebo: es obvio que se sabe si el dispositivo está caliente o no. En los estudios que tenemos, el calor funciona mejor que la ausencia de terapia, lo que probablemente pueda confirmar la mayoría de las personas que han probado el calor.

No sabemos cómo funciona el calor para el dolor menstrual. Penetra aproximadamente 1 cm, por lo que sólo llega a los tejidos superficiales, los nervios y los músculos, no al útero (y eso es bueno, ya que calentar los órganos pélvicos podría ser peligroso). Una posibilidad es que el calor reduzca el espasmo de los músculos superficiales donde se aplica (abdomen o espalda), implicados en el dolor menstrual debido a conexiones compartidas en el sistema nervioso. Otra hipótesis es que incida en los nervios a través de conexiones compartidas. La sensación, ya sea de calor, de contacto ligero o de dolor, viaja a lo largo de los nervios desde la fuente, y estos nervios establecen una conexión con otros nervios de la médula espinal que luego llevarán esa sensación al cerebro. Si te imaginas los nervios como carreteras, donde se conectan es como una puerta, y varias carreteras convergen en una puerta en la médula espinal. La estimulación táctil, como el calor, puede cerrar la puerta del dolor, básicamente anulando un mensaje doloroso que comparte la misma conexión. Si el cerebro no recibe la señal, el dolor no se ha producido. Esto se conoce como la teoría de la puerta del dolor. Dado que los músculos de la pared abdominal y la parte baja de la espalda comparten conexiones con el útero, aplicarles calor puede cerrar la puerta del dolor. No es un sellado completo, por lo que pasa algo de dolor, pero parece ayudar a muchas personas.

La utilización del calor puede provocar problemas, como quemaduras, que pueden ser graves, y eritema ab igne, que es una erupción moteada de color rojo u oscuro con un patrón ramificado. El eritema ab igne está causado por la exposición crónica a un calor que no es lo bastante caliente para quemar, pero sí para dañar los vasos sanguíneos superficiales. Para evitar quemaduras, una fuente de calor nunca debe estar a más de 40 °C, pero el eritema ab igne puede producirse con temperaturas más bajas; incluso puede tener lugar por el calor de un ordenador portátil (está relacionado tanto con el calor como con la duración del uso, así como con la exposición repetida). El eritema ab igne puede remitir cuando es leve, pero con el tiempo los cambios pueden hacerse permanentes. Además de los cambios estéticos, existe incluso riesgo de cáncer asociado al eritema ab igne.

Para minimizar las lesiones causadas por el calor, sigue siempre las instrucciones del fabricante, utilizando la fuente de calor sólo de quince a veinte minutos cada vez (veinte minutos de uso y al menos veinte minutos de descanso es una buena regla que debes recordar). No duermas con una fuente de calor, ya que la exposición será superior a veinte minutos, y si el calor se interpone entre tú y la cama, no puede disiparse en el aire, por lo que se transferirá más a tu piel. Si notas un moteado en la piel, es hora de considerar otras terapias para el dolor.

La terapia olvidada: la unidad TENS

TENS significa estimulación nerviosa eléctrica transcutánea. Una unidad TENS es un pequeño aparato parecido a un busca o a un teléfono inteligente (según la antigüedad del modelo). Se lleva cerca del cuerpo y se conecta a la superficie de la piel mediante cables y electrodos, enviando una corriente eléctrica a los nervios a través de la piel. No sabemos exactamente cómo reduce el dolor una unidad TENS, aunque existen varias hipótesis. La principal es la teoría de la puerta comentada anteriormente, salvo que aquí la señal que cierra la puerta es la vibración. Por eso te frotas el brazo si te lo golpeas; la vibración del frotamiento cierra la compuerta del dolor.

Los datos muestran que un ajuste de alta frecuencia (hfTENS) ayuda a aliviar el dolor menstrual: hasta el 80 % de las personas obtienen algún alivio. Hay dos configuraciones de colocación a tener en cuenta. La primera consiste en colocar los cuatro electrodos en la espalda: los superiores a ambos lados de la columna vertebral, más o menos a mitad de la espalda (correspondientes a lo que llamamos nivel T10-L1, para cubrir un grupo de nervios conocido como plexo hipogástrico inferior, que inerva el útero), y los inferiores a la altura de los huesos de la cadera o justo por debajo (para cubrir los nervios que irrigan la vagina, una región conocida como S2-S4). La otra opción son dos electrodos en la espalda, en posición superior o inferior, y dos en la parte inferior del abdomen. Puedes experimentar para encontrar la mejor configuración para ti.

Existen varios ajustes para una unidad TENS. Los tres que debes conocer son:

- *Frecuencia.* El número de impulsos eléctricos por segundo, medido en hercios. Un ajuste típico para el dolor menstrual es de ochenta hercios.
- *Ancho de pulso.* La duración de cada pulso. El ajuste típico para el dolor menstrual es de 200 a 250 µS (microsegundos), pero puede aumentarse hasta 400 µS si con ello se obtienen mejores resultados.
- *Amplitud.* La intensidad, o volumen, del pulso. Debe ser inferior a ochenta miliamperios.

Estas configuraciones servirán para empezar a utilizar una unidad TENS, pero hay otras configuraciones que debes tener en cuenta, y el consejo de un fisioterapeuta puede ser muy valioso en este caso. La estimulación no debe ser dolorosa ni provocar contracciones musculares.

Casi todo el mundo puede utilizar una unidad TENS, con algunas excepciones. Si tienes un marcapasos, un desfibrilador implantable, una enfermedad cardíaca o epilepsia, consulta a tu médico antes de utilizar TENS. Además, los electrodos no deben colocarse sobre piel lesionada o infectada.

Siempre les digo a mis pacientes que pueden aliviar el dolor con una unidad de TENS. La mayoría de los estudios informan de una reducción de aproximadamente 2 en una escala de dolor de 11 puntos (es decir, de 0 a 10). Muchas personas consideran que pasar de un 7 a un 5, por ejemplo, es una mejora significativa, sobre todo teniendo en cuenta la ausencia de efectos secundarios. Aunque hay unidades de TENS caras (más de cien dólares), los modelos que rondan los treinta dólares funcionan muy bien.

Antiinflamatorios no esteroideos

Introducidos por primera vez en 1969, los AINE bloquean la producción de prostaglandinas, uno de los desencadenantes del efecto dominó que provocan los períodos dolorosos. Los AINE con los nombres comunes de ibuprofeno y naproxeno son medicamentos de venta libre en Estados Unidos desde 1983. Alivian el dolor (analgesia) y también reducen la inflamación, como su nombre indica, inhibiendo la enzima ciclooxigenasa, esencial para la formación de prostaglandinas (que empiezan a parecer las villanas de la historia). Existen dos formas de ciclooxigenasa, la COX-1 y la COX-2. La mayoría de los AINE de venta libre actúan tanto sobre la COX-1 como sobre la COX-2. Los inhibidores de la COX-2 se introdujeron en 1999 con el objetivo de reducir los efectos secundarios (la inhibición de la COX-2 es más importante para aliviar el dolor), pero su uso a largo plazo se asocia a problemas cardíacos, por lo que generalmente no se recomiendan. La aspirina es un AINE, pero no debe utilizarse para el dolor menstrual, ya que bloquea la función plaquetaria y puede, paradójicamente, aumentar el sangrado.

Se trata de un área de la obstetricia y la ginecología en la que disponemos de datos excelentes (aunque sigue habiendo más ensayos para la disfunción eréctil que para la dismenorrea). Cuando en 2015 se publicó una revisión de los AINE para las reglas dolorosas, había ochenta ensayos clínicos que revisar, algunos comparando los AINE con un placebo y otros con el paracetamol (Tylenol). Los estudios descubrieron que los AINE ayudan a cerca del 80 % de las personas, frente al 18 % del placebo. Esto no significa que eliminen el dolor por completo, sino que tienen un impacto significativo sobre el dolor. Y recuerda que también pueden reducir el volumen de sangrado.

No hay datos que sugieran que un AINE sea mejor que otro, por lo que normalmente recomiendo tomar uno con el que te sientas cómoda o que haya funcionado antes cuando lo tomabas por otros motivos. En general, los AINE superan al paracetamol, por lo que deberían ser la primera opción de analgésico cuando sean una posibilidad. Eso no significa que no sea razonable tomar paracetamol, y algunas personas tienen efectos secundarios o afecciones médicas que les impiden tomar AINE, como las personas con trastornos hemorrágicos o úlceras de estómago y las que se han sometido a cirugía de baipás gástrico. Los mayores riesgos de los AINE son las hemorragias del tracto gastrointestinal y la posibilidad de lesiones renales. Pero cuando se utilizan estos medicamentos para el dolor menstrual, el riesgo es bajo porque no se toman a diario.

Otros aspectos sobre los AINE:

- A menudo se recomienda tomar dosis demasiado bajas. Además, muchos AINE funcionan mejor con una dosis de carga, es decir, una dosis inicial más alta que se reduce en las dosis siguientes.
- A veces un AINE funciona bien para una persona y no para otra. Si pruebas uno y no te ayuda, prueba otro distinto.
- Los AINE no funcionan en alrededor de un 10 y un 20 % de las personas con dolor menstrual. Esto puede deberse a otras causas de dolor, como la endometriosis, pero los datos nos dicen que algunas personas pueden tener simplemente un dolor resistente a los AINE.

Anticoncepción hormonal

Los anticonceptivos hormonales son muy eficaces para los períodos dolorosos. El principal método de acción es el adelgazamiento del endometrio (un efecto de la progestina), que provoca una menor producción de prostaglandinas, pero la progestina también inhibe la COX-2.

Muchos métodos anticonceptivos hormonales pueden interrumpir totalmente la menstruación, lo que obviamente es un argumento de venta: sin menstruación, no hay dolor. Todos los métodos (píldora, parche, anillo, implante, inyección y DIU) parecen igualmente eficaces. No disponemos de muchos datos comparativos de calidad, por lo que la elección de un método suele reducirse a cuál te parece más adecuado después de escuchar los pros y los contras. Encontrarás más información sobre todos estos métodos en capítulos posteriores. En general, se recomienda un ensayo de tres meses. Si un método no ayuda, cambiar a otro puede suponer una mayor mejora.

Otras terapias médicas

Los antagonistas y agonistas de la GnRH (medicamentos que interrumpen temporalmente la ovulación) pueden utilizarse para los períodos dolorosos. Sin folículos en desarrollo, no hay endometrio, ni ovulación, ni prostaglandinas. Pero dados sus efectos secundarios, estos medicamentos suelen considerarse sólo cuando se sospecha de endometriosis.

También existen tres opciones no hormonales que pueden funcionar en personas que no toleran otras terapias o en las que éstas han fracasado:

- *Nitroglicerina.* También conocida como trinitrato de glicerilo, la nitroglicerina es un medicamento para el corazón que puede hacer que los músculos se relajen. En pequeños estudios, tuvo un efecto a la par que los AINE. La nitroglicerina suele administrarse en forma de parche. El gran problema es que aproximadamente una cuarta parte de las personas desarrollan dolores de cabeza como efecto secundario.
- *Nifedipino.* Se cree que el nifedipino, otro medicamento para el corazón, llamado bloqueador de los canales del calcio, actúa contra el dolor menstrual relajando el útero y dilatando los vasos sanguíneos. No hay muchos estudios. Los efectos secundarios son frecuencia cardíaca acelerada, palpitaciones, sofocos y dolor de cabeza.

- *Sildenafilo.* Puede que conozcas mejor este medicamento como Viagra. Sí. Aumenta el flujo sanguíneo al útero, lo que puede ayudar porque se cree que algunos dolores menstruales se deben a la reducción del flujo sanguíneo. Pequeños estudios muestran que el sildenafilo puede ser útil, pero los datos no son muy buenos, por lo que no es algo en lo que pensar como primera o incluso segunda línea de tratamiento. Sin embargo, si estás sufriendo de verdad, has probado varias terapias y se sabe que no tienes otra causa del dolor, como la endometriosis, podrías considerarlo.

Terapias quirúrgicas

La ablación endometrial es un procedimiento que destruye el endometrio, y sin endometrio no hay fuente de prostaglandinas. Suele practicarse para los sangrados abundantes, pero alrededor del 50 % de las personas que tienen tanto sangrados abundantes como menstruaciones dolorosas la consideran útil para el dolor. La ablación endometrial se trata con más detalle en el capítulo 16.

¿Y la histerectomía como tratamiento de la dismenorrea? Si no tienes endometriosis, sino simplemente reglas dolorosas, la respuesta es sí y no, y depende. A lo largo de los años, se ha acusado con razón a los ginecólogos, sobre todo en Estados Unidos, de realizar demasiadas histerectomías. La cirugía se utilizaba para impedir que mujeres «indeseables» tuvieran hijos, para ganar dinero o simplemente porque nadie escuchaba y ofrecía los cuidados adecuados. Llegó un momento en que era la intervención quirúrgica de elección más frecuente en Estados Unidos. Aunque las tasas de histerectomía están disminuyendo, gracias en parte a los DIU hormonales, que son muy eficaces para tratar los sangrados anormales (la razón más frecuente de la intervención quirúrgica) y el dolor menstrual, en Estados Unidos es mucho más probable que una mujer se someta a una histerectomía que en cualquier otro país desarrollado. Y no, no es porque las mujeres estadounidenses reciban mejores cuidados.

Por otro lado, hay personas que realmente sufren dolor menstrual, que han probado AINE y píldoras continuas (o un parche o un anillo) o un DIU hormonal y siguen sintiéndose mal. En esta situación, una histerectomía es una opción razonable si no están interesadas en un futuro embarazo. Los antagonistas / agonistas de la GnRH también son una posibilidad; no creo que deba exigirse a las personas que los prueben antes de una histerectomía, pero deben conocer la opción como parte del consentimiento informado.

La histerectomía es una intervención quirúrgica importante, y pueden surgir complicaciones, por lo que es muy conveniente revisar todos los riesgos. Además, una histerectomía (extirpar sólo el útero, no los ovarios) puede reducir la edad de la menopausia, lo que puede tener otras implicaciones para la salud. En este caso existen diversos matices que van mucho más allá de lo que puedo ofrecer en este libro. La edad, la salud general y otros factores de riesgo de complicaciones influyen en la toma de decisiones. Lo que puede ser una operación relativamente sencilla para una persona puede ser arriesgada para otra.

Para las personas que deciden que una histerectomía es adecuada para ellas, el mejor procedimiento suele ser una histerectomía total, lo que significa que también se extirpa el cérvix, así como los oviductos, que son el origen de muchos cánceres de ovario. Con una histerectomía supracervical, en la que se deja el cérvix, el 10 % de las personas desarrollan sangrados menstruales procedentes del cérvix, lo cual es obviamente no deseable y, dado que los mecanismos del dolor son complejos, podría dar lugar a dolores menstruales persistentes. No hay ninguna ventaja en dejar el cérvix, así que es mejor asegurarse de que se han eliminado todas las fuentes uterinas de dolor. A menudo, la histerectomía puede realizarse por vía vaginal (el método preferido, que no deja cicatrices en el abdomen) o laparoscópica (cirugía mínimamente invasiva).

Reflexiones finales

Dado que el dolor es complejo, siempre es posible que el espasmo muscular del suelo pélvico, el síndrome del intestino irritable o el síndrome de la vejiga dolorosa puedan estar haciéndose pasar por menstruaciones dolorosas o amplificándolas. Cuando las terapias iniciales no funcionan, es buena idea revisar el diagnóstico y no asumir simplemente que se trata de períodos dolorosos refractarios. Puede ser conveniente visitar a un fisioterapeuta especializado en el suelo pélvico, así como reevaluar los síntomas de la vejiga y el intestino. Puede ser necesaria la intervención de un uroginecólogo o un urólogo (médicos especializados en la salud de la vejiga) y/o un gastroenterólogo.

Conclusión

- Las menstruaciones dolorosas son frecuentes y, a menudo, no se tratan lo suficiente.
- La causa principal del dolor está relacionada con las prostaglandinas y otras sustancias químicas liberadas durante la menstruación.
- Algunas características comunes de los períodos dolorosos son una mayor presión en el útero con los dolores menstruales, contracciones más frecuentes y un mayor nivel de espasmo del útero en reposo.
- Los períodos dolorosos pueden iniciar una cascada de otros acontecimientos que pueden afectar al sistema nervioso.
- Las terapias de primera línea para los períodos dolorosos son los AINE y/o los anticonceptivos hormonales, pero a algunas personas también les resulta útil una unidad de TENS.

20

Endometriosis

La endometriosis es una enfermedad inflamatoria en la que un tejido similar al revestimiento del útero crece fuera de éste, casi siempre en la cavidad pélvica, pero a veces en zonas no relacionadas con la pelvis. Afecta a alrededor del 10 % de las mujeres; en todo el mundo hay ciento noventa millones de personas afectadas. Se asocia a menstruaciones dolorosas, dolor pélvico crónico (dolor en momentos del ciclo distintos de la menstruación), infertilidad y un sinfín de otros síntomas dolorosos y molestos. Entre el 24 y el 35 % de las mujeres con dolor pélvico intenso padecen endometriosis, y esa cifra es aún mayor en las adolescentes, con un 50 %. A pesar de su prevalencia, el tiempo medio que se tarda en obtener un diagnóstico es de siete años, y es típico que una mujer vea a cinco médicos antes de que la diagnostiquen.

Además del sufrimiento, la endometriosis conlleva un alto precio en forma de gastos médicos, como citas, exploraciones, medicamentos y cirugía, así como las consecuencias de faltar al trabajo y a la escuela. Es difícil calcular el impacto en una suma concreta; los datos más antiguos sugieren unos cuatro mil dólares más al año sólo en gastos sanitarios. En perspectiva, esto está a la altura de la diabetes tipo 2 y la artritis reumatoide. Para muchas personas, la cantidad es probablemente mucho mayor. La endometriosis afecta a la calidad de vida de muchas formas difíciles de medir: la fatiga, el impacto del dolor en las relaciones sexuales y el impacto psicológico de que se desestime o reste importancia al dolor, por ejemplo. Para muchas mujeres, la endometriosis significa, de forma trágica e inaceptable, una vida de dolor.

A pesar de su coste, la endometriosis está, por desgracia, escasamente financiada. Los Institutos Nacionales de Salud de Estados Unidos, por ejemplo, tenían un presupuesto de 41.700 millones de dólares para investigación en 2022. De ese presupuesto, sólo 16 millones de dólares, o el 0,038 %, se destinaron a la endometriosis (unos 2 dólares por paciente y año). La financiación equivalente para la diabetes, que afecta al mismo número de personas, fue de 31,30 dólares. La enfermedad de Crohn, un doloroso trastorno inflamatorio intestinal que, como la endometriosis, puede ser devastador, afecta a alrededor del 0,3 % de las personas y recibió una financiación de noventa millones de dólares. A lo largo de mi vida médica, desde que entré en la facultad de medicina en 1986 hasta ahora, las opciones de tratamiento tanto para la diabetes tipo 2 como para la enfermedad de Crohn han aumentado de forma significativa. No hemos visto un progreso similar con la endometriosis. No se trata de favoritismos hacia la enfermedad, pero es un testimonio condenatorio de la importancia de la endometriosis desde el punto de vista de la investigación y de lo que la sociedad piensa de las mujeres que padecen dolor.

¿Qué causa la endometriosis?

La respuesta breve es que sigue siendo un enigma. La respuesta larga es que probablemente se trate de una compleja mezcla de genética y acontecimientos ambientales desencadenantes que ocurren en momentos clave, tal vez incluso durante la gestación. Dado que muchas mujeres con endometriosis la padecen en la adolescencia, incluso con la primera menstruación, es probable que el escenario se prepare a menudo antes de la pubertad.

Una teoría sobre la endometriosis es un fenómeno llamado menstruación retrógrada. Con la menstruación, parte de la sangre, que contiene células endometriales, se dirige hacia atrás por los oviductos hacia la pelvis e incluso el abdomen. Un vídeo viral de TikTok sobre esto hizo que mucha gente creyera que el útero expulsa un gran volumen de sangre a presión hacia la cavidad pélvica; en realidad, es una pequeña cantidad de sangre, y no sale a presión, como una manguera. La hipótesis es que algunas de las células endometriales siembran las cavidades pélvica y abdominal y empiezan a crecer. Sin embargo, la endometriosis afecta al 10 % de las mujeres y la menstruación retrógrada se produce aproximadamente el 90 % de las veces, por lo que, si está implicada, debe haber también otros factores, como diferencias en las células endometriales que las hagan más propensas a fijarse, o problemas con los mecanismos de vigilancia del organismo para eliminar las células rebeldes.

En otras palabras, el problema no es la menstruación retrógrada *per se*; si la menstruación retrógrada está implicada, es eso junto con algo más.

Los puntos a favor de que la menstruación retrógrada esté implicada de algún modo son que la endometriosis se encuentra más a menudo en lugares donde se depositaría la sangre, basándose en la gravedad y el movimiento del líquido en el abdomen y la pelvis, y que la endometriosis es más frecuente entre las personas que nacen con anomalías del aparato reproductor que bloquean el flujo de sangre fuera del útero, por lo que se acumula más en la pelvis y el abdomen. Por último, sabemos que las células endometriales pueden sembrarse en otra parte del cuerpo a través de un traumatismo (por ejemplo, durante una cesárea o incluso después de un parto vaginal) y la endometriosis puede crecer entonces en la cicatriz quirúrgica o en el lugar del desgarro vaginal o la episiotomía. Algunos investigadores han postulado que el primer sangrado uterino que puede producirse poco después del parto (desencadenado por la retirada de hormonas cuando el bebé se separa de la placenta) puede desempeñar un papel en la sedimentación de la pelvis. Eso explicaría la presencia de endometriosis desde el primer período. Aunque sólo el 5 % de los bebés de sexo femenino presentan sangrados evidentes, hasta el 50 % pueden tener pequeñas cantidades que pasan desapercibidas. Además, el útero neonatal está estructurado de forma que favorece la menstruación retrógrada.

Las pruebas en contra de la menstruación retrógrada son fenómenos como la endometriosis en el cerebro (que es muy poco frecuente, pero no existe ninguna conexión con la pelvis), en los pulmones, en fetos femeninos y en hombres cisgénero. Una teoría que podría explicar estos raros sucesos es que en el feto hay células con potencial para convertirse en endometrio, ya sea como células madre o como células que quedaron atrás al formarse el útero (recuerda que un feto masculino tiene inicialmente un sistema mülleriano, tejido con potencial para convertirse en endometrio), y que estas células se activan posteriormente. Quizá las células desarrollen anomalías que las hagan más propensas a convertirse en endometriosis, o tal vez los mecanismos de vigilancia del organismo para este tipo de caos no funcionen como deberían. Una última teoría que podría explicar cómo la endometriosis puede acabar en los pulmones o el cerebro es que las células del endometrio penetran en los vasos sanguíneos o los canales linfáticos.

Independientemente de su origen, las células destinadas a convertirse en endometriosis son distintas de las células endometriales normales, y sus diferencias explican cómo crece el tejido y causa problemas:

- *Inflamación anormal.* Aunque el ciclo de formación y desprendimiento de endometrio en el útero es inflamatorio, está controlado, de modo que no se extiende más allá del revestimiento y sana sin dejar cicatrices. Con la endometriosis, la inflamación es exagerada (a veces casi fuera de control), lo que puede causar dolor y cicatrices e incluso afectar a los nervios.
- *Exposición a los estrógenos.* Es probable que los estrógenos contribuyan a que las células de la endometriosis se adhieran y crezcan, y también puede influir en la inflamación. Las células de la endometriosis pueden ser más sensibles a los estrógenos e incluso fabricar los suyos propios; básicamente, pueden mantener el fuego encendido incluso cuando no hay combustible (estrógenos) procedente de otra parte. Por tanto, el uso de medicamentos para interrumpir la producción de estrógenos de los ovarios no siempre funciona y, en algunas personas, la endometriosis persiste incluso después de la extirpación de los ovarios o tras la menopausia.
- *Resistencia a la progesterona.* Como se ha comentado en capítulos anteriores, la progesterona contrarresta el efecto de los estrógenos sobre el endometrio. En la endometriosis, el tejido puede ser par-

cial o incluso totalmente resistente a la progesterona, lo que puede contribuir a su adherencia y crecimiento anormal, y también explica por qué la progesterona o las progestinas (formas sintéticas de progesterona) pueden no ser una terapia eficaz.

- *Vasos sanguíneos y nervios anómalos.* La inflamación (y probablemente otros factores) hace que los vasos sanguíneos y los nervios crezcan de forma anormal, lo que no sólo puede alimentar el crecimiento de la endometriosis, sino también sensibilizar los nervios, aumentando el dolor.
- *Factores genéticos.* Existen pruebas de que las células de la endometriosis tienen anomalías en su ADN que favorecen su crecimiento fuera del útero. En muchos sentidos, es como si una semilla se modificara genéticamente para crecer en un terreno diferente. Los cambios genéticos no son necesariamente los que heredas; muchos son cambios epigenéticos, lo que significa que algo cambia la forma en que se expresan los genes. Si piensas en el ADN como en un libro, un cambio genético altera las palabras, mientras que un cambio epigenético altera cómo se leen las palabras, aunque el contenido de la página siga siendo el mismo.

Juntemos estos elementos con algunos de los factores de riesgo conocidos de la endometriosis:

- *Nacer con bajo peso.* Este factor de riesgo está especialmente asociado a la endometriosis profunda. Una explicación es que parece haber vías de señalización similares para el crecimiento fetal y la inflamación. Otra posibilidad es el desarrollo anormal de tejidos y vasos sanguíneos debido al bajo peso al nacer, que básicamente crea un entorno más receptivo al desarrollo de la endometriosis.
- *Anomalías del desarrollo del aparato reproductor.* Pueden provocar una acumulación de sangre menstrual en el útero y un mayor reflujo hacia la pelvis, aumentando la menstruación retrógrada.
- *Una primera menstruación más temprana.* La teoría en este caso es una exposición más temprana a altos niveles de estrógenos.
- *Un ciclo menstrual corto.* Un ciclo de menos de veintiséis días puede crear más opciones de menstruación retrógrada.

- *Una madre o hermana con endometriosis.* Aunque es cierto que la endometriosis es hereditaria (si alguien tiene endometriosis, hay más probabilidades de que su madre o su hermana también la tengan), rara vez se debe a la herencia de un único gen, como ocurre con el color de los ojos. Más bien, es probable que varios genes desempeñen un papel en el aumento de la vulnerabilidad.
- *Sustancias químicas que alteran el sistema endocrino.* El dietilestilbestrol, una hormona sintética que solía administrarse durante el embarazo y que se sabe que causa anomalías en el aparato reproductor, se asocia a un mayor riesgo de endometriosis. Los datos sobre otras sustancias químicas que alteran el sistema endocrino son menos claros (sobre todo porque es difícil establecer una relación causa-efecto a partir de los estudios), pero existen bastantes pruebas que implican al bisfenol-A (BPA) y a los ftalatos.

¿Y la comida como desencadenante? Los datos son contradictorios, porque no sólo es difícil estudiar la dieta en general, sino que las personas con endometriosis pueden cambiar su dieta a causa del dolor. Las mejores pruebas sugieren que las personas que comen más ácidos grasos omega-3 de cadena larga, que son antiinflamatorios, tienen menos probabilidades de desarrollar endometriosis, y las que comen más grasas trans, que son proinflamatorias, tienen más probabilidades de desarrollarla. En general, una dieta rica en omega-3 y baja en grasas trans es más sana por muchas razones. Los omega-3 de cadena larga sólo se encuentran en algunos pescados y algas, pero en el caso de otros omega-3, presentes en alimentos como las semillas de chía, las nueces, las semillas de lino y el aceite de canola, el organismo puede convertirlos en omega-3 de cadena larga.

Algunas personas se preguntan si la endometriosis es una afección relativamente nueva o si ha estado aquí todo el tiempo, pero tal vez esté empeorando. Otra posibilidad es que exista desde hace miles de años y las mujeres simplemente la hayan tolerado. Obtener una respuesta clara es todo un reto. En primer lugar, está la larga historia de desestimar el dolor de las mujeres como signo de enfermedad mental o debilidad. Como se expone en el capítulo 12, las mujeres no tenían espacio para escribir sobre sus experiencias menstruales. Por último, la capacidad de realizar una intervención quirúrgica con fines diagnósticos (y que la paciente sobreviva) es relativamente moderna, al igual que el conocimiento para llamar endometriosis a lo que se halló.

Algunos teorizan que la endometriosis puede haberse identificado ya en el siglo XVII; otros afirman que Hipócrates y los médicos del Antiguo Egipto la conocían. Pero los manuscritos originales no describen lo que hoy consideramos endometriosis, y trasladar los modelos antiguos de enfermedad a la medicina moderna está plagado de problemas. La primera descripción factible en la bibliografía médica es de 1860, y el doctor Thomas Cullen escribió una descripción definitiva en 1906. El doctor John Sampson dio nombre a la enfermedad en 1927.

Durante muchos años, se culpó a las mujeres con endometriosis por el hecho de padecerla. Tenían más probabilidades de no quedarse nunca embarazadas, por lo que obviamente (nótese el sarcasmo) la causa era retrasar la maternidad para seguir una carrera profesional (retrasar la maternidad significa una mayor exposición a los estrógenos de los ciclos menstruales; si te quedas embarazada varias veces y luego das el pecho, tienes menos ciclos). Por supuesto, ahora sabemos que la endometriosis está asociada a la infertilidad, por lo que no quedarse embarazada es una consecuencia, no una causa. Además, muchas personas tienen endometriosis en la adolescencia, mucho antes de que se produzca un embarazo supuestamente «preventivo». Está claro que esta hipótesis es falsa, pero sirve para recordar que la medicina puede pervertirse con facilidad por las opiniones patriarcales sobre la mujer y su lugar en la sociedad. Si una teoría sitúa la contribución de las mujeres a la sociedad como reproductoras, y la solución a sus problemas como tener relaciones sexuales con un pene, fomenta la idea de que las mujeres están mejor si se casan con un hombre y no trabajan fuera de casa. Aunque muchas personas toman esta decisión, y para ellas puede ser digna y deseable, ¡es absurdo sugerir que es médicamente beneficiosa!

Muchos han especulado con la posibilidad de que la endometriosis sea una enfermedad moderna, causada por un inicio más temprano de la pubertad, la exposición a sustancias endocrinas y/o cambios en el microbioma intestinal. Aunque cada una de estas teorías tiene cierto mérito, realmente desconocemos su validez.

La carnicería de la endometriosis

El tejido anómalo de la endometriosis puede crecer sobre y dentro del útero y los ovarios, el intestino, la vejiga, los vasos sanguíneos y los nervios. En casos raros, como se ha mencionado, puede encontrarse incluso en los pulmones y el cerebro. La endometriosis puede localizarse superficialmente o puede invadir y crecer hasta una profundidad de cinco milímetros o más. En muchos sentidos, el crecimiento es como una placenta fuera de control o un cáncer, que incluso crece a través del intestino y la vejiga. La inflamación resultante puede producir cicatrices. La endometriosis también puede producir quistes en los ovarios, llamados endometriomas.

La endometriosis se clasifica en estadios del I al IV, en función de la localización y extensión de las lesiones, de menor a mayor. Aunque este sistema de puntuación puede resultar útil en los estudios, no es de mucha utilidad para las personas que buscan asistencia, porque la gravedad de la endometriosis en el organismo no está relacionada con la gravedad de los síntomas. Las personas pueden tener una endometriosis mínima, incluso sólo unas pocas lesiones superficiales, y sin embargo padecer dolores terribles. Otras pueden tener endometriosis en estadio IV (una pelvis llena de endometriosis y tejido cicatricial) y no tener dolor. Recuerdo a una paciente que se sometió a una histerectomía por un motivo no relacionado con el dolor, y, sin embargo, durante la operación se reveló una endometriosis generalizada. Me quedé estupefacta. Después le pregunté si tenía menstruaciones dolorosas, pues me preocupaba que se hubiera ignorado su dolor. Pero en realidad nunca había tomado medicamentos de venta libre para el dolor menstrual.

Además, el lugar donde se localiza la endometriosis no está necesariamente correlacionado con el lugar donde se siente el dolor, otro concepto contradictorio. Alguien puede tener toda la endometriosis en el lado derecho y sentirla sólo en el izquierdo. Además, la enfermedad no progresa de forma ordenada del estadio I al IV. Cuando observamos a las personas que se han sometido a una intervención quirúrgica repetida, la endometriosis se divide a partes iguales entre la regresión, que se mantiene igual, y la progresión.

El dolor es uno de los síntomas más frecuentes de la endometriosis. Puede manifestarse como reglas dolorosas, dolor fuera de la menstruación, dolor en las relaciones sexuales (sobre todo con penetración profunda), dolor al defecar y dolor al orinar. Alrededor del 30 % de las mujeres con endometriosis padecen un dolor que, de manera inaceptable, el complemento completo de las terapias actuales no consigue tratar de forma adecuada.

En un estudio que siempre recordaré haber leído, un grupo de científicos abrió las cavidades abdominal y pélvica de ratas. Implantaron endometriosis en la mitad de las ratas y cerraron la otra mitad. Luego hicieron cosas dolorosas en el sistema urinario de estas ratas, como atar el uréter (el conducto que sale del riñón). Las ratas con endometriosis mostraron muchos más comportamientos de dolor que las que no la tenían. Esto nos dice que la inflamación y el dolor de la endometriosis pueden desplazarse hasta los nervios, como se ha comentado en el capítulo 19 en relación con las reglas dolorosas, salvo que aquí la inflamación y el dolor son probablemente mayores. De ahí que las personas con endometriosis experimenten una mayor incidencia de otras afecciones dolorosas que comparten conexiones en la médula espinal, como el síndrome del intestino irritable, el síndrome de la vejiga dolorosa, la vulvodinia y el espasmo muscular del suelo pélvico. También tienen un mayor riesgo de padecer dolencias no relacionadas con la pelvis, como las migrañas.

Lo importante es que la endometriosis puede causar dolor de muchas formas complejas. Para algunas personas, el dolor está relacionado con las lesiones locales y la inflamación y el tejido cicatricial resultantes. Para otras, es más como una cerilla que inicia un incendio; el dolor persiste incluso cuando se elimina toda la endometriosis, igual que un incendio forestal continúa mucho después de que se apague la cerilla.

Dado que la endometriosis causa dolor a través de distintos mecanismos que pueden ser independientes de la ovulación, y dado que el tejido puede no responder a las hormonas como lo hace el revestimiento del útero, la endometriosis puede causar dolor justo después del primer período, a diferencia de la dismenorrea primaria, que requiere la ovulación y la retirada de la progesterona para producir prostaglandinas. Esto es algo a tener en cuenta si tus menstruaciones fueron terriblemente dolorosas desde el principio o al cabo de unos pocos ciclos, ya que aumenta la probabilidad de que la endometriosis pueda estar implicada.

La fatiga es un síntoma común de la endometriosis, y la infertilidad es una consecuencia frecuente, que afecta hasta al 33 % de quienes la padecen. Además, las personas con endometriosis tienen mayor riesgo de padecer enfermedades cardíacas y menopausia precoz, que tiene consecuencias para la salud, como un mayor riesgo de osteoporosis y demencia. La endometriosis también está relacionada con un riesgo aproximadamente un 50 % mayor de padecer algunos cánceres de ovario menos frecuentes, aunque en general el riesgo es bajo (estos cánceres afectan al 1,3 % de la población general y al 1,8 % de las mujeres con endometriosis). Hay indicios de que puede estar asociada a un mayor riesgo de otros cánceres, como el cáncer de endometrio, el cáncer de tiroides, el melanoma y el linfoma no Hodgkin, así como algunas enfermedades autoinmunes como el lupus. Sin embargo, los datos aún no son suficientemente buenos como para informarnos de si se trata de vínculos verdaderos. No se cree que la endometriosis en sí sea una enfermedad autoinmune.

Está claro que hay muchas complejidades que no comprendemos. Personalmente, me pregunto si lo que llamamos endometriosis son quizá distintas enfermedades, o al menos diferentes subtipos, que nos parecen todos endometriosis. Hubo un tiempo en que los dolores de cabeza eran dolores de cabeza, pero luego, con la investigación (ahí es donde entra el dinero), aprendimos que existen varios tipos, como la migraña, la cefalea tensional y la cefalea en racimos, todas ellas causadas por fenómenos distintos y que requieren terapias diferentes.

¿Cómo diagnosticamos la endometriosis?

Antiguamente se pensaba que era necesaria la cirugía para el diagnóstico; no bastaba con observar las lesiones de la pelvis y decir: «Sí, parece endometriosis». Los estudios nos decían que, con este último método, los médicos podían diagnosticar la endometriosis tanto por exceso como por defecto, y se recomendaban las biopsias para que un patólogo pudiera observar el tejido bajo el microscopio y confirmar la endometriosis basándose en criterios específicos. Sin embargo, a medida que fuimos conociendo mejor los efectos generalizados de la endometriosis y los límites y consecuencias de la cirugía, dejamos de pensar en la endometriosis como una enfermedad quirúrgica. Ahora podemos hacer un diagnóstico basado en los síntomas y, posiblemente, en la ecografía y la resonancia magnética, que cada vez detectan mejor la endometriosis. Este método se conoce como diagnóstico clínico. Con demasiada frecuencia (al menos en Norteamérica), la cirugía se equipara a cuidar o escuchar, pero los médicos suelen hacer diagnósticos clínicos de enfermedades graves.

Por ejemplo, el diagnóstico de las migrañas, que a veces provocan un dolor incapacitante, se basa en hablar con el paciente y, a veces, en realizar exploraciones para descartar otras causas.

Si tienes dolor menstrual intenso, dolor pélvico que dura más que la menstruación, dolor al defecar, dolor con la penetración vaginal profunda, sangrado por el recto o infertilidad, la endometriosis es una posibilidad. Tu médico debe tener en cuenta los factores que pueden aumentar o disminuir la sospecha de endometriosis, y no hay excusa para que el diagnóstico (clínico o quirúrgico) se prolongue más de seis meses. Los factores que podrían aumentar la probabilidad de endometriosis son el dolor menstrual desde el primer período, los sangrados abundantes, fatiga, antecedentes familiares de endometriosis y/o el hecho de que los AINE o las píldoras anticonceptivas no alivien el dolor de forma significativa. Un examen pélvico a veces puede dar pistas, como la sensibilidad en el interior de la vagina o la presencia de nódulos dolorosos, y si el útero está en retroflexión (*véase* el capítulo 8), una posible razón son las cicatrices de la endometriosis.

Los factores que plantean la posibilidad de un diagnóstico diferente son igualmente importantes. Por ejemplo, aunque puede observarse sangrado por el recto con la endometriosis, no es frecuente, y habría que descartar otras causas. Algunas afecciones intestinales, como la enfermedad de Crohn, pueden causar dolor abdominal y pélvico y sangrado por el recto, por lo que sería aconsejable consultar a un gastroenterólogo. Del mismo modo, si alguien tiene diarrea (no sólo durante la menstruación), debe investigarse si padece una enfermedad intestinal. Un examen pélvico podría revelar un espasmo muscular del suelo pélvico, que puede causar dolor intenso, por lo que sería recomendable remitir al paciente a un fisioterapeuta especializado en el suelo pélvico para tratar el dolor muscular. El espasmo del suelo pélvico puede ser tan doloroso que puede confundirse con el dolor de la endometriosis. Por supuesto, las personas pueden tener ambas cosas: dolor por endometriosis y dolor del suelo pélvico. La adenomiosis puede causar menstruaciones dolorosas, pero es poco probable que cause otros síntomas de endometriosis, como la fatiga y el dolor al defecar, y es poco probable que esté presente desde la primera menstruación.

Para complicar más las cosas, algunas afecciones que pueden causar dolor pélvico (síndrome del intestino irritable, síndrome de vejiga dolorosa y espasmo del suelo pélvico) pueden empeorar durante la menstruación debido al impacto de las fluctuaciones hormonales sobre el dolor, del mismo modo que pueden hacerlo los dolores de cabeza. Tanto si tu dolor es cíclico como si no, ten en cuenta estas otras causas, porque si las terapias para la endometriosis no te están ayudando, una posibilidad es que los síntomas no estén causados por ésta, aunque también es posible que las terapias simplemente no funcionen.

Una ecografía puede ser de ayuda, ya que puede identificar endometriomas (quistes de endometriosis en el ovario) y a menudo endometriosis profundamente infiltrante, y puede descartar fibromas o una masa en el ovario como causa del dolor. En algunas situaciones, también puede estar indicada una resonancia magnética, ya que puede detectar una endometriosis profunda. Eso no significa que la ecografía y la resonancia magnética sean necesarias para iniciar la terapia, ni que si son negativas no haya endometriosis. La decisión sobre si deben solicitarse desde el principio o sólo si el tratamiento no ayuda es algo que tu médico y tú debéis decidir juntos.

Fármacos de primera línea

Las terapias iniciales son las mismas que para las reglas dolorosas, e incluyen una dosis adecuada de AINE (las dosis de venta libre son demasiado bajas), una unidad de TENS (*véase* el capítulo 19) y, si tienes espasmos musculares pélvicos, una derivación a un fisioterapeuta especializado en el suelo pélvico. Las personas que están intentando quedarse embarazadas pueden utilizar estos métodos. Si llevas un año intentando concebir (o seis meses para las mujeres mayores de treinta y cinco años), está justificada la derivación a un endocrinólogo reproductivo. El tratamiento de la infertilidad en personas con endometriosis queda fuera del ámbito de este libro.

La anticoncepción hormonal tiene un historial excelente en la endometriosis y puede ser muy eficaz para muchos de los síntomas, por lo que se considera el patrón de referencia para el tratamiento inicial. La progestina (hormona similar a la progesterona) de estos medicamentos puede reducir la COX-2, disminuyendo las prostaglandinas, e inhibir el crecimiento de la endometriosis y reducir el dolor, limitando la capacidad de la aromatasa de la endometriosis para fabricar estrógenos, disminuyendo la inflamación y reduciendo el crecimiento de vasos sanguíneos y nervios anómalos en el tejido de la endometriosis. Muchos de los medicamentos detienen la menstruación, lo que también reduce drásticamente el dolor en muchas personas. Entre las opciones se incluyen:

- *Anticonceptivos orales a base de estrógenos.* Aunque contienen estrógenos, su efecto dominante procede de los progestágenos. Pueden tomarse durante veintiún días y dejar de tomarse durante siete días para tener la regla, o pueden tomarse de forma continua para detener la menstruación. Normalmente se prefiere esta última opción.
- *Anticonceptivos orales sin estrógenos.* Estos medicamentos, que sólo contienen progestágenos, son una opción para las personas que no pueden tomar estrógenos, aunque están menos estudiados para la endometriosis. Como el manchado puede desencadenar dolor en algunas personas, y el manchado es más frecuente con estos medicamentos, es bueno tener un plan para ello.
- *Un DIU que contenga levonorgestrel.* Puede reducir o eliminar el sangrado menstrual y limitar las lesiones de endometriosis próximas al útero. Dado que el sistema nervioso experimenta cambios relacionados con el dolor, se aconseja una estrategia de inserción del DIU que tenga en cuenta el dolor.

- *Un implante de etonogestrel.* Un estudio demostró que este implante, otro método con sólo progestágeno, puede reducir el dolor de la endometriosis en un 68 %. Tiene el mayor riesgo de manchado de todos los métodos, lo que puede ser un factor a tener en cuenta.
- *Depo-Provera.* Esta inyección anticonceptiva también es muy eficaz para tratar el dolor, y al cabo de tres ciclos, el 50 % de las personas no tendrán menstruación.

No existen datos comparativos entre estos métodos, por lo que debes tener en cuenta si quieres algo que pueda interrumpirse fácilmente (la píldora, el parche o el anillo vaginal) o uno de acción prolongada (un DIU, un implante o Depo-Provera), así como tus necesidades anticonceptivas (por ejemplo, si tienes previsto quedarte embarazada dentro de un año, podrías inclinarte por un método que sea más fácil de revertir) y los efectos secundarios de los medicamentos, que se tratan en detalle en capítulos posteriores.

Las progestinas también pueden administrarse solas, es decir, no como parte de un método anticonceptivo hormonal aprobado. La cuestión en este caso es que puede haber una menor supresión de la ovulación y posiblemente más sangrados molestos.

La anticoncepción hormonal es una medicina basada en pruebas para los casos de presunta y diagnosticada endometriosis. Hay algunas personas que afirman que «enmascara» la enfermedad o no trata la «causa raíz», pero esto me dice que no entienden la medicina. Estos medicamentos no sólo reducen el dolor, un objetivo loable, sino que también pueden considerarse fármacos modificadores de la enfermedad, dado su impacto en la inflamación y el crecimiento anormal de vasos sanguíneos y nervios. Pueden ralentizar la progresión de la enfermedad y, tras la extirpación quirúrgica, pueden retrasar su reaparición.

En general, se recomienda una prueba de seis meses de anticonceptivos hormonales o progestágenos antes de pasar a otras terapias. Una buena estrategia es consultar a tu médico a los tres meses para evaluar tu mejoría, lo bien que se suprime el ciclo menstrual y la incidencia de manchados y otros efectos secundarios. Si ha habido algún cambio a los tres meses, la mayoría de los expertos recomiendan continuar hasta los seis, ya que el efecto de los progestágenos puede mejorar con el tiempo. Obviamente, esta estrategia general debe ser individualizada. Por ejemplo, para una adolescente que falte mucho a clase a causa del dolor, un ensayo de tres meses de terapia médica puede considerarse suficiente antes de pasar a la cirugía.

Si la anticoncepción hormonal no ayuda, eso no significa que no tengas endometriosis. Como ya se ha dicho, algunas lesiones de endometriosis pueden fabricar su propio estrógeno, y algunas son resistentes a la progesterona / progestinas. En estos casos, los medicamentos hormonales pueden no ayudar, o ayudar muy poco.

Medicamentos de segunda línea

Estos fármacos tienen más efectos secundarios y riesgos potenciales que los AINE, las unidades TENS y los anticonceptivos hormonales, por lo que en general sólo se recomiendan cuando los medicamentos de primera línea no dan resultado.

- *Antagonistas y agonistas de la GnRH.* Como ya se ha comentado, estos medicamentos impiden la liberación de FSH de la hipófisis y, por tanto, detienen la ovulación. Los niveles de estrógenos descienden al rango menopáusico, lo que corta una fuente de crecimiento de la endometriosis. En general, se recomiendan los antagonistas, ya que no se asocian a brotes de dolor como los agonistas y pueden tomarse por vía oral. Los medicamentos GnRH pueden combinarse con estrógenos y progestágenos en dosis suficientemente altas para prevenir la osteoporosis y contrarrestar los síntomas menopáusicos, pero lo bastante bajas para que los estrógenos no estimulen la endometriosis.
- *Inhibidores de la aromatasa.* Son una clase de medicamentos que detienen la producción de estrógenos, provocan una reducción drástica de los estrógenos y bloquean la aromatasa, la enzima que permite a la endometriosis fabricar sus propios estrógenos. Pueden administrarse con anticonceptivos orales, progestinas o antagonistas / agonistas de la GnRH. Suelen considerarse en situacio-

nes en las que la endometriosis persiste tras la menopausia. Los efectos secundarios pueden incluir todos los síntomas de la menopausia, y su uso a largo plazo se asocia a la osteoporosis, por lo que es necesario un seguimiento.

Cirugía

Se considera la cirugía laparoscópica cuando las terapias médicas de primera línea no ayudan o no lo suficiente, o cuando no son opciones. Tampoco está mal probar terapias médicas de segunda línea antes de la cirugía. Existe mucho margen para decidir la estrategia quirúrgica óptima.

El objetivo de la cirugía es eliminar toda la endometriosis visible y corregir las cicatrices en la medida de lo posible. La cirugía puede ser mínima para alguien con pequeñas cantidades de endometriosis superficial, o extensa cuando hay endometriosis profunda, que puede incluso penetrar en el intestino o causar cicatrices peligrosas alrededor del uréter (el conducto que conecta los riñones con la vejiga). La cirugía para extirpar la endometriosis profunda es bastante especializada, y no siempre es posible conocer el alcance de la enfermedad antes de operar; lo ideal es que el ginecólogo que realice la intervención tenga formación suficiente para sentirse cómodo con todos los niveles de endometriosis. La extirpación de endometriomas de los ovarios puede repercutir en la fertilidad futura, por lo que quienes deseen concebir deben tratar esta cuestión con su médico como parte de la planificación preoperatoria.

En general, la cirugía suele ser más eficaz para el dolor relacionado con la endometriosis profunda que para el dolor de la enfermedad superficial. Eso no significa que no deba extirparse la endometriosis mínima, pero es importante controlar las expectativas. Algunas personas obtienen un gran beneficio duradero de la cirugía, y otras no. Como ya se ha comentado, cuando el dolor persiste o reaparece poco después de la intervención, es importante tener en cuenta que puede haber otras causas, como el espasmo muscular del suelo pélvico o el síndrome de dolor vesical.

El uso de medicamentos hormonales tras la cirugía puede ayudar a reducir el riesgo de recurrencia. Una opción para evitar el dolor de la inserción es colocar un DIU hormonal en el momento de la cirugía.

Histerectomía para la endometriosis

Cuando los medicamentos y la cirugía no han sido óptimos o han resultado ineficaces para el dolor, puede plantearse una histerectomía. Extirpar o no los ovarios al mismo tiempo es una decisión compleja basada en muchos factores, como la edad, otros trastornos médicos, la localización y la cantidad de endometriosis residual y los problemas de fertilidad futuros (la extracción de óvulos sigue siendo una posibilidad tras una histerectomía para su implantación en una madre de alquiler gestacional). La extirpación de ovarios antes de los cuarenta y cinco años se asocia a un mayor riesgo de cardiopatías, osteoporosis y demencia, por lo que se recomienda la terapia hormonal sustitutiva. A algunas personas les preocupa cómo se sentirán tras la extirpación de los ovarios o les inquieta sentirse mal con la terapia hormonal. He visto a algunas mujeres jóvenes que desearían no haberse extirpado los ovarios por cómo se sentían con la terapia hormonal. Una opción es probar durante tres meses una medicación con GnRH antes de la operación, ya que imita la experiencia hormonal de la extirpación de los ovarios. La terapia hormonal sustitutiva puede (y debe) probarse al mismo tiempo.

Si tú y tu médico tomáis la decisión de proceder a una histerectomía, es importante que seas consciente de que la endometriosis activa puede no ser, de hecho, la causa de tu dolor. En un estudio de mujeres a las que se practicó una histerectomía por endometriosis, sólo el 43 % padecía realmente la enfermedad. Es imposible saber si el resto había recibido un diagnóstico incorrecto, es decir, que nunca había tenido endometriosis, o si la endometriosis ya existía y había reaparecido. La histerectomía es más eficaz para el dolor pélvico cuando hay endometriosis; para quienes no la tienen, la probabilidad de mejoría es mucho menor.

Unir las piezas

En el pasado, la endometriosis se consideraba una enfermedad de lesiones, y se hacía hincapié en la terapia quirúrgica. Ahora la reconocemos como una enfermedad inflamatoria generalizada en la que la cirugía puede ser útil para algunas personas. Cuando la terapia médica no es suficiente o no es una opción, se recomienda la cirugía para extirpar completamente la endometriosis y el tejido cicatricial asociado. Sin embargo, la cirugía también puede provocar tejido cicatricial, y el propio dolor de la cirugía puede causar cambios en el sistema nervioso que amplifiquen el dolor crónico, por lo que las cirugías repetidas deben realizarse con una consideración cuidadosa. Si te presionan para repetir la operación cuando la anterior se hizo correctamente (es decir, se extirpó toda la endometriosis), especialmente en el plazo de uno o dos años desde la intervención anterior, te insto a que pidas una segunda opinión. Es importante tener un plan de tratamiento integral de la endometriosis, no sólo un plan quirúrgico.

Existen muchas permutaciones y combinaciones a la hora de tratar el dolor relacionado con la endometriosis. Los medicamentos hormonales pueden ser muy útiles, pero si el primero no funciona, hay otras opciones. Algunas personas pueden querer probar otra medicación de primera línea (por ejemplo, cambiar de la píldora al DIU hormonal); otras, una terapia médica de segunda línea; y otras pueden querer la cirugía. Algunas se sienten incómodas al empezar la medicación sin cirugía, y otras se sienten aliviadas de poder someterse a la terapia sin cirugía. Algunas pueden querer proceder a la cirugía sólo si una resonancia magnética sugiere una endometriosis profundamente infiltrante, el tipo que tiene más probabilidades de responder a la cirugía. Debido a estas complejidades y a todas las lagunas de la investigación, los médicos deben basarse en los principios básicos de creer a las mujeres respecto a su dolor, considerar la endometriosis como la causa e iniciar la terapia. De cara al futuro, necesitamos desesperadamente pruebas que puedan identificar mejor la endometriosis sin cirugía y mejores herramientas para predecir quién responderá a qué terapia, así como mejores tratamientos.

Conclusión

- La endometriosis afecta aproximadamente al 10 % de las mujeres. Los síntomas más frecuentes son menstruaciones dolorosas, dolor pélvico, dolor en las relaciones sexuales, dolor al defecar, dolor de vejiga e infertilidad.
- El dolor de la endometriosis puede estar presente desde la primera menstruación o poco después.
- La anticoncepción hormonal es la terapia de primera línea para la endometriosis, pero si no ha ayudado lo suficiente al cabo de seis meses, deben considerarse otras estrategias.
- La cirugía ya no es necesaria para diagnosticar la endometriosis. Como tratamiento, suele ser más útil para el dolor asociado a la endometriosis profundamente infiltrante.
- Es importante tener en cuenta otras posibles causas de dolor pélvico, como el espasmo muscular del suelo pélvico, el síndrome del intestino irritable y el dolor nervioso. Éstos pueden coexistir con la endometriosis.

21

Terapias alternativas para el dolor menstrual

El dolor, tal como lo define la Asociación Internacional para el Estudio del Dolor, es una «experiencia sensorial y emocional desagradable» y «una experiencia personal en la que influyen en diverso grado factores biológicos, psicológicos y sociales». Es el único sentido que incluye un componente emocional. Eso no significa que esté en tu cabeza, sino que esta definición abarca la conexión mente-cuerpo. Como tal, el dolor no es sólo la señal eléctrica que recibe e interpreta el cerebro; muchos otros factores, como la ansiedad, la depresión, las experiencias infantiles adversas, otras afecciones dolorosas, el sueño, el estrés, los sistemas de creencias y los factores culturales, pueden modificar la experiencia del dolor de formas complejas. Debido a estas complejidades (y a la financiación inadecuada de los estudios), la medicina no siempre tiene respuestas, o las respuestas tienen efectos secundarios. A veces, una terapia bien estudiada no encaja con el sistema de creencias de una persona. Además, la medicina ha desestimado el dolor de muchas personas. Así pues, hay varias razones por las que la gente desea probar enfoques alternativos.

Tratar una enfermedad es, en muchos sentidos, como hacer un viaje. Estás en el punto A, es decir, con dolor, y quieres llegar al punto B, con menos dolor. Las terapias son las rutas entre los puntos A y B. Algunas rutas tienen mejores mapas que otras, y algunas parecen físicamente imposibles; por ejemplo, atravesar una montaña donde no existe ningún túnel. Con la atención médica que se ha estudiado, podemos hacer afirmaciones como: «El 65 % de las veces, si alguien toma la carretera 1, puede llegar de A a B, y lo sabemos porque varios cientos de personas tomaron esa ruta y había alguien esperando en el punto B, contando cuántos consiguieron llegar». Las rutas alternativas son más arriesgadas. Podemos decir: «Bueno, el 50 % de la gente dijo que esta ruta funcionaba, pero no tenemos pruebas fehacientes que demuestren que llegaron al punto B». O quizá: «Esa ruta parece un atajo que no puede funcionar porque ese camino no existe». Las terapias médicas alternativas son como estas rutas alternativas. Algunas habitan en una zona gris médica, lo que significa que la hipótesis es biológicamente plausible y, por tanto, intrigante, pero los estudios no son lo bastante buenos como para recomendar la terapia. Otras tienen hipótesis menos plausibles y/o datos terribles.

A veces la gente piensa: «Bueno, si la hipótesis suena bien, ¿por qué no?». El problema es que muchas hipótesis médicas aparentemente brillantes han resultado ser no sólo falsas, sino perjudiciales. Un ejemplo es no comer cacahuetes hasta tener un año, para reducir las alergias a los cacahuetes. Parece que tiene sentido, ¿verdad? Debemos esperar hasta que el sistema inmunitario del bebé pueda soportar los cacahuetes. Así que, durante años, ésa fue la recomendación. Resulta que esa estrategia aumenta el riesgo de alergia a los cacahuetes. Otro ejemplo es tomar vitamina E para prevenir las enfermedades cardíacas. Los investigadores pensaron que era una buena idea probar esta hipótesis porque las personas con dietas más ricas en vitamina E parecían tener menos probabilidades de desarrollar enfermedades cardíacas. Además, la vitamina E es un antioxidante, y las vitaminas deben ser seguras; al fin y al cabo, son naturales y están en los alimentos. Aquel estudio terminó de manera abrupta debido a los peores resultados de los que tomaron vitamina E.

Para los médicos, las terapias alternativas son una línea difícil de seguir. Algunas son baratas y de bajo riesgo, pero otras son caras y requieren mucho tiempo, y algunas, como la vitamina E, tienen riesgos ocultos. Si los datos fueran buenos, estas terapias serían la norma asistencial. Aunque muchos proveedores de medicina holística y naturópatas lo hacen con confianza, yo no podría mirar a alguien a los ojos y recomendarle un suplemento no probado y caro para un «período feliz». Las terapias alternativas suelen promocionarse como «naturales», lo que enlaza con el halo de salud de esa palabra (natural se equipara a eficaz y seguro). Sin embargo, no existen árboles ni granjas de suplementos, así que desconfía de la publicidad engañosa.

No está mal probar una terapia alternativa. Es tu cuerpo y tu decisión. Lo que está mal es que un profesional médico tergiverse las terapias. Sólo puedes elegir con conocimiento de causa si te proporcionan información precisa. Considera dos formas en que un proveedor de asistencia sanitaria podría hablar de la cúrcuma para el dolor menstrual:

1. «La cúrcuma es una buena opción para las menstruaciones dolorosas. Es una antigua terapia utilizada desde hace mucho tiempo en la medicina tradicional, y contiene la poderosa sustancia química curcumina».
2. «Existen algunos estudios sobre la cúrcuma para las reglas dolorosas, pero en general son de baja calidad, por lo que no es posible sacar conclusiones. Las personas que proponen la cúrcuma suelen hacerlo basándose en una sustancia que contiene: la curcumina. Algunos recomiendan suplementos de cúrcuma y otros de curcumina. Es discutible si la curcumina es biológicamente activa (si hace algo significativo en el organismo), pero, aunque lo fuera, menos del 1 % de la curcumina que se ingiere entra en la circulación. Además, la curcumina se elimina del torrente sanguíneo en cuestión de minutos (se metaboliza muy rápidamente), por lo que, aunque consiga absorberse, no es probable que permanezca el tiempo suficiente para hacer nada. En estudios de mayor calidad, la curcumina nunca ha demostrado ser eficaz para ninguna afección médica, y se han dado casos de insuficiencia hepática asociados a los suplementos de cúrcuma».

Si decidieras tomar cúrcuma para las reglas dolorosas basándote en el primer consejo, estarías realizando una elección desinformada. Pero no te darías cuenta, porque no sabrías que tu proveedor médico no te ha dado todos los detalles. En cambio, decidir tomar cúrcuma tras escuchar la segunda descripción sería una elección informada. Habrías oído hablar de las limitaciones biológicas, de lo que la investigación ha demostrado y no ha demostrado y de los posibles inconvenientes. Es fácil ver por qué mucha gente se siente atraída por la presentación mucho más breve y optimista, pero mucho menos informativa y, en última instancia, poco ética.

Teniendo todo esto en cuenta, aquí tienes algunas alternativas de las que puedes oír hablar y que puedes considerar para los períodos dolorosos o el dolor relacionado con la endometriosis. Para que conste, hablo de algunas de ellas en la consulta, pero lo hago utilizando los principios del consentimiento informado que acabo de emplear para la cúrcuma, lo que supongo que puede resumirse como un enfoque «con todos los defectos».

Dieta

¿Puede la dieta afectar a las reglas dolorosas? Tal vez, y es un «tal vez» de verdad. Los estudios han relacionado diversas dietas y/o alimentos con un menor dolor menstrual: vegetariana baja en grasas, más alta en fruta, más baja en legumbres, más baja en ácidos grasos omega-6, más baja en alcohol, más baja en carne o más alta en lácteos. Algunas de estas recomendaciones son contradictorias, lo que resulta problemático. Por ejemplo, los vegetarianos suelen comer legumbres y omega-6, de modo que, si una dieta vegetariana es beneficiosa, ¿cómo puede ser perjudicial una dieta rica en legumbres y omega-6?

Los datos sobre la dieta proceden en gran medida de estudios observacionales, lo que significa que las personas dijeron a los investigadores si tenían dolor menstrual y lo que comían normalmente. Los estudios observacionales tienen muchos problemas. En primer lugar, los recuerdos de las personas no siempre son precisos. En segundo lugar, puede que no sepamos quién tiene endometriosis y quién tiene reglas dolorosas. Pero lo que es aún más importante, lo que comemos está asociado a diversos factores que pueden afectar al dolor y que no están relacionados con la comida en sí. Por ejemplo, vivir en la pobreza puede disminuir la disponibilidad y asequibilidad de frutas y verduras frescas, y puede reducir el acceso a la asistencia sanitaria, lo que puede aumentar el riesgo de tener causas de dolor no tratadas. Las personas con dolor menstrual pueden ser más propensas a elegir comidas precocinadas porque tienen demasiado dolor para hacer la compra y/o preparar la comida, pero las comidas precocinadas suelen tener menos fibra y contener aceites de semillas, que tienen omega 6. También es posible que las personas con dolor se sientan reconfortadas cuando comen determinados alimentos. Básicamente, la dieta puede estar relacionada con el dolor menstrual de muchas maneras, pero no como una relación de causa-efecto. Por último, la gente ha seguido dietas muy diferentes en todo el mundo durante milenios, y ninguna cultura parece inmune al dolor menstrual.

Para responder realmente a la pregunta sobre la dieta y el dolor relacionado con la menstruación, necesitamos estudios aleatorios, es decir, que un grupo sea asignado al azar a una dieta y otro grupo casi idéntico sea asignado a una dieta diferente, y luego se haga un seguimiento de estos dos grupos para ver si, con el tiempo, informan de niveles distintos de dolor menstrual. Simplemente no disponemos de estos datos.

Últimamente, los ácidos grasos omega-6 están recibiendo el tratamiento de villanos (se les culpa de todo, desde la diabetes tipo 2 a las enfermedades cardíacas, pasando por la niebla cerebral y, sí, las menstruaciones dolorosas) y no es raro ver a asesores menstruales y naturópatas vilipendiando los aceites de semillas porque tienen un alto contenido en omega-6. Los ácidos grasos omega-6 y omega-3 son grasas poliinsaturadas esenciales para nuestro organismo. Los omega-6 se encuentran en los aceites vegetales, los frutos secos y las semillas; los omega-3, en el pescado, los aceites vegetales, algunos frutos secos, las semillas de lino, el aceite de linaza y las verduras de hoja. Algunas personas creen que los omega-6 son inflamatorios y, desde el punto de vista de la menstruación, una teoría es que el ácido linoleico de los omega-6 aumenta el ácido araquidónico, un paso necesario para fabricar prostaglandinas, sustancias que provocan menstruaciones dolorosas. Sin embargo, menos del 1 % del ácido linoleico de nuestros alimentos se convierte en ácido araquidónico, y el propio ácido araquidónico puede ser antiinflamatorio. Básicamente, es complicado. Pero existen estudios de calidad que no relacionan los omega-6 con la inflamación. De hecho, se asocian a tasas más bajas de enfermedades cardíacas, lo que sugiere que no son inflamatorios.

Es importante recordar que los aceites de semillas, los aceites ricos en omega-6, suelen utilizarse en alimentos ultraprocesados y fritos en restaurantes, que están relacionados con afecciones inflamatorias de la salud. Sin embargo, los omega-6 no son los culpables; estos alimentos también suelen tener un valor nutricional inferior y son densos en calorías. ¿Qué ocurre con las personas que dicen sentirse mejor, en cuanto a los calambres, después de cambiar su dieta? Sin duda es posible sentirse mejor en unos pocos ciclos tras un cambio dietético. Por ejemplo, si aumentas la ingesta de fibra, es menos probable que sufras estreñimiento, y la mayoría de la gente se siente mejor cuando no está estreñida (es la subestimación del año). Mejorar la calidad de la dieta puede reducir la hinchazón o la acidez, y de nuevo, eso puede hacerte sentir mejor. Además, la mera idea del autocuidado (y cambiar la dieta puede considerarse autocuidado) puede hacer que la gente se sienta mejor. También es posible que cambiar la dieta afecte al dolor de un modo que aún no comprendemos.

Lo mejor que podemos decir es que una dieta occidental tradicional (más rica en alimentos calóricos y nutricionalmente pobres, más pobre en fibra y más rica en grasas saturadas) es la dieta menos saludable en general. Las grasas trans son inflamatorias y deben evitarse por muchas razones de salud (están prohibidas en Estados Unidos y Canadá, pero siguen estando disponibles en muchos países). Intentar elegir una dieta más sana es beneficioso por muchas razones, y si estás más sana en general, eso puede ser mejor para el dolor menstrual. Dada la cantidad de mensajes horribles que reciben las niñas y las mujeres sobre su cuerpo, y el estado de la vigilancia alimentaria, a falta de datos de alta calidad, mi opción por defecto es considerar simplemente los siguientes aspectos básicos:

- Intenta consumir al menos veinticinco gramos de fibra al día. Me gusta mucho este enfoque, ya que añade algo en lugar de quitarlo.

Los alimentos ricos en fibra se asocian a un bajo riesgo de cáncer de mama, cáncer de colon y enfermedades cardíacas.

- Aumenta tu consumo de fruta y verdura (esto también ayuda en el ámbito de la fibra).
- Intenta comer dos raciones de pescado a la semana (suponiendo que no seas vegetariana o vegana).
- Reduce las grasas animales. Sustituye la mantequilla por aceites para cocinar, introduce dos o tres comidas veganas a la semana, elige cortes de carne de vacuno más magros o come menos carne de vacuno, y sustituye la leche entera por leche al 2 %, leche desnatada o incluso bebidas vegetales.
- Consulta a un dietista titulado para obtener buenos consejos sobre los cambios dietéticos que son más saludables en general. Personalmente, rechazaría de pleno a cualquiera que vilipendie los aceites de semillas o venda suplementos. Evita también a los que se autodenominan nutricionistas funcionales, ya que no es una rama reconocida de la asistencia sanitaria.
- Reduce el consumo de alcohol. No mucha gente quiere oír esto, pero en general, menos es mejor.

Ejercicio

Los datos en este caso no son los mejores, pero en general, parece que el ejercicio puede reducir la intensidad de los períodos dolorosos. Debido a la baja calidad de los estudios, no podemos especificar qué tipo de ejercicio (si aeróbico, con pesas o una combinación de ambos) o cuántos minutos es óptimo. Una teoría es que el ejercicio puede reducir los mediadores inflamatorios que intervienen en los períodos dolorosos, pero aquí hay mucho «tal vez» y «posiblemente». Sin embargo, sabemos que el ejercicio es beneficioso para la salud en general, por lo que puede ser indirectamente útil para el dolor menstrual.

Cuando era adolescente y sufría dolores menstruales, si alguien me hubiera dicho: «Bueno, puedes tratar tu dolor haciendo ejercicio», habría puesto los ojos en blanco. Cuando mis calambres estaban en su peor momento, cualquier movimiento era doloroso. Ya he explicado cómo el dolor puede extenderse a otras partes del cuerpo, y para algunos puede ser la pared abdominal. En mi caso, a menudo me resultaba físicamente doloroso mantenerme erguida. Además, dada mi diarrea menstrual, había veces en que simplemente no podía alejarme de un cuarto de baño. No hacía ejercicio con regularidad, así que decirme que empezara habría sido tan útil como decirme que volara a la luna. Sin embargo, cuando empecé a correr en la treintena, descubrí que el ejercicio me ayudaba cuando los calambres eran incómodos pero no insoportables. No sé si era porque el ejercicio ayudaba a mi estado de ánimo y me hacía sentir mejor de ese modo, o porque me proporcionaba una distracción (una terapia válida para el dolor), o porque disminuía los mediadores inflamatorios y reducía directamente mi dolor. Con los años, cuanto mejor se me daba hacer ejercicio, más podía hacerlo cuando tenía calambres.

Todo esto es anecdótico, y hay muchas otras explicaciones posibles, pero si sufres calambres fuertes y no haces ejercicio con regularidad, considera la posibilidad de iniciar un régimen de ejercicio los días que no tengas dolor. Lo ideal sería realizar ciento cincuenta minutos de actividad aeróbica de intensidad moderada y dos días de actividad de fortalecimiento muscular a la semana. Como mínimo, este movimiento te hará estar más sana en general, y probablemente ayudará a tu cuerpo a hacer frente al estrés de la menstruación. Si ves que el ejercicio durante la menstruación te ayuda, estupendo, hazlo. Si descubres que empeora las cosas, entonces no lo hagas.

Suplementos dietéticos

A pesar de lo que puedas ver en Instagram, Facebook y TikTok, no existen pruebas de calidad que apoyen los suplementos para los períodos dolorosos. Es importante reconocer que incluso la información que he incluido aquí se basa en estudios de baja calidad.

Hay dos tipos de suplementos: los que contienen un único ingrediente activo (por ejemplo, magnesio o calcio) y los que contienen múltiples productos (normalmente combinaciones de vitaminas, minerales y productos botánicos o hierbas). Entre los suplementos de un solo ingrediente que se han estudiado, pueden tener cierto sentido biológico y parecer de bajo riesgo se incluyen:

- *Magnesio.* De 360 a 400 mg al día durante tres días, empezando un día antes del inicio del sangrado. El magnesio puede provocar diarrea, así que tenlo en cuenta.
- *Tiamina (vitamina B_1).* 100 mg al día.
- *Cápsulas de aceite de pescado.* 6 g (que contienen 1080 mg de EPA y 720 mg de DHA), divididos en dos dosis al día, o 2 g de aceite de krill al día.
- *Vitamina B6.* 200 mg al día.
- *Cápsulas de jengibre.* De 750 a 2000 mg al día durante los tres primeros días de sangrado.

Mi consejo a quien quiera probar estos productos es que lo intente durante tres ciclos y luego decida si el beneficio merece la pena. Si sigues este camino, te sugiero una marca como Nature Made (no recibo dinero de ella), que tiene productos asequibles verificados por la USP, lo que significa que la calidad de los ingredientes ha sido verificada de forma independiente y que el frasco contiene lo que figura en la etiqueta.

Diversas empresas y proveedores venden o recomiendan suplementos específicos de varios ingredientes para el dolor menstrual, a menudo con nombres estrafalarios que implican que tu período está «estropeado». Ninguno de estos productos ha sido sometido a pruebas significativas, lo cual es hipócrita, teniendo en cuenta que las personas que los recomiendan suelen acusar a las grandes farmacéuticas de actos ruines y de ocultar pruebas, y afirman que la píldora anticonceptiva (competidora de estos suplementos) está poco estudiada. Cuando se trata de estos productos, el comprador debe tener cuidado. Los suplementos son una causa creciente de insuficiencia hepática, y realmente no tienes ni idea de lo que contienen. Si los productos son tan eficaces, ¿por qué la gente que los fabrica no lleva a cabo estudios de alta calidad para que todos podamos aprender? (es decir, todos sabemos la respuesta. Sin duda, los resultados afectarían negativamente a las ventas).

Vaporización vaginal

Esta práctica se ofrece como cura para todo tipo de males menstruales, desde el «desequilibrio hormonal» hasta la «limpieza del útero» y el dolor menstrual. La idea es que te pones en cuclillas sobre una olla de hierbas humeantes y el vapor (que contiene compuestos orgánicos volátiles, o COV) entra en la vagina y hace algo. Al parecer, ese «algo» puede reducir como por arte de magia los calambres por quién sabe qué mecanismo, pero seguro que tiene que ver con las «toxinas». Curiosamente, nadie en TikTok que se preocupe por los COV de los tampones parece preocuparse por los COV de esta práctica.

Es cierto, en la medicina antigua la vaporización vaginal se utilizaba como terapia por practicantes que pensaban que el útero vagaba por el cuerpo. Si aceptas la vaporización vaginal, también debes aceptar el sistema de creencias en el que se basa, incluidas algunas recetas menos aptas para Instagram. Imagina un cachorro destripado relleno de hierbas y luego quemado para que su humo fumigue el útero.

Es biológicamente imposible que la vaporización vaginal afecte al dolor menstrual. Es casi seguro que todo el vapor golpeará la vulva, poniendo a la usuaria en riesgo de quemaduras (de las que se ha informado). Es poco probable que entre vapor en la vagina, pero en el caso de que lo hiciera, probablemente sería perjudicial para el ecosistema vaginal. No existe ningún mecanismo biológico para que los volátiles del vapor tengan algún efecto médico significativo.

Acupuntura

La acupuntura es la práctica de introducir agujas en el cuerpo en puntos específicos basados en meridianos que están relacionados con el flujo del *qi*, una forma de energía. La acupuntura se presenta a menudo como una terapia antigua, pero «antigua» no debe confundirse con eficaz. Además, es casi seguro que la acupuntura que se practica hoy en día no es la misma que la de antaño.

A pesar de su amplio uso (en todo el mundo es un negocio de casi veinticinco mil millones de dólares anuales), carecemos de pruebas de calidad que respalden la acupuntura. En lo que respecta a los períodos dolorosos, hay algunos estudios publicados, pero la mayoría son de tan baja calidad que no se pueden extraer conclusiones significativas. Aunque algunas personas dicen que se sienten mejor después de la acupuntura, pasar tiempo con un profesional que escucha y valida las experiencias es en sí mismo una intervención.

Aunque la acupuntura es relativamente benigna, se ha informado de casos raros de colapso pulmonar, y puede llevar mucho tiempo y ser cara; no se trata de un bote de magnesio de diez dólares que dura tres meses. No recomiendo la acupuntura, pero cuando una paciente me pide mi opinión, soy sincera. Le explico que no hay estudios de calidad para el dolor menstrual, que los datos para tratar el dolor en general son de baja calidad y que la mayor parte de ellos sugieren una respuesta placebo. Si quieren que les recomiende a alguien, no tengo inconveniente en hacerlo. Si alguien simplemente me pide una derivación para acupuntura y no me pide mi opinión (como ocurre bastante a menudo), estoy encantada de hacerla. Si alguien me dijera que quiere rezar para poner fin a su dolor, una intervención basada en la energía divina, también le apoyaría, pero no se lo recomendaría a mis pacientes.

Interruptores de apagado para el dolor menstrual

No existe un «interruptor de encendido y apagado para el dolor menstrual». Lo sé, sería genial. El fabricante de Livia, el producto que pretende ser este interruptor mágico, describe el producto con un lenguaje muy similar al de una unidad TENS (por ejemplo, cerrando la «puerta nerviosa» y «produciendo endorfinas que combaten el dolor»). Por su aspecto y la información de la página web del fabricante, parece que no es más que una bonita unidad TENS (*véase* el capítulo 19). Actualmente, Livia se vende por ciento veintinueve dólares. Parece que los ajustes están preestablecidos, por lo que no puedes cambiar la frecuencia o el ancho de pulso para adaptarlos a tus propias necesidades, como puedes hacer con una unidad TENS normal. Si quieres invertir más porque te gusta el aspecto del aparato, aunque no se puedan cambiar los ajustes y, por tanto, es probable que sea menos útil, es una decisión personal. ¿Obtienes algo mejor que con una unidad TENS tradicional? No. Mira, me gasto bastante dinero en zapatos, pero la gente que los fabrica no me dice que son mejores para llevarme del punto A al punto B que los zapatos planos de diez dólares que compré en Target.

Jovi

Se trata de un parche cutáneo, y la página web afirma: «Cuando aparecen los calambres, se crea un campo eléctrico desequilibrado en la fuente. (Te estoy mirando, útero…)». Nunca había leído una descripción médica así. Según otra afirmación, «[…] cuando se coloca en la fuente de tu dolor, el parche Jovi funciona para captar el mensaje que envía tu cuerpo, redirigiéndolo y absorbiéndolo como una esponja». Esto tampoco tiene sentido médico para mí, y si el parche tiene que ir «en la fuente» («Te estoy mirando, útero…»), ¿por qué aplicarlo sobre la piel?

En cuanto a la investigación, según la página web, «Jovi es un producto de bienestar general con cientos de testimonios personales que respaldan nuestras afirmaciones. Estamos en proceso de obtener la aprobación de la FDA y hacemos todo lo posible por cumplir sus normas en materia de reclamaciones. Por eso no verás estudios clínicos publicados aquí hasta que la FDA los apruebe. La tecnología de Alivio de Señales que impulsa el Parche Jovi ha sido sometida a pruebas clínicas con resultados apasionantes», pero el hipervínculo va a unos datos sobre dolor muscular, no a un estudio revisado por expertos sobre dolor menstrual.

Con un precio de ciento cuarenta y nueve dólares, creo que tú y tu útero os merecéis estudios de calidad, no testimonios.

Cannabis

Existe el mito popular de que la reina Victoria consumía cannabis para sus dolores menstruales, pero los historiadores de la medicina lo han desmentido. Mitos aparte, el cannabis se ha utilizado para tratar el dolor durante miles de años, y nuestra comprensión de cómo funciona y de su eficacia se ha visto obstaculizada por su ilegalidad en muchos países. En los últimos años se ha producido un cambio significativo en las opiniones sobre el cannabis, y en muchos lugares ya es legal. Así que por fin disponemos de algunos datos que podemos utilizar para aconsejar a la gente sobre el cannabis y el dolor. De hecho, una revisión de los datos realizada por las Academias Nacionales de Ciencias, Ingeniería y Medicina concluyó que el cannabis tiene un impacto moderado sobre el dolor.

El cannabis tiene más de cuatrocientos compuestos químicos. Los más abundantes son el THC (delta-9-tetrahidrocannabinol) y el CBD (cannabidiol). Ambos actúan sobre el sistema endocannabinoide. Nuestra comprensión de este sistema de señalización dista mucho de ser completa, pero sabemos que desempeña un papel importante en muchas funciones corporales, como el ciclo menstrual y el embarazo. El cuerpo produce endocannabinoides naturales que interactúan con los receptores cannabinoides, del mismo modo que produce estrógenos que actúan sobre los receptores de estrógenos. Se conocen dos receptores endocannabinoides: el CB1, que se encuentra principalmente en el sistema nervioso, y el CB2, que interviene sobre todo en el sistema inmunitario. El sistema endocannabinoide desempeña un papel importante en el eje hipotalámico-hipofisario-gonadal (la conexión cerebro-cerebro-ovario), el desarrollo de los folículos, la ovulación, la función del endometrio y el desarrollo temprano de la placenta.

No sabemos cómo, ni lo bien que puede funcionar el cannabis para los dolores menstruales o de endometriosis, pero cada vez más gente lo utiliza con estos fines. Puede resultar útil por su efecto sobre los niveles hormonales o un impacto directo sobre el endometrio, o puede actuar sobre el procesamiento del dolor en el cerebro. Dada la falta de estudios, no es posible especificar rutas, dosis y porcentajes de THC y CBD para el dolor menstrual o de la endometriosis. Se han estudiado algunos fármacos a base de cannabis para otras dolencias que también cursan con espasmos musculares, y utilizan una proporción de THC y CBD de 2:1 o 1:1, por lo que probablemente sea un punto de partida razonable. Más allá de eso, es difícil hacer recomendaciones.

El cannabis afecta negativamente a la capacidad para conducir con seguridad o manejar maquinaria pesada, lo que puede limitar sus aplicaciones prácticas para muchas personas.

Cualquier debate sobre el cannabis estaría incompleto sin mencionar que es un disruptor endocrino y que se desconoce todo su efecto sobre el sistema reproductor. Algunos estudios han demostrado que puede afectar al hipotálamo, la hipófisis y los ovarios; otros han revelado cambios en los niveles hormonales e incluso efectos negativos en el folículo en desarrollo. Me parece interesante que, cuando se habla del cannabis, rara vez o nunca se mencionen estos efectos. ¿Significa esto que la gente no debería consumir cannabis para el dolor? No. El dolor en sí tiene consecuencias en el cuerpo, y toda medicación tiene riesgos potenciales. Pero no asumas que, porque el cannabis sea una planta, no tiene efectos negativos sobre las hormonas reproductivas. Sencillamente, es mucho lo que desconocemos.

Para los adolescentes y los veinteañeros que consumen cannabis diez o más veces al mes, existe el riesgo de efectos potenciales sobre el cerebro. Y aunque el riesgo de dependencia y adicción es menor con el cannabis que con los opiáceos y el alcohol, la posibilidad existe. Preocupa que el consumo durante el embarazo provoque bajo peso al nacer y un desarrollo neurológico anormal en los recién nacidos. En muchos lugares, el cannabis no es legal, por lo que también es una preocupación legítima.

En cuanto a la mejor vía, fumar o vaporizar produce resultados más rápidos que suelen ser más predecibles, y los efectos suelen durar de dos a tres horas. Con los comestibles, los cannabinoides tardan más en llegar al torrente sanguíneo, pero los efectos tienden a durar más.

¿Y la administración vaginal? Hay a la venta una gran variedad de supositorios vaginales, tinturas e incluso tampones que contienen THC por sí solo o THC y CBD. Muchas personas que promocionan estos productos lo hacen con la afirmación de que la mucosa vaginal tiene la mayor concentración de receptores cannabinoides del cuerpo humano, aparte del cerebro. No conozco ningún dato científicamente creíble que respalde esta afirmación, y lo he comprobado dos veces con un experto en la materia. Desprecio este tipo de veracidad que suena a ciencia. En cualquier caso, cuando tienes menstruaciones dolorosas, no es el revestimiento de la vagina el objetivo de la terapia. Supongamos que el objetivo es tratar los dolores menstruales o los relacionados con la endometriosis. En ese caso, la investigación existente, tal como es, apoya la introducción del cannabis en el torrente sanguíneo mediante inhalación o ingestión. Aunque es cierto que muchos medicamentos pueden absorberse desde la vagina al torrente sanguíneo, y esta vía tiene ventajas en algunos casos, no sabemos si el THC o el CBD se absorben bien por la vagina.

También existe la posibilidad de que tenga un efecto negativo en el ecosistema vaginal. Los cannabinoides tienen actividades antimicrobianas, pero no sabemos lo que eso significa para las bacterias sanas de la vagina. No deberíamos asumir que la administración vaginal es beneficiosa o incluso neutra. Un estudio nos dice que las personas que consumen marihuana por cualquier motivo tienen más probabilidades de tener hongos en la vagina. Aunque no podemos extrapolar este estudio a lo que podría ocurrir con el consumo vaginal, no es precisamente tranquilizador. Hay que evaluar el impacto potencial de los productos vaginales de cannabis en el ecosistema vaginal, sobre todo porque las personas que fabrican estos productos los promocionan para su uso regular.

Sencillamente, no disponemos de datos que respalden las descabelladas afirmaciones que puedas leer u oír sobre los productos vaginales de cannabis. Corresponde a quienes venden los productos investigar y demostrar su seguridad y eficacia. Ya hemos visto con el tampón Rely cómo algo que parece una gran idea puede resultar perjudicial para la vagina.

La prueba de tres ciclos

Tres ciclos suele ser un período de prueba suficientemente largo para determinar si se obtienen beneficios con cualquier producto contra el dolor menstrual. Animo a la gente a que se haga tres preguntas sobre su ciclo, y anote las respuestas, antes de embarcarse en cualquier terapia nueva para el dolor, ya sea una terapia alternativa o un tratamiento bien estudiado:

- ¿Cuántos días a la semana interfiere el dolor en mi calidad de vida?

- Cuando tengo dolor, ¿cuál es su puntuación máxima sobre 10, siendo 0 ningún dolor y 10 el peor dolor de todos los tiempos?
- Cuando tengo dolor, ¿cómo interfiere en mi calidad de vida?

Tres ciclos después de iniciar la terapia, vuelve a plantearte estas preguntas y compara las respuestas. Toma nota también de cualquier efecto secundario (obviamente, si los efectos secundarios son malos, ¡no esperes tres ciclos para dejarlo!). No es raro ver a personas que no están seguras de si la terapia las ha ayudado, pero cuando observan la información objetiva que han recopilado, se dan cuenta de que han obtenido más o menos beneficios de lo que sospechaban. Es la naturaleza humana. A veces la gente deja una terapia porque cree que no le ha ayudado, y luego, un mes después, oigo: « ¿Sabes?, ahora que la he dejado, me siento mucho peor». Por otro lado, veo a personas que creen que el tratamiento las está ayudando, y luego, en el ciclo cuatro o cinco, se dan cuenta de que no es así. Esto respalda la idea de volver a plantear las preguntas a los seis y nueve meses. Es importante recordar que existe un efecto placebo muy real con los medicamentos y, curiosamente, los fármacos más caros suelen tener un efecto placebo más fuerte.

Conclusión

- Cuando busques opciones menos tradicionales para tratar el dolor menstrual y/o el dolor de la endometriosis, es importante que tengas en cuenta los posibles riesgos. Muchas personas que anuncian productos alternativos no hablan de los posibles inconvenientes.
- No existen datos de calidad que respalden una dieta específica para el dolor menstrual, pero en general, una dieta sana puede ayudar a sentirse mejor y, sin duda, es mejor para la salud en general.
- De los suplementos para el dolor menstrual, el magnesio y los omega-3 son los que cuentan con más pruebas y son de bajo riesgo.
- Livia es una unidad TENS cara, y Jovi es un cuento de hadas.
- El cannabis puede ser una opción para el dolor menstrual y el relacionado con la endometriosis, aunque los datos son limitados.

Parte 4

Anticoncepción y aborto

22

Historia de la anticoncepción hormonal

A lo largo de la historia, la gente ha utilizado diversos productos para evitar la concepción, desde excrementos de animales introducidos por vía vaginal hasta infusiones de hierbas o hechizos. El primer preservativo parece que era de lino y se utilizaba para evitar la transmisión de la sífilis; se desconoce su eficacia para evitar el embarazo. Cuando se patentó el proceso para vulcanizar el caucho en 1844, se allanó el camino para el primer preservativo de caucho (de ahí el argot *gomas*) en 1855. En 1886, un farmacéutico inglés, Walter Rendell, vendió supositorios vaginales producidos con quinina y manteca de cacao (el primer anticonceptivo médico disponible en el mercado). De nuevo, se desconoce su eficacia. Los diafragmas estuvieron disponibles en la década de 1880, pero la eficacia de estos primeros dispositivos sigue siendo un misterio.

Uno de los problemas del desarrollo y estudio de nuevos anticonceptivos en Estados Unidos y Canadá era la legalidad. En Estados Unidos, la ley Comstock de 1873 penalizaba el control de la natalidad, por lo que era ilegal impartir educación sobre anticoncepción o difundir anticonceptivos más allá de las fronteras estatales. En 1892, Canadá penalizó la difusión de información sobre la anticoncepción, así como la venta de anticonceptivos o su distribución gratuita. ¿Para qué desarrollar un anticonceptivo si no puedes venderlo legalmente y podría llevarte a la cárcel? Las leyes restrictivas no sólo perjudican a las personas en ese momento, sino que también obstaculizan la investigación, pudiendo afectar a las generaciones futuras.

Sin anticonceptivos, las mujeres solían recurrir a las duchas vaginales, con la idea equivocada de que los productos químicos podían matar el esperma o provocar un aborto. Estos productos se comercializaban para la «higiene femenina», para eludir las leyes sobre anticoncepción, y tenían eslóganes horribles, como éste de Lysol: «Ella era una joya de esposa... con un solo defecto. Era culpable de la "ÚNICA NEGLIGENCIA" que estropea muchos matrimonios». El mensaje era claro para las mujeres de la época: la negligencia a la hora de mantener bajo control el número de bebés, tanto si tenían voz en las relaciones sexuales como si no, era su problema. Las duchas vaginales también eran peligrosas, pero ¿a qué rama del gobierno te puedes quejar cuando tu anticonceptivo clandestino no funciona?

La historia de la anticoncepción hormonal es fascinante, y recomiendo encarecidamente la lectura de *The Birth of the Pill*, de Jonathan Eig, cuya investigación es profunda, es una gran lectura y proporcionó material de referencia vital para este capítulo.

La idea

Durante la época en que la anticoncepción era ilegal, Margaret Sanger, que más tarde fundaría Planned Parenthood, inventó el término *control de natalidad*: la idea revolucionaria de que una mujer podía y debía poder controlar cuándo daba a luz. Sanger estaba fervientemente a favor de la anticoncepción. Quería liberar a las mujeres de las cargas económicas y físicas de los embarazos múltiples y permitirles la misma libertad sexual que a los hombres, es decir, tener relaciones sexuales por placer, sin miedo al embarazo. Según Sanger: «Ninguna mujer puede llamarse libre si no posee y controla su propio cuerpo. Ninguna mujer puede llamarse libre hasta que pueda elegir de forma consciente si va a ser madre o no». Aunque Sanger estaba totalmente a favor del control de la natalidad, era contraria al aborto, y Planned Parenthood no empezó a ofrecer abortos hasta tres años después de su muerte.

Sanger educó a las mujeres sobre el control de la natalidad y distribuyó preservativos y diafragmas. En 1914, amenazada de arresto, huyó de Estados Unidos a Inglaterra sin su marido, que cumplió su condena de treinta días por ella (sí, lo sé). Cuando regresó, abrió una clínica de control de la natalidad en Brooklyn, distribuyendo de nuevo preservativos y un dispositivo similar al diafragma, pero esta vez bajo el pretexto de que el dispositivo tenía una finalidad médica: sostener el útero. Fue detenida. Finalmente se divorció de su primer marido y se casó con un hombre rico, que le proporcionó los fondos necesarios para que pudiera perseguir el sueño de una píldora anticonceptiva. Tenía que ser una píldora, algo discreto, fácil y bajo el control de la propia mujer: una píldora propia.

Sanger también contribuyó a cambiar las leyes sobre el control de la natalidad. En 1932, el servicio de correos le confiscó una caja de diafragmas que le había enviado un médico japonés. Sanger impugnó la confiscación ante los tribunales, argumentando que impedía el progreso médico. Sorprendentemente, la Junta de Apelaciones del estado de Nueva York le dio la razón; si había un médico implicado, en Nueva York pasó a ser legal enviar por correo no sólo información sobre anticoncepción, sino los propios anticonceptivos. Sin embargo, la anticoncepción seguía siendo ilegal en más de la mitad de los estados.

Sanger hablaba sobre el control de la natalidad con cualquiera que quisiera escucharla. Trabajó con líderes de la comunidad negra y creía que las mujeres negras se sentirían más cómodas en una clínica de su propia comunidad atendida por personal médico negro. Pero también habló con la rama auxiliar femenina del Ku Klux Klan para conseguir apoyo para su causa, y cualquier vinculación con ese grupo es deplorable. Sanger tenía opiniones racistas sobre los negros y apoyaba el movimiento eugenésico. Aunque estas ideas eran trágicamente comunes (la esterilización obligatoria era incluso constitucional en aquella época), eso no excusa su racismo. Debemos reconocer la historia para que este legado perjudicial no se perpetúe hoy en día. La historia de Sanger nos recuerda que el control de la natalidad ofrece un atractivo caballo de Troya para el racismo y la eugenesia. Por tanto, los estudios sobre anticoncepción y los programas que la ofrecen deben seguir rigurosos códigos éticos y satisfacer las necesidades de todas las comunidades. Todo el mundo merece tener acceso a la anticoncepción, pero es igualmente importante no imponérsela a nadie.

El científico

Sanger se puso en contacto con un científico tras otro para encontrar a alguien que la ayudara en su búsqueda, pero fue rechazada en repetidas ocasiones, posiblemente porque se creía que la ciencia era demasiado compleja, pero también probablemente porque el control de la natalidad seguía siendo ilegal en treinta estados. Muchos científicos no querían abordar el tema de la anticoncepción porque era un asunto «privado», y seguro que también había muchos que no creían en la liberación sexual de la mujer.

En 1950, cuando tenía setenta y un años, Sanger conoció al doctor Gregory Goodwin Pincus, un científico que estudiaba la reproducción en conejos. En 1936 ya había realizado con éxito la fecundación *in vitro* en un conejo y había conseguido que los óvulos de conejo se convirtieran en embriones sin esperma, un proceso denominado partenogénesis. No es una hipérbole decir que era brillante; en aquella época, probablemente era el mayor experto en ovulación. Es decir, fabricar un embrión sin esperma en 1936 fue un increíble acto de ciencia. Pincus buscaba la atención de la prensa, pero entre los científicos el deseo de fama estaba mal visto, y al final le salió el tiro por la culata: sus investigaciones le dejaron con la etiqueta de un moderno doctor Frankenstein (sin duda, también a causa del antisemitismo). A pesar de sus asombrosos logros científicos, se vio obligado a abandonar Harvard, donde había estado trabajando, y tuvo dificultades para conseguir otro nombramiento universitario. Finalmente, encontró un puesto en la Universidad Clark de Massachusetts, donde creó la Fundación Worcester de Biología Experimental, un laboratorio privado para estudiar las hormonas, algo que en realidad no se hacía en aquella época.

Cuando Sanger conoció a Pincus, no sólo encontró la capacidad intelectual, sino también la curiosidad científica para llevar a cabo la tarea. En ese momento, Pincus sabía que la progesterona era el anticonceptivo de la naturaleza: no sólo preparaba el útero para la implantación, sino que también detenía el desarrollo de los folículos. Recuerda que el aumento de HL es extremadamente sensible a la progesterona, porque una vez que se ha producido el embarazo, el cuerpo no necesita ovular. Así pues, Pincus tenía una hormona candidata, la progesterona, pero aún tenía que superar varios obstáculos importantes. Tenía que demostrar que suprimía la ovulación en un modelo animal y que podía hacerlo cuando se administraba por vía oral. Luego tenía que probarla en humanos. Las pruebas requerirían mucha progesterona, cuyo coste era prohibitivo en aquella época.

La suerte quiso que acabara de aparecer un nuevo método para fabricar hormonas. Hasta ese momento, las hormonas se extraían de ovarios y orina de animales, o de orina humana. Se necesita mucha orina para obtener una pequeña cantidad de hormona, que luego hay que purificar en el laboratorio. Pero todo eso cambió cuando el doctor Russell Earl Marker descubrió que la diosgenina, una sustancia química que se encuentra en un boniato de México, podía convertirse en progesterona mediante un proceso que hoy lleva su nombre: la degradación de Marker. Pincus se puso manos a la obra con este nuevo suministro de progesterona y descubrió que, efectivamente, impedía la ovulación en conejos y ratas. Y no sólo como inyección: también funcionaba como píldora.

Una píldora anticonceptiva era posible.

El dinero

El desarrollo de fármacos es extraordinariamente caro, más de lo que Sanger podía financiar por sí sola. Puede haber muchos comienzos en falso y las lagunas pueden durar años hasta que te das cuenta de que has gastado mucho dinero en desviarte sin remedio del camino y tienes que volver a empezar. Los científicos, los espacios de laboratorio y los ingredientes en bruto también son caros, y los ensayos en humanos aún más. La suerte quiso que, más o menos cuando Pincus descubrió que la progesterona funcionaba en conejos, Sanger recibiera una carta de Katharine Dexter McCormick, una viuda y una de las mujeres más ricas del mundo. Quería apoyar la investigación sobre el control de la natalidad.

El médico

Los conejos sólo conducen hasta cierto punto. En última instancia, había que probar una píldora anticonceptiva en mujeres, pero Pincus no era médico. Necesitaban un médico de mente abierta con acceso a pacientes femeninas. Entró en escena el doctor John Rock, un ginecólogo y obstetra que en muchos aspectos se adelantó a su tiempo. A diferencia de sus colegas, que pensaban que la causa de la infertilidad era siempre la mujer (sé que esto te escandaliza), él creía que los hombres podían ser responsables de la infertilidad. También creía que la vida de una mujer embarazada era más importante que la del feto. A pesar de ser católico, apoyaba el aborto y enseñó a las mujeres el «método del ritmo», el primer método de conocimiento de la fertilidad. También fue pionero de la fecundación *in vitro*, y así conoció a Pincus. Sanger desconfiaba porque Rock era católico, pero Pincus la convenció para que incluyera a Rock en sus empeños.

Rock decidió administrar progesterona y estrógenos a algunas de sus pacientes con infertilidad para ver qué ocurría. No está claro por qué añadió estrógenos. Rock fue sincero con las mujeres, diciéndoles que las hormonas no ayudarían a su infertilidad, pero que era un trabajo que podría ayudar en el objetivo final de tratar la infertilidad (que posiblemente era una exageración). Era la década de 1950 y el consentimiento para la investigación era prácticamente inexistente. A veces, los médicos se limitaban a administrar medicamentos a las mujeres con la vaga información de que estaban probando algo nuevo o intentando avanzar en la medicina. Es difícil imaginárselo hoy en día, pero muchas personas (sobre todo las mujeres) se limitaban a hacer lo que les recomendaba su médico, con pocas o ninguna pregunta. Cuanto más vulnerable era la población, más probabilidades había de que se la utilizara como conejillo de indias, con escasa consideración por su seguridad.

Afortunadamente, nadie murió a causa de las hormonas y nadie se quedó embarazada, aunque trece de las mujeres se quedaron embarazadas poco después de dejar los fármacos. Esto se conoció como el efecto rebote de Rock: la creencia de que la fertilidad puede aumentar después de suprimir los ovarios durante un tiempo. Otra conclusión fue que las hormonas detuvieron la menstruación; en consecuencia, muchas mujeres pensaron que estaban embarazadas y se disgustaron cuando descubrieron que no lo estaban. Pincus y Rock decidieron que la solución era interrumpir la progesterona durante unos días al mes para permitir la menstruación. He aquí la historia del origen de las píldoras placebo en la anticoncepción oral.

Los estudios

Con un régimen hormonal que no había matado ni causado efectos secundarios adversos importantes a ninguna de las ochenta mujeres que lo tomaron, el siguiente paso fueron los estudios a mayor escala. Se vieron obstaculizados por el hecho de que la anticoncepción seguía siendo ilegal en Massachusetts, donde Pincus y Rock tenían su sede. ¿La solución? Afirmaron que estaban trabajando en un tratamiento de fertilidad. Dijeron a las mujeres que la medicación les cerraría los ovarios para que no pudieran quedarse embarazadas, que podrían sentirse embarazadas (un efecto de las hormonas y la ausencia de menstruación) y que cuando dejaran la medicación sus probabilidades de embarazo serían mayores. Aunque los científicos pudieran haber creído en el efecto rebote de Rock, este estudio no se consideraría ni remotamente ético según los estándares actuales.

Se llevaron a cabo dos ensayos con progesterona, que finalmente sumaron un total de sesenta pacientes a lo largo de tres ciclos. Rock y Pincus también consiguieron convencer a algunas enfermeras para que probaran su protocolo de progesterona. Las mujeres tomaban 200 o 300 mg de progesterona al día, con veintiún días de tratamiento y siete de descanso. Era un estudio engorroso; las mujeres recogían muestras de orina diarias para el control hormonal, y la mitad de ellas también se controlaban la temperatura y recogían frotis vaginales diarios para analizarlos bajo el microscopio en busca del efecto de las hormonas. Los protocolos y algunos de los efectos secundarios eran tan onerosos que la mitad de las participantes abandonaron. Entre las incondicionales que aguantaron, el 15 % ovuló. No fue precisamente un éxito.

Mirando atrás, no es sorprendente que este régimen fracasara. La progesterona se absorbe mal por vía oral, y esta dosis no habría sido suficiente para suprimir completamente la ovulación.

Conseguir suficientes mujeres para sus estudios estaba resultando todo un reto. Las únicas mujeres dispuestas a hacer exactamente lo que Rock les pedía eran las que padecían infertilidad, a las que se había hecho creer que el procedimiento podría ayudarlas. Esto sólo pone de manifiesto que las falsas esperanzas pueden ser una forma de aprovecharse de una población vulnerable, sobre todo porque las mujeres inscritas no conocían los riesgos potenciales ni si el efecto rebote de Rock era un hallazgo verdadero o falso.

Las mujeres empezaron a hacer preguntas sobre la medicación: ¿es segura?, ¿afectará a mi fertilidad en el futuro? A lo que ni Pincus ni Rock tenían respuesta. Así que buscaron una población sin otra opción que participar y administraron progesterona a dieciséis pacientes psicóticas de un manicomio (sí, en serio). Pincus y Rock lo defendieron como una investigación legítima, afirmando que había pruebas de que la progesterona podría ser útil para la psicosis, lo que parece una utopía por su parte. Dada la falta general de conocimientos sobre las hormonas y sobre la salud mental en aquella época, probar la progesterona para la psicosis no era necesariamente problemático en sí. Se puede entender que los familiares estuvieran tan desesperados como para consentir una terapia novedosa cuando no había nada más a su alcance. Sin embargo, aunque Pincus dijo que las propias pacientes estaban dispuestas, no podían haber dado realmente su consentimiento según los estándares actuales. Esta investigación era lo que ahora llamaríamos un estudio de fase uno, es decir, un trabajo preliminar, y hoy en día sólo puede realizarse con voluntarios sanos en los que no haya riesgo de coacción, y a estos voluntarios se les compensa por su tiempo y el riesgo potencial.

No me creo la afirmación de Pincus de que se trataba de un estudio paralelo sobre la psicosis. Se pidió a las mujeres que se sometieran a biopsias de endometrio, una toma de muestras de tejido del revestimiento del útero que puede parecer un calambre para algunas, pero puede ser insoportable para otras. La información de las biopsias endometriales no habría sido necesaria para un estudio sobre la psicosis, pero habría sido importante para evaluar el impacto sobre la ovulación y diseñar una píldora anticonceptiva. Además, en 1957, la revista médica *The Lancet* informó sobre una conferencia impartida por Pincus acerca de su trabajo sobre la píldora, en la que mencionaba específicamente el estudio sobre «pacientes de un hospital psiquiátrico»; si ese estudio se hubiera realizado por otros motivos, se habría redactado de otro modo. También sabemos ahora que McCormick donó dinero al hospital para pintura y mobiliario, lo que sin duda contribuyó a allanar el camino para el trabajo, algo que hoy se consideraría muy poco ético.

Incluso algunos médicos de la época consideraban inaceptable este tipo de investigación en pacientes vulnerables. Cuando el Dr. James Milne leyó sobre ello, escribió a *The Lancet*: «Este uso como cobayas de pacientes psicóticos crónicos que no pueden dar o negar un permiso válido para experimentos de investigación psicológica de este tipo debe ser tan repugnante para muchos de sus lectores como lo es para mí».

Por aquel entonces, algunos de los científicos que trabajaban con Pincus empezaron a administrar progesterona a sus esposas, a veces como método anticonceptivo y otras para detener la menstruación. Pero algunas pacientes de asilos y de consultas privadas no pasaron de ser estudios preliminares de seguridad. Además, la progesterona no suprimía la ovulación de forma fiable. Pincus y Rock necesitaban algo que actuara como la progesterona en el cerebro y el útero, pero que pudiera evitar el problema intestinal que impedía su absorción. Por suerte, los fármacos con ese potencial se encontraban entonces en fase de investigación.

La capacidad de fabricar progesterona en grandes cantidades mediante la degradación Marker abrió la puerta a más jugueteos (una palabra sumamente deplorable para una investigación tan compleja) con las hormonas por parte de las empresas farmacéuticas, lo que dio lugar a una nueva clase de fármacos denominados progestinas. Las progestinas actúan como la progesterona en algunos aspectos; concretamente, suprimen el aumento de HL y contrarrestan el efecto de los estrógenos en el útero. Pero resulta que las progestinas también tienen algunas diferencias clave con la progesterona. No sólo se absorben con facilidad por vía oral, sino que son más potentes para contrarrestar el efecto de los estrógenos en el revestimiento del útero y más eficaces para inhibir la ovulación. Además, espesan el moco cervical, impidiendo que los espermatozoides lleguen al útero (a menudo se dice que hacen que el moco cervical sea inhóspito para los espermatozoides, lo que suena como si los espermatozoides vinieran a tomar el té, pero fueran rechazados en la puerta de forma pasiva-agresiva).

Había dos progestinas candidatas, el norgestimato y el noretinodrel. Los estudios con animales demostraron que el noretinodrel, el producto desarrollado por la empresa farmacéutica Searle, tenía menos efectos secundarios, así que fue el elegido. Los primeros estudios fueron a pequeña escala, con unas pocas mujeres en la consulta privada del doctor Rock y un ensayo en Puerto Rico. En 1954, la anticoncepción era legal en Puerto Rico, y alrededor del 16 % de las mujeres puertorriqueñas ya se habían sometido a una esterilización quirúrgica, por lo que la idea de la anticoncepción gozaba de aceptación social. Además, los investigadores pensaron que, dada la pobreza y el tamaño típico de las familias numerosas de la población de la isla, el reclutamiento sería fácil. La idea de viajar a otra región y buscar a una población vulnerable para que soporte los riesgos potenciales de un fármaco apenas probado que no pueden soportar las mujeres de tu propia región es colonialismo médico y es algo abominable.

Inicialmente empezaron con veintitrés estudiantes de medicina a las que «convencieron» para que tomaran noretinodrel y completaran el riguroso seguimiento, que incluía frotis vaginales, control diario de la temperatura y muestras de orina. Pincus y Rock pensaron que se podía confiar en que las estudiantes tomarían la píldora y estarían motivadas para completar el estudio, pero cabe preguntarse si hubo amenazas apenas encubiertas sobre posibles represalias si el estudio no se hacía correctamente. Aun así, más de la mitad de las mujeres abandonaron y muchas de las muestras de las participantes restantes estaban incompletas o contaminadas. Finalmente, los médicos consiguieron reclutar a más de doscientas mujeres para un estudio más amplio de su píldora candidata, ahora llamada Enovid. La tasa de embarazos fue del 17 %, lo que explicaron como una incoherencia en la toma de la píldora. La verdad parece imposible de determinar. ¿Se tomaba la píldora de forma incoherente o simplemente no funcionaba tan bien como esperaban? Otra cuestión preocupante fue que alrededor del 10 % de las mujeres abandonaron el estudio debido a los efectos secundarios.

Se inscribieron más pacientes y, curiosamente, las tasas de embarazo esta vez fueron más bajas, pero hubo efectos secundarios significativos, como sangrados intermenstruales, náuseas y dolores de cabeza. Fue entonces cuando se descubrió un error: el noretinodrel de Searle estaba contaminado con un estrógeno llamado mestranol. Pincus supuso que el mestranol debía de ser la causa de los efectos secundarios, así que se obtuvieron nuevos lotes de noretinodrel y se comprobó dos veces para asegurarse de que eran progestágenos puros. Para sorpresa de Pincus, la mayoría de los efectos secundarios se mantuvieron y el sangrado irregular empeoró, al igual que el impacto sobre la ovulación. El estrógeno fortuito no sólo había mejorado la eficacia del anticonceptivo, sino que también había reducido el sangrado irregular. Pincus y Rock decidieron que la píldora debía tener también un estrógeno. La formulación final de Enovid que probaron era de 10 mg de noretinodrel y 0,15 mg de mestranol. Para poner esta dosis de estrógeno en perspectiva, 0,15 mg son 150 µg, lo que equivale a los estrógenos de entre tres y cinco de las píldoras actuales. Así que es comprensible que la gente sufriera efectos secundarios.

La aprobación

Con un año de datos, Pincus convenció a Searle para que presentara Enovid a la FDA; pero había una trampa. Como la anticoncepción seguía siendo ilegal en diecisiete estados, buscarían su aprobación como tratamiento para los períodos dolorosos, los sangrados irregulares y la infertilidad, basándose en la idea del efecto rebote de Rock. En 1957, la FDA aprobó el Enovid para los problemas de sangrado e infertilidad. ¿Qué se mencionaba como efecto secundario? Impedir la ovulación, ¡lo que sin duda no perjudicó las ventas! *Atención, este fármaco impide el embarazo.* Se aprobó en Canadá en 1960, pero sólo para tratar problemas de sangrado, y en el Reino Unido en 1961 como anticonceptivo, pero sólo para mujeres casadas.

En 1959, con decenas de miles de mujeres tomando Enovid, Searle volvió a la FDA para obtener la aprobación para comercializar el fármaco como anticonceptivo. Esta vez encontraron más oposición, concretamente la del doctor Pasquale DeFelice, residente de obstetricia y ginecología que trabajaba para la FDA. Cuestionaba los datos, ya que en el estudio sobre anticoncepción sólo habían participado ciento treinta pacientes, y sólo sesenta y seis habían tomado la píldora durante veinticuatro meses; la mayoría sólo la había utilizado durante algunos meses. ¿Cómo podía ser segura? Tomó la inusual medida de interrogar a sus colegas ginecólogos y obstetras, que parecían estar ligeramente a favor de aprobar Enovid como anticonceptivo. El 9 de mayo de 1960 se hizo oficial: se aprobó la primera píldora anticonceptiva. Y en 1961, cuatrocientas mil mujeres tomaban Enovid sólo en Estados Unidos.

A veces me pregunto cómo tanta gente toleraba tanto estrógeno, pero cuando el aborto era ilegal y probablemente conocías a una o más personas, algunas chicas jóvenes, que habían sufrido horribles abortos clandestinos o que habían sido enviadas lejos para tener un bebé, sólo para volver avergonzadas, los efectos secundarios podían parecer insignificantes comparados con lo que la sociedad les tenía reservado. Pensando en mis propios calambres, sangrados abundantes y diarrea menstrual, probablemente habría probado Enovid si hubiera sido mi única opción. Resulta útil adoptar otra perspectiva.

El legado

A menudo veo memes sobre la píldora como un «experimento de setenta años sobre las mujeres». Suena veraz (quizás incluso más teniendo en cuenta la historia que acabo de relatar), pero no es exacto. Es cierto que hubo importantes problemas éticos con algunos de los estudios que hoy no aceptaríamos. Y aunque las mujeres puertorriqueñas soportaron los riesgos potenciales de los estudios de la primera píldora, no se invirtió en poner la píldora aprobada a disposición de las mujeres de Puerto Rico. Cuando se cerraron los estudios, desapareció el suministro de píldoras y no pudieron disfrutar de los resultados de sus esfuerzos.

Pero esta historia no significa que la píldora que tenemos hoy sea experimental o insegura. Ahora contamos con décadas de investigación de calidad y exigimos juntas de revisión institucional y comités de ética. Reconocemos que las poblaciones vulnerables (por ejemplo, las personas con discapacidad intelectual, los niños, las afectadas por el racismo, la pobreza y la falta de vivienda, y las que están desesperadas por recibir tratamiento) son más vulnerables a la explotación, y deben existir salvaguardas que garanticen el consentimiento informado y la seguridad. Además, la compensación económica por participar no puede ser tan alta que pueda constituir una forma de coacción.

La píldora es probablemente uno de los medicamentos más estudiados del mundo. Es un excelente anticonceptivo y puede mejorar de forma drástica la calidad de vida de muchas personas cuyas dolencias se deben o se ven afectadas por su ciclo menstrual, como las menstruaciones dolorosas, la endometriosis, las menstruaciones abundantes, el síndrome de ovario poliquístico y el TDPM, por nombrar sólo algunas.

Otro legado importante de la píldora anticonceptiva hormonal es el económico. Un estudio estimó que en la década de 1990 la píldora era responsable del 30 % de la reducción de las diferencias salariales entre hombres y mujeres. La píldora cambió literalmente las normas sociales y las trayectorias vitales a medida que más mujeres iban a la universidad y entraban en el mercado laboral. A veces pienso en las decenas de miles (¿cientos de miles?) de mujeres de la década de 1960 y principios de la de 1970 que no se vieron forzadas a un matrimonio horrible o a una mesa sucia en un callejón porque tenían acceso a la píldora. Además, no eran sólo las mujeres las que ahora podían ver un futuro diferente para sí mismas, sino también quienes las contrataban.

La investigación sobre la píldora dio origen al DIU hormonal y al implante e inyección anticonceptivos. Sin la píldora, quizá no tendríamos tantas opciones anticonceptivas hormonales hoy en día.

¿Hay cosas sobre la píldora que no sabemos? Sin duda, igual que hay cosas que aún no sabemos sobre los antibióticos. Por ejemplo, sólo estamos empezando a desentrañar cómo afectan los antibióticos al microbioma. Pero nadie diría que debemos dejar de utilizar la penicilina hasta que comprendamos del todo la complicada relación que existe entre ella y el microbioma. Siempre deberíamos reevaluar los medicamentos más antiguos a medida que surgen nuevas preocupaciones o se desarrolla nueva tecnología. En respuesta a los nuevos datos, los investigadores han estado reduciendo de forma continua la dosis de la píldora y encontrando nuevos sistemas de administración (parche, anillo vaginal, implantes, inyecciones, DIU), así como desarrollando nuevas hormonas. Es un testimonio de los continuos esfuerzos por mejorar la seguridad de estos medicamentos, reducir sus efectos secundarios y mejorar su eficacia anticonceptiva.

De hecho, la anticoncepción hormonal nunca ha sido tan segura.

Conclusión

- La píldora anticonceptiva fue idea de Margaret Sanger, que quería que las mujeres tuvieran el control de su sexualidad y disfrutaran de libertad reproductiva. Sanger tiene un complicado legado relacionado con el racismo y la eugenesia que debemos tener en cuenta de cara al futuro para no repetir los errores del pasado.
- El doctor Pincus y su equipo de investigación se dieron cuenta de que la progesterona era un anticonceptivo natural, y esta epifanía se convirtió en la base de su trabajo para diseñar una píldora anticonceptiva.
- Gran parte de la investigación básica original sobre la píldora explotaba a las poblaciones vulnerables.
- Dos pasos clave en el diseño de la píldora fueron el descubrimiento de las progestinas y la adición inadvertida de estrógenos.
- Algunas de las investigaciones originales sobre la píldora anticonceptiva estaban muy por debajo de los niveles que aceptaríamos hoy, pero ahora disponemos de décadas de investigación de calidad para fundamentar el asesoramiento médico sobre la anticoncepción hormonal.

23

Anticonceptivos a base de estrógenos: la píldora, el parche y el anillo modernos

La anticoncepción hormonal ha avanzado mucho desde que se introdujo por primera vez en 1957. Las dosis de estrógenos son mucho más bajas, hay varios estrógenos y progestágenos diferentes entre los que elegir, y las hormonas se formulan ahora de modo que puedan administrarse en el torrente sanguíneo a través de la piel mediante un parche o desde la vagina mediante un anillo. Mientras que el Enovid original era de «talla única» (lo que funciona tan bien en medicina como en ropa: es mejor que nada si es lo único que tienes), las permutaciones y combinaciones actuales de hormonas y sistemas de administración permiten personalizar la búsqueda para encontrar el anticonceptivo con estrógenos que mejor se adapte a ti.

En los últimos treinta años, más o menos, se ha llevado a cabo un trabajo asombroso para mejorar la seguridad de la píldora, reducir los efectos secundarios y crear más opciones. Pero la desinformación prospera porque históricamente la medicina ha hecho un pésimo trabajo a la hora de explicar los anticonceptivos hormonales. Las conversaciones con los profesionales sanitarios suelen limitarse a: «Toma, tómate esto»; en lugar de: «Éstas son las opciones. Ésta es la razón por la que creo que un anticonceptivo con estrógenos podría ser lo mejor para ti; ahora revisemos la ciencia que respalda esa postura». En realidad, muchos otros medicamentos, desde el fluconazol (Diflucan) para las infecciones por hongos hasta los fármacos para la hipertensión, se ofrecen con la misma brusquedad. Pero para muchas personas, los anticonceptivos parecen ser algo más íntimo y la falta de información más desdeñosa. Son medicamentos que la gente utiliza a diario, a menudo durante años, así que es comprensible y maravilloso que quieran saber más; y deberían. No se puede ser una paciente informada y tomar una decisión capacitada sin información precisa.

La verdad es que la píldora, el parche y el anillo a base de estrógenos son medicamentos excelentes. Como cualquier fármaco, no son para todo el mundo, pero como tipo de fármacos no son malos ni perjudiciales. Como ejemplo comparativo, yo no puedo tomar AINE porque tengo una enfermedad renal, las personas que se han sometido a cirugía bariátrica tampoco deben utilizarlos, y para algunas personas pueden incluso contribuir a la aparición de úlceras de estómago. Pero estas verdades no deben restar importancia al hecho de que, para la mayoría de las personas, cuando se emplean según las indicaciones, los AINE son medicamentos fantásticos.

Aspectos básicos

Los anticonceptivos a base de estrógenos se administran en el torrente sanguíneo de distintas formas (a través del tracto gastrointestinal, a través de la piel o a través de la mucosa vaginal), pero todos estos medicamentos son similares en cuanto a su funcionamiento, sus ventajas y sus riesgos. Todos los anticonceptivos a base de estrógenos están compuestos por un estrógeno y un progestágeno, y proporcionan anticoncepción de varias formas:

- *Suprimiendo la FSH y la HL.* Los folículos empiezan a desarrollarse y a producir estradiol en cada ciclo, pero sin un aumento de la hormona foliculoestimulante y la hormona luteinizante, llegan al día 3 del ciclo y luego se quedan estancados. Al final, se agotan (sólo pueden mantenerse «en frío» durante cierto tiempo) y el organismo las reabsorbe. Ambas hormonas contribuyen a la supresión de la FSH y la HL.

- *Impidiendo el aumento de HL.* Si un folículo se escapa más allá del día 3 (la vida siempre encuentra una forma de hacerlo), es poco probable que ovule porque las hormonas, principalmente la progestina, suprimen el aumento de HL.
- *Engrosando el moco cervical.* Este efecto impulsado por la progestina significa que los espermatozoides no pueden pasar de la vagina al útero.
- *Afectando al movimiento del esperma y el óvulo en el oviducto.* Básicamente, ambas hormonas ayudan a impedir que el óvulo y el espermatozoide se encuentren, aunque se desconoce en qué medida contribuye esto.

Estos efectos serían excelentes nombres para bandas de punk rock si alguien se animara. Me imagino una batalla de bandas con música de Inhóspito para los Espermatozoides, los Supresores de la GnRH, Aplastando el Aumento de HL y Espermatozoides y Autopista a Ninguna Parte.

Los progestágenos también diluyen el endometrio; hay quien se ha preguntado si podría ser un mecanismo anticonceptivo. De ser así, sería un efecto posterior a la fecundación, y para alguien que considera que un óvulo fecundado es una vida, podría interpretarse como un aborto. Quiero subrayar que la medicina no considera que un óvulo fecundado sea una vida. En cualquier caso, no existen pruebas de que el adelgazamiento del revestimiento impida la concepción. La gente puede estar segura de que los anticonceptivos a base de estrógenos impiden que el óvulo y el espermatozoide se encuentren.

La tasa normal de fallos de estos anticonceptivos es de entre cuatro y siete por cada cien usuarias al año. Aunque algunos fallos pueden deberse al olvido de una píldora, un pequeño porcentaje de personas son lo que llamamos metabolizadoras rápidas, lo que significa que descomponen las hormonas con mayor rapidez. Para ellas, es como tomar una dosis más baja, por lo que el anticonceptivo puede tener una tasa de fallos más elevada. No existen pruebas a nuestra disposición para predecir este riesgo.

El estrógeno

El estrógeno original utilizado en la píldora, el mestranol, se abandonó por el temor, posteriormente desmentido, de que causara tumores. El organismo convierte el mestranol en etinilestradiol, que se seleccionó como estrógeno de sustitución en la píldora, y más tarde como estrógeno en el parche y el anillo. El etinilestradiol se absorbe con facilidad, resiste el metabolismo hepático y es un potente estrógeno. Además, tiene un efecto especialmente fuerte sobre el endometrio, por lo que es muy eficaz para prevenir el sangrado irregular inducido por la progestina. Como Liam Neeson en la película *Venganza*, el etinilestradiol tiene unas habilidades muy particulares. Como es tan eficaz y barato, los investigadores tardaron décadas en encontrar candidatos que pudieran ser alternativas aceptables.

La dosis de etinilestradiol en las píldoras anticonceptivas de emergencia oscila entre 10 y 35 µg, o microgramos (35 µg es una píldora de dosis baja y entre 10 y 25 µg son píldoras de dosis ultrabaja). Todavía se fabrican píldoras con 50 µg, pero se consideran píldoras de dosis alta y sólo deben utilizarse en algunas situaciones en las que sea necesario detener un sangrado abundante de forma urgente; no deben tomarse a diario como método anticonceptivo. Bajar la dosis a 10 o 20 µg puede reducir los efectos secundarios y las complicaciones relacionadas con los estrógenos, pero los datos al respecto no son muy buenos. Bajar la dosis también aumenta el riesgo de sangrados irregulares. Dado que muchos de los efectos secundarios y todos los riesgos graves asociados a los anticonceptivos a base de estrógenos están relacionados con la dosis de éste, si no tienes una razón de peso para utilizar una píldora de 35 µg, una de 20 µg es un buen punto de partida.

Según la marca, los parches liberan de 30 a 35 µg de etinilestradiol al día, y los dos anillos que hay en el mercado liberan de 13 a 15 µg de etinilestradiol al día, pero no son directamente equivalentes a la píldora en cuanto a dosis (µg). Con un medicamento oral, los niveles hormonales ascienden con rapidez y descienden en un ciclo de veinticuatro horas; con el parche y el anillo, las hormonas se absorben y luego se mantienen a un nivel constante. Teniendo en cuenta estos factores, el anillo da lugar a niveles generales de estrógeno en sangre inferiores a los de una píldora de 30 µg y el parche da lugar a niveles superiores.

Aunque el riesgo de complicaciones graves del etinilestradiol es poco frecuente, los investigadores se han esforzado por encontrar estrógenos con riesgos aún menores y efectos secundarios reducidos. Perfeccionar cualquier medicamento basándose en nuevos conocimientos o tecnologías es un objetivo meritorio. Los estudios han dado lugar a tres nuevos estrógenos estrechamente relacionados con los estrógenos producidos por el organismo:

- *Valerato de estradiol.* Una versión químicamente modificada del 17 beta-estradiol, el estrógeno producido por el ovario. La modificación, mediante un proceso llamado esterificación, mejora la absorción desde el intestino. Cuando el estrógeno llega al hígado, en lugar de volverse prácticamente ineficaz, se convierte de nuevo en 17 beta-estradiol.
- *17 beta-estradiol micronizado.* Una forma de 17 beta-estradiol modificada por micronización, un proceso que hace más pequeñas las partículas de la hormona (como convertir pequeñas piedrecitas en arena). La micronización también mejora la absorción.
- *Esterol.* Estrógeno fabricado por el hígado fetal que se encuentra en el organismo durante el embarazo.

Cuando el etinilestradiol es metabolizado por el hígado, estimula a éste a fabricar proteínas que aumentan la capacidad de coagulación de la sangre, y disminuye las proteínas que descomponen los coágulos. También aumenta las proteínas que favorecen la inflamación. El valerato de estradiol, el 17 beta-estradiol micronizado y el esterol pueden ser menos propensos a producir estos efectos (insisto mucho en que «pueden», porque no lo sabemos con seguridad). No son tan potentes como el etinilestradiol y se eliminan del organismo un poco más rápido, por lo que pueden tener menos efectos secundarios relacionados con los estrógenos, como náuseas y dolor de cabeza, para las personas sensibles a los estrógenos. Se supone que el esterol no tiene actividad sobre el tejido mamario, por lo que podría ser una opción para las personas que experimentan sensibilidad mamaria con la píldora. Aún no sabemos si el bajísimo riesgo de cáncer de mama con los anticonceptivos a base de estrógenos será aún menor con el esterol. En este caso hay mucha incertidumbre, ya que gran parte de lo que sabemos se basa en estudios con animales, que no siempre se traducen en los mismos efectos en humanos.

La progestina

Las progestinas son hormonas sintéticas con muchas propiedades similares a las de la progesterona. Junto con la progesterona, se conocen colectivamente como progestágenos. Las progestinas se fabrican en un laboratorio, utilizando testosterona, progesterona o espironolactona (a su vez derivada de la progesterona) como hormona de partida. Si volvemos a la analogía de la llave y la cerradura, en la que los esteroides sexuales actúan como la llave y sus receptores en las células son la cerradura, la idea con los compuestos sintéticos novedosos es intentar eliminar la parte de la llave que causa efectos secundarios y complicaciones o conduce a la descomposición por el hígado, al tiempo que se mejora la parte que es beneficiosa, por ejemplo, el efecto sobre el endometrio.

Las progestinas derivadas de la testosterona conservan cierta actividad similar a la de esta última cuando se prueban en el laboratorio. Los estudios realizados a lo largo de los años han intentado librar a estas progestinas de su herencia de testosterona y convertirlas en un duplicado más cercano de la progesterona. Algunos ejemplos de las progestinas resultantes «bajas en testosterona» son el desogestrel y el gestodeno. Las progestinas derivadas de la progesterona y la espironolactona (que es un diurético que también bloquea el efecto de la testosterona) no tienen actividad similar a la testosterona.

Aunque existen diferencias entre las progestinas en el laboratorio, mucho de lo que oímos es jerga de las empresas farmacéuticas destinada a demostrar que su progestina es «mejor», lo que significa que tiene menos efecto similar a la testosterona. Lo entiendo desde el punto de vista del *marketing*. Pero el modo en que una progestina afecta a un aspecto concreto del endometrio de una rata en una placa de cultivo (o en la prueba que se utilice) no refleja lo que le ocurre a un útero humano dentro de una persona. Hasta hace poco, todos los anticonceptivos a base de estrógenos contenían etinilestradiol, por lo que la única diferencia de una marca a otra era la progestina. Como resultado, las empresas se inclinaron por pruebas del tipo «mi progestina es mejor que la tuya», pero no se hicieron estudios que demostraran que nada de eso importara en humanos. No hay datos que demuestren que la píldora A con progestágeno A es superior a la píldora B con progestágeno B por una razón concreta.

Esto es lo que debes saber: el estrógeno suele contrarrestar cualquier efecto potencial de la testosterona utilizada para fabricar la progestina, por lo que el efecto neto es lo que llamamos estrogénico. Sin embargo, si alguien tiene problemas con un efecto secundario (por ejemplo, si siente que su acné ha empeorado) podríamos decir: «Vale, probemos una píldora que se supone que tiene menos efecto similar a la testosterona». Si alguien tiene problemas de sangrados irregulares, podríamos decir: «Probemos una de las progestinas más antiguas, porque pueden ser mejores para el sangrado».

Las progestinas pueden ser diferentes de forma significativa en lo que se refiere a la coagulación sanguínea. Los progestágenos por sí mismos no parecen tener ningún impacto en el sistema de coagulación, pero los anticonceptivos con los progestágenos «bajos en testosterona» desogestrel, gestodeno, drospirenona y acetato de ciproterona (derivado de la espironolactona) pueden asociarse a una mayor tasa de coágulos sanguíneos (hasta dos veces más) en comparación con las píldoras con progestágenos «más antiguos» como el levonorgestrel y el norgestrel. Una teoría es que, como las progestinas más nuevas son menos parecidas a la testosterona, no contrarrestan tan bien el efecto del estrógeno sobre el sistema de coagulación. Los estudios al respecto son contradictorios, ya que algunos muestran un mayor riesgo de coágulos sanguíneos y otros no. Como el riesgo de coágulos sanguíneos es muy bajo, no es un fenómeno fácil de estudiar.

Beneficios de los anticonceptivos a base de estrógenos

Además de su eficacia anticonceptiva y del rápido retorno a la fertilidad en cuatro semanas tras interrumpir su uso, los anticonceptivos a base de estrógenos tienen numerosos beneficios para la salud. Aunque contienen estrógenos, predomina la progestina, por lo que el endometrio se afina. Un año después de empezar a tomar un anticonceptivo a base de estrógenos, el 20 % de las personas no tienen la menstruación; a los dos años, esa cifra aumenta al 37 %. Entre las que siguen menstruando, el sangrado es más ligero en general, lo que significa menos pérdidas de sangre al mes. Así pues, este tipo de anticonceptivos son muy eficaces para los sangrados abundantes. La reducción de la pérdida de sangre también mejora la anemia ferropénica, porque ya no estás donando sangre al medio ambiente unas trece veces al año.

La falta de ovulación y el afinamiento del endometrio implican menos prostaglandinas, por lo que los anticonceptivos a base de estrógenos son también una terapia eficaz para los períodos dolorosos y la diarrea menstrual, y la progestina puede suprimir la endometriosis y la adenomiosis, enfermedades que pueden causar períodos dolorosos y dolor pélvico. Este tipo de anticonceptivos pueden tomarse de forma continua, lo que también puede resultar muy útil: eliminar por completo el sangrado es estupendo para las menstruaciones abundantes y los períodos dolorosos. Cuando los anticonceptivos a base de estrógenos se toman de esta forma, el endometrio simplemente no se desarrolla; no hay que preocuparse de que se esté estropeando o acumulando sustancias nocivas.

Como los anticonceptivos detienen la ovulación y, por tanto, evitan la fluctuación hormonal, pueden ser muy beneficiosos para las personas con trastornos médicos desencadenados por la menstruación, como las migrañas menstruales, el síndrome premenstrual y el trastorno disfórico premenstrual del estado de ánimo.

Los anticonceptivos a base de estrógenos también pueden tratar afecciones asociadas a la hiperactividad de la testosterona, como el acné y el SOP. Existen dos mecanismos para ello: uno es el propio estrógeno; el otro es el hecho de que el estrógeno aumenta la producción de globulina fijadora de hormonas sexuales, que transporta el estrógeno y la testosterona. Como comenté en el capítulo 18, me imagino la SHBG como un autobús. Cuando una hormona está en el autobús (ligada a la SHBG), está inactiva; en cuanto sale del autobús (se desliga), es libre de interactuar con el organismo. Cuando los niveles de SHBG son altos, se unen más hormonas, y viceversa. Pero hay un truco: la testosterona se une con mayor fuerza a la SHBG que el estrógeno, de modo que cuando los niveles de SHBG ascienden, más testosterona sube al autobús en relación con el estrógeno, lo que significa que hay menos testosterona disponible para interactuar con los tejidos, reduciendo su impacto. Aumentar la SHBG no afecta a los niveles de testosterona o estrógeno, sino únicamente a la proporción de hormona disponible y no disponible. El efecto del estrógeno sobre la SHBG es otra razón por la que probablemente a la mayoría de las personas no les importe si la progestina de un anticonceptivo a base de estrógeno tiene más cualidades similares a la testosterona en el laboratorio.

Otros beneficios de los anticonceptivos a base de estrógenos son:

- Una reducción cuatro veces mayor del riesgo de vaginosis bacteriana, probablemente porque el estrógeno favorece el crecimiento de los lactobacilos.
- Un menor riesgo de cambios fibroquísticos mamarios, quistes y fibroadenomas (tumores benignos).
- Una tasa reducida de quistes ováricos.
- Cabello más largo y grueso en la cabeza, porque los estrógenos prolongan su fase de crecimiento, pero una tasa reducida de crecimiento del vello en la cara.
- Una reducción del 40 % del riesgo de cáncer de endometrio.
- Una reducción del 27 % del riesgo de cáncer de ovario.
- Una tasa reducida de cáncer de colon.

Como todas las formas de anticoncepción eficaz, los anticonceptivos a base de estrógenos también se asocian a reducciones de la mortalidad materna debido al menor número de embarazos, y pueden dar tiempo a las personas para mejorar sus condiciones médicas para tener un embarazo más seguro.

La seguridad de los anticonceptivos a base de estrógenos

Todos los medicamentos conllevan riesgos y los anticonceptivos a base de estrógenos no son una excepción. En Estados Unidos están clasificados como medicamentos peligrosos debido al riesgo de coágulos sanguíneos, pero este riesgo debe relativizarse. Este tipo de advertencia no significa que nadie deba tomar el medicamento; es como una señal de tráfico sobre un peligro potencial. Seamos realistas: el embarazo debería estar clasificado como un peligro potencial. Especialmente en Estados Unidos, una mujer está mucho más segura tomando la píldora que embarazada. El riesgo de muerte y de complicaciones graves, como coágulos de sangre, derrame cerebral, necesidad de transfusión sanguínea, incontinencia y depresión posparto, SÓLO POR NOMBRAR ALGUNAS (sí, estoy gritando), es significativo. Deberíamos intentar arreglar la atroz tasa de mortalidad materna, pero la observación sigue siendo válida. Aún no he visto a ningún naturópata, proveedor de «medicina holística» o «persona influyente en el ámbito de la salud» que exagere de forma equivocada el riesgo de los anticonceptivos a base de estrógenos y aborde también los riesgos de un embarazo que podría producirse porque alguien se asustó al dejar sus anticonceptivos. Eso me dice que mientras tu cuerpo esté sometido al patriarcado, el mayor riesgo de un embarazo es perfectamente aceptable. Si se elige un método anticonceptivo menos eficaz que los elaborados a base de estrógenos, los riesgos de ese otro método deben incluir los riesgos inherentes al embarazo.

Los anticonceptivos a base de estrógenos son mucho más seguros que muchas actividades que no vienen acompañadas de funestas advertencias de fatalidad. El riesgo de morir por un anticonceptivo de este tipo para una persona no fumadora de entre quince y treinta y cuatro años es de 0,06 entre cien mil. Tienen más probabilidades de morir alcanzadas por un rayo, y aproximadamente el mismo riesgo de morir por un aborto espontáneo. En Estados Unidos, las muertes por violencia con armas de fuego, accidentes de tráfico, COVID-19 o embarazos que llegan a término son mucho más frecuentes que las muertes por anticonceptivos a base de estrógenos. Los riesgos se disparan para las fumadoras a partir de los treinta y cinco años, por lo que no se recomienda este tipo de anticonceptivos a este grupo.

El mayor riesgo médico asociado a los anticonceptivos a base de estrógenos son las enfermedades cardiovasculares, incluidos los peligrosos coágulos sanguíneos en venas y arterias, el infarto de miocardio y el ictus. De todas estas consecuencias, la más común es un coágulo sanguíneo en una vena, que puede desplazarse a los pulmones y causar una embolia pulmonar, potencialmente mortal. Afortunadamente, las muertes por coágulos sanguíneos son poco frecuentes (*véase* la Tabla 5). El riesgo parece ser mayor para las personas que toman la píldora anticonceptiva durante su primer año; se desconoce el motivo exacto, pero este hecho suele tranquilizar a las personas que han tomado la píldora felizmente durante años y luego ven un post en Instagram de alguien que exagera los riesgos.

Factor	Riesgo de muerte
Riesgo de base como mujer	1-5/10.000 al año
Anticonceptivos a base de estrógenos, anillo*	3-7/10.000 al año
Anticonceptivos a base de estrógenos con desogestrel**, parche de norgestimato	7-12/10.000 al año
Embarazo	5-20/10.000 al año
Primeras tres semanas después del parto	40-65/10.000 al año

* Existen menos datos sobre el anillo, pero en cuanto al riesgo parece comparable al de las píldoras más antiguas.

** Los datos que demuestran este mayor riesgo no son sólidos, por lo que se trata de un «posiblemente» más que de un «definitivamente».

Tabla 5

Riesgo de que los coágulos de sangre causen la muerte.

No es posible abordar aquí el modo en que cada enfermedad se ve afectada por los anticonceptivos a base de estrógenos. Animo a todas las personas que padezcan algún problema de salud, incluidas las que fuman, a que consulten los criterios médicos de elegibilidad para el uso de anticonceptivos para ver si hay algún problema relacionado con su situación. Introduce «criterios médicos de elegibilidad para el uso de anticonceptivos» y «CDC» u «OMS» en tu navegador, y debería aparecer. Los CDC también tienen disponibles los criterios para Estados Unidos en una aplicación gratuita (abreviada como CDC MEC) para dispositivos Apple y Android, y es fácil buscar por condiciones médicas y métodos anticonceptivos.

Muchas de las contraindicaciones y contraindicaciones relativas giran en torno a factores que afectan al riesgo de coágulos sanguíneos, infarto de miocardio y accidente cerebrovascular, ya que pueden ser acumulativos con la píldora. La edad aumenta el riesgo de coágulos sanguíneos, pero a menos que intervengan otros factores de riesgo, como el tabaquismo, la edad por sí sola no es una contraindicación. Las personas sanas pueden seguir tomando la píldora hasta los cincuenta y cinco años. Los anticonceptivos a base de estrógenos no son una opción segura para las fumadoras a partir de los treinta y cinco años, ni para las que padecen las siguientes enfermedades:

- Hipertensión arterial.
- Migrañas con aura.
- Trastorno de la coagulación sanguínea.
- Enfermedad cardíaca.
- Enfermedad vascular debida a diabetes o lupus.
- Cáncer de mama, diagnóstico actual o anterior.

Otras afecciones que aumentan el riesgo de coágulos sanguíneos, ictus y ataques cardíacos son el colesterol HDL bajo, el colesterol LDL alto, los triglicéridos altos, la diabetes (sin enfermedad vascular), las migrañas sin aura y la obesidad. A veces las personas padecen varias de estas afecciones, y aunque cada una por sí sola puede no ser lo bastante importante como para desaconsejar la anticoncepción con estrógenos, en conjunto puede ser otra historia. Dado que la edad también influye en el riesgo, estos factores pueden significar algo diferente en cuanto al riesgo a los veinte años que a los cuarenta y cinco.

¿Qué ocurre con el cáncer de mama? Existe un aumento del 25 % en el riesgo de cáncer de mama con los anticonceptivos a base de estrógenos, y aunque parezca dramático y aterrador, el riesgo para las mujeres menores de cuarenta y cinco años es tan bajo que incluso con un aumento del 25 %, sigue siendo mínimo. Por ejemplo, si diez mil mujeres toman una píldora que contiene estrógenos durante cinco años y dejan de tomarla a los treinta años, en ese lapso habrá cuarenta y cuatro casos de cáncer de mama no relacionados con la píldora y cinco casos relacionados con ella. El riesgo vuelve a descender a la línea de referencia cinco años después de dejar la píldora. ¿Sabes qué más causa cáncer de mama, aunque casi nunca se hable de ello? El embarazo; y probablemente por los mismos mecanismos que la píldora. La mayoría de los expertos creen que el cáncer de mama se produce porque las hormonas estimulan el crecimiento de un pequeño tumor que ya está presente. Piensa en ello como una semilla ya plantada en la tierra; como el agua para una semilla, las hormonas de los anticonceptivos activan el cáncer. Esto es muy diferente de un tumor causado de cero, es decir, sin ninguna semilla que lo provoque, que es lo que vemos con los cigarrillos y el cáncer de pulmón; incluso después de que alguien deje de fumar, el riesgo de cáncer sigue siendo elevado porque el tabaco ya plantó las semillas.

Otra consideración sobre la píldora es que no es una buena opción para las personas que se han sometido a cirugía bariátrica, ya que puede afectar a su absorción. Para más información sobre los riesgos potenciales de los anticonceptivos a base de estrógenos y los mitos sobre esos riesgos, *véase* el capítulo 30.

Inicio y ciclos

Inicialmente, los anticonceptivos a base de estrógenos se administraban como un conjunto de veintiún píldoras activas, cada una con la misma cantidad de hormona, y siete píldoras de placebo. El primer paquete debía empezarse el domingo siguiente al inicio del sangrado (si empezaba en domingo, ése era el día para empezar). La ventaja de este método era un enfoque uniforme, y «empezar el domingo» era pegadizo, pero alguien que participó en la investigación sobre la píldora en la década de 1970 me dijo que muchos investigadores y médicos pensaban que cualquier otra cosa sería demasiado confusa para las mujeres; como si tal cosa. Parece algo ideado por alguien que nunca ha menstruado y tiene una mala opinión de las mujeres. Empezar el domingo también significaba que la menstruación de retirada probablemente comenzaría un lunes o un martes y terminaría el fin de semana siguiente. Para que nadie tuviera que perderse su sexo semanal de los sábados por culpa de «esos días del mes». Una vez más, las mujeres tenían que gestionar el disgusto de los hombres por sus funciones corporales normales.

El inconveniente de empezar el domingo, además del patriarcado, era que quienes empezaban a sangrar el lunes comenzaría a tomar la primera píldora el día siete (el domingo siguiente), lo que significaba que podrían ovular en ese primer ciclo, ya que el efecto anticonceptivo tarda siete días en surtir efecto. Seis días es tiempo suficiente para que un folículo dominante esté en camino, y la píldora podría no ser capaz de detener el aumento de HL. Además, la espera hacía que muchas personas no empezaran a tomar la píldora, lo que les dejaba con una necesidad anticonceptiva no cubierta.

Ahora contamos con grandes investigaciones que apoyan el inicio rápido, que consiste en empezar a tomar la píldora, el parche o el anillo el mismo día de la prescripción, independientemente del día del ciclo. Esto aumenta de forma significativa el número de personas que siguen utilizando sus anticonceptivos y reduce la necesidad de anticoncepción de reserva a sólo siete días. Si la prueba de embarazo es negativa y crees que no estás embarazada, el anticonceptivo a base de estrógenos puede iniciarse ese mismo día. Si has tenido relaciones sexuales sin protección en los cinco días anteriores, puedes tomar la anticoncepción de emergencia y empezar el anticonceptivo a base de estrógenos al mismo tiempo.

Como se describe en el capítulo 22, la primera píldora tenía un intervalo sin hormonas de siete días para inducir el sangrado menstrual, porque muchas mujeres pensaban que estaban embarazadas cuando la píldora les detenía el período. Sin embargo, desde entonces hemos aprendido que a veces puede empezar a desarrollarse un folículo en un intervalo de siete días sin hormonas, lo que posiblemente reduce la eficacia del anticonceptivo. Este descubrimiento ha dado lugar a envases con veinticuatro píldoras activas y tres píldoras placebo, que siguen permitiendo un sangrado por deprivación, pero mejoran la eficacia y también reducen el riesgo de sangrados anómalos. Con el parche, se aplica uno nuevo cada semana, con una semana de descanso de cada cuatro, y con el anillo, son tres semanas de uso y luego una semana de descanso.

Con todos los métodos anticoncepción a base de estrógenos, también está bien, y a menudo es preferible, saltarse las píldoras placebo o la semana sin hormonas. Las ventajas del uso continuo son la ausencia de menstruación y de fluctuaciones hormonales. Hay píldoras envasadas específicamente para este uso (por ejemplo, ochenta y cuatro píldoras activas), pero con cualquier píldora monofásica puedes simplemente saltarte los placebos y empezar un nuevo envase. No hay nada perjudicial en saltarse la menstruación de este modo. El endometrio no se acumula; simplemente no se desarrolla. Cuando dejes la medicación, volverá la menstruación. El mayor problema del uso continuado es el riesgo de sangrados irregulares. Realmente varía: algunas personas pueden tomar la píldora de forma continuada durante treinta y cinco años y no tener nunca manchados ni tener la regla; otras necesitan tener la regla cada tres o cuatro paquetes como estrategia preventiva contra los sangrados irregulares; y algunas personas tienen sangrados irregulares si intentan saltarse incluso un solo período.

Los matices de los parches y los anillos

Los parches son tan eficaces como la píldora. Los estrógenos utilizados son el etinilestradiol, y existe una variedad de progestágenos diferentes. La disponibilidad de las opciones depende de dónde vivas.

- *Xulane y Zafemy.* Liberan 35 µg de etinilestradiol y 150 µg de norelgestromina al día. Actualmente se venden en Estados Unidos.
- *Evra.* Libera 35 µg de etinilestradiol y 200 µg de norelgestromina al día. Disponible en Canadá, Reino Unido y Europa.
- *Twirla.* Libera 30 µg de etinilestradiol y 120 µg de levonorgestrel al día. Se vende actualmente en el Reino Unido.
- *Lisvy.* Libera 13 µg de etinilestradiol y 60 µg de gestodeno al día. Disponible en Europa.

Hay algunas consideraciones a tener en cuenta con los parches. Los niveles de estrógenos son un poco más elevados, lo que puede explicar la tasa ligeramente superior de dolor mamario, dolores de cabeza y náuseas. Los parches también pueden tener una tasa algo mayor de coágulos sanguíneos. Una cuestión preocupante es que parecen ser menos eficaces y más arriesgados con pesos corporales más elevados, y dependiendo del parche (algunos utilizan el IMC y otros el peso), las personas con un IMC superior a 30 o un peso superior a noventa kilos no pueden utilizarlo. Esta restricción excluye a un gran porcentaje de la población que podría querer usar un parche. Se trata, además, de un inconveniente potencial, teniendo en cuenta que las personas suelen aumentar de peso con la edad y podrían tener que cambiar de método anticonceptivo.

Los anillos anticonceptivos están impregnados de hormonas que se liberan lentamente en la vagina, donde se absorben a través de la mucosa vaginal hacia el torrente sanguíneo. Entre ellos se incluyen:

- *NuvaRing* (marca comercial) o *EluRyng* (genérico). Libera 15 µg de etinilestradiol y 120 µg de etonogestrel al día. El anillo se lleva durante tres semanas, luego se retira durante una semana o se inserta uno nuevo para uso continuo. Hay suficiente hormona en un anillo para un período de gracia de dos semanas, así que, si decides utilizarlo de forma continua, no tienes que cambiarlo cada tres semanas; podrías cambiarlo cada cuatro o incluso cinco semanas para ahorrar dinero.
- *Annovera.* Libera 13 µg de etinilestradiol y 150 µg de segesterona al día. Un anillo puede utilizarse durante todo un año, o trece ciclos. El anillo se coloca en la vagina durante tres semanas, y luego se retira durante una semana para permitir un sangrado por deprivación. Cuando no se utiliza, se lava y se guarda en la funda suministrada. Puede conservarse a temperatura ambiente entre usos, siempre que sea a 30 °C o menos. Teóricamente, este anillo podría emplearse de forma continua, es decir, sin sacarlo durante un año, pero aún no hay datos al respecto, ya que es muy nuevo. Según el prospecto en Estados Unidos: «No se ha evaluado adecuadamente la seguridad y eficacia de ANNOVERA™ en mujeres con un IMC >29 kg/m^2»; el motivo es que durante los estudios se

produjeron dos coágulos sanguíneos entre mujeres con un IMC superior a 29, por lo que dejaron de inscribir a mujeres con un IMC > 29. Como resultado, se desconoce la eficacia y seguridad de este método para esas mujeres, lo cual es lamentable.

Aquí tienes otras cuestiones relacionadas con los anillos:

- Los anillos pueden dejarse puestos o retirarse para mantener relaciones sexuales vaginales. Si se retira, el NuvaRing o el EluRyng sólo pueden estar fuera durante tres horas; de lo contrario, es necesario un método anticonceptivo de apoyo durante los siete días siguientes. El anillo Annovera sólo puede estar fuera de la vagina durante dos horas de los veintiún días o se necesita anticoncepción de apoyo durante una semana.
- Los tampones no afectan a la absorción de las hormonas, pero el anillo puede salirse mientras te quitas un tampón.
- Deben evitarse los medicamentos, lubricantes e hidratantes vaginales a base de aceite y silicona. Algunos fármacos para los hongos y la clindamicina vaginales tienen base oleosa.
- Los anillos se asocian al síndrome de *shock* tóxico, aunque es poco frecuente y el riesgo probablemente no sea mayor que con los tampones.
- Los anillos aumentan el flujo vaginal, que a veces puede confundirse con una infección.
- Se cree que el riesgo de coágulos sanguíneos es el mismo que con las píldoras a base de estrógenos, pero hay una diferencia con los anillos de etonogestrel. El cuerpo metaboliza el desogestrel en etonogestrel, por lo que existe la preocupación teórica de que pueda haber un riesgo ligeramente mayor de coágulos sanguíneos, como ocurre con las píldoras que contienen desogestrel.

Gestión del sangrado y efectos secundarios

Como ya he señalado, el sangrado irregular puede ser un efecto secundario de los anticonceptivos a base de estrógenos, normalmente debido al predominio relativo de la progestina y su efecto sobre el endometrio. El sangrado irregular es frecuente en los tres primeros ciclos y suele resolverse por sí solo. Si ese sangrado es molesto o si persiste, es importante que sepas que no tienes por qué sufrirlo y aguantarte. Las estrategias para controlar el sangrado incluyen:

- Un tratamiento de cinco días de ibuprofeno o un AINE similar. Realmente no hay razón para no probar esto de inmediato. Al fin y al cabo, para algo tenemos la medicina moderna.
- Cambiar de píldora. Si las irregularidades del sangrado son persistentes, las opciones incluyen aumentar la dosis de estrógenos a 35 μg de etinilestradiol, si la píldora actual tiene menos estrógeno, y luego esperar otros dos o tres meses; probar una opción con veinticuatro días de píldoras activas; o probar una píldora con un progestágeno diferente. No se conoce bien el riesgo de sangrado con los estrógenos más nuevos, pero como no son tan potentes como el etinilestradiol, lógicamente no parece el cambio adecuado, aunque eso no significa que sea del todo irrazonable. Por la razón que sea, algunas píldoras funcionan mejor para ciertas personas, y la ciencia no puede explicarlo por completo. Mi teoría es que las personas presentan pequeñas variaciones en la forma en que metabolizan determinadas hormonas. En el caso del parche o el anillo, cambiar de dosis o de hormonas no es una opción actualmente.

En caso de sangrado persistente, conviene considerar otras posibles causas, incluidas todas las causas de sangrado irregular tratadas en capítulos anteriores. A veces ocurren dos cosas a la vez. El dolor de mamas, las náuseas y los dolores de cabeza son otros efectos secundarios que se observan con los anticonceptivos a base de estrógenos, aunque son poco frecuentes y sólo afectan a entre el 1 y el 2 % de las personas. Normalmente se deben a la dosis de estrógenos. En el capítulo 30 se tratan otros problemas de este tipo de anticoncepción.

¿Qué píldora, parche o anillo debo utilizar?

Elegir puede ser como intentar decidir qué cenar en algunos restaurantes: ¡hay demasiadas opciones! ¿No hay un precio fijo? En Estados Unidos hay actualmente más de setenta píldoras en el mercado, y como estos productos nunca se estudian entre sí de forma significativa, es imposible saber cuál es el «mejor». Algunas personas van al médico con una marca específica en mente y dicen: «Quiero la píldora X» o «Quiero el parche»; a menos que haya una razón apremiante para elegir una píldora o un método diferente, lo que quieren es lo mejor para ellas. Los estudios nos dicen que la opción que la gente quiere es la que tiene más probabilidades de seguir utilizando (archiva esto en el apartado de cosas que ahora parecen obvias, pero que podían no serlo para los hombres patriarcales que «sabían más»). Obviamente, es importante que los médicos hablen de las restricciones de IMC / peso para las personas que quieren el parche y del hecho de que la dosis de estrógenos es un poco más alta. Con el parche y los anticonceptivos a base de estrógenos más nuevos con gestodeno y desogestrel, el riesgo ligeramente mayor de coágulos sanguíneos no es definitivo, así que, como parte del consentimiento informado, simplemente explico que puede haber un riesgo un poco mayor, pero que siguen siendo medicamentos increíblemente seguros.

Las llamadas píldoras bifásicas y trifásicas se introdujeron en la década de 1980. Con estas píldoras, las dosis de estrógeno y progestágeno no eran las mismas en cada píldora, sino que contenían dos dosis diferentes (bifásicas) o tres (trifásicas). Este enfoque se diseñó en teoría para reducir ligeramente la exposición acumulativa a las hormonas, limitar el riesgo de sangrados anómalos e imitar las fluctuaciones naturales de estrógeno y progesterona. Pero nunca hubo ninguna prueba real de que las dosis variables tuvieran valor, aparte de la posibilidad de comercializar las píldoras como algo nuevo y científico; todo era falso. Las píldoras bifásicas y trifásicas ofrecen cero ventajas, y pueden ser problemáticas para quien quiera tomar píldoras de forma continuada, ya que eso no puede conseguirse a menos que la dosis de hormonas sea la misma en cada píldora. Hay cero razones para recetar estas píldoras, y yo sólo lo hago si es la píldora específica que le gusta a alguien.

El parche y el anillo son buenas opciones cuando recordar una píldora diaria o tragársela resulta difícil. Otra ventaja del parche y el anillo es que los niveles hormonales son estables. Con una píldora, los niveles de estrógenos y progestágeno se disparan tras la absorción de la medicación, y luego vuelven a caer en picado antes de la siguiente dosis. Una mayor estabilidad en los niveles hormonales podría ser beneficiosa para alguien con SPM cuando la píldora no le está ayudando. El parche y el anillo pueden tener un efecto menor sobre la función sexual, por lo que el pequeño porcentaje de personas que consideran que una píldora a base de estrógenos ha afectado a su libido o a su función sexual pueden querer explorar esas opciones.

En Estados Unidos, cuando alguien quiere una pastilla, lo triste es que lo primero que hacen los médicos es consultar el formulario del seguro para ver qué está cubierto a un precio razonable. Si hay varias opciones disponibles, he aquí algunas cosas a tener en cuenta:

- *Dosis de estrógenos.* Suelo recomendar una píldora de etinilestradiol de 20 µg, pero si has experimentado previamente sangrados irregulares con un anticonceptivo a base de estrógenos, podría sugerir una píldora de 30 a 35 µg. A las personas que hayan tenido problemas de náuseas o sensibilidad mamaria con la píldora, o que tengan sensibilidad mamaria relacionada con el ciclo, les recomendaría una píldora de 10 µg, con una advertencia sobre el aumento del riesgo de sangrado; si eso te preocupa, te recomendaría una píldora de 20 µg. Un anillo también podría ser una opción para los síntomas que puedan estar relacionados con la dosis de estrógenos.
- *Tipo de estrógeno.* Una píldora con uno de los estrógenos más nuevos puede ser una buena opción si has tenido náuseas con los estrógenos o te preocupa la sensibilidad mamaria.
- *Tipo de progestágeno.* Si tienes SPM / TDPM y mucha hinchazón, una píldora con drospirenona parece ser excepcionalmente eficaz.
- *De veintiún días en comparación con las de veinticuatro días y las de uso continuo.* Las opciones con veinticuatro días de píldoras activas protegen más contra la ovulación por escape y, por tanto, son ligeramente más eficaces que las píldoras de veintiún días, y suelen tener un perfil de sangrado más favorable. Las píldoras continuas también

son probablemente más eficaces, ya que no se produce una interrupción hormonal. Así que la cuestión es si quieres tener la regla.
- *De marca o genéricas.* Las píldoras de marca no son mejores que sus equivalentes genéricos. Elige un genérico siempre que sea posible y ahorra dinero.
- *Píldoras con beneficios añadidos.* Hay píldoras con hierro y con calcio, pero no hay datos que sugieran que sean más beneficiosas que las píldoras que no contienen suplementos. El hierro puede causar estreñimiento, así que tenlo en cuenta desde el punto de vista de los efectos secundarios. Si tienes anemia, puedes tomar un suplemento de hierro, que funciona mejor si se toma en días alternos, y dejarlo cuando ya no lo necesites. En general, añadir minerales a las pastillas es más *marketing* que medicina.

Por último, no estás casada con tu anticonceptivo; siempre puedes cambiarlo por otro.

¿Qué pasa si me olvido una píldora, el anillo o el parche?

Suele ocurrir. Lo que debes hacer en caso de que necesites un método anticonceptivo de apoyo suele estar recogido en la monografía del producto, ese gran paquete de papeles que viene con la receta. Puedes guardar uno o encontrarlo en Internet buscando «Monografía del producto FDA» y luego el nombre de tu anticonceptivo. Haz una captura de pantalla y guárdala en los favoritos de tu teléfono para tenerla siempre contigo. Otra opción es hacer una búsqueda en inglés de «missed pills OCPs» (abreviatura en inglés de «píldoras anticonceptivas orales») y «CDC» o «NHS» (el Servicio Nacional de Salud del Reino Unido); aparecerán páginas excelentes. Márcala como favorita o haz una captura de pantalla. La página del CDC tiene un gráfico estupendo que se presta a ser guardado en tu teléfono. No te dejes aconsejar sobre este tema por aplicaciones menstruales.

Programa un recordatorio para tomar la píldora o cambiar el parche o el anillo, o descárgate una aplicación anticonceptiva que te lo recuerde. La vida es muy ajetreada. Si me saltaba una píldora, a menudo tenía sangrados intermenstruales, así que el refuerzo negativo me obligaba a tomar la mía a diario, ¡pero no es necesariamente la mejor estrategia! Un estudio sobre envases electrónicos de píldoras que registraban cuándo se retiraban las píldoras reveló una media de 4,7 píldoras olvidadas por envase en tres envases, aunque las participantes en el estudio pensaban que sólo habían olvidado una. Puede que este estudio no sea aplicable a todas las mujeres (la edad media era de veintidós años y el grupo demográfico era mayoritariamente blanco y con estudios secundarios), pero es probable que el olvido de píldoras sea más frecuente de lo que pensamos. Acordarse de cambiar un anillo vaginal cada tres semanas no es intuitivo, como tampoco lo es veinticuatro días de píldoras activas y un descanso de tres días, por lo que muchas personas se benefician de un recordatorio externo. Yo empecé a utilizar una aplicación para mi terapia hormonal de la menopausia porque tomo la progesterona por la noche, así que a veces la tomaba muy tarde y había muchas mañanas en las que me quedaba mirando el frasco de pastillas pensando: «¿La tomé o no la tomé?».

Conclusión

- Entre los anticonceptivos a base de estrógenos se encuentran las píldoras, los parches y los anillos, y existen muchas permutaciones y combinaciones de hormonas.
- Casi todos los riesgos, que son poco frecuentes, están relacionados con los estrógenos. Los riesgos graves son los coágulos sanguíneos, el infarto de miocardio y el ictus.
- Los parches y algunas píldoras pueden tener tasas ligeramente superiores de coágulos sanguíneos, pero esto no es definitivo.
- Las irregularidades en el sangrado son el efecto secundario más frecuente de los anticonceptivos a base de estrógenos, y suelen mejorar con el tiempo.
- Hay algunos matices en la dosis de estrógenos, el tipo de estrógeno y el tipo de progestina que pueden ser de importancia para algunas personas.

24

Métodos con sólo progestágeno

Los anticonceptivos a base de progestina no tardaron en aparecer tras la aprobación del Enovid. Parte de la investigación se vio impulsada por la búsqueda de terapias para el cáncer de útero y el tratamiento de las hemorragias menstruales abundantes o irregulares, que pueden verse favorecidas por los progestágenos, pero también existía el deseo de eliminar las complicaciones graves de la píldora, relacionadas en gran medida con los estrógenos, y de poner la anticoncepción hormonal al alcance de más personas, ya que los estrógenos están relacionados con casi todas las razones médicas por las que alguien no puede tomar la píldora.

Hoy en día disponemos de cuatro métodos que sólo contienen progestágeno: píldoras, implantes, una inyección y un DIU. El DIU de progestágeno se trata en el capítulo 27; aquí nos centraremos en las píldoras, los implantes y la inyección, que actúan inhibiendo la ovulación (principalmente el aumento de la LH, aunque algunos métodos también pueden afectar a la FSH) y espesando el moco cervical. Al igual que los anticonceptivos a base de estrógenos, estos medicamentos también tienen un uso más allá de su acción anticonceptiva. Los sangrados abundantes, los fibromas y las menstruaciones dolorosas son sólo algunas de las razones por las que la gente puede utilizarlos aparte de la anticoncepción.

La única contraindicación absoluta de los anticonceptivos a base de progestina es padecer actualmente cáncer de mama o haberlo padecido en los últimos cinco años. Sin embargo, hay algunas afecciones con las que estos medicamentos no suelen recomendarse: lupus eritematoso sistémico (LES) con síndrome de anticuerpos antifosfolípidos, enfermedad hepática avanzada, algunos tumores hepáticos y un diagnóstico actual o previo de cáncer de mama. Además, al igual que ocurre con la píldora a base de estrógenos, la píldora a base de progestina no suele recomendarse a las personas que se han sometido a cirugía bariátrica, ya que puede que no se absorba lo suficientemente bien como para que surta efecto.

Las restricciones limitadas significan que los métodos que sólo contienen progestina están abiertos a muchas personas que, de otro modo, no podrían utilizar los anticonceptivos a base de estrógenos, como las personas fumadoras mayores de treinta y cinco años, las que tienen migrañas con aura y las que padecen enfermedades cardíacas o hipertensión, por nombrar algunas. En cualquier caso, siempre es importante revisar tu situación médica particular con tu médico y comprobar los criterios médicos de elegibilidad para la anticoncepción de los anticonceptivos a base de estrógenos (*véase* el capítulo 23). Los riesgos de coágulos sanguíneos, ictus y cambios en la presión arterial, aunque suelen ser bajos con la píldora a base de estrógenos, no son motivo de preocupación en absoluto con la píldora a base de progestina. Además, las personas que experimentan efectos secundarios relacionados con los estrógenos de la píldora, como dolor de mamas, náuseas, dolores de cabeza e infecciones por hongos, no tendrán estos problemas con los métodos que sólo contienen progestina. Hay menos datos sobre los beneficios para la salud no relacionados con la anticoncepción de los métodos que sólo contienen progestina, aunque sabemos que reducen el riesgo de cáncer de endometrio y probablemente también el de cáncer de ovario.

¿Cuál es el inconveniente? Casi todo conlleva una contrapartida. A cambio de una mayor seguridad, los métodos a base de progestina tienen una mayor tasa de sangrados irregulares, y las primeras píldoras pueden haber tenido una mayor tasa de embarazos. Teniendo en cuenta estas advertencias, entremos en materia.

Píldoras que sólo contienen progestina

Las primeras píldoras sólo de progestina, también llamadas minipíldoras, se introdujeron a finales de la década de 1960. Tenían menos progestágeno (o una dosis menor en comparación con una píldora que contenía estrógenos) de ahí el apodo de «minipíldora». La dosis más baja parece contraintuitiva, pero fue el primer intento de reducir los riesgos de coágulos sanguíneos y otros efectos secundarios, como náuseas y dolor de cabeza; en aquel momento, no estaba claro si los estrógenos o la progestina eran la fuente de los problemas. Hubo un par de comienzos en falso hasta que se introdujo una píldora de norgestimato a principios de la década de 1970. Esta formulación sigue disponible hoy en día.

El problema de las minipíldoras originales es que la progestina utilizada se elimina con rapidez del organismo, y se cree que la dosis es apenas suficiente para suprimir la ovulación y espesar el moco cervical. Al igual que con una píldora de estrógenos, los folículos que se reclutan en cada ciclo se estancan al tercer día. Si el nivel de progestágeno desciende un poco (por ejemplo, si tomas la píldora varias horas más tarde que el día anterior), los efectos anticonceptivos pueden verse comprometidos. Por eso se recomienda tomar este tipo de minipíldora dentro del mismo intervalo de tres horas cada día, para evitar que se reduzca la eficacia anticonceptiva (la idea de que estas píldoras son lo bastante sensibles como para necesitar un intervalo de tres horas es controvertida desde el punto de vista médico, pero con la anticoncepción solemos pecar de precavidos). La inconveniencia de una ventana de tres horas y el temor a que las píldoras fueran menos eficaces impidieron que muchas personas las eligieran. La buena noticia es que ahora hay dos píldoras sólo de progestina con progestinas de acción más prolongada, el desogestrel y la drospirenona, y los estudios demuestran que no tienen una ventana estricta de tres horas. Con la píldora de desogestrel existe una ventana de doce horas y la píldora de drospirenona tiene una ventana de veinticuatro horas, lo que crea más margen de maniobra.

Las ventajas de las píldoras que sólo contienen progestina son que no se asocian a un mayor riesgo de coágulos sanguíneos y no aumentan la presión arterial ni desencadenan migrañas ni causan ninguna de las complicaciones o efectos relacionados con los estrógenos que se observan con la píldora a base de estrógenos. Por tanto, son una gran opción para las personas con enfermedades cardíacas, migrañas o antecedentes de coágulos sanguíneos. También pueden ayudar a reducir las crisis drepanocíticas a las personas con este tipo de anemia. En cuanto a las desventajas, los sangrados irregulares son más frecuentes con las píldoras que sólo contienen progestina que con las que contienen estrógenos, aunque en realidad no sabemos en qué medida.

La tasa de embarazo con píldoras que sólo contienen progestina es de entre el 4 y el 7 %. Entre las opciones se incluyen:

- *Noretindrona 350 µg.* Las marcas de esta minipíldora incluyen Micronor, Nor-QD y Noriday. Estas píldoras conllevan la preocupación teórica de las tres horas (*véase* página anterior). Cada envase contiene veintiocho píldoras, y todas ellas son activas, por lo que debe tomarse una cada día.
- *Levonorgestrel 30 µg.* Una minipíldora con el mismo problema de la ventana de tres horas. Las marcas comerciales son Microval y Microlut. Cada envase contiene veintiocho píldoras activas.
- *Desogestrel 75 µg.* También es una minipíldora, pero más nueva. La marca, Cerazette, está disponible en Canadá, Reino Unido y Francia, pero no en Estados Unidos desde julio de 2023. El desogestrel es muy eficaz para suprimir la ovulación, por lo que no hay que preocuparse por la ventana de tres horas. Hay veintiocho píldoras activas en un envase, por lo que se toma una píldora al día.
- *Drospirenona 4 mg.* No es una minipíldora, ya que la dosis de progestina es mayor que en una píldora a base de estrógenos. La marca comercial es Slynd. Puede aumentar los niveles de potasio en personas con enfermedades u otros medicamentos que las expongan a este riesgo; deben controlar su nivel de potasio después de su primer ciclo con la píldora. Hay veinticuatro píldoras activas y cuatro píldoras placebo por envase; se supone que los cuatro días sin hormonas reducen los problemas de sangrado. Tampoco hay que preocuparse por la ventana de tres horas.

Implantes

Con los implantes, un método anticonceptivo reversible de acción prolongada, las varillas de silicona suministran progestina al organismo de forma constante. En Estados Unidos, la única opción disponible en la actualidad es Nexplanon, que es una varilla única que contiene la progestina etonogestrel. En otros países puede que siga estando disponible Implanon, también una varilla única de etonogestrel. La única diferencia es que Nexplanon contiene pequeñas cantidades de sulfato de bario, por lo que puede verse tanto con rayos X como con ecografía y resonancia magnética; Implanon sólo puede verse con ecografía y resonancia magnética. Así, en el raro caso de que un implante migre, hay más opciones de diagnóstico por imagen para encontrar el Nexplanon. El Nexplanon también es más fácil de colocar de forma correcta que el Implanon. Los sistemas con dos varillas, Jadelle y Levoplant, están disponibles en algunos lugares, pero no en Estados Unidos. Ambos contienen levonorgestrel.

Nexplanon mide 4 cm de largo y 2 mm de ancho, aproximadamente el tamaño de una cerilla, y contiene 68 mg de etonogestrel, que es un metabolito del desogestrel, una hormona que también se utiliza en algunos anticonceptivos orales y en el NuvaRing. Es eficaz con independencia del peso o del IMC. El implante se coloca en la parte superior del brazo y se inserta y retira mediante un breve procedimiento ambulatorio que suele durar tan solo unos minutos. Nexplanon e Implanon están aprobados para tres años de uso, pero los estudios demuestran que son eficaces durante cinco años. Los sistemas Jadelle y Levoplant son eficaces durante cinco años. La mayor parte de la información que sigue se centra en Nexplanon e Implanon, ya que tienen la misma medicación, dosis y sistema de administración, pero gran parte de la información también se aplica a los otros sistemas.

Nexplanon e Implanon actúan suprimiendo de forma muy eficaz el aumento de la HL, lo que impide la ovulación. Se diseñaron para liberar una cantidad de etonogestrel que es cien por cien eficaz para suprimir la ovulación durante los primeros treinta meses. El etonogestrel también hace que el moco cervical sea hostil a los espermatozoides, de modo que, como el nivel de la hormona desciende ligeramente con el tiempo, existe un método anticonceptivo de reserva incorporado. Quizá te preguntes si los implantes son tan eficaces para suprimir la ovulación que provocan una menopausia temporal. En los primeros meses, los folículos del ovario se suprimen por completo y los niveles de estradiol descienden, pero el ovario se recupera y, a los seis meses, los niveles de estradiol vuelven a la normalidad en la primera parte del ciclo menstrual. En ese momento, al igual que con la píldora, los folículos se reclutan y producen estrógenos, pero no se produce un aumento de la HL, por lo que desaparecen. Los niveles de progesterona permanecen bajos, ya que no hay ovulación.

Los embarazos con los implantes anticonceptivos son extremadamente infrecuentes. Con Nexplanon, la tasa es del 0,38 %, y la mayoría de los embarazos que se producen son muy próximos al momento de la inserción, lo que significa que la persona ya llevaba unos días embarazada cuando se realizó la inserción (antes de que una prueba de embarazo diera positivo) o no utilizó protección de refuerzo durante la primera semana (el efecto anticonceptivo tarda siete días en surtir efecto). Los implantes pueden colocarse en cualquier momento en que sepas que no estás embarazada, incluso justo después del parto. Una vez retirado el implante, la fertilidad se recupera con rapidez; a los dos meses de retirarlo, se ha restablecido la fertilidad de referencia. Es posible retirar una varilla vieja e insertar una nueva el mismo día.

Es esencial que los niveles hormonales sean correctos para que los implantes proporcionen una supresión adecuada de la ovulación, por lo que es importante tener en cuenta los medicamentos que pueden aumentar el metabolismo del etonogestrel, ya que estos fármacos pueden hacer que el implante sea menos eficaz. Algunos medicamentos para la epilepsia y para el VIH pueden tener este efecto; si tomas medicamentos para estas enfermedades, o si empiezas a tomarlos una vez que ya tienes colocado un implante, asegúrate de comunicárselo a tu médico. La hierba de San Juan también puede tener este efecto, por lo que debe evitarse con un implante.

Los implantes no parecen tener un impacto negativo en el metabolismo. En un estudio que comparó a las personas que utilizaban un implante con las que usaban el DIU de cobre, no hubo diferencias en el aumento de peso. Como los folículos se desarrollan y producen estrógenos, no aumenta el riesgo de osteoporosis con el uso prolongado.

Las ventajas de los implantes (además de la anticoncepción sin preocupaciones para casi todo el mundo, sin limitaciones basadas en el peso o el IMC) incluyen una reducción de los períodos dolorosos (alrededor del 80 % de las personas afirman que sienten una mejoría de los dolores menstruales, y los implantes también pueden ser eficaces para tratar el dolor relacionado con la endometriosis). El efecto sobre el acné varía: algunas personas informan de una mejora, pero otras de un empeoramiento. Los implantes también pueden disminuir las dolorosas crisis drepanocíticas.

Los inconvenientes, aparte del bajo riesgo de dolor y hematomas con la inserción, incluyen un riesgo muy pequeño de migración, lo que significa que el implante se desplaza bajo la piel, lo que puede dificultar su extracción. En casos muy raros, puede acabar en un lugar donde su extracción sea difícil, como la axila. Pero quiero insistir en lo poco frecuente que es esto. El mayor problema que tiene la mayoría de la gente es el sangrado irregular. Al igual que ocurre con las píldoras anticonceptivas, el sangrado es frecuente en los tres primeros meses; de hecho, dos tercios de las personas consideran que su patrón de sangrado es insatisfactorio. Pero a los seis meses, alrededor del 22 % de las personas no tienen sangrados y el 34 % tienen manchados poco frecuentes. Por término medio, las que tienen más sangrados sangran aproximadamente el mismo número de días que antes del implante; sólo que, con el implante, tienden a ser irregulares, lo que, por supuesto, puede resultar angustioso. A los seis meses de la inserción, sólo un tercio de las personas dicen que su patrón de sangrado sigue siendo insatisfactorio, pero obviamente «insatisfactorio» significa cosas distintas para cada persona. Si tu menstruación suponía diez días de flujo abundante y ahora, dos meses después del implante, manchas de forma impredecible durante seis días al mes, es posible que agradezcas el cambio, mientras que alguien cuya menstruación duraba dos días podría encontrar peor la misma cantidad de pérdida de sangre a través del manchado irregular. Finalmente, entre el 11 y el 14 % de las personas se retiran el implante a causa del sangrado.

Es imposible predecir quién tendrá problemas de sangrado anómalo, quién tendrá ligeros manchados intermitentes y quién dejará de tener la menstruación tras el implante. El único factor que se ha relacionado con más sangrados anómalos es un IMC más bajo, aunque se desconoce el motivo. Una hipótesis es que los niveles de etonogestrel son mayores en las personas con un IMC bajo (cuanto más pequeña eres, menor es el volumen en el que se dispersa el medicamento), lo que puede tener un mayor efecto sobre el revestimiento uterino.

Existen estrategias para reducir el sangrado, pero lamentablemente no se suelen prescribir. Los sangrados irregulares no deben despreciarse sin más. Las personas no deberían tener que soportar efectos secundarios que pueden controlarse, y los problemas de sangrado pueden llevarlas a cambiar a otros métodos anticonceptivos o incluso a prescindir de ellos, aumentando el riesgo de un embarazo no planificado. Para más información, *véase* la sección «Cómo controlar los sangrados problemáticos» más adelante. Todo el mundo debe tener a mano la dosis adecuada de ibuprofeno cuando se inserte el implante, para que pueda empezar a tomarlo de inmediato si tiene problemas de sangrado.

Depo-Provera

También conocida como inyección anticonceptiva, este método anticonceptivo es una inyección de una progestina llamada acetato de medroxiprogesterona (MPA), de nombre comercial Depo-Provera y normalmente abreviada DMPA (la D es de depósito, que significa inyección). El MPA fue aprobado por primera vez por la FDA en 1959 y se utilizó inicialmente para tratar los sangrados abundantes. La inyección puede administrarse en el músculo (intramuscular) o bajo la piel (subcutánea) cada trece semanas. La tasa de fracaso cuando la inyección se recibe cada trece semanas o menos es del 0,2 %, pero la tasa de fracaso normal es del 4 %, ya que las personas no siempre se ponen las inyecciones posteriores en el plazo requerido. Depo-Provera puede administrarse en cualquier momento del ciclo. Tras la primera inyección, tarda siete días en ser eficaz, por lo que las personas sexualmente activas que no utilicen un anticonceptivo de refuerzo en esa primera semana corren el riesgo de quedarse embarazadas. Existe un pequeño margen de maniobra en cuanto a la dosificación (pueden pasar hasta quince semanas entre inyecciones sin necesidad de un método de apoyo).

Además de las ventajas de una anticoncepción fiable, después de una inyección hasta el 30 % de las usuarias ya no tendrán menstruación; al año esa cifra se acerca al 50 %; y a los cinco años es del 80 %.

A muchas personas les gusta esta ventaja añadida, y es estupenda para quienes tienen menstruaciones abundantes, anemia ferropénica y menstruaciones dolorosas. Depo-Provera también es un tratamiento eficaz contra la endometriosis, y existen datos fiables de que puede reducir los fibromas. Las personas con anemia falciforme suelen sufrir menos crisis. Para las personas con epilepsia, no hay medicamentos anticonvulsivos que afecten al funcionamiento de la inyección, a diferencia de lo que ocurre con la píldora anticonceptiva y la varilla. Depo-Provera también se asocia a un menor riesgo de cáncer de endometrio y ovario, y es neutro para el cáncer de mama.

Como todos los medicamentos, Depo-Provera tiene efectos secundarios. El más común es el sangrado irregular. Algunas personas sangran de forma imprevisible hasta que finalmente cesan los períodos; para otras, el sangrado es persistente. En general, el 70 % de las personas tendrán sangrados irregulares durante el primer año. Cuanto más tiempo tomes Depo-Provera, más probable es que se detenga el sangrado. Al igual que con los implantes, hay intervenciones que pueden reducir el sangrado (*véase* el apartado siguiente).

Otro problema de la Depo-Provera es el retraso en el retorno a la fertilidad. Algunas personas se quedan embarazadas a las quince semanas de la última inyección, pero otras tardan casi un año en recuperar la fertilidad inicial, algo que debes tener en cuenta si esperas quedarte embarazada poco después de dejar de tomar anticonceptivos.

Depo-Provera está asociada al aumento de peso en algunas personas, una media de 4 kilos, frente a los 2,3 kilos de las que utilizaron un DIU de cobre sin hormonas. Sin embargo, los promedios no nos muestran el cuadro completo. Resulta que sólo un pequeño subgrupo de personas aumenta de peso con Depo-Provera, y las que lo hacen tienden a empezar a aumentar de peso en los primeros tres a seis meses; para ellas, el aumento medio es de 10,9 kilos. Esto significa que, si no engordas al principio, no es probable que te suponga un problema, pero si lo haces, puede ser algo que debas comentar con tu médico.

Otros riesgos de Depo-Provera son un descenso transitorio de la densidad ósea que se recupera al suspender la medicación (ésta es la advertencia de alto riesgo), un efecto adverso temporal sobre el colesterol y los lípidos, y sequedad vaginal, que puede tratarse con estrógenos vaginales. Ha surgido cierta preocupación sobre un mayor riesgo de contraer el VIH en caso de exposición, pero los datos al respecto no son suficientemente sólidos como para hacer una afirmación definitiva. Mucha gente habla de un vínculo entre la depresión y Depo-Provera; tanto es así que se ha convertido en un truismo médico, es decir, algo que suena médicamente plausible pero que no está respaldado por datos. No existen pruebas sólidas que relacionen Depo-Provera con la depresión, y tener depresión no es una contraindicación para empezar a tomarla.

Depo-Provera ha tenido muy mala prensa. Siempre que publico algo sobre ella en Internet, inevitablemente hay un coro de gente que la odia. Sin embargo, recibo el mismo número de mensajes privados de personas a las que les encanta, pero se avergüenzan de admitirlo en público. No es un delito contra el feminismo que te guste un anticonceptivo, que lo odies o que no tengas sentimientos fuertes en ninguno de los dos sentidos. Pero tus experiencias no son generalizables a tu amiga o a tu vecina o a cualquiera que lea tu publicación en Twitter o tu comentario en Instagram. Lo máximo que puedes decir es que te funcionó o no te funcionó. Las redes sociales pueden reflejar un muestreo sesgado, y es más probable que las personas que tienen experiencias negativas lo publiquen. Lo que he visto en mi consulta a lo largo de los años es un reflejo de las respuestas que recibo en las redes sociales: a algunas personas les encanta Depo-Provera y otras la odian.

Al cabo de un año, el 43 % de las personas han dejado Depo-Provera, y a los dos años es el 62 %. Los efectos secundarios aparecen como la razón principal. Esto es preocupante porque en muchos casos no se informa adecuadamente a la gente sobre los efectos secundarios; muchas menos mujeres dejan de tomarla cuando se les ofrece de antemano un asesoramiento más detallado sobre los efectos secundarios. Imagina que reservas un vuelo de San Francisco a Nueva York, pero tienes que cambiar de avión en Denver. Ves un itinerario que cuesta quinientos dólares con una escala de tres horas y otro que cuesta doscientos dólares con una escala de cincuenta y cinco minutos que, según la compañía aérea, es una conexión legal (lo que significa que creen que puedes hacerla). Así que reservas el vuelo de doscientos dólares porque quieres ahorrar dinero y no quieres pasar tres horas en el aeropuerto. Pero entonces tu vuelo desde San Francisco se retrasa y pierdes la conexión. Muy mal. ¿Y si antes de reservar te enteras de que el vuelo de San Francisco se retrasa el 50 % de las veces? Puede que siguieras pensando que el riesgo de perder la conexión merecía la pena para ahorrar dinero, pero habrías tomado una decisión con conocimiento de causa. Ahora, si pierdes el vuelo, probablemente estarás menos disgustada porque conocías el riesgo de antemano. Lo mismo ocurre con los anticonceptivos: cuando las personas conocen de antemano los efectos secundarios y pueden sopesarlos con los beneficios, tienden a sentirse menos angustiadas cuando se produce un efecto secundario, están más preparadas para gestionarlo y es menos probable que abandonen el método, lo que podría exponerlas a un embarazo no planificado.

Cómo controlar los sangrados problemáticos con progestinas

Los sangrados irregulares con implantes y Depo-Provera pueden tratarse de varias maneras. Estos tratamientos también pueden probarse para el sangrado con píldoras que sólo contienen progestina, pero en este caso disponemos de menos datos.

- *AINE.* Una dosis de 800 mg de ibuprofeno tres veces al día durante un máximo de cinco días, o 500 mg de naproxeno sódico dos veces al día durante un máximo de cinco días. Existen otros regímenes de AINE a considerar si estos dos no son una opción. Todas las personas sin contraindicaciones deben recibir esta información en el momento de la inserción o inyección y tener las pastillas a mano para poder empezar a tomarlas en cuanto sea necesario.
- *Ácido tranexámico.* Toma 650 mg tres veces al día durante un máximo de cinco días. Para más información sobre este medicamento, *véase* el capítulo 16.
- *Cualquier píldora que contenga estrógenos o el anillo anticonceptivo.* Empieza con un ciclo y, si no funciona, considera la posibilidad de continuar hasta tres meses. Los estrógenos pueden ayudar a

estabilizar el endometrio. Este tratamiento puede no ser una opción para las personas que utilizan métodos que sólo contienen progestina, porque no pueden tomar la dosis de estrógenos de los anticonceptivos hormonales.

- *Dosis bajas de estrógenos*. Para este uso, los médicos suelen recetar 1,25 mg de estrógeno equino conjugado o 2 mg de estradiol, tomados por vía oral una vez al día durante una o dos semanas. También puede utilizarse un parche transdérmico. La dosis más baja tiene el mismo efecto estabilizador sobre el endometrio que las píldoras o el anillo anticonceptivos, pero puede ser una opción mejor para las personas que han tenido efectos secundarios con una dosis más alta.
- *Tamoxifeno*. Este medicamento para el cáncer de mama también puede reducir el sangrado. Para este uso, la dosis es de 10 mg dos veces al día durante siete días. Puede utilizarse durante varios meses si es necesario.
- *Mifepristona*. Es uno de los medicamentos utilizados para abortos médicos. Como tratamiento de los sangrados irregulares, hay que tener en cuenta varias dosis.

Podrías pensar: «Vaya, son muchos medicamentos para probar. ¿Por qué no cambiar de método?». Aquí es donde es importante sopesar los beneficios y los riesgos individuales. Si alguien no desea en absoluto quedarse embarazada y/o tiene otros efectos secundarios mínimos y/o disfruta de la comodidad, puede estar dispuesta a hacer más para mejorar su experiencia con el implante o la inyección. Elegir siempre es bueno, y tener más opciones para que tus elecciones te beneficien es aún mejor.

El anillo de progesterona

Aunque la progesterona no se absorbe bien a través de la piel, sí lo hace en la vagina. Un anillo vaginal impregnado de progesterona, comercializado como Progering, se utiliza para mejorar la eficacia anticonceptiva de la lactancia (amenorrea de la lactancia). Actúa suprimiendo la ovulación y afectando al moco cervical. El anillo se cambia cada tres meses hasta un año después del parto. Si se retira durante las relaciones sexuales o por otro motivo, sólo puede estar fuera de la vagina durante dos horas antes de que se necesite un método anticonceptivo de refuerzo. Una vez que disminuye la frecuencia de la lactancia, debe buscarse otra forma de anticoncepción. Progering sólo está disponible en algunos países de Centroamérica y Latinoamérica, pero al parecer el fabricante está intentando expandir el acceso.

Conclusión

- Los anticonceptivos que sólo contienen progestina evitan la mayoría de los riesgos y muchos de los efectos secundarios de los anticonceptivos a base de estrógenos.
- La mayor desventaja de los métodos que sólo contienen progestina es el riesgo de sangrados irregulares.
- Las antiguas píldoras sólo de progestina pueden haber tenido una tasa de embarazo más alta que las píldoras a base de estrógenos; sin embargo, las píldoras más nuevas no la tienen.
- El implante de etonogestrel es uno de los métodos anticonceptivos más eficaces y actualmente está aprobado para tres años, pero los estudios demuestran que es eficaz durante cinco años de uso.
- Depo-Provera también es muy eficaz; los mayores problemas son el riesgo de sangrados irregulares y el hecho de que puede pasar hasta un año hasta que se recupere la fertilidad.

25

Anticoncepción de emergencia

Anticoncepción poscoital es el término médico, pero la mayoría de la gente la conoce como anticoncepción de emergencia (AE) o Plan B, una de las marcas comerciales. Se puede conseguir con medicamentos orales, un DIU de cobre o un DIU de levonorgestrel. El DIU es más eficaz, pero no suele estar disponible en caso de emergencia y no es una opción aceptable para todo el mundo. ¿Quién de nosotras no ha corrido por el Strip de Las Vegas a las cinco de la mañana mientras estaba de vacaciones para comprar un paquete de anticonceptivos de emergencia? Bueno, me estoy yendo por las ramas.

Por desgracia, muchas personas desconocen la existencia de la anticoncepción de emergencia y, en consecuencia, prescinden de ella cuando la necesitan. Como estas opciones han sido etiquetadas de forma errónea como abortivos, algunos profesionales médicos se niegan a hablar de ellas con las pacientes, y cuando lo hacen, la desinformación es por desgracia habitual. Sin embargo, la anticoncepción de emergencia es exactamente lo que su nombre indica: anticoncepción, no aborto.

Este capítulo se centra en los medicamentos orales para la anticoncepción de urgencia; los DIU se tratan en el capítulo 27.

Historia de la anticoncepción de emergencia

En los primeros intentos de anticoncepción poscoital se utilizó el dietilestilbestrol (DES), un potente estrógeno sintético descubierto en 1938. El DES se aprobó inicialmente en 1941 para tratar los síntomas de la menopausia, pero por el camino (como suele ocurrir en medicina) los médicos empezaron a probarlo para otras afecciones relacionadas con el aparato reproductor. La historia de las terapias ginecológicas a veces parece similar a tirar una y otra vez pasta contra la pared para ver si se pega. ¿Tienes un problema y un útero? ¡Probemos con grandes dosis de hormonas a ver qué pasa! Para ser justos, la biología de las hormonas no se comprendía bien en aquella época y las terapias para muchas afecciones eran limitadas. Recuerda que la penicilina no estuvo disponible para uso general hasta 1946. El DES fue finalmente descartado como opción debido a sus riesgos para el feto (causa graves defectos congénitos del aparato reproductor) y al hecho de que provocaba importantes náuseas y vómitos.

Se probaron otros estrógenos y progestágenos sintéticos para la anticoncepción de emergencia, pero ninguno mostró resultados impresionantes hasta que en 1974 se publicó un artículo del doctor Albert Yuzpe, ginecólogo y obstetra canadiense, con un régimen basado en estradiol y progestina (fue mi mentor durante la residencia y se interesó mucho por mi carrera. Me quedé asombrada de que el doctor Yuzpe viera algo especial en mí). El régimen original para la anticoncepción de emergencia lleva incluso su nombre: el método Yuzpe. La dosis era de 100 µg de etinilestradiol y 1 mg de norgestrel (dos comprimidos de una píldora anticonceptiva con 50 µg de etinilestradiol), tomados inmediatamente después del coito y de nuevo doce horas después. Tras el alentador estudio preliminar, se publicaron los resultados de otro más amplio en el que participaron 464 mujeres. Se requería que todas las participantes tuvieran ciclos regulares, lo que era importante para determinar no sólo lo bien que funcionaba el método, sino también cómo lo hacía. La anticoncepción de emergencia se inició en los tres días siguientes a un único acto sexual sin protección. Los resultados fueron impresionantes. Debería haber habido entre doce y treinta embarazos (dependiendo de cómo se realizara el cálculo; hay distintas formas de ver la cuestión de cuántos debería haber). Sólo hubo uno.

Pronto se sustituyó el norgestrel en las píldoras que contenían estrógenos por levonorgestrel (un metabolito, de función muy similar), y la dosis para la anticoncepción de emergencia pasó a ser de 120 µg de etinilestradiol y 0,6 mg de levonorgestrel, tomados inicialmente y doce horas después. Todavía no existía una píldora anticonceptiva de emergencia específica, sino que este régimen se improvisó calculando cuántas píldoras con estrógenos se necesitaban para obtener la dosis correcta de etinilestradiol y levonorgestrel. Pronto quedó claro que, a esa dosis, el estrógeno provocaba efectos secundarios; por ejemplo, 120 µg son cuatro píldoras con 30 µg de etinilestradiol, una dosis que se encuentra en muchas píldoras de hoy en día, pero que, en conjunto, es más estrógeno que el que había en el mestranol, la primera píldora. Como era de esperar, el 67 % de las personas presentaron náuseas y el 19 % vómitos.

Cuando era estudiante de medicina, olvidé mis píldoras anticonceptivas durante varios días. Trabajábamos muchas horas, a menudo en el hospital durante treinta y seis horas seguidas, así que es fácil entender cómo pudo ocurrir. Cuando me di cuenta, me tomé cuatro pastillas a la vez para ponerme al día. Una hora más tarde, tenía tantas náuseas que me desmayé. No tenía ni idea de que una dosis elevada de estradiol pudiera tener ese efecto, ya que acababa de empezar mi rotación de ginecología y obstetricia y todavía no conocía la anticoncepción de emergencia. Cuando me recuperé, confesé avergonzada lo que había hecho a los ginecólogos y obstetras que vinieron corriendo cuando me desmayé (no estaba avergonzada porque fuera la píldora, sino porque en el fondo sabía que había sido una tontería tomarme cuatro a la vez). Y así fue como aprendí a recetar siempre un medicamento para las náuseas con el método Yuzpe. Las personas no deberían sufrir, y si vomitan la medicación o no toman la segunda dosis porque se sienten fatal, todo el ejercicio carece de sentido.

Con el tiempo, la investigación nos dijo que los estrógenos no eran necesarios (y, curiosamente, las dos hormonas juntas son menos eficaces que el levonorgestrel por sí solo) y que la medicación podía administrarse toda de una vez en lugar de dividirla en dos dosis, por lo que el método Yuzpe se sustituyó por una dosis única de levonorgestrel. La eliminación del estrógeno redujo los efectos secundarios de forma drástica y mejoró la seguridad.

El otro anticonceptivo oral de emergencia es el acetato de ulipristal, que se desarrolló a finales de la década de 1990 y principios de la de 2000. Es un modulador selectivo del receptor de progesterona, que es una forma elegante de decir que en algunos tejidos actúa como la progesterona y en otros bloquea su efecto. El fármaco fue modelado a partir de la mifepristona, uno de los medicamentos utilizados para el aborto, lo que probablemente alimentó la creencia incorrecta de que el ulipristal es un abortivo. Se diseñó con el objetivo de abordar diversos problemas, como los fibromas, la endometriosis, la anticoncepción, los trastornos premenstruales del estado de ánimo (SPM y TDPM) y la anticoncepción de emergencia.

¿Cuál es la eficacia del levonorgestrel?

La dosis recomendada es de 1,5 mg de levonorgestrel, tomado de una vez, idealmente en los tres días (72 horas) siguientes al coito sin protección, pero puede tomarse hasta cinco días (120 horas) después. No podemos calcular las tasas de embarazo con la anticoncepción de emergencia del mismo modo que con la anticoncepción regular. En lugar de examinar las tasas de embarazo a lo largo de un año de uso, examinamos cómo afecta la medicación al riesgo de embarazo en un acto determinado de relaciones sexuales con penetración vaginal sin protección. Si no se utiliza ningún método anticonceptivo, la tasa de embarazo en un día determinado es de alrededor del 5 al 6 %. Con la anticoncepción de emergencia con levonorgestrel tomada en las 72 horas siguientes al acto sexual sin protección, la tasa de embarazo es de aproximadamente el 2,2 %. Cuanto antes se tome la medicación, mejor será el efecto. Puede tener algún efecto en los días cuatro y cinco, por lo que, si no hay otras opciones, se sigue recomendando tomar levonorgestrel. No está mal probar el método Yuzpe si las píldoras anticonceptivas a base de estrógenos son todo a lo que puedes acceder, pero es aproximadamente un 50 % menos eficaz.

Dado que la anticoncepción de emergencia con levonorgestrel es muy segura y tiene efectos secundarios mínimos, algunas personas se plantean tomarla en momentos concretos en lugar de una píldora anticonceptiva diaria. Si tienes relaciones sexuales cuatro veces al mes, ¿por qué no tomar 1,5 g de levonorgestrel esos cuatro días? Esta opción se ha estudiado, y en general dio lugar a una tasa de embarazo del 11 al 20 %, mucho mayor que con un anticonceptivo diario sólo de progestina. Además, probablemente provocaría una cantidad significativa de sangrados alterados para muchas personas.

¿Cómo funciona el levonorgestrel?

A veces en medicina debemos encogernos de hombros, porque desentrañar los misterios de cómo funciona un medicamento específico simplemente no es posible con la tecnología del momento. La anticoncepción de emergencia con levonorgestrel no es una de esas situaciones, a pesar de lo que puedas oír decir a políticos de derechas que se creen ginecólogos en ciernes. Sabemos muy bien cómo funciona y no tiene nada que ver con impedir que se implante un óvulo fecundado ni con interrumpir un embrión ya implantado. No es un aborto bajo ningún concepto; es anticoncepción.

Como ya se ha comentado, el aumento de la HL es sumamente sensible a la progesterona y a las progestinas. Cuando se administra la dosis adecuada de levonorgestrel dos o tres días antes del pico de HL, puede impedir la ovulación, deteniendo, retrasando o atenuando el pico; fuera de ese intervalo de dos o tres días, es demasiado pronto o demasiado tarde para que tenga efecto.

Entonces, ¿por qué tanta gente piensa que es un abortivo? Probablemente por varias razones. Cuando el doctor Yuzpe publicó sus primeros trabajos, no incluyó ninguna hipótesis sobre el método de acción. Creo que lo sabía, porque prestó especial atención al grupo que estaba en mitad del ciclo, y obviamente conocía las progestinas y el aumento de la HL, pero es posible que no pudiera demostrarlo con la tecnología disponible en aquel momento. La ecografía, por ejemplo, no podía medir los folículos con la precisión que podemos hacerlo hoy, así que no había forma de saber lo cerca que estaba alguien de la ovulación. Además, en el primer estudio se tomaron muestras de tejido del revestimiento del útero para evaluar el efecto de las hormonas y esto se ha convertido de algún modo (ya sea por una mala interpretación o por ignorancia voluntaria) en una búsqueda de embriones o signos de embarazo.

Un factor de peso en la perpetuación del mito fue, sin duda, la información de la FDA y en el envase. Ambas afirmaban que el levonorgestrel podía afectar al endometrio, lo que significa que teóricamente podía impedir la implantación de un óvulo fecundado. Aunque la medicina no considera esto un aborto, algunas personas sí lo hacen, basándose en creencias religiosas u otros sistemas de creencias personales. Puedo entender que alguien vea la información y diga: «¡Eh, mira, el fabricante y la FDA dicen que podría ser abortivo!». Pero la FDA y el prospecto siempre decían «podría», porque no había datos que demostraran un efecto sobre la implantación; era sólo una hipótesis. Es problemático que los políticos utilicen de forma indebida una hipótesis no demostrada, especialmente en este caso, en el que muchos datos no la respaldaban. Había estudios que demostraban que el levonorgestrel no afectaba a la señalización en el endometrio, estudios de laboratorio que demostraban que no afectaba al modo en que los embriones se fijan al endometrio y estudios con animales que demostraban que no afectaba a la implantación. Además, muchas personas toman la píldora anticonceptiva por accidente al principio del embarazo, cuando no saben que están embarazadas, y esto no provoca abortos, aunque estas píldoras contienen progestinas.

Ahora también disponemos de estudios detallados en los que se tomó levonorgestrel en distintos momentos del ciclo, con una estrecha vigilancia de los niveles hormonales y una evaluación ecográfica de los ovarios. Cuando el levonorgestrel se toma en el momento adecuado, se previene la ovulación y los embarazos. Cuando se toma el día de la ovulación (fuera de su ventana de eficacia) se produce la ovulación. Es en este momento cuando se producen los embarazos. Si el levonorgestrel tuviera algún efecto sobre algo más que la ovulación, seguiría funcionando cuando se toma demasiado tarde en el ciclo para evitar la ovulación, pero no es así.

En 2022, la FDA finalmente se puso al día con la ciencia y se cambió el etiquetado. La postura actual de la FDA sobre Plan B y otros métodos anticonceptivos poscoitales con levonorgestrel es: «Plan B One-Step previene el embarazo actuando sobre la ovulación, que se produce mucho antes de la implantación. Las pruebas no apoyan que el fármaco afecte a la implantación o al mantenimiento de un embarazo tras la implantación, por lo que no interrumpe la gestación».

Del mismo modo que la ciencia de 1400 decía que el mundo era plano y la ciencia de hoy dice que el mundo es redondo, la ciencia de la década de 1970 puede haber sugerido que el levonorgestrel podría afectar al endometrio e impedir la implantación de un óvulo fecundado, pero la ciencia de hoy demuestra lo contrario. A medida que surgen nuevos métodos de investigación, lo que creemos saber puede cambiar: así funciona la ciencia. Pero en lo que se refiere a la reproducción, en Estados Unidos vivimos en un mundo de posverdad en el que políticos, líderes religiosos, fiscales e incluso el Tribunal Supremo pueden descartar la ciencia sólida en favor de creencias sobre medicamentos. Dependiendo de dónde vivas, puedes estar expuesto a mentiras sobre los medicamentos anticonceptivos de emergencia. La mejor defensa contra la desinformación es el conocimiento, ya que tergiversar la verdad sobre cómo funcionan los medicamentos es una táctica habitual. Puede que yo crea que puedo convertir el hierro en oro, pero no debería poder obligar a los demás a creer esa mentira y a cambiar las leyes de mi país para que el hierro tenga el mismo valor que el oro.

Acetato de ulipristal

El acetato de ulipristal (nombre comercial ella, con e minúscula) es incluso mejor que el levonorgestrel para bloquear el pico de HL antes de que se inicie, y también es bastante bueno para detener la ovulación incluso cuando el pico de HL ha comenzado. Esto significa que ofrece mejor protección contra el embarazo que el levonorgestrel. La tasa de embarazo por episodio de relaciones sexuales sin protección es de aproximadamente el 1 %. Como es un medicamento superior, debería ser la primera opción entre los fármacos orales.

Algunas personas se han preguntado si el acetato de ulipristal es abortivo. En este caso, la preocupación es más comprensible, ya que el acetato de ulipristal bloquea el efecto de la progesterona, y la progesterona del cuerpo lúteo es importante para mantener un embarazo temprano. La mifepristona, uno de los fármacos utilizados para el aborto farmacológico, también bloquea la progesterona. Sin embargo, 30 mg de acetato de ulipristal, la dosis de la anticoncepción de emergencia, tiene el mismo impacto en el revestimiento uterino que un placebo: ninguno. Esto no es sorprendente, porque de miligramo a miligramo, las dosis de mifepristona y ulipristal son aproximadamente equivalentes, pero la dosis de mifepristona para un aborto es de 600 mg y la dosis de ulipristal para la anticoncepción de emergencia es de 30 mg. Además, cuando el acetato de ulipristal falla y alguien se queda embarazada, no aumenta el riesgo de aborto, y cuando se toma por accidente al principio del embarazo, no se produce un aborto.

La ventaja del acetato de ulipristal es que es más eficaz durante más tiempo durante la ventana fértil. Las desventajas son su coste, la necesidad de receta en algunos países y el hecho de que su eficacia se ve reducida por algunos medicamentos para la epilepsia, el antibiótico rifampicina y la hierba de San Juan. Los efectos secundarios son algo más frecuentes con el acetato de ulipristal que con el levonorgestrel, siendo el dolor de cabeza y las náuseas los más frecuentes.

El impacto del peso corporal en la anticoncepción de emergencia

La eficacia tanto del levonorgestrel como del acetato de ulipristal puede verse afectada por el peso corporal. El problema es que los datos proceden de estudios que no se diseñaron específicamente para abordar el impacto del peso o el IMC en la eficacia de estos medicamentos, por lo que no son definitivos. Con el levonorgestrel, la eficacia puede empezar a disminuir con un IMC de 25 a 29,9, y el riesgo de fracaso puede ser cuatro veces mayor para las personas con un IMC de 30 o más. Esto deja potencialmente a muchas personas en situación de riesgo. La teoría se basa en que las personas con obesidad tienen niveles más bajos de levonorgestrel en sangre. Para contrarrestar el posible fallo, algunos expertos recomendaron duplicar la dosis de levonorgestrel (tomar 3 mg). Sin embargo, un estudio ha demostrado desde entonces que duplicar la dosis no mejoraba el efecto sobre la ovulación. Para obtener respuestas, necesitamos un estudio que compare las dosis normales y superiores de levonorgestrel y las tasas de embarazo posteriores. Afortunadamente, ese estudio está en marcha en 2023, pero todavía no hay resultados.

El acetato de ulipristal parece verse menos afectado por el IMC/peso. Puede que no haya cambios en la tasa de embarazo con un IMC inferior a 35. De nuevo, los estudios no son definitivos, y el hecho de que tengamos menos datos de los que necesitamos es inaceptable. Hasta que dispongamos de mejores datos, el acetato de ulipristal es el anticonceptivo oral de emergencia recomendado para las personas con un IMC superior a 25 o un peso superior a 70 kg.

Es importante mencionar aquí que los DIU (*véase* el capítulo 27) son el método anticonceptivo de emergencia más eficaz y su eficacia no se ve afectada por el peso o el IMC.

Si sólo es eficaz justo antes de la ovulación, ¿por qué no tomarlo entonces?

Ésta es una gran pregunta, y me la hacen a menudo. ¿Por qué tomarlo el día 4 o el 23 del ciclo si esos días están fuera de la ventana fértil? La respuesta es que la ovulación puede ser impredecible. Aunque es cierto que la ventana en la que una puede quedarse embarazada es de seis días, determinar esa ventana con exactitud es todo un reto, porque puede haber ciclos en los que la ovulación se produzca antes o después de lo esperado. Piensa en la anticoncepción de emergencia como en un seguro: no sólo la tienes para los momentos en que crees que la necesitarás, sino también para los momentos en que no puedes imaginar que la necesitarás.

Algunas reflexiones finales

El levonorgestrel puede adquirirse sin receta en muchos países, pero el acetato de ulipristal suele requerir prescripción médica. Los precios varían mucho, desde la gratuidad (Escocia para todos los medicamentos, y el levonorgestrel en la Columbia Británica) hasta 50 dólares o más (Estados Unidos). En algunos países, los medicamentos de venta libre pueden ser más caros que los de venta con receta. Por ejemplo, en Estados Unidos, el coste del levonorgestrel subió unos 20 dólares cuando pasó a ser de venta libre. Puede parecer extraño, pero cuando un fármaco pasa a ser de venta libre, las compañías de seguros ya no negocian el precio ni cubren parte del coste. Amigos del Reino Unido me dicen que la anticoncepción de emergencia es gratuita si te la da tu médico, pero eso no siempre es una opción cuando es urgente, así que muchas personas simplemente la compran en una farmacia.

Incluso cuando la gente las tiene en su botiquín, las píldoras anticonceptivas de emergencia se utilizan poco. En un estudio, el 45 % de las personas que las tenían en casa no las utilizaron cuando tuvieron relaciones sexuales sin protección. No se sabe por qué, pero tengo algunas hipótesis. Creo que la gente se olvida realmente de que las tiene, y lo entiendo: yo compro continuamente maquinillas de afeitar pensando que no las tengo y me estoy convirtiendo poco a poco en una acaparadora de maquinillas. Pero también las personas que tienen píldoras anticonceptivas de emergencia en casa pueden oír información errónea y pensar que las píldoras no son eficaces o que son abortivas. ¡Algunas personas incluso me han dicho que un farmacéutico les informó mal sobre la seguridad o la eficacia de las píldoras! Además, algunas personas pueden subestimar el riesgo de embarazo.

Si no quieres quedarte embarazada y no utilizas un método anticonceptivo permanente o reversible de acción prolongada (DIU, implante o inyección), considera la posibilidad de que te receten un anticonceptivo de emergencia para tenerlo en casa. Si viajas, llévalo contigo. Aunque utilices un método anticonceptivo hormonal, puede que te saltes dosis de la píldora u olvides cambiar un anillo o un parche; la anticoncepción de emergencia puede cubrir esa carencia. Además, los preservativos pueden romperse o salirse. Tener que conducir hasta una farmacia para adquirir un anticonceptivo de emergencia (o peor aún, tener que llamar primero a un médico para conseguir una receta, como deben hacer muchas personas con el acetato de ulipristal) añade barreras que retrasan o impiden el acceso.

Considera la posibilidad de comprobar con regularidad tus anticonceptivos de emergencia, como deberías hacer con los detectores de humo. Dada su eficacia superior, el acetato de ulipristal es el mejor producto para tener a mano, pero si no es una opción, opta por el levonorgestrel. Si el plan A es la anticoncepción y el plan B es la anticoncepción de emergencia con levonorgestrel, piensa en el acetato de ulipristal como el plan B+.

Conclusión

- La anticoncepción hormonal de emergencia actúa inhibiendo la ovulación.
- Una dosis única de 1,5 mg de levonorgestrel, a menudo llamado Plan B, puede tomarse en los cinco días siguientes al coito sin ninguna protección, pero es mejor tomarla en los tres días siguientes, y cuanto antes, mejor.
- El acetato de ulipristal, en una dosis de 30 mg tomada en los cinco días siguientes al coito sin protección, es aún más eficaz que el levonorgestrel. A diferencia del levonorgestrel, es eficaz incluso después de que haya comenzado la oleada de HL, por lo que proporciona una mejor protección durante los cinco días completos.
- El levonorgestrel puede ser menos eficaz para quienes tienen un IMC superior a 25. Para personas con un IMC superior a 35, el acetato de ulipristal puede ser menos eficaz.
- La anticoncepción de emergencia es muy segura. En perspectiva, es más segura que muchos medicamentos de venta libre, como el paracetamol.

26

La historia del dispositivo intrauterino

El dispositivo intrauterino (DIU) es una forma de anticoncepción reversible de acción prolongada (LARC, por sus siglas en inglés). Actualmente disponemos de dos tipos, según su principio activo: hormonal o de cobre. Los DIU proporcionan años de anticoncepción altamente eficaz, con tasas de fracaso equiparables a las de la ligadura de oviducto y la vasectomía; no tienen limitaciones basadas en el peso o el IMC; y tienen un alto índice de satisfacción entre las usuarias. Por desgracia, como muchos anticonceptivos, también están envueltos en desinformación y mala prensa, al parecer más en Estados Unidos que en cualquier otra parte del mundo.

La falsa historia del DIU

Hay una «historia» médica muy vergonzosa que se solía contar sobre el DIU. La oí en la facultad de medicina y en la residencia, y la he leído desde entonces, para mi consternación, en varios periódicos. La historia cuenta que los beduinos solían introducir dátiles o piedras en el útero de las camellas antes de las largas caminatas por el desierto para evitar el embarazo, porque una camella preñada en un viaje largo sería un desastre. «Y ésa, amigos míos –dijo, cerrando el libro de cuentos– es la historia del primer DIU». Este cuento no sólo es falso al cien por cien, sino que es una vergonzosa muestra de exotismo occidental y un testimonio de lo perezosa que puede llegar a ser la gente, porque es fácilmente refutable. Después de oírlo repetidas veces, por fin, algo avergonzada, le pregunté a una persona con conocimientos sobre camellos. Resopló: «¿Has visto alguna vez un camello?». Por supuesto: es ridículo cuando piensas en ello unos segundos. ¿Cómo conseguirías que una enorme camella se quedara quieta mientras le introduces no sólo la mano, sino todo el brazo en la vagina? (tienen vaginas largas; lo consulté en un libro de texto de medicina veterinaria). ¿Y luego introducirle a tientas un hueso de dátil en el útero? Pero hay más. Las camellas tienen dos cuernos uterinos, así que tendrías que introducir un hueso de dátil en cada uno de ellos sólo con el tacto. Ah, y si quisieras que tu camella volviera a reproducirse, tendrías que sacar los huesos de dátil, y tu mano no va a entrar en ese útero. Los efectos visuales aquí son... extraordinarios.

Al parecer, si no quieres que los camellos se reproduzcan, basta con mantenerlos separados.

La verdadera historia del DIU

Los DIU tardaron mucho tiempo en introducirse en medicina, probablemente porque los médicos sabían que la inserción de objetos en el útero provocaba infecciones. Los precursores de los DIU modernos fueron unos dispositivos del siglo XIX llamados pesarios de vástago, que solían ser de metal o goma y tenían la forma de una chincheta grande, pero sin punta en el extremo. El extremo del vástago o varilla se introducía en el canal cervical y la cabeza plana sobresalía, cubriendo el cérvix. Estos dispositivos se abandonaron debido a las infecciones, y sospecho que causaban muchos calambres.

La primera publicación sobre lo que podemos llamar un verdadero DIU data de 1909. Se trataba de un anillo de tripa de gusano de seda (fabricado con las glándulas de seda de estos gusanos; como referencia, se parece a un hilo de pescar), con hilos que colgaban del cérvix para su extracción. Este artículo fue ignorado en gran medida, por razones desconocidas, y no fue hasta unos veinte años más tarde cuando los médicos alemanes empezaron a jugar con diferentes conceptos de DIU, incluyendo la adición de alambre de plata a la tripa de seda para que pudiera verse en las radiografías, y luego sustituyéndolo por cobre y níquel cuando se hizo evidente que el cuerpo absorbía la plata, lo que teñía las encías de la boca de un gris azulado. En Estados Unidos, la mayor parte de la información sobre estos primeros DIU se habría transmitido de boca a boca, ya que la anticoncepción era en gran medida ilegal en aquella época. Como en Europa era legal, no es sorprendente que los primeros trabajos se originaran allí.

En la primera oleada de DIU, los médicos básicamente diseñaban los suyos propios, improvisándolos con los materiales que tenían a mano. Un médico introdujo hilo de tripa de gusano de seda en una cápsula de gelatina, y luego metió la cápsula en el útero. La cápsula se disolvió y el hilo permaneció. Bastante ingenioso, y sí, el médico era una mujer. Más tarde se podía introducir un dispositivo similar a un gancho a través del cuello uterino para enganchar el hilo y extraerlo, y sí, habría sido bastante incómodo. Los grandes nombres de la ginecología estadounidense de la época se oponían con vehemencia a los DIU, pues creían que causaban infecciones y cáncer de útero, y que la anticoncepción era una comodidad, no una necesidad. Además, las leyes sobre anticoncepción hacían imposible su venta pública.

A pesar de la reticencia estadounidense a recetar DIU, se utilizaron en Europa y Japón, que en la década de 1950 contaba con ¡treinta y dos dispositivos diferentes! Finalmente, los datos de Japón (un estudio con miles de mujeres) doblegaron la resistencia de Estados Unidos y, en 1962, el Consejo de Población de Nueva York convocó la primera reunión sobre los DIU, dando paso a una segunda oleada. Esta vez, en lugar de fabricar sus propios DIU en la consulta como si fueran moscas para pescar, los médicos diseñaron dispositivos y luego entablaron relaciones con los fabricantes para su producción y promoción, y a veces con fines lucrativos (pero no siempre; el doctor Lippes, autor del Lippes Loop, no se benefició económicamente de su dispositivo).

Los DIU de segunda generación eran de plástico o de metal. El plástico era más popular en Estados Unidos, en parte, supongo, porque se podía moldear de muchas formas y parecía una nueva tecnología genial (tal vez haya un chiste de *El Graduado* en alguna parte). El gran problema de los dispositivos de plástico era que necesitaban una gran superficie para ser eficaces (básicamente, tenían que llenar la cavidad uterina) y los dispositivos más grandes eran más dolorosos de insertar y más propensos a provocar calambres y sangrados, e incluso a ser rechazados por el útero.

En 1969, un médico chileno, Jaime Zipper, descubrió que el cobre es tóxico para los espermatozoides. Me encanta que se llamara doctor Zipper: una cremallera* no es una mala analogía para la anticoncepción reversible de acción prolongada y, como los DIU, las cremalleras pueden ser de plástico o de metal. Añadir cobre a un DIU significaba que se podía reducir su tamaño, lo que facilitaba su inserción y reducía los calambres, además de mejorar su eficacia. El primer dispositivo de cobre fue el Copper-7, con 200 mm^2 de cobre. Tenía una tasa de fallos de entre el 2 y el 3 %. A mediados de la década de 1970, los investigadores descubrieron que aumentar la cantidad de cobre a 380 mm^2 reducía la tasa de embarazo a menos del 1 %. El DIU Paragard, que se comercializa actualmente en Estados Unidos, contiene 380 mm^2 de cobre.

Los dispositivos de segunda generación a menudo llevaban el nombre del médico que los inventó, como el Tatum-T o el Lippes Loop. En un momento dado, había al menos doce DIU comercialmente importantes en el mercado de Estados Unidos, así como otros dispositivos menos populares, pero la mayoría (probablemente todos) estaban poco estudiados en comparación con lo que aceptaríamos hoy en términos de seguridad del producto. Durante la década de 1960 y principios de lla de 1970, cuando comenzó la segunda oleada, los dispositivos médicos aún no estaban regulados por la FDA. Uno de los DIU poco estudiados fue el Dalkon Shield, un pequeño dispositivo de plástico en forma de escudo (a mí me recuerda más a la araña del traje de Spiderman) impregnado de cobre. Fue inventado en la Universidad Johns Hopkins por el doctor Hugh Davis, ginecólogo y obstetra, e Irwin Lerner, ingeniero, que vendieron su diseño a la empresa A.H. Robins.

* La palabra inglesa para «cremallera» es *zip* o *zipper*. *(N. de la T.)*

El Dalkon Shield se anunciaba como una opción mejor para las mujeres que nunca habían estado embarazadas, y se promocionaba por tener un índice de expulsión más bajo, lo que significaba que era menos probable que se cayera (una cualidad deseada, como puedes imaginar). Estuvo en el mercado de 1970 a 1974. Durante ese tiempo, se insertaron más de dos millones en Estados Unidos y un millón en otros países. Sin embargo, poco después de salir al mercado, empezaron las complicaciones: más de doscientos abortos sépticos, una complicación muy grave en la que se desarrolla una infección en el útero durante el embarazo; al menos once muertes maternas, y miles de infecciones pélvicas. Muchas mujeres quedaron estériles. La tasa de infección uterina con el Dalkon Shield fue trece veces superior a la de otros DIU contemporáneos.

Había varios problemas con el Dalkon Shield. En primer lugar, no era tan eficaz como se afirmaba, por lo que hubo más embarazos de lo esperado. El estudio original decía que la tasa de embarazo era del 1,1 %, pero no mencionaba que se recomendaba a las mujeres que utilizaran también espermicida, una omisión importante. El autor del estudio tampoco reveló que era copropietario de la Dalkon Corporation. La empresa A.H. Robins era consciente de que las tasas de embarazo podían ser más altas de lo esperado, pero no transmitió esa información al público. Otro problema importante era que el hilo estaba trenzado, más parecido al que se utiliza para los tampones, por lo que actuaba como una mecha, atrayendo las bacterias de la vagina hacia el útero. Por último, en Estados Unidos, el Dalkon Shield se promocionó mucho entre las mujeres solteras que nunca habían estado embarazadas, que podían tener un mayor riesgo de contraer infecciones de transmisión sexual (ETS), lo que sería más problemático dado que el cordón proporcionaba una vía para que una ETS accediera al útero.

A.H. Robins retiró voluntariamente el Dalkon Shield del mercado en 1974, pero como los DIU no eran competencia de la FDA en aquella época, no se produjo una retirada formal, por lo que la empresa no estaba obligada a notificar a las mujeres que andaban por ahí manteniendo relaciones sexuales con una varilla mortal potencialmente infecciosa en el útero. Las infecciones y complicaciones continuaron, y acabaron provocando una demanda colectiva. El temor a los litigios se extendió a otros fabricantes de DIU. Si un DIU era malo, todos debían serlo («e incluso si no lo son, basta con que convenzamos al jurado para conseguir un acuerdo multimillonario en una demanda colectiva»). Entre 1985 y 1986, los tres DIU más populares fueron retirados del mercado estadounidense por sus fabricantes para evitar el frenesí alimentado por los litigios, y no se introdujeron nuevos dispositivos para llenar ese vacío. Sólo quedó uno, el Progestasert, que era usado únicamente por el 3 % del mercado de DIU. Algunos programas de formación, grandes centros médicos y proveedores individuales se negaron a insertar DIU. Lo que significa que de 1986 a 1988 sólo hubo un DIU, aunque bastante menos popular, disponible en Estados Unidos, y encontrar a alguien que lo insertara podía ser todo un reto. Incluso después de que se reintrodujera en el mercado un DIU de cobre en 1988, los temores tanto de los proveedores médicos como de las pacientes tardaron años en disiparse.

Aunque culpar a todos los DIU por un único producto mal diseñado y poco probado era un error, algunos de los otros dispositivos también tenían problemas (un hecho que se ignora con frecuencia). Fíjate en el resorte de Majzlin. Imagina un acordeón hecho de agujas de coser, con un hilo colgando de los ojos de las agujas en cada extremo (me estoy imaginando un dispositivo de tortura medieval, ¿y tú?). El resorte de Majzlin se colapsaba para parecerse a una aguja gruesa y luego se empujaba a través del cuello uterino. Una vez en el útero, se abría y se asentaba en la cavidad uterina (me estoy estremeciendo un poco al escribir esto). Pero el resorte de Majzlin no encajaba nada bien dentro del útero, y era afilado, por lo que se producían perforaciones uterinas (heridas graves) e infecciones. La FDA quería retirarlo del mercado, pero según Larry Pilot, el jefe del programa regulador de dispositivos, había un ginecólogo que era un gran defensor del resorte de Majzlin y tenía una reserva de ellos en su consulta que se negaba a abandonar (la única «razón» que se me ocurre es que eran de pago, así que quería seguir colocándolos para recuperar sus gastos). Ah, ¡y este médico también formaba parte del comité asesor de la FDA para los DIU! Incluso trató de desmarcarse, y la FDA tuvo que enviar a agentes de policía a su consulta para confiscar sus resortes de Majzlin. No podría habérmelo inventado ni aunque lo intentara.

Larry Pilot, nuestro hombre en la FDA al que le gustaba decir las cosas como son (mi tipo de persona), también habló de una mujer que llevaba un Lippes Loop, insertado por el propio doctor Lippes como parte de un estudio. Tras la inserción, sufría fuertes dolores y otros problemas, por lo que volvió a ver a Lippes, que la despachó diciéndole que el DIU no tenía nada que ver. Finalmente, otro ginecólogo confirmó que el DIU era el culpable y se lo retiró. La única razón por la que la FDA se enteró de este problema no denunciado fue porque la mujer trabajaba allí. Uno se pregunta por la calidad de los datos de Lippes Loop si el investigador principal sintió la necesidad de hacer luz de gas a alguien que había tenido una complicación.

Pero los problemas no acabaron ahí. Uno de los médicos que realizó los estudios iniciales que demostraron cómo el hilo del Dalkon Shield actuaba como una mecha para las bacterias, Howard Tatum, no reveló que estaba trabajando en un DIU competidor, el Tatum-T, cuando presentó los datos sobre las complicaciones del Dalkon Shield a la FDA. Informar a la gente sobre este tipo de sesgo es importante, aunque tus datos sean correctos.

Impulsada, en parte, por la debacle del Dalkon Shield, además de otros tejemanejes con implantes cardíacos, la FDA empezó a regular los dispositivos en 1976 en virtud de las Enmiendas sobre Dispositivos Médicos. Sin embargo, los DIU se clasificaron como productos farmacéuticos, por tener un principio activo, por lo que exigían, y siguen exigiendo, un listón más alto para su aprobación. He explicado estas historias no porque disfrute de forma perversa horrorizándote, sino porque los artículos que lamentan la falta de opciones de DIU en Estados Unidos echan parte o incluso toda la culpa al grado de regulación de la FDA que tenemos ahora, con afirmaciones como: «¡Si los DIU estuvieran regulados como dispositivos médicos en lugar de como medicamentos, más empresas introducirían sus DIU en el mercado estadounidense!». Es cierto que muchos otros países tienen más DIU. En mi último recuento, en 2023, había veintidós en el Reino Unido y doce en Canadá, por lo que la gente de esos países tiene más opciones de ajuste y duración de uso. En otros países hay DIU más pequeños, así como DIU que, en lugar de tener la tradicional forma de T, tienen forma de U o incluso carecen de montura (imagínate unas cuentas de cobre en un cordón que pueden adecuarse a la forma del útero). A partir de 2023, en Estados Unidos, el útero debe ser lo bastante grande para un DIU de seis centímetros de longitud, pero no todo el mundo tiene esa constitución.

La FDA tiene requisitos muy específicos para las propuestas de DIU, y hacer estos estudios puede no merecer la pena para los fabricantes de otros países. Además, Estados Unidos es más litigioso, por lo que, aunque las empresas inviertan tiempo y esfuerzo en realizar estudios, puede que tengan que defenderse de demandas frívolas, que los estudios no detienen. Puedes ver cómo Estados Unidos acabó con un proceso de revisión quizá demasiado cauteloso, dada la historia de los DIU estadounidenses. Cuando la FDA tuvo que enviar a los puñeteros jefes de policía de Estados Unidos a recoger DIU peligrosos que un miembro de su comité asesor se negó a entregar (sí, estoy gritando, porque ¿qué demonios?), los poco estudiados Dalkon Shields estaban matando y mutilando a mujeres y, sin embargo, no se retiraron del mercado, y el inventor del Lippes Loop al parecer ignoraba a las pacientes inscritas en su estudio, me dice que un sistema no regulado para los DIU no beneficiaba precisamente a las mujeres de Estados Unidos. Larry Pilot lo resumió de esta manera: «Había cierto escepticismo, ciertamente por mi parte, con respecto a este mercado de dispositivos intrauterinos, porque la gente tenía sus intereses personales, intereses competitivos e intereses financieros en todo esto». Creo que su escepticismo estaba justificado. Quizá las empresas que vendían DIU en otros países tenían más escrúpulos, o tal vez no se informaba de todas las complicaciones de los DIU. Pero fuera cual fuera la razón, el capitalismo estadounidense sin trabas, más los DIU, no era una ecuación ganadora para las mujeres estadounidenses de la década de 1970.

No estoy convencida de que la respuesta sea cambiar el DIU de producto farmacéutico a dispositivo médico, con un listón más bajo para obtener la aprobación de la FDA. Incluso hoy en día, dispositivos médicos poco estudiados (no los DIU) entran en el mercado sólo para ser retirados unos años después porque han causado lesiones a personas. El hecho de que se pueda ganar mucho dinero en Estados Unidos puede influir, ya que el margen de beneficio de estos productos es astronómico. Una empresa de dispositivos que consiga la aprobación con rapidez puede ganar mucho dinero, y luego, si surgen problemas, limitarse a decir «¡No lo sabía!».

La tercera oleada de DIU

El DIU de cobre, Paragard, que originalmente sólo se recomendaba a las mujeres que habían tenido un bebé previamente, se aprobó en Estados Unidos en 1988. Paragard marcó el comienzo de la tercera oleada de DIU en Estados Unidos, lo que significa que se sometieron al mismo riguroso proceso de aprobación que los productos farmacéuticos. El primer DIU hormonal moderno, Mirena, se aprobó en 2000, diez años después de que se aprobara su uso en Finlandia (Progestasert, también un DIU hormonal, estuvo disponible hasta 2001, pero requería una sustitución anual, así que, como puedes imaginar, nunca gozó de mucha popularidad).

Hacía falta una larga pista de aterrizaje para que los DIU modernos volvieran a despegar en Norteamérica. Cuando me trasladé a Estados Unidos en 1995, me sorprendió el escaso número de profesionales sanitarios que colocaban DIU, porque les preocupaban las infecciones y la infertilidad. Recuerdo una reunión en la que los demás médicos de mi departamento expresaron su asombro de que yo colocara un DIU a alguien que nunca había estado embarazada, ¡y de que hubiera puesto tantos! Una de mis compañeras nunca había colocado un DIU durante su formación ni después. ¡Ni uno! La zona del país donde se había formado era muy litigiosa, y a ella y a sus colegas les habían advertido no sólo de los supuestos riesgos del DIU, sino también de las demandas. Yo llevaba cinco años colocando DIU en Canadá, durante mi formación, ¡y nunca había pensado en ello! Era todo un contraste.

Ahora sabemos que no existe ninguna relación entre los DIU modernos y la infertilidad. Un amplio estudio de México evaluó a mujeres con DIU de cobre y no halló ninguna relación entre el DIU y la infertilidad; el riesgo de infertilidad estaba relacionado con haber tenido una infección por clamidia (una ETS). A lo largo del proceso, un investigador opinó que no eran los DIU los causantes de las infecciones y la infertilidad, sino los hombres. Aunque recomendamos el cribado de clamidia y gonorrea en el momento de la inserción del DIU para las personas con mayor riesgo (las de veinticinco años o menos o las que tienen múltiples parejas), si la prueba resulta positiva, pueden iniciarse los antibióticos tras la inserción sin que aumente el riesgo de complicaciones.

Se ha necesitado mucho trabajo de investigadores dedicados para deshacer el desastroso impacto de la mala praxis del DIU estadounidense de la década de 1970. Ahora también sabemos que el DIU es perfectamente seguro para las personas que no han estado embarazadas, pero por desgracia esa información ha tardado mucho tiempo en difundirse por el sistema médico. Durante años, después de que los datos demostraran que era seguro, muchos médicos estadounidenses siguieron negándose a colocar DIU a mujeres que nunca habían estado embarazadas, para no perjudicar potencialmente su futura fertilidad. Uno de los mejores momentos de los comienzos de mi carrera como bloguera fue la respuesta de una joven a mi artículo sobre por qué puedes ponerte un DIU si nunca has estado embarazada. Su médico le había dicho que no era seguro, así que volvió con una copia impresa de mi blog, la golpeó sobre la mesa y dijo: «¡Pues la doctora Jen Gunter dice que puedo!». Y se puso el DIU. No debería ser necesario ese grado de activismo para obtener una atención médica estándar, pero a veces es así, y por eso escribo. Tener información sobre tu cuerpo te proporciona las herramientas necesarias para tomar las riendas.

Mitología moderna sobre el DIU

Podrías pensar que una vez que los ginecólogos estadounidenses se dieran cuenta de que en muchos países se colocaban DIU de forma segura, y una vez que se dispusiera de DIU seguros y de formación para su colocación, se acabaría la polémica. Pues lo siento: al evangelismo y a la politización estadounidenses les gustaría intervenir.

Existe la idea popular errónea de que los DIU funcionan como abortivos, ya sea interrumpiendo la implantación de un embrión o impidiendo la implantación de un óvulo fecundado. Esta falacia se basa en un estudio con ratas de la década de 1960 que demostró que un hilo de seda en el útero (como sustitutivo de un DIU) impedía la implantación. Pero resulta que las ratas son diferentes de los humanos. De hecho, muchos animales responden a los DIU de formas notablemente distintas. En las ratas, un DIU impide la implantación de un embrión fecundado; en las vacas, un DIU afecta al cuerpo lúteo; y en las ovejas, un DIU crea una respuesta inflamatoria que bloquea el esperma (no se sabe lo que los DIU hacen a los camellos). En los humanos, ambos tipos de DIU dañan el transporte de esperma, el propio esperma y el óvulo. En humanos, los DIU no son abortivos.

En los estudios que han analizado la recuperación de embriones de los úteros de mujeres con DIU, nunca se ha recuperado ningún óvulo fecundado ni ningún embrión de una mujer con un DIU de cobre. Se recuperó uno de una mujer con un DIU de levonorgestrel, pero probablemente se debió a un fallo del DIU. Se han obtenido resultados contradictorios en estudios que analizan la señalización hormonal para ver si pueden identificar embarazos precoces que posteriormente no se implantan: catorce de diecinueve no mostraron indicios de fecundación. Cinco sí lo hicieron, pero esta tecnología no está probada. En ningún otro ámbito de la medicina aceptaríamos este tipo de datos precarios como prueba de nada. Imagina que tu médico te dijera: «Todos los buenos estudios dicen que debo tratar tu absceso con antibióticos y cirugía, pero en estudios que utilizaron una tecnología que ni siquiera sabemos si es exacta, cinco de diecinueve sugirieron que esos tratamientos podrían ser la opción equivocada». ¿Querrías recibir los antibióticos y la cirugía basándote en los buenos estudios, o hacer caso a los datos no validados?

Lamentablemente, la desinformación acerca de que el DIU es un abortivo es una razón «válida» para que algunos empleadores de Estados Unidos rechacen su cobertura, gracias a la sentencia del caso Burwell contra Hobby Lobby. Hobby Lobby, para quienes no lo sepan, es una tienda de artesanía que, al parecer, se fundó sobre creencias cristianas y que en 2018 pagó al gobierno estadounidense una multa de tres millones de dólares por importar ilegalmente más de cinco mil objetos probablemente robados, muchos etiquetados como «muestras de azulejos», para el Museo de la Biblia. Se negaron a cubrir los DIU (y algunos otros anticonceptivos) en su seguro médico para empleados, alegando que eran abortivos, y llevaron su caso a los tribunales. El Tribunal Supremo falló a su favor, concluyendo que creer que un DIU es un abortivo era razón suficiente para que algunas empresas se negaran a cubrirlos.

¿Qué es la ciencia frente a la creencia? Es algo realmente enloquecedor y aterrador. Estados Unidos ha tenido una relación singularmente desafortunada con el DIU gracias al capitalismo sin trabas, el evangelismo, el exceso de celo en los litigios por negligencia médica y la explotación política. El DIU moderno no ha sufrido esta combinación de tóxicos reproductivos en el mismo grado en ningún otro país.

Conclusión

- Los DIU modernos son anticonceptivos muy eficaces y, a diferencia de la ligadura de oviductos o la vasectomía, son reversibles.
- En su día, los DIU no estaban regulados en Estados Unidos, lo que dio lugar a dispositivos que causaron grandes daños, sobre todo el Dalkon Shield.
- El legado de daños de los primeros DIU creó un efecto dominó. Durante un tiempo, las inserciones de DIU disminuyeron de forma drástica, dadas las limitadas opciones, la falta de formación para la inserción y el temor a que los DIU pudieran causar infertilidad y otras complicaciones.
- En Estados Unidos, los DIU modernos deben superar un listón de aprobación más alto que otros productos sanitarios; esto garantiza la seguridad, pero también limita el número de opciones, ya que no todas las empresas quieren hacer frente al coste o a las molestias normativas que supone sacar un nuevo DIU al mercado.
- Los DIU son anticonceptivos. Los datos no demuestran que impidan la implantación de un embrión fecundado o provoquen un aborto.

27

El dispositivo intrauterino moderno

Los DIU pueden clasificarse en función de su componente anticonceptivo, ya sea la hormona levonorgestrel o el cobre. Los DIU también pueden clasificarse en función de su forma, es decir, si se ajustan al interior del útero o si no tienen marco (como un cordón de cuentas). El capítulo anterior trataba de la historia y la ciencia de los DIU; éste aborda los aspectos prácticos que debes conocer para elegir y sacar el máximo partido a un DIU. Conocer las ventajas e inconvenientes de ambos tipos te ayudará a tomar la mejor decisión.

Aunque sepas que nunca te interesará la anticoncepción, éste sigue siendo un capítulo importante, porque el DIU de levonorgestrel no sólo sirve para la anticoncepción; también puede tratar los sangrados intensos, reducir o eliminar los períodos para quienes no los desean, ayudar en las menstruaciones dolorosas y la endometriosis, e incluso formar parte de la terapia hormonal de la menopausia (para más información, consulta *Manifiesto por la menopausia*). En pocas palabras, es como la navaja suiza de la ginecología.

DIU hormonal

Estos dispositivos están impregnados con la progestina levonorgestrel, que hace del moco cervical un entorno hostil para los espermatozoides, de modo que no pueden llegar al óvulo. La inflamación generada por la presencia del DIU también daña a los espermatozoides y al óvulo, provocando básicamente una conexión fallida. Estos DIU son muy eficaces, con una tasa de embarazo de aproximadamente el 1 % durante la vida útil del DIU (suponiendo que se deje puesto el tiempo máximo permitido). El DIU de 52 mg es probablemente el más eficaz. El único anticonceptivo con mejores resultados es el implante. Aunque los DIU son muy eficaces para prevenir los embarazos en el útero, lo son menos para prevenir los embarazos ectópicos, que se implantan en el oviducto. Si una persona con un DIU tiene un resultado positivo en la prueba de embarazo, es fundamental que busque atención médica de inmediato para que se pueda identificar la localización del embarazo, ya que un embarazo ectópico requiere una evaluación urgente y atención médica específica.

El DIU de 52 mg de levonorgestrel también es un anticonceptivo de emergencia muy eficaz. Cuando se inserta en las setenta y dos horas siguientes a una relación sexual sin protección, su tasa de prevención del embarazo es superior al 95 %. Cuanto más cerca del momento de la actividad sexual, mayor es el efecto anticonceptivo.

Otras ventajas del DIU de levonorgestrel

Además de proporcionar una anticoncepción sin preocupaciones (es incluso más eficaz que el DIU de cobre), el levonorgestrel adelgaza el revestimiento del útero y puede interrumpir la menstruación o reducir las pérdidas de sangre, porque con una dosis elevada de levonorgestrel en el útero, el endometrio no crece tan bien (o puede no desarrollarse en absoluto) a partir del estradiol producido por los folículos. Con el DIU de 52 mg, que es el mejor estudiado, la cantidad de sangre perdida en cada ciclo menstrual disminuye significativamente: en el 90 % de los casos se reduce la pérdida de sangre, y en aproximadamente el 50 % se interrumpe por completo la menstruación.

Al disminuir o eliminar la cantidad de endometrio en cada ciclo, el DIU también reduce de forma significativa o incluso detiene la producción de prostaglandinas, por lo que también es una terapia eficaz para las menstruaciones dolorosas. La hormona se extiende a la cavidad pélvica y puede tener el mismo efecto de oponerse al crecimiento de la endometriosis.

Otras ventajas de los DIU hormonales son una disminución del 80 % del riesgo de cáncer de endometrio (un efecto de la hormona) y una reducción del 32 % de la tasa de cáncer de ovario. Aunque el mecanismo de este último no se conoce del todo, se cree que está relacionado con la inflamación de bajo grado provocada por el DIU.

Los DIU de levonorgestrel varían en la cantidad de hormona, la cantidad que se libera a diario, la duración de la eficacia anticonceptiva, el tamaño (*véase* la Tabla 6) y, en algunas partes del mundo, el precio.

Los contras del DIU hormonal

El mayor inconveniente son los sangrados irregulares, que a menudo no se tratan. Un número inaceptablemente alto de personas se escandalizan cuando les digo que existe una terapia para reducir lo que suele llamarse sangrados «molestos». Si el sangrado irregular del pene fuera un efecto secundario de los medicamentos para la disfunción eréctil, puedes apostar a que todos los médicos y farmacéuticos lo conocerían y todo el mundo lo tomaría; de hecho, probablemente lo venderían en un paquete combinado. Es importante tratar el sangrado anormal cuando se produce, porque, en primer lugar, no deberías tener que soportarlo y, en segundo lugar, puede hacer que quieras que te extraigan el DIU. Por eso me extirparon el mío, porque al cabo de tres años ya no podía soportar más el bingo del sangrado (no probé ninguna de las terapias porque pensé: «Oh, éste será el último mes que me pasa esto», pero nunca lo era, y la vida se me complicó. Lo que quiero decir es que no te aguantes como hice yo; hay opciones).

Los sangrados molestos son frecuentes en los tres primeros meses tras la inserción, pero si persisten, está justificada una ecografía para confirmar que el DIU está en la posición correcta. Las terapias son las mismas que las comentadas en la sección «Cómo controlar los sangrados problemáticos», del capítulo 24, e incluyen AINE, un parche de estradiol durante unos meses, un anticonceptivo que contenga estrógenos durante dos o tres meses, tamoxifeno y doxiciclina.

En general, los demás efectos secundarios importantes son poco frecuentes, aunque algunas personas refieren dolores de cabeza, náuseas, sensibilidad mamaria y quistes ováricos. Puede existir una asociación entre el DIU de levonorgestrel y la depresión en un pequeño porcentaje de personas, pero los estudios son contradictorios. Algunos datos sugieren que el DIU hormonal puede aumentar ligeramente el riesgo de padecer cáncer de mama (a la par que la píldora), pero esta asociación dista mucho de estar demostrada, y es importante recordar que el DIU reduce las tasas de cáncer de endometrio y ovario.

Cómo elegir un DIU de levonorgestrel

En Estados Unidos hay cuatro entre los que elegir (desde 2023) y existen algunas diferencias prácticas entre los DIU (*véase* la Tabla 6). El mayor problema para la mayoría de la gente es la duración del uso. Si sabes que no quieres quedarte embarazada en los próximos ocho años, ¿por qué pasar por tres inserciones de un DIU de 13,5 mg cuando un DIU de 52 mg te cubrirá todo el tiempo? Cuando se inserta un DIU de 52 mg a alguien de cuarenta y cinco años o más, se considera eficaz hasta los cincuenta y cinco, por lo que eso también puede ser un factor a tener en cuenta. Para quienes se pagan el DIU, el coste también puede ser un problema. Dos DIU de 13,5 mg son notablemente más caros que uno de 52 mg, además del coste potencial de dos o tres inserciones en lugar de una. Los costes también pueden variar en función de la cobertura del seguro y del país; en Estados Unidos, por ejemplo, Liletta suele ser menos costoso para las personas que pagan de su bolsillo.

El riesgo de sangrado también puede influir en la elección del DIU. Obviamente, éste es un punto clave para las personas que eligen un DIU hormonal para sangrados abundantes o irregulares (el DIU de 52 mg parece el mejor). Sin embargo, muchas personas simplemente prefieren no tener menstruaciones y les gusta la idea de un anticonceptivo que ofrezca esto como ventaja. Igualmente importante es el riesgo de sangrados irregulares molestos, que es más probable con dosis hormonales más bajas.

Marca	Dosis total	Duración de uso aprobada (EE. UU.)	Riesgo de sangrado molesto al año	Otras consideraciones
Mirena	52 mg	8 años	6 %	• Lo más probable es que el sangrado se detenga por completo. • La tasa de embarazo en 8 años es del 1,09%.
Liletta	52 mg	8 años	6 %	• Puede ser menos caro que Mirena, y detiene el sangrado con la misma eficacia. • La tasa de embarazo durante 8 años es del 1,09%.
Kyleena	19,5 mg	5 años	17%	• La inserción puede ser más fácil. • La tasa de embarazo a los 5 años es del 1,1%.
Skyla	13,5 mg	3 años	23%	• Menor probabilidad de interrupción de la menstruación. • Puede tener menos efectos secundarios relacionados con las hormonas para las personas susceptibles. • La inserción puede ser más fácil (es el DIU más pequeño). • La tasa de embarazo durante 3 años es del 0,9%.

Tabla 6

DIU de levonorgestrel.

Los niveles de levonorgestrel en sangre son más altos con un DIU de 52 mg, por lo que es muy probable que afecte temporalmente a la ovulación, pero el efecto dura poco, y al cabo de un año la ovulación se produce como si nada hubiera ocurrido. Si has sido sensible a los efectos de las hormonas en el pasado, puedes plantearte un DIU de 13,5 mg, aunque no se dispone de datos sólidos que respalden este enfoque. El levonorgestrel en la sangre con un DIU de 52 mg es aproximadamente el 10 % de la cantidad observada con una píldora anticonceptiva; con el de 13,5 mg, es aproximadamente el 5 %. Es en realidad una pequeña cantidad de hormona. De hecho, los expertos en fertilidad pueden incluso administrar hormonas a personas con un DIU de levonorgestrel y hacer una extracción de óvulos para congelar óvulos o embriones. (es bastante guay si lo piensas).

El DIU de cobre

El cobre es tóxico para los espermatozoides, ya que impide un proceso llamado capacitación, que es esencial para que los espermatozoides penetren en el óvulo. Si piensas «¡Asesino de espermatozoides!» cuando piensas en el cobre, no estás muy desencaminada (a mí me gusta gritar «¡Asesino de espermatozoides!» en mi cabeza, como los peces de *Buscando a Nemo* gritan «¡Asesina de peces!» sobre Darla). El DIU de cobre es muy eficaz, con una tasa de fallos de aproximadamente el 2,5 % a los siete años (para compararlo con un DIU de levonorgestrel de 52 mg). También es la forma más eficaz de anticoncepción de emergencia, con una tasa de embarazo del 1,7 %.

Actualmente sólo hay un DIU de cobre disponible en Estados Unidos: el Paragard TCu380A. En otros países existe una vertiginosa variedad de DIU de cobre de distintos tamaños y formas. Por ejemplo, Canadá tiene nueve, cuya duración de uso oscila entre tres y diez años, con diversidad de longitudes y anchuras para que no tenga que ser de talla única. El Paragard está aprobado para diez años, pero los estudios nos dicen que es eficaz durante doce años para las mujeres que tienen veinticinco años o más en el momento de la inserción. Si se coloca a partir de los treinta y cinco años, se puede confiar en el Paragard como método anticonceptivo hasta la menopausia, con un riesgo insignificante de embarazo, lo que supone una gran ventaja. En Canadá, los DIU más parecidos son el Liberté TT380 y el Mona Lisa 10, ambos aprobados por diez años.

Para muchas personas, el atractivo de los DIU de cobre es la ausencia de hormonas. Algunas personas simplemente no quieren tomar hormonas; otras prefieren tener la regla, ya que les tranquiliza saber que no están embarazadas; y a algunas no les gusta cómo les sientan las hormonas. Al igual que el DIU de levonorgestrel, los DIU de cobre reducen la tasa de cáncer de ovario en torno a un 30 %, lo que una vez más se postula que es a través de la inflamación. También puede haber una disminución del cáncer de endometrio, pero no es tan significativa como con el DIU de levonorgestrel. Por tanto, el DIU de cobre no se recomienda cuando el objetivo es reducir el riesgo de cáncer de endometrio.

Los principales efectos secundarios del DIU de cobre son menstruaciones más abundantes y más calambres. Estos inconvenientes a veces son exagerados tanto por los proveedores médicos como por fuentes *online*, asustando a la gente y alejándola de una buena opción. Al principio, sí, el sangrado puede ser más abundante y los calambres pueden empeorar, pero como ocurre con otros métodos anticonceptivos, ambos suelen mejorar en los tres primeros meses. Los estrógenos no tratan este sangrado, por lo que es probable que se deba a una inflamación. Una forma de reducir el sangrado y los calambres es tomar un AINE cada seis u ocho horas, durante cinco días que coincidan con la menstruación, entre los tres y seis primeros ciclos menstruales tras la inserción.

Consideraciones generales

La única razón médica para evitar un DIU de levonorgestrel es si padeces cáncer de mama con receptores hormonales positivos. Evita un DIU de cobre si padeces la enfermedad de Wilson, un trastorno que afecta al metabolismo del cobre. Para ambos tipos de DIU, existen algunos problemas potenciales relacionados con el tamaño del útero.

Todos los DIU de Estados Unidos, por ejemplo, están diseñados para un útero de entre 6 y 10 cm de longitud, desde el exterior del cuello uterino hasta la parte superior del interior del útero. Para medir el útero, se introduce a través del cuello uterino una varilla estrecha de plástico o metal, llamada sonda uterina (en este caso, sonda se refiere a la profundidad, como al sondear la profundidad de una masa de agua). Otros países ofrecen DIU alternativos para úteros de menos de 6 cm. Por ejemplo, en Canadá hay varios DIU de cobre diseñados para un útero ligeramente más pequeño, y algunos países tienen DIU sin montura que pueden funcionar en esta situación.

Si los fibromas distorsionan la cavidad uterina o hay anomalías en el desarrollo del útero, como un septo, es posible que el DIU no encaje o no cubra el útero lo necesario para una anticoncepción fiable. Estos matices quedan fuera del alcance de este libro.

Los DIU pueden insertarse cualquier día del ciclo menstrual, pero antes debe hacerse una prueba de embarazo a quien pudiera estar embarazada. Un DIU de cobre funciona con efecto retroactivo hasta cinco días antes de su inserción (de ahí su valor como anticonceptivo de emergencia). A menos que se inserte un DIU de levonorgestrel durante los primeros siete días del ciclo, se necesitará un método anticonceptivo de refuerzo durante siete días. Los DIU se pueden insertar después de un aborto y después del parto una vez expulsada la placenta.

Las complicaciones importantes tras la inserción del DIU son poco frecuentes. El riesgo de infección es muy bajo (0,14 %), y los antibióticos no lo reducen. El riesgo de perforación (lo que significa que el DIU perfora el útero, pudiendo pasar a la cavidad abdominal) es inferior al 0,5 %. El riesgo de que el cuerpo expulse el DIU es de entre el 3 y el 10 % para quien no haya estado embarazada recientemente. El riesgo de expulsión es mayor en los seis meses posteriores a la inserción (por eso sugerimos que se comprueben los hilos durante varios meses), cuando se inserta un DIU después del parto o de un aborto en el segundo trimestre, y para las personas que nunca han estado embarazadas, tienen fuertes dolores menstruales o menstruaciones abundantes. Las personas que han expulsado un DIU pueden correr un mayor riesgo de que vuelva a ocurrir; si te ha pasado, asegúrate de informar a tu médico.

Control del dolor con la inserción del DIU

Existe una amplia gama de experiencias de dolor con la inserción del DIU, desde calambres leves a dolores insoportables. A menudo, las pacientes se niegan a considerar el DIU porque han oído que la inserción es universalmente horrible, pero, en general, los estudios nos dicen que alrededor del 50 % de las personas tienen puntuaciones de dolor de 5 o menos, lo que significa que experimentan cierto dolor pero lo encuentran tolerable. Eso no significa que los médicos debamos arriesgarnos y esperar que nuestros pacientes estén en ese grupo, pero debemos hacer saber a la gente que el dolor intenso no es una experiencia universal.

El dolor es exclusivamente personal. Me he sometido a dos inserciones de DIU y lo máximo que sentí fue un breve calambre, mucho menos que mis dolores menstruales. Sin embargo, creo que la depilación con cera de las ingles es una de las experiencias más dolorosas que puede tener un ser humano, así que no es que sea inmune al dolor. Mi compañera de trabajo sufrió una agonía durante la inserción del DIU (¡no se lo inserté yo!), pero cree que depilarse es como un paseo por el parque; también volvió al trabajo antes de tiempo durante su terapia contra el cáncer porque la quimio no le sentaba mal en absoluto.

Es una triste verdad que el dolor se trata poco en muchos ámbitos de la medicina. Como estudiante de medicina, me quedé horrorizada cuando vi una biopsia de médula ósea en la que el paciente parecía sentir un dolor importante. Mi padre, de ochenta y nueve años, gritó durante una cistoscopia y fue amonestado por el personal por su comportamiento. He leído hilos de Twitter de personas a las que les hicieron endodoncias sin analgésicos. Nada de esto es aceptable. Pero también sé que las mujeres tienen más probabilidades de que su dolor sea ignorado o insuficientemente tratado. Estoy segura de que ha habido ginecólogos y obstetras horribles que pensaron que una inserción punitiva del DIU podría enseñar una «lección» sobre moral sexual.

El primer paso para conseguir un mejor acceso al control del dolor durante la inserción de un DIU es saber más sobre el tema. Algo de lo que se habla con poca frecuencia es que el control del dolor no es tan fácil en este caso como en otros procedimientos en consulta. Hay múltiples pasos que pueden ser dolorosos, como la inserción del espéculo, la dilatación del cuello uterino, la sujeción del cérvix con un instrumento para estabilizarlo y la inserción del DIU, que también puede provocar calambres en el útero. Para algunas personas, todas estas vías pueden generar dolor; para otras, puede ser una o una combinación de ellas. Para complicar más las cosas, no todo el dolor lo generan los mismos nervios. La vagina y los músculos que la rodean están alimentados por un conjunto de nervios, y el útero (incluido el cérvix) por otro conjunto diferente. Ninguno de los dos conjuntos puede anestesiarse con una simple inyección en la consulta. Si se pudiera, el tratamiento del dolor del parto sería mucho más fácil y no se necesitarían epidurales. Es mucho más fácil administrar una medicación anestésica rápida y eficaz para suturar una herida en el cuero cabelludo, sacar un diente o tratar una muñeca rota que para colocar un DIU.

No obstante, estamos trabajando en ello. Se han realizado bastantes investigaciones sobre formas de reducir el dolor con la inserción de un DIU. En PubMed, un repositorio en línea de artículos médicos publicados, en abril de 2022 había 157 ensayos clínicos en este campo, más de cuarenta de ellos publicados en los últimos cuatro o cinco a ños. También sabemos que ciertos factores están relacionados con el aumento del dolor con la inserción del DIU, como el dolor con las relaciones sexuales y/o los exámenes pélvicos, los traumatismos sexuales previos y el dolor anticipado (por lo que es posible que exponerse reiteradamente a historias de terror sobre inserciones empeore las cosas). Si alguno de estos factores se aplica a tu caso, coméntalo con tu médico con antelación para que podáis revisar las opciones y elaborar el mejor plan. Entre las opciones de control del dolor basadas en pruebas se incluyen:

- *AINE*. El consenso de los estudios es que conviene tomar estos fármacos, como el ibuprofeno, treinta minutos antes de la inserción.
- *Una persona de apoyo*. En un estudio, una persona de apoyo fue más eficaz que los opiáceos.
- *Llevar una unidad TENS durante el procedimiento*. Aunque esto no se ha estudiado para la inserción del DIU, la unidad de TENS

(*véase* el apartado «La terapia olvidada: la unidad TENS» del capítulo 19) ayuda a aliviar el dolor durante otros procedimientos en el útero, por lo que puede merecer la pena intentarlo.

- *Medicamentos contra la ansiedad.* Estos fármacos, como el lorazepam (Ativan), no tienen ningún efecto sobre las puntuaciones de dolor, lo cual no es sorprendente, ya que no tratan el dolor. Sin embargo, pueden resultar útiles para reducir la ansiedad antes de un procedimiento, lo que podría mejorar la experiencia.
- *Medicamentos anestésicos, como la lidocaína.* Un bloqueo nervioso paracervical (una inyección) puede ayudar con el dolor del cérvix. Aplicar medicación anestésica tópica al cuello uterino no parece ser muy eficaz, como tampoco lo es inyectar medicación anestésica líquida en el útero para intentar adormecerlo desde dentro.

Es importante saber que la manipulación del cérvix puede sobreestimular el nervio vago en algunas personas, provocando una reacción vasovagal, en la que descienden la frecuencia cardíaca y la tensión arterial. Puede provocar náuseas, mareos, una oleada de calor, sudoración, bostezos, zumbidos en los oídos e incluso desmayos. Si puedes detectarlo en cuanto empiece, contrae los brazos y las manos (como cerrando el puño) para bombear la sangre de vuelta al centro del cuerpo, pide que te pongan un paño frío en la frente, huele un hisopo con alcohol (una versión sencilla de las sales aromáticas) y, si es posible, levanta las piernas por encima del corazón. Tu médico debería estar atento a una reacción vasovagal y ser capaz de ofrecerte todas estas opciones, e idealmente, debería advertirte de ello con antelación.

Mucha gente se pregunta por qué no todos los médicos proporcionan sedación en la consulta. En algunos lugares, hay cuestiones específicas de acreditación para la sedación que están relacionadas con el centro, por lo que puede no ser una opción debido a una decisión administrativa superior. Aparte de estas cuestiones, algunos médicos pueden ofrecer una sedación moderada para adormecerte sin que pierdas el conocimiento, pero deben tener la formación, el equipo y el personal necesarios para hacerlo con seguridad, y no todos los médicos disponen de ellos. La mayoría de las personas que se ponen un DIU son jóvenes y están sanas, por lo que las complicaciones de la sedación son poco frecuentes, pero pueden ocurrir, y cuando ocurren, pueden pasar de ser malas a catastróficas en un minuto. Es en el manejo de estas complicaciones donde la formación especial es fundamental. Si tu médico ofrece sedación moderada, pregúntale si lo hace con regularidad. Si practican abortos en su clínica, por ejemplo, es más probable que tengan la formación, el equipo y el personal adecuados. Algunos médicos traen a un especialista dedicado a gestionar la anestesia y organizan ese día los procedimientos que necesitan sedación. Una última opción es acudir a un centro quirúrgico o a un quirófano con un anestesista formado; esto también permite una sedación más profunda, que algunas personas pueden necesitar, sobre todo si experimentan dolor con los exámenes pélvicos, han tenido traumatismos previos, han tenido dolor con inserciones anteriores del DIU o sienten ansiedad ante el dolor.

Quiero decir algo sobre las terapias para el dolor que no funcionan bien para la inserción del DIU, porque a menudo veo comentarios en Internet de personas que están disgustadas porque no se les ofreció lo siguiente:

- *Misoprostol.* Este medicamento puede ablandar el cérvix, pero paradójicamente aumenta el dolor con la inserción del DIU, así como el riesgo de que se expulse posteriormente (no es lo ideal, que digamos). Puede ser útil, sin embargo, si tu médico intentó previamente insertar un DIU y no consiguió dilatar el cérvix.
- *Óxido nitroso.* El gas de la risa no ofreció ningún beneficio para la inserción del DIU en un estudio, y los estudios sobre su uso para otros procedimientos en el útero no muestran ninguna reducción en las puntuaciones de dolor.
- *Opiáceos orales.* Mucha gente da por sentado que los opiáceos son los «mejores» analgésicos, pero ningún estudio que los compare directamente con los AINE demuestra que sean superiores para el tipo de dolor que tratamos en la consulta.

Para abordar el dolor con la inserción del DIU, habla de tus temores por adelantado, considera si hay alguna razón que pueda hacer que el procedimiento te resulte más doloroso y pregunta a tu médico cuáles son las opciones para controlar el dolor. Muchas de las opciones que se han mencionado anteriormente funcionan bastante bien, pero también necesitas el control del dolor adecuado por lo que, si precisas más anestesia de la que puede administrarse en la consulta de tu médico, eso es lo indicado para ti. Además, siempre recuerdo a la gente que podemos detenernos en cualquier momento y programar el procedimiento con un anestesista.

Extracción del DIU

Tirar del cordón hace que los brazos del DIU se plieguen, y casi siempre sale con facilidad y de forma casi instantánea. La mayoría de las personas comprueban que, si se produce un dolor importante, es de muy corta duración. Es raro necesitar analgésicos en este caso, pero cada persona es diferente. Si la inserción del DIU fue dolorosa, merece la pena discutir las opciones de control del dolor para la extracción.

¿Qué hay de la autoextracción, ya que se trata literalmente de agarrar el cordón y tirar? Algunos datos sugieren que es una opción segura, y podría ahorrarte el coste de la extracción y una visita al médico. Si no sale con facilidad, entonces tienes que acudir a un profesional sanitario. Examina el DIU para asegurarte de que ha salido todo (puedes encontrar una imagen de tu DIU en Internet y compararla con lo que te has quitado). Si crees que podrías querer extraerte tu propio DIU, díselo a tu médico antes de la inserción, y pueden dejar los cordones más largos.

Cuestiones relacionadas con los cordones

Hay un par de cuestiones relacionadas con los cordones que debes tener en cuenta. Si no puedes palpar los cordones con los dedos, es importante que acudas al médico para asegurarte de que el DIU no se ha movido dentro del útero, no lo ha perforado o no se ha salido. Normalmente, es necesario hacer una ecografía. Si el DIU está en el lugar correcto y sólo se trata de que los cordones ya no son visibles, no hay que hacer nada, aunque tu médico debe tener un plan para extraerlo, ya que puede ser necesario un equipo especial. Un DIU que se ha desplazado y un útero perforado requieren cuidados que van más allá del alcance de este libro.

Durante las relaciones sexuales, es posible que tu pareja diga que siente el DIU. Lo más probable es que el cordón esté colgando hacia abajo, como una púa. En esta situación, tu médico puede recortar el hilo para que quede justo dentro del cérvix, pero aún visible. Debe comprobar que el propio DIU no se ha deslizado hacia abajo de modo que el extremo sobresalga del cérvix (una expulsión parcial); en ese caso, debe retirarse.

Conclusión

- Los DIU son un método anticonceptivo reversible muy eficaz que proporciona años de protección.
- Los DIU de levonorgestrel actúan haciendo que el moco cervical sea hostil para el esperma. Los DIU de cobre dañan a los espermatozoides para que no puedan fecundar un óvulo (y también pueden dañar los óvulos).
- Los DIU de levonorgestrel reducen de forma significativa el sangrado menstrual, lo que es una ventaja para muchas personas, pero pueden asociarse a molestos sangrados irregulares, sobre todo en los tres primeros meses tras su inserción.
- Los DIU de cobre pueden aumentar inicialmente el sangrado menstrual y los calambres, pero estos efectos secundarios mejoran con el tiempo, y tomar AINE durante cinco días en cada ciclo menstrual puede ayudar.
- El dolor con la inserción del DIU preocupa a alrededor del 50 % de las personas. Habla con tu médico sobre el control del dolor antes de la inserción, porque existen diversas opciones.

28

Aborto

Quizá te preguntes por qué hay un capítulo sobre el aborto en un libro sobre la menstruación. El aborto es una forma de restablecer tu ciclo menstrual. De hecho, durante los años en que fue ilegal, los médicos que eludían la ley utilizaban a menudo los eufemismos *extracción menstrual* o *regulación menstrual* como código. Por ejemplo: «¿Tienes tres semanas de retraso? Pues será mejor que te hagamos una extracción menstrual, para que no se acumulen toxinas y tu ciclo vuelva a la normalidad». En aquella época, aún no se había inventado la ecografía, y la falta de pruebas de embarazo fáciles de conseguir, rápidas y precisas hacía que no siempre se supiera si alguien estaba embarazada, sobre todo al principio. Si no se enviaba ninguna muestra al laboratorio, no había forma de que las fuerzas del orden supieran si la extracción menstrual era una forma de tratar los períodos irregulares o un aborto, suponiendo que nadie dijera nada. Además, las antiguas enseñanzas médicas sugerían que la dilatación y el legrado, un procedimiento para extraer tejido del revestimiento del útero, que es muy similar a un aborto, podría poner en marcha las menstruaciones. Si todo el personal de la clínica y la mujer que abortaba juraban guardar el secreto, resultaba fácil hacer pasar un aborto temprano por una extracción menstrual. Este tipo de aborto sólo estaba al alcance de quienes tenían dinero y contactos.

La educación sobre el aborto es importante, porque aprender a acceder a uno sólo cuando lo necesitas no es óptimo, sobre todo si vives en un lugar con acceso limitado o desigual al aborto o donde es ilegal.

Incluso en los lugares donde es legal, las personas pueden verse privadas de sus derechos por el sistema médico y/o la sociedad y seguir encontrando obstáculos para acceder a la atención médica. Cuando era residente, varias mujeres que habían viajado para someterse a un aborto me dijeron que no tenían ni idea de que el aborto no sólo era legal, sino que además estaba cubierto por el sistema sanitario canadiense. Cuando se enteraron de que estaban embarazadas, tardaron semanas en averiguar la verdad y conseguir una cita. Los profesionales sanitarios les habían mentido sobre la legalidad y la disponibilidad del aborto. En aquella época no existía Internet, por lo que era difícil acceder a información de calidad sobre un asunto privado, especialmente en las comunidades más pequeñas. Si no quieres que nadie lo sepa, ¿cómo puedes averiguar la verdad si nunca se menciona en revistas o libros y no se discute en la escuela ni en casa? Incluso ahora, la desinformación sobre el aborto es habitual, por lo que mi esperanza es que la información aquí contenida ayude a las personas que en algún momento necesiten abortar o tengan una amiga o familiar que lo precise. Y eso es mucha gente: casi una de cada cuatro mujeres y el 4 % de las personas trans y no binarias con útero necesitarán abortar. Disponemos de menos datos sobre las personas trans y no binarias, pero aunque sus tasas de aborto pueden ser más bajas, es aún más probable que tengan dificultades para acceder a la atención sanitaria.

Aunque pienses que un capítulo sobre el aborto nunca podría afectarte, te insto a que sigas leyendo. En primer lugar, el cambio de las leyes puede afectarte aunque no desees abortar. Por ejemplo, los medicamentos para ayudar a controlar el aborto espontáneo son los mismos que los del aborto farmacológico, y hay historias de farmacéuticos que se niegan a dispensar estos medicamentos por temor a que sean para el aborto y no para el aborto espontáneo. Como alguien que practicó abortos durante unos quince años, he conocido a muchas mujeres que pensaban que nunca abortarían, pero como las situaciones cambian de un modo que no puede preverse, resulta que ahora lo necesitan. A veces se desarrolla una complicación grave en un embarazo, que hace necesario un aborto, y si la persona embarazada vive en un estado de Estados Unidos donde el aborto es ilegal, debe organizar el desplazamiento a otro estado; si no está lo bastante bien como para hacerlo, simplemente debe esperar lo mejor. Además, las personas embarazadas reciben una atención oncológica por debajo del nivel óptimo en situaciones en las que se recomienda el aborto, porque los médicos retrasan la quimioterapia y/o la radioterapia debido a la posible toxicidad para el feto. Los expertos calculan que, cada año, unas mil quinientas personas que viven en un estado que restringe el acceso al aborto desarrollarán cáncer durante su embarazo, y entre 135 y 420 de ellas recibirán una terapia deficiente porque no pueden abortar para iniciar el tratamiento. Algunas morirán a consecuencia de ello.

Argumentos a favor del aborto

El riesgo de morir por un aborto legal en Estados Unidos es de 0,41 por cada 100.000 embarazos. Es mucho más seguro abortar a cualquier edad gestacional que estar embarazada, especialmente en Estados Unidos, que tiene una tasa de mortalidad materna terriblemente alta. El riesgo de muerte durante el embarazo incluye hasta un año después del nacimiento, y en Estados Unidos es de un espeluznante 23,8/100.000 embarazos (19,1/100.000 para la población blanca no hispana, 18,2/100.000 para la población hispana y un devastador 55,5/100.000 para la población negra no hispana). De media, el riesgo de muerte durante el embarazo es cincuenta y ocho veces mayor que el riesgo de morir por un aborto legal. Dadas estas estadísticas, no puede haber ninguna postura «provida» sobre el aborto que no sea hipócrita, a menos que la vida de la persona embarazada sea intrascendente. Siempre es más seguro abortar que estar embarazada, incluso en los países con menor mortalidad materna. Por ejemplo, la mortalidad materna es de 3,2/100.000 en Alemania. Es absurdo que en algunos países haya leyes que restrinjan el aborto, pero no las haya en ninguna parte contra dejar embarazada a alguien. Las personas que pretenden negar el acceso al aborto no son provida, son partidarios del embarazo forzoso.

La mortalidad materna es sólo el resultado negativo más extremo del embarazo. Las personas que sufren un coágulo sanguíneo y sobreviven pueden estar muy enfermas durante algún tiempo o tener secuelas a largo plazo por un derrame cerebral causado por el coágulo. Un parto vaginal puede provocar lesiones que causen incontinencia fecal, incontinencia urinaria y/o dolor crónico. Una cesárea es una cirugía mayor que conlleva sus propios riesgos. Por último, está la depresión posparto. Un embarazo puede torcerse de mil maneras, alterando la vida de la persona, a veces de forma irrevocable. Gestar y dar a luz a un ser humano tiene consecuencias físicas y emocionales. La autonomía exige que las personas puedan elegir si quieren asumir esos riesgos.

Personalmente, creo que a todos los políticos que votan en contra del acceso al aborto se les debería cortar y reparar el ano para crear el equivalente a una laceración de cuarto grado (el mayor desgarro que puede producirse durante el parto). En el mejor de los casos, una laceración de cuarto grado se cura bien en unas insoportables semanas; en el peor, es dolorosa durante años y provoca incontinencia fecal. Cuando estos políticos, a los tres meses de la intervención, sigan sentados sobre un flotador para aliviar la presión sobre el ano, llorando con cada deposición, defecando en público de las formas más imprevisibles, y sin poder mantener relaciones sexuales a causa del dolor, podrán explicar por qué las ramificaciones médicas del embarazo son intrascendentes y el aborto es innecesario.

Antes de que se legalizara el aborto en Estados Unidos en 1973, con la histórica sentencia *Roe contra Wade*, se producían unos ochocientos mil abortos clandestinos al año, aunque es probable que esa cifra esté muy subestimada, porque no es que una vaya a denunciar su aborto ilegal, ¿verdad? En Canadá, las muertes por abortos ilegales fueron frecuentes hasta la década de 1960, cuando el forense jefe de Ontario, el doctor Morton Shulman, indignado por ver cadáveres de mujeres desesperadas en su sala de autopsias, decidió llevar a cabo una investigación pública de cada muerte; quería que el público fuera testigo de estas tragedias. Sus acciones acabaron siendo un catalizador para cambiar la ley en Canadá, y en 1969 el aborto pasó a ser legal, pero sólo en el hospital, con la aprobación de un comité de tres médicos. No era lo ideal, pero era mucho mejor que mantenerlo ilegal. En 1988, la ley del aborto fue anulada. El aborto ya no figura en el Código Penal de Canadá y se considera simplemente un procedimiento médico. Sigue habiendo problemas para acceder a él, pero la despenalización supuso un paso esencial.

En los países donde el aborto es ilegal, la tasa de abortos clandestinos entre los embarazos no deseados puede llegar al 50 %. En Estados Unidos, un país con muchas leyes que limitan el acceso, la tasa de abortos entre los embarazos no deseados era del 34 % antes de la revocación de Roe contra Wade en 2022. En Canadá, en un período de tiempo similar, el 37 % de los embarazos no deseados acabaron en aborto. Está claro que las leyes no afectan al número de personas que abortan; lo que hacen es obstaculizar o retrasar el aborto y dar lugar a procedimientos poco seguros.

En todo el mundo se producen 21,6 millones de abortos no seguros al año, que provocan al menos cuarenta y siete mil muertes, un asombroso 13 % de las muertes maternas. En algunas partes del mundo, el 49 % de las muertes maternas se deben a abortos clandestinos. Sí, has leído bien: 49 %. Se calcula que cinco millones de mujeres son hospitalizadas debido a complicaciones derivadas de estos procedimientos, y muchas otras que sufren complicaciones graves no buscan atención médica. La legalización tiene un gran impacto en la seguridad del aborto. Por ejemplo, en Sudáfrica, en 1994, cuando el aborto era en gran medida ilegal, la tasa de mortalidad por este motivo era de casi 38 por cada 1000. Tras la legalización, descendió a 0,59 por cada 1000.

La falta de acceso al aborto tiene otras consecuencias. En el histórico Estudio Turnaway, que inscribió a mujeres que querían abortar y luego comparó a las que se les practicó un aborto con las que fueron rechazadas porque acababan de superar el límite de edad gestacional, las mujeres que no abortaron y posteriormente dieron a luz tenían más probabilidades de vivir en la pobreza y sufrir violencia doméstica. Si ya tenían hijos, éstos tenían más probabilidades de presentar retrasos en los principales estadios del desarrollo. Dos mujeres que participaron en el estudio murieron por complicaciones relacionadas con el embarazo.

La economía también es un factor que influye en quién necesita un aborto y quién lo consigue (especialmente quién lo consigue de forma segura). La seguridad económica afecta al acceso a la atención sanitaria y, por tanto, a la anticoncepción. Sabemos que cuando se les ofrecen todos los métodos anticonceptivos de forma gratuita, las mujeres de Estados Unidos tienen más probabilidades de elegir la anticoncepción reversible de acción prolongada (LARC), los métodos con menor tasa de fracaso, y que, entre las adolescentes, el uso de LARC se asocia a una reducción de la tasa de abortos. Cuando un anticonceptivo oral genérico cuesta cinco dólares y un DIU unos ochocientos de su propio bolsillo y requiere ausentarse del trabajo para su inserción, sólo algunas personas pueden acceder a las formas más fiables de anticoncepción.

La gente necesita abortar por muchas razones. Una violación, el incesto, las malformaciones fetales y la salud de la persona embarazada suelen considerarse «buenas» razones; el fracaso de los anticonceptivos, los problemas económicos, el mal momento y no querer quedarse embarazada se consideran «malas» razones. Esta forma de pensar es inexacta y, francamente, inaceptable. Si necesitas abortar, debes tener acceso a un aborto seguro, asequible y sin ramificaciones legales. No hay abortos «buenos» o «malos»; sólo hay abortos. Se trata de la autonomía del cuerpo. En muchas partes de Estados Unidos, tienes más poder sobre tu cuerpo si estás muerta que si estás viva y tienes útero. Si no firmas una tarjeta de donante de órganos, tus órganos no pueden ser extraídos contra tu voluntad; si quieres abortar donde es ilegal, te pueden detener y encarcelarte por hacerlo.

Mitos sobre el aborto

Los grupos de defensa del embarazo forzoso difunden constantemente desinformación sobre las consecuencias del aborto, a menudo con el pretexto de velar por la salud de la persona embarazada. El aborto no está asociado con el cáncer de mama, la depresión o la infertilidad. Lo que sí se asocia a un efecto negativo sobre la salud mental es que se te deniegue un aborto deseado.

Muchas personas preguntan cómo pueden estar seguras de que su médico no es un partidario del embarazo forzoso. Aunque no siempre se puede saber, si son miembros de la Asociación Americana de Ginecólogos y Obstetras ProVida (AAPLOG, por sus siglas en inglés), pertenecen a un grupo extremista que difunde desinformación sobre el aborto.

Aborto con fármacos

También conocido como aborto médico, el aborto con medicamentos es un método relativamente nuevo, pero su uso está aumentando con rapidez y ha revolucionado la seguridad y el acceso a este procedimiento. Para el aborto con medicamentos se utilizan dos fármacos: la mifepristona y el misoprostol. Puede que algunos conozcan la mifepristona por su antiguo nombre, RU-486. Bloquea los receptores de progesterona en el endometrio, afectando a la decidua, los cambios endometriales esenciales para la implantación y el éxito temprano de un embarazo. Hace que el tejido placentario se desprenda del endometrio, lo que disminuye la producción de la hormona del embarazo, la gonadotropina coriónica humana (hCG), haciendo que desciendan los niveles de progesterona. También ablanda el cérvix y hace que el útero sea más sensible a las señales químicas que pueden provocar contracciones. Tomar tanto mifepristona como misoprostol es el método más eficaz de aborto médico. Juntos, estos dos medicamentos también pueden utilizarse para completar algunos abortos espontáneos.

El misoprostol, a menudo conocido por su nombre comercial, Cytotec, actúa como las prostaglandinas, que son hormonas señalizadoras importantes para el útero. También ablanda el cérvix, ayuda a dilatarlo y estimula las contracciones uterinas. El misoprostol puede utilizarse por sí solo para un aborto médico, aunque con tasas de éxito ligeramente inferiores. También se usa para inducir el parto y prevenir las úlceras de estómago que pueden desarrollarse por tomar AINE.

Tanto la mifepristona como el misoprostol, o el misoprostol solo, pueden emplearse para inducir el aborto hasta las veinticuatro semanas, pero la tasa de éxito disminuye ligeramente a medida que avanza el embarazo (*véase* la Tabla 7). Para abortos de hasta diez semanas, se toman 200 mg de mifepristona por vía oral y, de veinticuatro a cuarenta y ocho horas después, se pueden aplicar 800 µg de misoprostol por vía vaginal o ponerlos bajo la lengua (administración sublingual) o entre la mejilla y la encía (administración bucal) y dejar que se disuelvan; treinta minutos después, se tragan los restos. Cuando no se dispone de mifepristona, la dosis recomendada de misoprostol es de 800 µg

Semanas de embarazo	Mifepristona y misoprostol	Misoprostol solo
≤10 semanas	97%	84%-87%
10-12 semanas	95%	75%-93%
12-24 semanas	93%	77%

* Aborto completado y sin necesidad de otra intervención.

Tabla 7

Tasas de éxito del aborto con medicamentos.*

cada tres horas durante un máximo de tres dosis. El riesgo de una complicación grave en el primer trimestre con mifepristona y misoprostol, el régimen preferido, es del 0,3 %. Después de 10 semanas, los regímenes son ligeramente diferentes.

Para determinar lo avanzado que está tu embarazo, puedes basarte en la fecha de tu último período menstrual; no es necesaria la datación precisa que proporciona la ecografía. Por desgracia, en Estados Unidos, muchos estados exigen una ecografía transvaginal como parte de la atención rutinaria del aborto, aunque sea médicamente innecesaria; es una forma de aumentar el coste y las molestias del procedimiento. De hecho, ni siquiera es necesaria una visita al médico. El aborto médico puede realizarse de forma segura y a distancia con una visita de teleasistencia. La ecografía es necesaria si no sabes la fecha de tu última menstruación o si existe preocupación por un embarazo ectópico, que se indica por dolor en el abdomen o la pelvis, ya que eso requiere medicamentos diferentes o cirugía. El embarazo ectópico es una urgencia potencial. Cualquiera que esté embarazada con un DIU colocado debe someterse a una ecografía, ya que alrededor del 50 % de las veces el embarazo es ectópico.

No se recomienda el aborto médico cuando alguien tiene alergia a los medicamentos o cuando hay un DIU colocado, incluso después de descartar un embarazo ectópico. Puede estar contraindicado para las personas con un trastorno sanguíneo; las que toman determinados medicamentos, como anticoagulantes; o las que han tomado esteroides durante mucho tiempo.

Un aborto médico inducirá un sangrado, como el de una menstruación abundante o incluso mayor. Un sangrado que requiera más de dos compresas grandes por hora durante dos horas es preocupante, y debes hablar con un médico. También habrá calambres, y aunque a menudo se describen como un «período con calambres», el dolor es un problema importante para muchas personas, ya que entre el 50 y el 60 % de ellas declaran que sienten un dolor intenso (normalmente de 7 o más en una escala de 11 puntos). Quienes se oponen al aborto suelen utilizar el sangrado y el dolor como razón por la que el aborto con medicamentos es «malo»; sin embargo, ningún embarazo termina sin dolor y sangrado; es uno de esos chollos de la evolución. Una terapia para ayudar a reducir el dolor, además de medicamentos como el ibuprofeno y el paracetamol, es una unidad TENS (*véase* el apartado «La terapia olvidada: la unidad TENS en el capítulo 19). Puede reducir el dolor en 2 puntos en una escala de 11. Otros efectos secundarios de un aborto con medicamentos son náuseas, vómitos, diarrea, dolor de cabeza, mareos y sensación de calor y rubor o de frío. Todos ellos son temporales y casi todos están relacionados con el misoprostol.

Algunas ventajas del aborto médico son evitar la cirugía, un mayor grado de autonomía y la ausencia de riesgo de lesión quirúrgica del útero. Además, un aborto con medicamentos muy temprano en el embarazo (a las cuatro o cinco semanas) tiene más probabilidades de ser eficaz que un aborto por intervención, que a veces puede pasar por alto un embrión muy pequeño. También puede ser preferible el aborto médico al final del segundo trimestre (cuando suele llamarse inducción del parto) en los embarazos que presentan anomalías genéticas o defectos congénitos. Permite al patólogo hacer una evaluación detallada, lo cual podría aportar información para embarazos posteriores. Las desventajas de los abortos con medicamentos son la tasa de fracaso (para un pequeño porcentaje de personas, los medicamentos no funcionan y necesitarán un procedimiento), el sangrado, los calambres y la diarrea, y el tiempo que lleva. Para quienes se encuentran en el segundo trimestre, un aborto médico puede durar a veces varios días, ya que se trata básicamente de inducir el parto.

Aborto autogestionado

El aborto ha cambiado mucho a lo largo de mi vida. En Estados Unidos, ha pasado de ser ilegal en todo el país a ser legal en todo el país e ilegal en algunos estados. Ha pasado de las habitaciones sucias y los callejones a los hospitales, a las clínicas y al hogar. Ha pasado de ser sólo un procedimiento a ser o bien un procedimiento o una medicación. Los residentes que se forman hoy en Estados Unidos no han conocido una época en la que no existiera el aborto médico.

El aborto médico autogestionado es el siguiente paso en la evolución de la atención al aborto. Puede significar utilizar la teleasistencia en línea, en la que proporcionas cierta información básica y luego recibes píldoras por correo, u obtener las píldoras tú misma y utilizarlas sin necesidad de apoyo en línea. Puede parecer poco seguro, pero si un aborto espontáneo es algo que la gente puede tener en casa, entonces un aborto autogestionado es igualmente seguro. De hecho, parece ser tan seguro como un aborto bajo la orientación de un profesional sanitario. Con cierta información general, proporcionada en muchas páginas web, la persona puede gestionarlo por sí misma si así lo desea o si es su única opción. Si podemos confiar en que la gente lea las instrucciones de un frasco de paracetamol, que puede causar insuficiencia hepática e incluso la muerte si se toma de forma incorrecta, podemos confiar en su capacidad para autogestionarse un aborto. Si podemos confiar en que la gente conduzca un vehículo… bueno, ya ves adónde quiero llegar.

Cuando luchamos por la justicia reproductiva, es importante ser conscientes de los símbolos que utilizamos. Mientras que la percha (un guiño a una herramienta utilizada a veces para los abortos clandestinos) se utilizó en su día como símbolo de manifestación a favor del aborto legal y seguro, hoy deberíamos usar píldoras. No queremos dar a la gente la idea de que una percha es una opción. Dada la abundancia de datos sobre la seguridad del aborto con medicamentos, las píldoras simbolizan tanto una opción segura como el derecho a la autodeterminación.

Tanto si consigues píldoras abortivas de un profesional médico como si eliges una vía autogestionada, ningún médico o enfermera puede saber por tus calambres o sangrados, ni mediante un examen, si estás sufriendo un aborto espontáneo o un aborto médico. La única forma de que lo supieran sería si encontraran restos de píldoras de misoprostol en tu vagina. Eso es fácil de evitar poniéndolas debajo de la lengua o contra la mejilla, como se ha descrito anteriormente. Quiero insistir en este punto: no hay ningún signo físico ni complicación exclusiva de un aborto médico, de modo que si un médico, una enfermera o cualquier persona del hospital te dice que necesita saber si tomaste pastillas antes de poder ayudarte, no es así. Desgraciadamente, se han dado casos de personas que han dicho a sus médicos que tomaron medicamentos para abortar y han sido entregadas a la policía. Si alguien sugiere que puede hacerte un análisis de sangre para saber si te has sometido a un aborto médico, en 2023 no existía ningún análisis de sangre comercializado para detectar la mifepristona. El misoprostol se elimina con rapidez de la sangre, por lo que todos los rastros deberían haber desaparecido varias horas después de una sola dosis; para quienes lo utilizaron cada tres horas durante tres dosis (lo ideal para un aborto sólo con misoprostol), debería haber desaparecido doce horas después de la última dosis. Además, no suele ser fácil obtener la prueba para detectar el misoprostol.

Si te interesa un aborto autogestionado, algunas organizaciones que pueden proporcionarte información sobre el proceso y sobre cómo conseguir medicamentos seguros son Women on Web; Women Help Women; Safe2Choose; y Plan C (en inglés). También en Estados Unidos hay muchos grupos locales excelentes de defensa del aborto; puedes encontrar el más cercano a ti en www.abortionfunds.org. Estos grupos también pueden ayudarte de otras formas, como a conseguir fondos y un acceso seguro a los procedimientos abortivos. Tienen las botas puestas sobre el terreno y son realmente tus defensores. Si tienes algo de dinero para donar, un grupo local de defensa del aborto es una gran elección, ya que tu dinero se destinará a ayudar a alguien que lo necesita.

Intervenciones abortivas

La mayoría de las intervenciones abortivas se producen en el primer trimestre, es decir, antes de las trece semanas, pero alrededor del 10 % se producen a las trece semanas o más tarde. Desde el punto de vista de la seguridad, estas intervenciones están al mismo nivel que el aborto con fármacos. El riesgo de una complicación grave con una intervención en el primer trimestre es del 0,16 %, y del 0,41 % con una intervención en el segundo trimestre. Por ejemplo, la tasa de complicaciones graves de una colonoscopia de cribado del cáncer es del 0,28 %, y no he visto ninguna campaña política para regular su seguridad.

Los abortos por intervención suelen denominarse abortos quirúrgicos, pero estamos intentando alejarnos de esa terminología. Son tan seguros como una colonoscopia o la extracción de una muela del juicio, y conseguimos referirnos a ellas como intervenciones y no como cirugía. Además, referirse al aborto como cirugía puede asustar a algunas personas y hace que la intervención parezca más arriesgada de lo que es. La desinformación aquí ya es un problema, pues las mentiras sobre la seguridad del aborto se utilizan para promulgar leyes que restringen su acceso.

Las técnicas y las intervenciones varían no sólo según la edad gestacional, sino también en función de las instalaciones disponibles y las opciones de control del dolor. La mayoría de los abortos por intervención se realizan con dispositivos que generan succión. En el caso de las mujeres embarazadas de catorce semanas o más, normalmente hay que preparar el cérvix con un día de antelación para que pueda dilatarse lo suficiente para extraer el tejido. La dilatación se hará con misoprostol vaginal o mediante pequeñas varillas en el cérvix que se expanden de forma gradual a lo largo de unas doce horas. Cuando sea necesario insertar varillas, se requiere una visita adicional a la consulta. En general, cuanto más avanzado esté el embarazo, más incómoda será la intervención, por lo que se utilizarán distintos analgésicos o anestesia.

Se recomienda el aborto quirúrgico si es lo que prefieres, si hay contraindicaciones para el aborto farmacológico y si también se desea la esterilización (los dos procedimientos pueden realizarse al mismo tiempo, con la misma anestesia). Las desventajas del aborto con medicamentos son el dolor de la intervención, los gastos y la necesidad de anestesia o sedación en embarazos de más de trece o catorce semanas (esto varía según el profesional).

Emenagogos y abortivos

A lo largo de la historia de la humanidad se ha registrado el uso de emenagogos, que son plantas o extractos que provocan la menstruación (históricamente solían ser un código para el aborto) y de abortivos propiamente dichos. En Estados Unidos se ha producido un resurgimiento potencialmente mortal del interés por este tema debido a la erosión del acceso al aborto seguro y, lamentablemente, estos productos se utilizan en todos los lugares del mundo donde el aborto es ilegal o está restringido. Es muy probable que las personas que toman abortivos a base de plantas duden en buscar atención médica después, por miedo a las repercusiones, lo que aumenta aún más sus riesgos. A veces estos productos son debatidos por activistas bienintencionados pero desinformados, pero también he visto mensajes peligrosos sobre ellos de personas que se aprovechan del miedo y la desesperación en Instagram.

Aceptar las recetas «antiguas» para abortar plantea varios problemas. Uno de los principales es que no es posible saber si eran realmente abortivas. A menudo se utilizaban eufemismos y la terminología está abierta a la interpretación. Muchas recetas que algunos afirman que son emenagogas o abortivas han sido interpretadas por otros estudiosos como afrodisíacas o potenciadoras de la fertilidad. Además, como en la antigüedad no se podía diagnosticar con precisión el embarazo precoz, no se podían conocer realmente los resultados de un abortivo, dado el alto índice de abortos espontáneos tempranos. Además, dependiendo de la cultura, el momento del ciclo menstrual en que se producía la concepción y en que se consideraba que una mujer estaba embarazada variaba respecto a la definición actual. Por ejemplo, los antiguos griegos pensaban que la concepción se producía a lo largo de varios meses, y el «diagnóstico» de embarazo se dejaba en manos de la mujer. Muchos de los productos recomendados como abortivos provocan vómitos, diarrea o ambas cosas. Es posible que la gente pensara que la purga podría desencadenar un aborto (aunque no existen pruebas de que sea así), o que confundieran la dramática purga con señales de que el producto estaba funcionando. Evidentemente, trasladar todas estas variables a la atención médica de alguien hoy en día resulta problemático.

La idea de que los abortivos a base de hierbas eran de dominio público y se utilizaban de forma generalizada no encaja con las tasas históricas de natalidad y mortalidad infantil. Si la gente controlaba de forma rutinaria los embarazos a gran escala, la población probablemente habría disminuido. También existe una contradicción flagrante, señalada por Helen King, renombrada erudita y experta en ginecología antigua, en su libro *Hippocrates' Women*: si nuestros antepasados y sus comadronas conocían el aborto eficaz a base de hierbas, ¿por qué se producían tantos embarazos no deseados fuera del matrimonio? Hoy se practican 21,6 millones de abortos no seguros al año en todo el mundo, y millones más resultan en complicaciones graves. Si existían alternativas abortivas seguras y eficaces a base de plantas, transmitidas por los ancianos, ¿cómo se perdieron en todas las culturas? ¿Cómo olvidaron las mujeres estos métodos, pero no el jengibre para las náuseas del embarazo o el calor para los dolores menstruales?

Obviamente, se ha investigado muy poco sobre estas sustancias, y la mayoría de los datos proceden de centros de control de intoxicaciones y de informes de lesiones. Dado que estos productos suelen tomarse en lugares donde el aborto es ilegal o está restringido, es comprensible que la gente no diga lo que ha tomado, por lo que se desconoce el alcance del problema. La mayoría de los productos botánicos propuestos no tienen un mecanismo de acción relacionado específicamente con el aborto, lo que significa que no podemos afirmar que exista una razón médica para sospechar que puedan provocar un aborto. Sin embargo, muchos de ellos son literalmente venenos, y aunque algunos de ellos pueden efectivamente dañar la placenta y/o el feto o hacer que la persona embarazada se ponga tan enferma que disminuya el aporte de oxígeno al feto, provocando así un aborto, el veneno también puede dañar a la persona que lo ha ingerido.

En el caso de algunos de estos productos, lo preocupante no es la planta en sí, sino el extracto o concentrado que se utiliza. Una planta que es benigna para el consumo puede ser mucho más potente y problemática como extracto. Los toxicólogos suelen decir que la dosis hace el veneno, y normalmente ni siquiera es posible consumirla, y por lo general no se puede conocer la dosis de estos productos. Es un peligroso juego en el que el comprador debe tener cuidado y, por desgracia, cuando la gente está desesperada, puede estar dispuesta a correr el riesgo.

Los siguientes productos a base de plantas se encuentran entre los emenagogos o abortivos propuestos con más frecuencia. No hay pruebas de que funcionen, y todos son tóxicos y deben evitarse.

- Menta poleo (*Mentha pulegium*). De todos los abortivos, el poleo es probablemente el que se menciona con más frecuencia, y es uno de los más peligrosos, tóxico para el hígado y el sistema nervioso central. Se han registrado varias muertes. Es tóxica incluso en cantidades muy pequeñas y no debe tomarse nunca.
- Ruda (*Ruta graveolens*). Esta planta contiene varios compuestos tóxicos y puede causar vómitos, sangrado, dolor abdominal, fallo orgánico multisistémico y la muerte.
- Perejil (*Petroselinum crispum*). Sí, la hierba. El perejil contiene miristicina y apiol, ambos tóxicos. Cuando lo comemos, no estamos consumiendo una dosis farmacológica, por lo que es seguro, pero los extractos y aceites se asocian a hemorragias, lesiones hepáticas y la muerte. Algunas fuentes recomiendan introducir ramitas de perejil en la vagina, sustituyéndolas cada tres días. Esto podría causar una infección grave que podría desencadenar un aborto séptico, una complicación potencialmente mortal. Una mujer falleció en Argentina a causa de una infección provocada por esta peligrosa práctica.
- Cola de quirquincho (*Lycopodium saururus*). También conocida como licopodio, esta planta contiene múltiples sustancias químicas preocupantes. Los extractos pueden provocar vómitos, diarrea, convulsiones y la muerte.
- Aceite de sabina (*Juniperus sabina*). Bien conocido como veneno para humanos, animales e incluso abejas (su polen es tóxico), el aceite de sabina puede causar vómitos, dolor de estómago, coma, daños hepáticos, insuficiencia renal y la muerte.
- Cohosh azul (*Caulophyllum thalictroides*). La N-metilcitosina y la anagirina del cohosh azul pueden hacer que se contraigan los vasos sanguíneos del corazón (lo cual no es bueno) e inducir náuseas, vómitos y temblores.

- Cantáridas (*Lytta vesicatoria*). También conocida como polvo de cantaridina, se elabora a partir de los cuerpos secos pulverizados de la mosca española, un escarabajo vesicante que utiliza la cantaridina como mecanismo de defensa. Es muy cáustica y causa ampollas al contacto. Por vía oral, puede causar ampollas y quemaduras en la boca y el tracto gastrointestinal, y puede dañar los riñones. Es letal en dosis bajas. Un pescador al que le cayó un poco en el dedo murió al clavarse accidentalmente un anzuelo. El polvo de cantaridina ha estado implicado en al menos una muerte relacionada con un aborto.
- Eléboro. En realidad, se trata de un género de aproximadamente veinte plantas diferentes, y que un brebaje de eléboro sea peligroso o no depende de la especie. Tanto el eléboro blanco como el negro son tóxicos y pueden causar la muerte.
- Aceite de ricino. Elaborado a partir de las semillas de la planta *Ricinus communis*, el aceite de ricino comercial no es tóxico y se ha utilizado durante miles de años como medicina, emoliente para la piel y aceite para lámparas. Sin embargo, las semillas contienen ricina, que es una de las sustancias más tóxicas que se encuentran en las plantas y puede causar fallos orgánicos y la muerte. La ricina es hidrosoluble y se convierte en un producto de desecho durante el procesamiento del aceite comercial debidamente preparado. El aceite de ricino puede provocar vómitos y diarrea graves y se ha utilizado tradicionalmente para estimular el parto, pero no hay pruebas fehacientes de que funcione. Es probable que la falsa creencia de que es eficaz para desencadenar el parto haya llevado a algunas personas a pensar que podría ser un abortivo. Al triturar las semillas se libera la ricina, por lo que intentar hacer aceite de ricino en casa sin un equipo industrial es muy peligroso. Ingerir tan sólo dos semillas suele bastar para matar a alguien.
- Zanahoria silvestre (*Daucus carota*) y las semillas o el fruto inmaduro de la papaya también se utilizan a menudo como abortivos. No existen pruebas de que funcionen, pero es probable que sean benignos.

Conclusión

- El aborto es más seguro que el embarazo.
- El aborto farmacológico con mifepristona y misoprostol es muy eficaz en el primer trimestre y puede utilizarse en todos los trimestres.
- Cuando no se dispone de mifepristona, puede utilizarse misoprostol solo.
- El aborto médico es más seguro que el paracetamol y, en el primer trimestre, un aborto por intervención es tan seguro como una colonoscopia.
- A pesar de los escritos históricos, no existe ningún método seguro y eficaz de aborto a base de plantas. El misoprostol es mucho más seguro y eficaz.

Esterilización quirúrgica, anticoncepción de barrera y métodos de conciencia de la fertilidad

La esterilización quirúrgica, la anticoncepción de barrera y los métodos de conciencia de la fertilidad no tienen ninguna repercusión en el ciclo menstrual, más allá de evitar un embarazo al detener la menstruación. Son las formas más antiguas de anticoncepción y, como todos los métodos, tienen pros y contras. Van desde los más fáciles de usar (esterilización quirúrgica, ¡y ya está!) hasta los que requieren un uso más intensivo (métodos de conciencia de la fertilidad).

Antecedentes de la esterilización quirúrgica

Si quieres operarte, debes hacerlo; ése es realmente el quid de la cuestión. Hay demasiadas historias de mujeres que han mendigado durante años, yendo de un ginecólogo u obstetra a otro intentando que les liguen o extirpen las trompas; es simplemente inaceptable. A los hombres no se les pide que escriban una carta con sangre para una vasectomía. Dice mucho de la sociedad que el acceso a la esterilización permanente sea a menudo más fácil para la persona a la que el embarazo no perjudicará físicamente y que suele ocuparse menos de los niños que para la que se arriesga a sufrir daños físicos y tiene más probabilidades de que los niños le afecten a nivel económico.

Negar a las mujeres la esterilización permanente es el patriarcado en acción. Es una manifestación de la creencia de que las mujeres son reproductoras y están dañadas y son egoístas por no querer quedarse embarazadas. Evidentemente, no lo han pensado bien y no conocen sus propias mentes y deseos, por lo que un ginecólogo u obstetra salvador debe tomar la decisión por ellas. Volver a casa del hospital con un bebé es irreversible, pero la sociedad no impone ninguna carga para «asegurarse» de que esto es «lo que de verdad» quiere una mujer. ¿Cambian de opinión algunas personas después de la esterilización quirúrgica? Claro, pero los adultos pueden tomar sus propias decisiones: eso es autonomía, y no es mi trabajo ni el tuyo interferir en ella (además, es menos frecuente de lo que la mayoría de la gente cree). Según algunos estudios, uno de cada siete hombres se arrepiente de haberse sometido a una vasectomía, pero de algún modo eso no da lugar a medidas drásticas para «proteger» a otros hombres de ella.

En Estados Unidos, las personas con Medicaid, un seguro médico financiado con fondos públicos, pueden encontrarse con barreras adicionales para la esterilización quirúrgica. En algunos estados, hay que tener veintiún años para someterse al procedimiento, y existe un formulario que debe firmarse y fecharse con más de treinta días de antelación, pero no más de ciento ochenta (en algunos casos, la espera puede reducirse a setenta y dos horas). Esta medida se implantó en la década de 1970 para reducir la esterilización forzada y bajo coacción. Si no se siguen las normas, el cirujano, el anestesista y el hospital no cobran, y en el caso de la esterilización posparto, Medicaid no reembolsa ninguna parte de los cuidados del embarazo. Esta política impide a algunas personas someterse al procedimiento, y los retrasos pueden dar lugar a embarazos no deseados. También contribuye a la creencia incorrecta de que un período de espera es importante desde el punto de vista médico.

Tenemos nuevos datos convincentes sobre la eficacia de la extirpación del oviducto para prevenir el cáncer de ovario, y algunos grupos de expertos recomiendan que todo el mundo la considere.

Muchos cánceres de ovario empiezan en los oviductos, y se espera que su extirpación prevenga alrededor del 80 % de estos cánceres. El riesgo de cáncer de ovario a lo largo de la vida es del 1,4 %, y es casi imposible diagnosticarlo en una fase temprana, cuando tiene más probabilidades de ser curable, por lo que el riesgo de morir es de aproximadamente el 50 %. Sólo en una sociedad patriarcal sería necesaria la prevención del cáncer para facilitar potencialmente las esterilizaciones quirúrgicas.

Esterilización quirúrgica

La anticoncepción femenina permanente es el método anticonceptivo más común en todo el mundo, utilizado por casi el 24 % de las personas que utilizan métodos anticonceptivos. La tasa de fracaso a lo largo de diez años es aproximadamente del 1 al 2 %, lo que está a la par con el DIU de cobre. El implante y el DIU de levonorgestrel tienen tasas de embarazo ligeramente inferiores. Si se produce un embarazo después de la esterilización, es muy importante buscar atención médica inmediatamente, ya que alrededor del 33 % son embarazos ectópicos, que son potencialmente letales si no se tratan de forma adecuada.

Las opciones habituales de esterilización son extirpar ambos oviductos (salpingectomía bilateral); quemar (cauterizar) los oviductos u obstruirlos con una pinza mediante cirugía laparoscópica; o extirpar secciones de los oviductos después del parto con una pequeña incisión debajo del ombligo (el útero sigue siendo muy grande durante unos días después del parto, por lo que los oviductos están más arriba, cerca del ombligo, en lugar de más abajo en la pelvis). Este último procedimiento se denomina esterilización posparto y también puede realizarse inmediatamente después de una cesárea. El mejor procedimiento para la reducción del cáncer es la salpingectomía bilateral.

El riesgo de que se produzca una complicación importante por la anestesia o una lesión de la propia operación, como sangrado grave, infección y/o daños en otros órganos, es de aproximadamente el 1 %. Desde el punto de vista de la cirugía, se trata de un riesgo bajo. Algunas mujeres refieren sofocos tras la esterilización quirúrgica, pero las investigaciones sugieren que se trata de una correlación, no de una causalidad: curiosamente, las que tienen más probabilidades de sufrir sofocos también tienen más probabilidades de someterse a una ligadura de trompas. Además, múltiples estudios de alta calidad demuestran que la esterilización quirúrgica no tiene ningún efecto sobre los niveles hormonales ni sobre la edad de la menopausia y no causa por sí misma sangrados irregulares. Sin embargo, el riesgo de hemorragias irregulares aumenta con la edad y, en general, las personas tienden a ser mayores cuando se someten a una esterilización quirúrgica, por lo que podría parecer que la cirugía causó problemas de sangrado cuando en realidad fue una correlación. Los estafadores de las redes sociales solían decir que la esterilización quirúrgica destrozaría tus hormonas; qué tiempos aquellos. En serio, el timo de las hormonas es como el juego de la lotería. Se hacen afirmaciones arrolladoras sobre una forma de anticoncepción basadas en pocos o ningún dato, la investigación refuta el alarmismo, y entonces se pasa al siguiente.

Por último, ¿qué pasa con el arrepentimiento? Cinco años después de la esterilización quirúrgica, aproximadamente el 7 % de las mujeres se arrepienten de la intervención, pero en ese mismo estudio, el 6 % también se arrepintió de la vasectomía de su marido. También es importante saber que arrepentirse de una intervención y querer revertirla son cosas distintas, y el número de personas que buscan una reversión es bastante bajo (alrededor del 1-2 %). Según mi experiencia, cuando alguien solicita una esterilización quirúrgica, normalmente ya ha pensado mucho en ello y sabe lo que quiere. El consentimiento informado debe ser el mismo que el de cualquier otra intervención quirúrgica, es decir, una discusión sobre los riesgos y beneficios de la intervención, así como información sobre otras opciones.

Preservativos

Los preservativos son un método anticonceptivo de barrera, lo que significa que bloquean los espermatozoides. Aparecen en la mitología griega en la historia del rey Minos (hijo de Zeus y rey de Creta), que al parecer eyaculaba «serpientes y escorpiones», lo que parece terriblemente doloroso para Minos y al parecer era tan potente que mató a varias de sus amantes. Dependiendo de la versión de la historia, la solución era una vesícula biliar o una vejiga de animal que se introducía en la vagina de su esposa o en el propio pene que escupía escorpiones.

Los primeros preservativos de membranas animales parecen haber surgido en la Edad Media. Se desconoce su origen exacto, pero es probable que existieran sobre todo como protección contra las enfermedades, probablemente contra la sífilis. Como ya se ha dicho, uno de los primeros ensayos clínicos conocidos lo realizó Gabriele Falloppio en el siglo XVI, utilizando fundas de lino en el pene para prevenir la sífilis. En algún momento del siglo XVIII, se empezó a apreciar el valor de los preservativos como anticonceptivos. Con el tiempo, aparecieron los preservativos de caucho, y después los de látex. Hoy en día, los preservativos pueden ser externos, para cubrir el pene, o internos, para introducirse en la vagina o el recto. Los preservativos externos son de látex, poliuretano o tripa de cordero (a menudo llamada piel de oveja o de cordero); los internos son de poliuretano.

La clara ventaja de los preservativos es que proporcionan protección frente a muchas ETS, además de anticoncepción. Además, se utilizan sólo a demanda, por así decirlo, lo que agrada a algunas personas. Sin embargo, no siempre están a mano. Haciendo un uso perfecto (lo que significa que el preservativo está puesto todo el tiempo durante la penetración) durante un período de un año, el 2 % de las personas que usan preservativos externos se quedarán embarazadas. Con un uso normal, la tasa de embarazo de los preservativos externos es mucho mayor, el 13 %, y para los preservativos internos es del 21 %. También es importante reconocer que algunas personas tienen miedo de pedir a sus parejas que se pongan un preservativo por la amenaza implícita de violencia.

Los preservativos externos deben utilizarse con lubricante, ya que crean más fricción contra la mucosa vaginal o rectal, lo que aumenta el riesgo de fallo del preservativo, además de causar molestias. Los lubricantes a base de aceite pueden debilitar el látex, por lo que debe evitarse esa combinación, pero los lubricantes a base de agua y silicona son adecuados. Los preservativos de poliuretano tienen un índice de fallo ligeramente superior, debido principalmente a que su ajuste no es tan ceñido como el del látex, dada la capacidad de éste para estirarse (hay innumerables vídeos en Internet de gente que se pone un preservativo de látex sobre el brazo u otro objeto de tamaño ridículo para demostrar el milagro del látex. Ningún pene es demasiado grande). Los preservativos de piel de cordero son menos eficaces para las ETS, ya que los virus pueden atravesarlos; además, podrían no resultar atractivos para veganos o vegetarianos.

Con los preservativos internos, hacen falta unos tres intentos para sentirse cómodo con la inserción correcta. Probarlo sin la presión del sexo puede ser de ayuda. Los preservativos internos son más caros que los externos.

Como apunte, los preservativos son una de las mayores intervenciones sanitarias para proteger el microbioma vaginal. El uso del preservativo se asocia a una reducción significativa de las infecciones vaginales como la vaginosis bacteriana, además de su protección contra las ETS. Evita los preservativos con espermicida, ya que están impregnados de nonoxinol-9, que no mejora su eficacia, acorta su vida útil y, paradójicamente, aumenta el riesgo de enfermedad de transmisión sexual en caso de exposición, ya que daña el microbioma vaginal. Para obtener información sobre la selección de lubricantes para la salud vaginal, consulta mi libro *La biblia de la vagina*; ¡tiene un capítulo entero sobre el tema!

Diafragmas y capuchones cervicales

También son métodos anticonceptivos de barrera. Un diafragma es un disco flexible y blando que se coloca en la vagina, y un capuchón cervical se coloca sobre el cérvix (y se parece un poco a un sombrero). Los diafragmas y los capuchones cervicales deben utilizarse con espermicida, aunque se desconoce en qué medida contribuye a su eficacia anticonceptiva. Las tasas de embarazo con diafragmas y capuchones en un período de un año son de aproximadamente el 6 % con un uso perfecto y del 17 % con un uso habitual. Tanto el capuchón cervical como el diafragma deben dejarse puestos durante al menos seis horas después del coito, para que muera cualquier espermatozoide viable (no querrás que un espermatozoide rebelde se lance a por tu útero si se retira el dispositivo demasiado pronto). Un diafragma puede dejarse puesto hasta veinticuatro horas, y un capuchón cervical hasta cuarenta y ocho horas, pero consulta siempre las instrucciones del fabricante, ya que, con los nuevos datos, las recomendaciones pueden cambiar. Si quieres volver a mantener relaciones sexuales antes de retirarlo, usa más espermicida. Sigue siempre las instrucciones de empleo y limpieza recomendados por el fabricante.

No todo el mundo encuentra cómodos los diafragmas y los capuchones, y pueden asociarse a un mayor riesgo de infecciones urinarias. Las ventajas son que están bajo tu control, son reutilizables y puedes ponértelos hasta dos horas antes del acto sexual. Hay cuatro opciones principales, a fecha de 2023:

- *FemCap.* Un capuchón cervical que viene en tres tamaños. No requiere ajuste, y en la página web se explica cómo encontrar la talla más adecuada para ti. Se necesita receta médica.
- *Caya.* Un diafragma de talla única, por lo que no suele ser necesario un examen para ajustarlo. Si te parece que no está bien colocado, díselo a tu médico para que pueda comprobarlo. Caya tiene una forma única que a algunas personas les puede resultar más fácil de poner y quitar.
- *Singa.* Es un diafragma que se presenta en siete tamaños y requiere prescripción y ajuste por parte de un proveedor médico. Singa está disponible en el Reino Unido, Francia, Alemania y otros países, pero no en Norteamérica.
- *Milex Wide-Seal.* Un diafragma que viene en ocho tamaños y necesita ser colocado por un médico. Está disponible en muchos países.

El diafragma se inserta apretándolo y empujándolo, idealmente, hasta el fondo de la vagina, con el objetivo de que quede detrás del cuello del útero, y luego guiándolo hacia arriba por detrás del pubis, igual que un disco menstrual (que, si recuerdas, se basó en el diseño de un diafragma; vuelve a la sección «Copas y discos menstruales reutilizables» del capítulo 13 para ver el diagrama de colocación). No debería caerse al levantarte ni resultarte incómodo, y deberías poder vaciar la vejiga. Se retira enganchándolo con un dedo y tirando; al retirarlo se pliega. El capuchón cervical puede ser más difícil de colocar desde el punto de vista mecánico, y es posible que algunas personas con una vagina larga y/o dedos cortos no puedan colocarlo, porque debes poder tocarte el cérvix. Los capuchones cervicales tienen un aro para agarrarlos y retirarlos. Hay algunas cosas que no se deben hacer con el diafragma y el capuchón cervical: no se pueden utilizar en las seis semanas siguientes al parto, aborto espontáneo o aborto provocado, y no deben utilizarlos las personas con antecedentes de síndrome de *shock* tóxico.

Espermicidas y geles anticonceptivos

Los espermicidas pueden ser directamente tóxicos para los espermatozoides o pueden crear un entorno en el que los espermatozoides no puedan nadar. Se presentan en forma de geles vaginales, supositorios y láminas. Hubo un tiempo en que existía una esponja vaginal desechable impregnada de espermicida (que se hizo tristemente célebre en un episodio de *Seinfeld*), pero desde entonces se ha dejado de utilizar debido a su elevada tasa de fallos y a su asociación con el síndrome de *shock* tóxico. Los espermicidas y los geles anticonceptivos pueden utilizarse solos o junto con preservativos o un diafragma o capuchón cervical. En Estados Unidos existen productos con y sin receta.

El nonoxinol-9, un espermicida con el que muchas personas están familiarizadas, ya no se recomienda a las personas con riesgo de exposición al VIH o con infecciones vaginales recurrentes, ya que puede dañar las bacterias vaginales. La tasa típica de fracaso en un año es del 21 %. Otros geles espermicidas suelen estar hechos de celulosa y ácido láctico y no dañan el ecosistema vaginal. La celulosa proporciona una barrera mecánica (los espermatozoides quedan atrapados en el gel) y el ácido láctico ayuda a mantener ácida la vagina, lo que también daña a los espermatozoides. Dos de las marcas son Contragel y Caya.

Una opción con receta médica es Phexxi, un acidificante vaginal que contiene ácido láctico, ácido cítrico y bitartrato potásico. Se desarrolló inicialmente como lubricante, pero nunca se comercializó para ese uso. Es caro: en 2023, una caja de doce dosis costaba aproximadamente 267,50 dólares. La empresa anuncia una tasa de fallos de alrededor del 13 %, que suena mejor que la de otros espermicidas, salvo que es del 13 % en siete meses. Si convertimos esa tasa a un año, suponiendo que la gente seguirá quedándose embarazada al mismo ritmo, se obtiene una tasa de embarazo del 27 %, según *The Medical Letter* y el Manual de Referencia para Profesionales de la Medicina.

Métodos de conciencia de la fertilidad

Los métodos de conciencia de la fertilidad (FAM, por sus siglas en inglés), antes conocidos como método del ritmo y a veces denominados planificación familiar natural, utilizan variables biológicas para determinar la «ventana fértil», es decir, los días en que teóricamente el coito podría conducir a la concepción. Se evitan las relaciones sexuales durante este período, o se utiliza un método anticonceptivo de refuerzo. Hay mucha desinformación en Internet sobre estos métodos. La forma en que algunas personas los promocionan en las redes sociales hace que parezca que los FAM son una varita mágica anticonceptiva, y definitivamente no lo son. Implican más esfuerzo que cualquier otro método anticonceptivo. Eso está bien para algunos, pero no para otros, como ocurre con muchas cosas en la vida. Algunas personas quieren alimentar su propio fermento de masa madre, otras hacen pan con levadura y otras simplemente quieren comprar una hogaza en la tienda.

No es raro que me etiqueten en posts que critican simultáneamente la anticoncepción hormonal y promueven los FAM, con un meme de una mujer con la mirada perdida en el espacio y alguna versión de «Mente alucinada preguntándose por qué las mujeres toman una píldora anticonceptiva hormonal a diario, cuando sólo pueden quedarse embarazadas uno o dos días cada ciclo». Suspira. Es difícil decir si se trata de ignorancia voluntaria o de una trágica ilustración de la falta de educación sobre biología humana básica. Aunque la vida de un óvulo después de la ovulación es de doce a veinticuatro horas, los espermatozoides pueden vivir hasta cinco días, por lo que la ventana fértil es de seis días. Este tipo de comentario es un buen ejemplo de por qué los hechos importan y de lo omnipresente que está la desinformación en todas las formas de anticoncepción.

Para determinar la ventana fértil, necesitas hacer un seguimiento de variables biológicas como las fechas de la menstruación, la temperatura corporal basal (temperatura a primera hora de la mañana), el moco cervical, la posición del cérvix y los niveles de algunas hormonas en la orina. Los métodos basados en aplicaciones utilizan una o varias de estas variables, combinadas con un algoritmo informático, para decidir la ventana fértil.

Hay muchos FAM diferentes, y no es posible revisarlos todos aquí. A menudo se informa de que las tasas de embarazo son del 24 %, pero esos datos proceden de métodos más antiguos, basados en el calendario, que probablemente aparecieron con poca o ninguna formación. Algunos métodos nuevos añaden controles adicionales para una mayor protección. Sin embargo, es importante saber que la mayoría de los estudios que analizan estos métodos son de calidad mediocre. Por este motivo, aunque las tasas de embarazo de algunos estudios están por debajo del 18 %, el CDC sigue clasificando los FAM en la categoría de mayor tasa de embarazo.

Entre los tipos básicos de métodos de conciencia de la fertilidad se incluyen:

- *Seguimiento según el calendario.* Sigues tu ciclo y evitas las relaciones sexuales en los días fértiles, normalmente entre los días 8 y 19. Algunas aplicaciones que utilizan este método afirman que su algoritmo informático mejora la eficacia, aunque, como se expone en el capítulo 11, muchas se equivocan en la ventana fértil. Los métodos basados únicamente en el calendario no son apropiados para quienes tienen ciclos irregulares. El método de los días fijos es un método basado en el calendario y tiene una tasa de embarazo de entre el 11 y el 14 %.
- *Seguimiento de la temperatura corporal basal.* Sigues los ciclos con un calendario y te tomas la temperatura a primera hora de la mañana. Puedes trazar tu ciclo por tu cuenta o emplear una aplicación, como Natural Cycles. Se supone que el algoritmo de la apli-

cación mejora la eficacia. Con Natural Cycles, también tienes la opción de añadir un análisis de orina para detectar el aumento de la hormona luteinizante (el pico de HL) entre veinticuatro y cuarenta y ocho horas antes de la ovulación. La tasa de embarazo si trazas tu ciclo por tu cuenta es del 9 al 10 %; con Natural Cycles, es del 6,5 %.

- *Análisis del moco cervical.* Cada día debes comprobar el moco cervical. El moco cervical cambia de consistencia durante el ciclo menstrual. Es mínimo durante la primera parte de la fase folicular, pero a medida que aumentan los niveles de estrógenos, se vuelve más espeso y pegajoso, lo que indica que se acerca la ovulación. Cuando observas un cambio en el moco cervical, presupones que estás en la ventana fértil. Con el método de los dos días, compruebas diariamente el moco cervical y luego te haces dos preguntas: ¿hoy he notado secreciones cervicales? y ¿noté secreciones ayer? Si la respuesta a cualquiera de las dos preguntas es afirmativa, podrías quedarte embarazada. Existen bastantes normas con los métodos del moco cervical. Por ejemplo, con el método Billings, durante la primera parte del ciclo, justo después de que termine la menstruación, sólo puedes mantener relaciones sexuales cada dos noches. Dado que el moco se muestrea en la abertura vaginal, la detección depende de que estés levantada y en movimiento durante unas horas; si tienes relaciones sexuales todos los días, los restos de eyaculación pueden impedir la evaluación de tu moco. Las infecciones y los medicamentos vaginales también pueden afectar al flujo y a tu capacidad para evaluar la mucosidad. Una ventaja de los métodos del moco cervical es que pueden utilizarse incluso con ciclos irregulares. La tasa de embarazo suele ser del 14 %.
- *Método sintotérmico.* Realizas una comprobación única, utilizando el cambio en el moco cervical y el seguimiento de la temperatura, o una comprobación doble, que incluye el moco cervical, la temperatura, el seguimiento del calendario y, a veces, la posición del cérvix. La tasa de embarazo del método de control único es del 13 %; la del método de doble control Thyma, del 11 % al 33 %; y la del método de doble control Sensiplan, del 2 al 3 %.

- *Control hormonal.* Controlas los niveles hormonales en la orina y también puedes comprobar el moco cervical y utilizar el seguimiento del calendario. La monitorización hormonal por sí sola tiene una tasa de embarazo del 2 al 7 %. El método monitor-plus, que incluye la comprobación del moco cervical, tiene una tasa del 6 al 7 %. El método Marquette es una opción para el control hormonal.

Puede que pienses: «Vaya, las tasas de embarazo parecen bastante bajas con algunos FAM», pero a diferencia de los anticonceptivos hormonales, no se suele informar de los fallos ni se hace un seguimiento de éstos una vez finalizado el estudio, como ocurre con los fármacos, y hay menos estudios en los que basarse. Cuando existen estudios, los participantes suelen tener un alto nivel de motivación que puede no reflejar el de la población general. Además, las personas con ciclos irregulares pueden no estar bien representadas, por lo que los datos pueden no ser aplicables a todo el mundo. En 2018, la cadena pública sueca SVT informó de que, en un período de cuatro meses, 37 de las 668 mujeres que solicitaron un aborto en un hospital habían utilizado Natural Cycles como método anticonceptivo. Eso no significa que la tasa de fracaso de Natural Cycles sea mayor o menor de lo que se informa, pero desde luego es plausible que la población general pueda presentar tasas de embarazo más altas de lo que se publica.

Valley Electronics, una empresa que fabrica un monitor de fertilidad (termómetro, algoritmo y una aplicación llamada Daysy), publicó datos erróneos sobre su producto en una revista médica y, según la publicación *Stanford Law Review* (junio de 2023), utilizó estos resultados para anunciar en las redes sociales una eficacia del 99,4 % en la prevención del embarazo, a pesar de que este producto no tenía autorización de la FDA para comercializarse como anticonceptivo. Digo que los datos eran erróneos porque la doctora Chelsea Polis, epidemióloga de salud reproductiva experta en el cálculo de la eficacia anticonceptiva, escribió sobre este grave problema, e incluso publicó un comentario en el que exponía los problemas metodológicos de su estudio. Su comentario llevó a la retractación del artículo de Valley. Polis también presentó una alegación de mala conducta reguladora ante la Administración de Alimentos y Medicamentos de Estados Unidos (FDA), y la agencia exigió finalmente a la empresa que cambiara su lenguaje de *marketing*. ¿Cuál fue la respuesta de Valley Electronics? En primer lugar, despidieron a la doctora Polis (que había intentado ponerse en contacto con la empresa en privado y de forma directa para exponer sus preocupaciones, antes de escribir su comentario o emprender cualquier acción de cara al público), y luego, cuando habló públicamente, la demandaron. Por suerte, la ciencia se impuso y el caso fue desestimado. Este tipo de acción legal envía un mensaje escalofriante a los investigadores, en especial a los que quieren informar al público sobre sus preocupaciones. Por esta razón, desaconsejo el uso de Daysy.

Teniendo en cuenta todas estas cuestiones, si quieres utilizar un método de conciencia de la fertilidad asociado a una app, a partir de 2023 hay dos apps autorizadas por la FDA como dispositivos médicos: Natural Cycles y Clue. Natural Cycles comunicó a la FDA una tasa de fallos con un uso perfecto del 1,8 % y una tasa de fallos con un uso normal del 6,5 %; Clue comunicó una tasa de fallos con un uso perfecto del 3 % y una tasa de fallos con un uso normal del 8 %. Ambas aplicaciones emplean un algoritmo propio basado en los datos del ciclo menstrual y la temperatura corporal basal. Con Natural Cycles, puedes utilizar un anillo Oura (un anillo de biomonitorización portátil) para medir la temperatura corporal basal, en lugar de un termómetro oral.

Los FAM atraen a la población por diversas razones. Por ejemplo, algunas religiones prohíben el uso de métodos anticonceptivos formales, algunas personas no quieren emplear fármacos y otras encuentran atractiva la idea de implicarse de forma más íntima en su ciclo menstrual.

Cuando pienses si un FAM es adecuado para ti, ten en cuenta si tu ciclo es regular, lo que puede afectar a la eficacia de algunos métodos; qué métodos de respaldo puedes utilizar si deseas mantener relaciones sexuales durante la ventana fértil; y qué variables biológicas estás dispuesta a seguir y puedes hacerlo. Recuerda que los FAM pueden suponer mucho trabajo.

Hay otras dos consideraciones a tener en cuenta con los FAM. Algunos de los sitios a los que la gente acude para informarse más sobre ellos tienen inclinaciones religiosas y algunos proporcionan información incorrecta sobre los ciclos menstruales y la anticoncepción hormonal. Lo que leas puede estar diseñado sutilmente, o no tanto, para que sigas con ese método de FAM. Recuerda que los métodos de conciencia de la fertilidad basados en aplicaciones y las páginas web que exigen registrarse o que tienen algún coste asociado no son amigos que te ayudan a hacer un seguimiento de tus períodos y a conseguir anticonceptivos, son empresas y deben ser examinadas del mismo modo que se examina a las empresas farmacéuticas. Desconfía de ellas como fuente de información sanitaria. Además, como ya hemos comentado en el capítulo 11, los datos que la empresa reciba sobre ti podrían entrañar ramificaciones legales.

Conclusión

- Toda persona mayor de dieciocho años que desee someterse a un procedimiento quirúrgico de esterilización debe poder hacerlo.
- Los preservativos deben utilizarse con lubricante. No te olvides de considerar los preservativos internos como una opción.
- Los espermicidas tienen la tasa de fracaso más alta de todas las formas de anticoncepción.
- Existe una amplia gama de métodos de conciencia de la fertilidad para la anticoncepción, y varían en su eficacia. Natural Cycles y Clue han sido autorizados por la FDA para este fin.
- Cuando elijas un método anticonceptivo con una tasa de fracaso más elevada, como los preservativos, los diafragmas y los FAM, ten en cuenta cómo te afectará un embarazo, e incluso cómo accederás a un aborto si decides tenerlo.

30

Popurrí de anticoncepción

Los argumentos a favor de la anticoncepción son claros. La capacidad de prevenir y planificar embarazos de forma fiable, si se desea, es uno de los mayores logros de la medicina moderna, junto con la sanidad y las vacunas. Permite a las mujeres y a los hombres trans y a las personas no binarias con útero mantener relaciones sexuales por placer, sin las consecuencias del embarazo. La píldora es responsable de los increíbles logros económicos conseguidos por las mujeres desde 1960. Una anticoncepción fiable ayuda a las personas a mantenerse fuera de la pobreza y mejora los resultados de la gestación al espaciar los embarazos o dar tiempo a mejorar la salud médica. Planificar el embarazo también significa que las personas pueden tomar un suplemento con ácido fólico antes de la concepción para reducir el riesgo de defectos del tubo neural, un tipo de defecto congénito grave. Si vives en un lugar donde no es fácil acceder al aborto o es ilegal, o simplemente no quieres enfrentarte a esa decisión, es menos probable que necesites abortar si tienes acceso a métodos anticonceptivos fiables. En pocas palabras, la anticoncepción sirve a la persona que no quiere quedarse embarazada, a la persona que sí quiere quedarse embarazada, al feto potencial e incluso a la sociedad. Sin embargo, no sirve a quienes pretenden controlar a las personas que pueden quedarse embarazadas.

Como se ha explicado en detalle en los capítulos anteriores, muchos métodos anticonceptivos también ofrecen innumerables beneficios para la salud, desde el control de las menstruaciones abundantes hasta el tratamiento del síndrome de ovario poliquístico o la prevención del cáncer.

¿Cuál es el mejor método anticonceptivo?

Es una pregunta frecuente, y en muchos sentidos es como preguntar «¿Cuál es la mejor comida para cenar?». Depende. ¿Tienes mucha hambre? ¿Tienes tiempo para comer ahora o puedes esperar? ¿Quieres cocinar o pedir comida para llevar? ¿Tienes necesidades dietéticas especiales? ¿Eres vegano? ¿Intolerante a la lactosa? ¿Qué alimentos te gustan? ¿Es una cena para dos o para diez? Y así sucesivamente.

Igual que no existe la mejor cena, tampoco existe el mejor anticonceptivo entre las muchas opciones. Incluso para una persona determinada, la «mejor» opción puede cambiar con el tiempo. En mi caso, a lo largo de mis años reproductivos, hubo cuatro mejores opciones. Cuando tenía entre veinte y treinta años, necesitaba reducir las menstruaciones abundantes y los calambres, por lo que la píldora anticonceptiva era óptima (aún no existían los DIU hormonales). Tras el parto, elegí un DIU de levonorgestrel, pero pertenecía al pequeño subgrupo que manchaba todo el tiempo (en serio, todo el tiempo). Esa forma de anticoncepción fue la mejor sólo hasta que estuvo claro que el sangrado no iba a detenerse. Entonces cambié al DIU de cobre, y como esto coincidió con mi transición a la menopausia… bueno, pensaba que mis menstruaciones en la adolescencia eran como el escenario de un crimen, pero éstas eran una masacre. Como no sabía si el DIU estaba empeorando las cosas o se trataba simplemente del caos menstrual de la menopausia, me lo retiraron. Lamentablemente, no cambió nada. Pero para entonces tenía una nueva pareja que se había sometido a una vasectomía, así que no había ningún problema. Cuatro métodos para cuatro momentos distintos de mi vida.

Encontrar el método anticonceptivo adecuado es clave, ya que casi el 50 % de los embarazos en todo el mundo son no planificados, resultado de la falta de acceso a métodos anticonceptivos o de su fracaso. De hecho, el 48 % de las personas que tuvieron un embarazo no planificado estaban utilizando métodos anticonceptivos cuando concibieron, pero es posible que no los utilizaran de forma correcta o sistemática y, por supuesto, todos los métodos tienen una tasa de fracaso inherente. Quienes deseen reducir la tasa de abortos deben dedicar sus esfuerzos a la anticoncepción, porque las leyes sobre el aborto no afectan a dicha tasa.

Al decidir cuál es el mejor método anticonceptivo para ti, la primera consideración es lo importante que es no quedarse embarazada. Algunas personas no quieren quedarse nunca embarazadas y a otras les parece bien que falle la anticoncepción. Si te quedaras embarazada, ¿querrías abortar y, en caso afirmativo, es posible acceder a un aborto en tu lugar de residencia? No estar embarazada también puede ser crucial desde el punto de vista de la salud, ya sea la tuya propia o la de un posible hijo. Por ejemplo, si tienes una enfermedad cardíaca importante, el embarazo puede conllevar mayores riesgos; o si tomas isotretinoína para el acné, evitar el embarazo es muy importante, ya que ese medicamento provoca defectos congénitos.

En los capítulos anteriores, en relación con las tasas de fracaso, he hablado de lo que ocurre en un entorno de estudio ideal y con el uso habitual de anticonceptivos. Es importante recordar que en los estudios suele haber enfermeras o asistentes de investigación que comprueban el uso y/o proporcionan recordatorios. Las personas que se inscriben en los estudios suelen tener una motivación diferente e incluso pueden ser examinadas de antemano para ver si pueden seguir los requisitos del estudio. Además, es poco probable que los participantes se queden sin píldoras o preservativos, o que lleguen tarde a ponerse la inyección de Depo-Provera. Si pudiéramos reproducir las condiciones del estudio, podríamos reducir muchos embarazos no deseados. Lo que significa que es mejor considerar el uso típico desde la perspectiva de la tasa de fracaso.

Si no quieres quedarte embarazada en absoluto, los anticonceptivos reversibles de acción prolongada (DIU e implantes) y la esterilización quirúrgica tienen las tasas de embarazo más bajas. Estos métodos son muy eficaces no sólo porque funcionan muy bien, sino también porque no se olvida ninguna píldora ni se rompe ningún preservativo, ni hay ninguna receta que no se pueda conseguir.

Aquí tienes otras consideraciones a tener en cuenta al elegir un método anticonceptivo:

- ¿Tienes síntomas menstruales que te gustaría controlar?
- ¿Te importa hacer cierto esfuerzo?
- ¿Puedes utilizar estrógenos con seguridad?
- ¿Puedes tolerar los sangrados irregulares?
- ¿Prefieres un método no hormonal?
- ¿Buscas un método anticonceptivo que también reduzca el riesgo de cáncer de ovario y/o de endometrio?

El origen de la prueba de embarazo casera

La posibilidad de saber si estás o no embarazada en la intimidad de tu propia casa también ha contribuido en gran medida a la autodeterminación reproductiva. Cuanto antes sepas que estás embarazada, antes podrás buscar un aborto o atención prenatal. Las pruebas tempranas de embarazo son una interesante nota al margen que me resisto a omitir, así que, aunque no están estrictamente relacionadas con la anticoncepción, las estoy metiendo con calzador en este capítulo en honor de las dos mujeres que las hicieron posibles.

Hasta 1928 no se identificó la hormona que ahora es la base de todas las pruebas de embarazo, la gonadotropina coriónica humana (hCG). Al principio se creyó que procedía de la hipófisis, pero a finales de la década de 1930, la doctora Georgeanna Jones demostró que era producida por la placenta. Durante el embarazo se encuentran grandes cantidades de hCG en la orina, por lo que las primeras pruebas consistían en inyectar orina de mujeres que creían estar embarazadas en ratones, sapos o conejos. Si había hCG en la orina, provocaría la ovulación del animal, y la única forma de saberlo era sacrificar al animal y observar los ovarios al microscopio. Ésa es la base de un viejo chiste que suelen hacer las mujeres. Cuando se les pregunta «¿Cómo te han ido las pruebas?», la respuesta es «Bueno, el conejo murió». No es exacto desde un punto de vista médico, ya que el conejo siempre moría, pero me pregunto si el humor negro era un reconocimiento de los peligros de un embarazo no planificado en la época de los abortos clandestinos.

Otras pruebas de embarazo tempranas consistían en tomar hormonas (muy parecidas a las de las píldoras anticonceptivas orales) durante varios días y luego dejar de tomarlas. Si una persona estaba embarazada, no pasaba nada. Si no lo estaba, sangraba. Se trata de una historia de fondo esencial, teniendo en cuenta que algunos políticos estadounidenses quieren ilegalizar los métodos anticonceptivos hormonales bajo el pretexto de que funcionan como abortivos encubiertos. Este uso precoz de las hormonas nos dice que no pueden serlo.

Con el tiempo, se introdujeron pruebas basadas en la sangre y la orina que podían identificar la hCG, salvando la vida de innumerables ratones, sapos y conejos. Al principio, las pruebas se enviaban a un laboratorio, pero entonces Margaret Crane, una diseñadora de productos de veintiséis años que trabajaba en Organon Pharmaceuticals, tuvo la idea de crear una prueba que pudiera hacerse en casa. Sus superiores se opusieron, pero ella persistió. Su prueba se aprobó enseguida para uso doméstico en Canadá, pero la aprobación en Estados Unidos tardó varios años. Los opositores temían que las mujeres fueran demasiado frágiles a nivel emocional para descubrir que estaban embarazadas sin la ayuda de un médico. Mis ojos dieron un giro de trescientos sesenta grados cuando me enteré de ese detalle. Quiero decir… ¿demasiado frágil desde el punto de vista emocional para descubrir que estás embarazada por tu cuenta, pero no demasiado frágil para estar embarazada? No tiene sentido.

El negocio del odio hacia la anticoncepción

Es importante reconocer que, como muchos medicamentos, los anticonceptivos hormonales tienen efectos secundarios muy reales y algunas complicaciones graves (ya comentadas en capítulos anteriores y, afortunadamente, poco frecuentes). Además, muchas mujeres han visto cómo la profesión médica desestimaba sus efectos secundarios o sus preocupaciones, y algunas han tenido la sensación de que les habían «impuesto» la anticoncepción hormonal, pero se trata de errores de asesoramiento sobre la medicación, no de la medicación en sí.

En lugar de ayudar a llenar ese vacío, un coro activo de personas contrarias a la anticoncepción hormonal difunde desinformación en Internet, sobre todo en Instagram y TikTok, impulsado por naturópatas, médicos de medicina holística, abogados especializados en negligencias médicas, cineastas, proselitistas religiosos y una variedad de asesores de salud y «profesionales» afines a la salud (no sé muy bien cómo llamar a un *influencer* masculino que se preocupa por el tamaño de las tetas de las mujeres, y sí, esa persona existe). Todos parecen beneficiarse de un modo u otro de su alarmismo. No se puede entrenar a alguien para que tenga un período «mejor». Además de animar a la gente a malgastar dinero en suplementos no probados ni regulados, servicios de *coaching* y pruebas innecesarias, estos desinformadores generan confusión y miedo que pueden ahuyentar a la gente de opciones que podrían ser una opción mejor, ya sea para la anticoncepción o para tratar afecciones médicas. Existen más publicaciones sobre el tema de las que se podrían leer en toda una vida, pero hasta ahora no he leído ninguna que presente los hechos sobre la anticoncepción hormonal de forma imparcial y ética. Además, invariablemente seleccionan la información, tergiversan los datos y presentan titulares que inducen al miedo.

Desinformar sobre la anticoncepción no es feminismo, sino misoginia.

La mayoría de estos relatos se basan en la creencia en la superioridad de la planificación familiar natural o del DIU de cobre. Pero para muchas personas, éstas no son opciones aceptables o médicamente apropiadas. En mi caso, de no haber tomado anticonceptivos hormonales, no habría podido hacer una residencia de cinco años en obstetricia y ginecología, debido a mis menstruaciones abundantes y a los calambres. Sin la píldora, habría tenido que retirarme de algunas cirugías para cambiarme, o simplemente empaparme e intentar no distraerme con la sangre fluyendo por mi pierna.

Muchas personas en todo el mundo luchan por tener acceso a la anticoncepción. Según el estudio Global Burden of Disease, más de 160 millones de mujeres y adolescentes necesitan anticonceptivos, pero no pueden acceder a ellos. No debemos olvidar que el acceso a la anticoncepción sigue siendo un privilegio para muchos, cuando debería ser un derecho. Este punto es especialmente relevante ahora mismo en Estados Unidos. Es imperativo que las personas tengan acceso a varios tipos de anticonceptivos para que puedan elegir lo que es adecuado para ellas. Lo que puede ser una opción adecuada para una persona es totalmente inadecuada para otra, y un rechazo generalizado de la anticoncepción hormonal reduce de forma significativa la disponibilidad de opciones altamente eficaces.

Es cierto que el asesoramiento inadecuado sobre la anticoncepción, en especial la hormonal, es un problema importante. Hace que las personas se sientan ignoradas o incluso coaccionadas a seguir la terapia, y también puede llevar a embarazos no deseados cuando se interrumpe la anticoncepción debido a los efectos secundarios. Un buen asesoramiento reduce la preocupación por los efectos secundarios. Si sabes que es habitual que se produzcan sangrados irregulares en los tres primeros meses tras empezar a utilizar un método, puedes decidir de antemano si eso es aceptable, y si ocurre, por lo general te preocuparás menos. A menudo lo comparo con la advertencia previa de un piloto sobre las turbulencias, frente a una sacudida inesperada en pleno vuelo que me lleva a derramar Coca-Cola *light* sobre mi portátil abierto. Cuando me avisan de una turbulencia, engullo mi bebida y cierro el portátil.

Es inaceptable que un médico escuche a alguien hablar de sus períodos irregulares y su exceso de vello facial y se limite a decir: «Ten, tómate la píldora»; en su lugar, debería escuchar todos los síntomas de la paciente, explicarle que podría tener el síndrome de ovario poliquístico y en qué consiste, y repasar todas las opciones de tratamiento, entre las que se incluyen los anticonceptivos a base de estrógenos para quienes no están intentando quedarse embarazadas. Si te sientes ignorada por un profesional sanitario, busca otro si puedes.

También es cierto que durante años los estudios no han dado respuesta a muchas preguntas e inquietudes sobre la anticoncepción hormonal. Por ejemplo, los estudios de calidad sobre si pudiera existir una relación entre la depresión y la anticoncepción son relativamente nuevos. Y aunque está bien enfadarse por no disponer de los datos necesarios, las lagunas en nuestros conocimientos no significan que la anticoncepción hormonal sea mala. Simplemente demuestran que los sistemas que financian la investigación sanitaria ignoran de manera aplastante las necesidades de las mujeres, los hombres trans y las personas no binarias.

La medicina está empezando a hacerlo mejor. En los últimos veinte años, hemos asistido a una explosión de estudios de calidad sobre la anticoncepción hormonal, así como sobre nuevos métodos. Ahora tenemos especialistas en anticoncepción, cosa que no teníamos hace treinta años. Estos médicos, que completan becas en planificación familiar compleja después de la residencia, están impulsando la investigación en anticoncepción para ofrecer una atención mejor y una medicina más precisa. Muchas preguntas ya tienen respuesta; otras siempre serán difíciles de responder porque no podemos hacer estudios aleatorios a ciegas con la anticoncepción hormonal: no sería ético negar la anticoncepción a un grupo de control, proporcionar un método menos eficaz o exigir que alguien utilice un método que no le resulte atractivo.

¿Estamos todos en el bolsillo de las grandes farmacéuticas?

Aunque algunos médicos ganan dinero dando charlas o asesorando a las farmacéuticas, la mayoría no lo hace. En Estados Unidos, los médicos deben revelar estas conexiones, mientras que no existe tal requisito para los naturópatas, quiroprácticos, nutricionistas y asesores menstruales. El reembolso que reciben los médicos por el asesoramiento sobre anticoncepción es bajo en comparación con otras cosas que podrían estar haciendo, como esterilizaciones quirúrgicas y procedimientos para controlar los sangrados irregulares. Por supuesto, muchos médicos reciben un salario, por lo que cobran lo mismo a pesar de todo. Pero si un médico no asalariado te da la píldora y el sangrado se detiene, no obtiene ingresos de las biopsias y ecografías endometriales ni de los procedimientos para detener el sangrado. También es más rentable llevar una consulta de obstetricia de gran volumen que recetar anticonceptivos hormonales. Básicamente, la píldora es una pérdida de dinero. El reembolso por poner un DIU también es bastante bajo.

El hecho de que a los médicos en Estados Unidos se les pague muy poco por aconsejar sobre anticoncepción y la colocación de DIU es una prueba irrefutable de que el sistema no valora esta práctica vital ni a las personas que necesitan estos servicios.

¿Necesito la prueba de detección de cáncer de cuello uterino para tomar la píldora?

Durante años, el asesoramiento sobre anticoncepción solía consistir en sermonear y avergonzar respecto a la actividad sexual. Además, muchos profesionales de la salud vinculaban la prescripción de anticonceptivos a la realización de citologías anuales (que es la frecuencia con la que las hacíamos antiguamente). Si no te haces la citología, no tomas la píldora. Eso es ofensivo y, francamente, estúpido. La anticoncepción y el cáncer de cuello uterino no están relacionados, pero al vincular ambos, los médicos se aseguraban el pago de las recetas en lugar de renovarlas de forma gratuita. Se puede discutir con fundamento por qué trabajo se debe pagar a los médicos y por cuál no, pero la reposición de anticonceptivos es algo tan insignificante que, personalmente, creo que forma parte de su trabajo y no debería ser remunerada.

El patriarcado también pensaba que no se podía confiar en que las mujeres acudieran a hacerse la citología vaginal (lo que implicaba que eran demasiado estúpidas para comprender la importancia de la detección del cáncer de cuello uterino), por lo que la idea era atraparlas con la anticoncepción. Si niegas la anticoncepción a alguien porque no se ha sometido a un cribado del cáncer de cuello uterino, ¿cómo le va a ayudar un embarazo no planificado? ¿El objetivo es «darles una lección»? Si es así, ¿cuál es la lección? ¿Que es mejor estar embarazada y tener cáncer de cuello uterino que tener sólo cáncer?

No, no necesitas una prueba de detección de cáncer de cuello uterino para obtener anticonceptivos.

¿Pueden algunos medicamentos interferir con la anticoncepción hormonal?

Muchas personas piensan que los antibióticos comunes, como la penicilina o la doxiciclina, interfieren con la anticoncepción hormonal, pero no es así. Sin embargo, hay medicamentos que pueden aumentar la velocidad a la que el organismo descompone las hormonas de los anticonceptivos hormonales (excepto la Depo-Provera), reduciendo de forma efectiva los niveles hormonales y comprometiendo potencialmente al mismo tiempo su eficacia. Entre ellos se incluyen ciertos medicamentos para la epilepsia, el antibiótico rifampicina, algunos fármacos utilizados como anestesia y la hierba botánica de San Juan.

¿Necesito un descanso de la píldora, parche o anillo?

Existe el viejo mito de que es necesario dejar la píldora durante un ciclo o más para que el cuerpo se «restablezca», pero nunca he oído explicarlo con más detalle. En algún momento pudo ser una estrategia para hacer frente a los sangrados irregulares con la píldora, pero no es un enfoque eficaz si el plan a largo plazo es seguir tomando la medicación. Sólo hay dos motivos para interrumpir la anticoncepción oral o cualquier anticonceptivo hormonal: si los efectos secundarios no compensan el beneficio que te está proporcionando el producto, o si ya no quieres seguir tomando anticonceptivos.

¿Y antes de una intervención quirúrgica? Es cierto que la cirugía mayor puede aumentar el riesgo de coágulos sanguíneos. En el caso de cirugías cortas, como la esterilización quirúrgica, la coagulación no suele ser motivo de preocupación. Aunque actualmente no se recomienda suspender los anticonceptivos a base de estrógenos antes de una intervención quirúrgica mayor, merece la pena hablarlo con tu cirujano, porque algunas personas tienen un riesgo mayor que otras y el riesgo también varía según la intervención quirúrgica. En esas situaciones, se podría valorar la posibilidad de tomar un medicamento para reducir el riesgo de coágulos, o dejar de tomar un anticonceptivo de estrógenos con suficiente antelación para que resulte beneficioso. El riesgo elevado de coágulos sanguíneos de un anticonceptivo a base de estrógenos puede tardar de cuatro a seis semanas en desaparecer, por lo que habría que suspenderlo al menos seis semanas antes de la operación. Para algunas personas, esto podría aumentar el riesgo de un embarazo no planificado.

¿Son malas las hormonas sintéticas?

Sintética no es sinónimo de hormona «Frankenstein»; es simplemente un término químico que significa «que no se encuentra en la naturaleza». Además, las sustancias químicas naturales no resultan ser siempre inocuas. La toxina botulínica, una de las sustancias más mortíferas del planeta, es natural. La lidocaína, el anestésico que te inyectamos para que no sientas dolor en una biopsia o en una intervención dental, es sintética. Algunas hormonas naturales pueden provocar cáncer, y algunas hormonas sintéticas pueden prevenirlo. Los riesgos y beneficios de una sustancia química se deben simplemente a sus propiedades, no a si es sintética o natural.

Como ya se ha dicho, las hormonas de los anticonceptivos se fabrican a partir de compuestos similares a los esteroides que se encuentran en algunos boniatos y semillas de soja, mediante un proceso de semisíntesis llamado degradación del marcador (sí, suena como el título de un episodio de *The Big Bang Theory*). Estas hormonas se eligieron originalmente para la píldora anticonceptiva porque las naturales no funcionaban y la tecnología para hacerlas funcionar no existía en aquel momento. No obstante, los compuestos sintéticos ofrecían otras ventajas sobre las hormonas naturales. Por ejemplo, se optó por las progestinas en lugar de la progesterona porque se absorbían mejor por el tracto gastrointestinal, no provocaban sedación y tenían un perfil de sangrado más favorable.

¿Es la píldora un carcinógeno del grupo 1 y provoca cáncer?

Las publicaciones alarmistas sobre el cáncer son la hidra médica de Instagram: si destruyes una, dos más ocuparán su lugar. A veces se suben de tono con titulares como: «La OMS clasifica la píldora como carcinógeno de clase 1».

Sí, los estrógenos pueden ser cancerígenos. Quizá el mejor ejemplo sea el cáncer de endometrio. El estrógeno producido por el organismo puede causar cáncer de endometrio, pero también puede hacerlo el estrógeno farmacéutico; es una propiedad de todos los estrógenos, no un pequeño y sucio secreto. Pero no es que la Organización Mundial de la Salud pueda poner una señal de advertencia en tus ovarios, así que, por supuesto, su advertencia sólo se aplica a los estrógenos fabricados en laboratorio. La OMS cuenta con toda una guía sobre quién puede y quién no puede tomar anticonceptivos hormonales. Curiosamente, no tienen una guía similar para el tabaco. Sin embargo, es evidente que consideran que la anticoncepción hormonal está bien; de hecho, la incluyen en la lista de medicamentos esenciales.

Los estrógenos envían señales a las células para que crezcan y se dividan. Es durante la división celular cuando pueden producirse mutaciones del ADN, y a veces estas mutaciones pueden ser cancerosas. Los estrógenos también pueden causar cáncer al liberar determinadas moléculas cuando el organismo los descompone para eliminarlos. Como producimos mucho estrógeno a lo largo de la vida, el cuerpo tiene controles y equilibrios. Uno de ellos es que la progesterona liberada tras la ovulación contrarresta el efecto del estrógeno en el endometrio. Otro es el gen BRCA1, que codifica una proteína que fija el ADN. Las personas con una mutación de BRCA1 no fabrican suficiente cantidad de la proteína, por lo que tienen un mayor riesgo de padecer algunos cánceres.

El riesgo de cáncer de mama aumenta entre un 8 y un 24% con los anticonceptivos hormonales, y aunque esto pueda parecer aterrador, la tasa de referencia para la mayoría de las mujeres es muy baja; el aumento de una cifra muy baja incluso en un 24% sigue dando una cifra muy baja. En total, si 7690 mujeres toman la píldora durante un año, una persona padecerá cáncer de mama invasivo. Para las mujeres de treinta y cinco años o menos, el riesgo es de 1 entre 50.000 mujeres por cada año de toma de la píldora. Cuando las mujeres dejan de tomar la píldora después de haberla tomado durante varios años, existen datos contradictorios sobre si el riesgo vuelve con rapidez al valor basal o persiste durante varios años antes de volver a descender. Se cree que la píldora anticonceptiva causa cáncer de mama al desencadenar el crecimiento de un pequeño cáncer indetectable. Básicamente, los estrógenos o la progestina proporcionan fertilizante a un grupo de células anómalas que, de otro modo, pueden o no haber crecido hasta convertirse en un cáncer. Por eso la tasa disminuye cuando dejas de tomar la píldora.

Quiero destacar que es probable que éste sea el mismo mecanismo por el que el embarazo causa cáncer de mama. Al igual que con los anticonceptivos orales, el riesgo es bajo (aproximadamente un 5 % más de riesgo) y se mantiene elevado durante cinco años. Es posible que hayas oído historias, especialmente ahora en Estados Unidos, sobre mujeres embarazadas con cáncer de mama a las que se retrasa la atención oncológica debido a leyes draconianas de embarazo forzoso. Se trata de cánceres de mama relacionados con el embarazo. La brigada antipíldora siempre pasa por alto el hecho de que el embarazo puede causar cáncer de mama. Si su preocupación fuera realmente esta enfermedad, lo mencionarían; pero no lo hacen.

Puede que hayas oído que el embarazo reduce el riesgo de cáncer de mama. Y así es. Entonces, ¿cómo es posible? ¿Cómo puede aumentar y disminuir a la vez el riesgo? El aumento del riesgo se produce a corto plazo, es decir, en los cinco años posteriores. La disminución es a largo plazo, es decir, veinte años después del embarazo, el riesgo de cáncer de mama es menor.

Otro hecho que los defensores de la píldora que profesan preocuparse por tu salud ignoran a conveniencia es que los anticonceptivos hormonales reducen el riesgo de cáncer de endometrio y ovario. Teniendo en cuenta que no existe ninguna prueba de detección del cáncer de ovario, se trata de un beneficio muy importante.

¿Los anticonceptivos hormonales provocan depresión?

En los últimos diez años, bastantes estudios han intentado evaluar si existe una relación entre la anticoncepción hormonal y la depresión. Nuestra capacidad para responder definitivamente a esta pregunta se ve obstaculizada por el hecho de que la investigación suele realizarse con grandes bases de datos, lo que significa que los investigadores analizan grupos de personas (las que toman anticonceptivos hormonales y las que no) y luego intentan determinar si un grupo tiene más probabilidades de ser diagnosticado de depresión o de tomar medicamentos para ella. Sin embargo, en estos estudios, las razones de los sujetos para empezar a utilizar un método anticonceptivo concreto no están claras. ¿Elegían un método hormonal porque esperaban que les ayudara con su estado de ánimo? ¿Es posible que las personas que se decantan por la anticoncepción hormonal tengan un mayor riesgo inicial de depresión? ¿Podrían tener más probabilidades de estar en una relación con violencia de pareja, lo cual es un factor de riesgo de depresión? ¿Podrían tener el síndrome de ovario poliquístico, que se asocia a un mayor riesgo de depresión?

Los estudios que evalúan la depresión y la anticoncepción hormonal son inconsistentes. Es posible que, para un pequeño porcentaje de personas, estos medicamentos puedan desencadenar depresión, pero los datos son contradictorios. Por ejemplo, un estudio sugiere que una de cada doscientas personas desarrolla depresión mientras toma anticonceptivos hormonales, y el riesgo puede ser mayor en las adolescentes, pero otro estudio similar no muestra ese efecto. Curiosamente, las que desarrollan depresión con la píldora pueden tener después más probabilidades de desarrollar depresión posparto. Esto no significa que la píldora provoque depresión posparto, sino que algunas personas pueden tener una vulnerabilidad biológica subyacente a las transiciones hormonales que se desenmascara o revela con la anticoncepción hormonal.

Es posible que la anticoncepción hormonal pueda desencadenar depresión en un pequeño porcentaje de personas, pero esto debe sopesarse con el hecho de que algunas personas encuentran esta medicación beneficiosa para el estado de ánimo y otros síntomas, como menstruaciones abundantes, menstruaciones dolorosas y diarrea menstrual, por nombrar sólo algunos. Por supuesto, el embarazo se asocia a la depresión posparto, por lo que evitar el embarazo o permitir que las personas lo programen cuando hayan optimizado su salud y tengan más apoyo podría ser un beneficio neto para la salud mental de muchas personas. También es importante recordar que las madres más jóvenes también tienen un mayor riesgo de depresión posparto. Todos estos son factores a tener en cuenta en el asesoramiento sobre anticoncepción y en el seguimiento.

¿Qué pasa con las personas que se sienten mal con la anticoncepción hormonal? Es posible que los estudios actuales no recojan los síntomas que no son lo bastante graves como para poder diagnosticar una depresión, pero cualquier medicación puede afectar a cómo se siente una persona. Me gusta pensar de forma holística y preguntar a las personas qué otras cosas están ocurriendo en su vida, porque a veces empezar un nuevo anticonceptivo se asocia a otros cambios que pueden afectar al estado de ánimo. Al fin y al cabo, algunas personas se sienten fatal durante el embarazo, otras se sienten estupendamente y otras no sienten ningún cambio. A falta de datos concluyentes, es lógico suponer que podría ocurrir lo mismo con los medicamentos hormonales.

¿La píldora mata la libido?

La libido, el deseo espontáneo de sexo, es compleja y está relacionada con muchos factores. Algunas personas tienen una libido alta; otras tienen un deseo receptivo, lo que significa que se activa cuando el sexo lo inicia una pareja de confianza. No es infrecuente experimentar ambos, no sólo a lo largo de la vida, sino a lo largo de una sola relación. También es normal que el deseo aparezca una vez iniciada la excitación sexual. El estado de la relación y la preocupación por el embarazo pueden afectar al deseo, al igual que el sangrado y las enfermedades. He hablado con pacientes que no pueden relacionar la disminución de la libido con ningún factor, excepto el inicio del consumo de la píldora, y he hablado con personas que toman la píldora porque su pareja desde hace veinte años, con la que tienen tres hijos, se niega a hacerse la vasectomía, y ahora ven que su interés por el sexo disminuye. Evidentemente, en este último caso, puede haber otros factores aparte de la píldora.

Algunas personas informan de una disminución de la libido con la anticoncepción hormonal, pero muchas otras descubren que la mejora, tal vez porque se están tratando sus menstruaciones abundantes o el síndrome premenstrual, o porque se reduce su miedo al embarazo; o quizá incluso por las hormonas. En la sexualidad intervienen muchos factores. Las personas son complicadas, y las razones para empezar a utilizar anticonceptivos son variadas. Debido a esta complejidad, los estudios no han podido relacionar definitivamente la disminución de la libido con la anticoncepción oral. Algunas personas han sugerido que la píldora reduce la libido al disminuir los andrógenos (debido al efecto de los estrógenos sobre la globulina fijadora de hormonas sexuales), pero tenemos buenos datos que demuestran que los niveles de testosterona no son predictivos de la libido. Por otra parte, los efectos secundarios de los anticonceptivos hormonales, como los sangrados irregulares y la hinchazón, parecen disminuir la libido, y tiene sentido que sentirse mal pueda reducir el deseo.

Cuando se trata de la libido, muchas personas tienen ideas muy equivocadas sobre lo que es normal o típico. Existe toda una escuela de pensamiento sobre cómo el deseo sexual de la mujer se ve afectado por los estrechos roles de género femeninos, las normas de género sobre la iniciación sexual y la presunción de un papel de crianza para la mujer, que a menudo conduce a un solapamiento entre ser amante y ser madre. Si te preocupa tu libido, te recomiendo que aprendas más sobre el tema, tanto si decides cambiar de método anticonceptivo como si no. Un recurso excelente es *Better Sex Through Mindfulness*, de la doctora Lori Brotto.

He aquí algunas opciones si tienes preocupaciones relacionadas con la libido mientras tomas una píldora anticonceptiva que contiene estrógenos:

- Cambia a una píldora con una dosis más baja de estrógenos (una píldora de 10 o 20 µg).
- Prueba una píldora con drospirenona como progestina.
- Considera una píldora con uno de los estrógenos más nuevos.
- Prueba un método transdérmico, como el parche o el anillo.
- Cambia a un método sólo de progestágeno.
- Considera un DIU de cobre.

¿La píldora agota los nutrientes?

Aunque es cierto que las hormonas influyen en el microbioma intestinal, lo que teóricamente podría afectar a la absorción de algunos nutrientes, no hay pruebas que sugieran que el agotamiento de éstos sea un motivo de preocupación en relación con la píldora. Dado lo elevadas que eran las dosis de hormonas en la píldora original, un impacto negativo en el microbioma debería haber sido obvio. Y casi con toda seguridad habríamos observado peores resultados entre las que habían tomado la píldora recientemente y ahora estaban embarazadas, pero no fue así.

Algunos datos de baja calidad muestran una reducción de los niveles de folato entre quienes toman la píldora, pero no está claro si se trata de un artefacto de medición (lo que significa que las hormonas de la píldora afectan ligeramente a la prueba) o de un fenómeno real. La mayor parte de la bibliografía sugiere que no es un hallazgo real. En cualquier caso, las complicaciones de un nivel bajo de folato, como la anemia, no están relacionadas con la anticoncepción, y tomar la píldora no es un factor de riesgo de embarazo con un defecto del tubo neural (algo asociado a niveles más bajos de folato), por lo que, si se producen cambios en el folato, son mínimos y no tienen importancia médica.

Hay datos que relacionan unos niveles más bajos de vitamina B_{12} con la píldora. Sin embargo, los estudios son contradictorios y pueden representar simplemente cambios en la vitamina B_{12} dentro del organismo debidos a la píldora. Las personas que ingieren poca o ninguna vitamina B_{12} en su dieta (es decir, los vegetarianos o veganos) o que corren el riesgo de padecer una carencia de esta vitamina debido a afecciones médicas pueden querer que se comprueben sus niveles y considerar la posibilidad de tomar un suplemento. Pero deben hacerlo tanto si toman la píldora como si no.

Algunos datos sugieren que la reducción en los niveles de vitamina B_6 puede estar relacionada con la píldora. De nuevo, los resultados son contradictorios y los estudios no son muy buenos, pero hay quien se ha preguntado si éste podría ser un mecanismo de los cambios de humor relacionados con la píldora, concretamente la depresión. Algunos pequeños estudios han descubierto que un suplemento de vitamina B_6 puede ayudar a tratar el síndrome premenstrual. Sin embargo, la píldora también trata el SPM. Si la píldora agotara la vitamina B_6, causando el SPM, entonces no podría tratar el SPM. No hay nada malo en probar un suplemento de vitamina B_6 si presentas bajo estado de ánimo con la píldora, pero de nuevo, las pruebas de que ayude no son muy sólidas.

La anticoncepción hormonal reduce la pérdida de sangre con la menstruación, evitando la pérdida de hierro y la anemia, que pueden tener graves consecuencias para la salud. Evitar la pérdida de sangre con la píldora podría incluso evitar que alguien necesitara una histerectomía. También se observan niveles más altos de vitamina D con la anticoncepción oral. Además, los anticonceptivos evitan, por supuesto, el embarazo, que supone una carga nutricional para el organismo. Siempre resulta revelador cuando las personas que plantean su preocupación por las deficiencias nutricionales relacionadas con la píldora ignoran las ventajas nutricionales.

¿Existe el síndrome post-píldora anticonceptiva?

No hay pruebas de que tal cosa exista. Ni siquiera es posible describirlo, porque no es una afección médica ni un síndrome definido. Parece que lo han inventado los naturópatas, que convenientemente venden suplementos para tratarlo. Pregunté a la doctora Lucky Sekhon, endocrinóloga reproductiva titulada, qué opinaba de estas afirmaciones. Al fin y al cabo, ella atiende a muchas mujeres que esperan quedarse embarazadas tras haber dejado recientemente los anticonceptivos, y a menudo indica a sus pacientes que tomen la píldora para cronometrar el protocolo de fertilidad. Me dijo que «no hay pruebas científicas que apoyen la idea de que exista un síndrome "postanticonceptivo"». Piensa en lo altas que eran las dosis de hormonas de la primera píldora. Si existiera el síndrome post-píldora anticonceptiva, debería haber sido mucho peor en las décadas de 1960 y 1970, no algo que acaba de aparecer ahora, cuando las dosis son significativamente menores.

Muchas mujeres toman anticonceptivos por una razón de salud, quizá el síndrome premenstrual, el síndrome de ovario poliquístico o menstruaciones dolorosas. Estos trastornos pueden hacer que se sientan mal, y cuando dejan de tomar la píldora, sus síntomas originales pueden reaparecer porque la píldora no enmascaraba esos síntomas, sino que los trataba. A veces, las personas toman anticonceptivos durante tanto tiempo que no recuerdan cómo se sentían antes de empezar. Además, muchas mujeres jóvenes empiezan a tomar anticonceptivos antes de ovular con regularidad, es decir, antes de que aparezcan la dismenorrea primaria, el SPM y los síntomas relacionados con el SOP. Tomar anticonceptivos no previene estos problemas, sólo los congela hasta que se reinicia la ovulación.

Las píldoras anticonceptivas suprimen la ovulación, y este efecto se invierte en cuanto se dejan de tomar. Las hormonas desaparecen de la sangre en un plazo máximo de siete días. No se produce ningún retraso en el inicio del siguiente ciclo, lo que no es sino una prueba más del efecto temporal de la píldora. El concepto de síndrome post-píldora anticonceptiva es una afirmación insólita. En lugar de publicar datos que investiguen este síndrome completamente nuevo para que todos podamos aprender sobre él, quienes lo inventaron dedican la mayor parte de su tiempo a vender suplementos para tratarlo. No hay más que decir.

¿La píldora provoca el síndrome de ovario poliquístico?

No. Disponemos de datos excelentes que demuestran que la píldora anticonceptiva que contiene estrógenos es el tratamiento más eficaz para varios síntomas del SOP, y sabemos que el SOP existía desde hace miles de años, antes de que se inventaran los anticonceptivos hormonales. Biológicamente, no existe ningún mecanismo por el que la anticoncepción pueda provocar el SOP. Sin embargo, si alguien empieza a tomar anticonceptivos a base de estrógenos cuando tiene dieciséis o diecisiete años, antes de saber que va a desarrollar el SOP, los anticonceptivos a base de estrógenos tratan los síntomas del SOP que de otro modo habría experimentado. Cuando deciden dejar estos anticonceptivos, los síntomas reaparecen.

Además, muchas personas aumentan de peso con el tiempo: forma parte del ser humano. Aunque el peso no causa el SOP, puede empeorar algunos síntomas. Así, después de cinco o diez años tomando la píldora, alguien que haya engordado mientras la tomaba puede tener peores síntomas cuando deje de tomarla que los que tenía antes de empezar.

¿Afectan los anticonceptivos hormonales al metabolismo?

Las hormonas pueden afectar a distintos aspectos del metabolismo, pero no de la forma que podrías pensar. El impacto más común es sobre los perfiles lipídicos, pero el efecto neto depende de la potencia del anticonceptivo y de las dosis de estrógenos / progestina, así como de la vía (oral, transdérmica o inyectable). Por ejemplo, cuando los estrógenos se toman por vía oral, puede disminuir el LDL (a menudo llamado «colesterol malo») y aumentar el HDL («colesterol bueno»), pero también puede incrementar los triglicéridos y el colesterol total, que son marcadores de enfermedades cardiovasculares. No existe una recomendación específica para el cribado de lípidos antes de iniciar la anticoncepción hormonal, pero se recomienda que todas las mujeres se sometan a un cribado de lípidos y a una prueba de colesterol a los veinte años y, después, cada cuatro o cinco años. Si los cambios a lo largo del tiempo suscitan preocupación, entonces podrías considerar un anticonceptivo diferente. El anillo parece tener el menor impacto de todos los ACE, y no se observa ningún impacto con el DIU de levonorgestrel.

Varios estudios han evaluado el impacto de la píldora sobre el peso. El aumento medio de peso es de entre dos y tres kilos, pero no está necesariamente relacionado con las hormonas. Los investigadores no sólo compararon a las personas que empezaron a tomar la píldora con las que no lo hicieron; también compararon a las personas que comenzaron a tomar la píldora con las que tenían insertado un DIU de cobre. Esto es importante, porque la gente elige la anticoncepción por una razón, y esas razones podrían estar asociadas a otros factores que afectan al aumento de peso. Resultó que las personas que eligieron el DIU de cobre ganaron la misma cantidad de peso que las que eligieron la píldora. El aumento de peso derivado de Depo-Provera se trata en el capítulo 24.

La anticoncepción hormonal no causa diabetes. Según las directrices de los CDC sobre anticoncepción, entre las mujeres con diabetes insulinodependiente o no insulinodependiente, la anticoncepción con estrógenos tiene un «efecto limitado» sobre las necesidades de insulina, y a largo plazo no afecta al control de la diabetes ni aumenta el riesgo de desarrollar complicaciones relacionadas con ella. Las personas que padecen una enfermedad vascular o una neuropatía relacionada con su diabetes quizá no sean candidatas a un anticonceptivo a base de estrógenos, pero pueden utilizar anticonceptivos hormonales sin estrógenos sin problemas.

¿Los anticonceptivos hormonales provocan la caída del cabello?

Los andrógenos, como la testosterona, pueden provocar la caída del cabello, y los estrógenos pueden favorecer el crecimiento del cabello y contrarrestar el efecto de la testosterona. Algunas de las progestinas de los anticonceptivos hormonales pueden actuar como los andrógenos sobre los folículos pilosos, pero gracias a las dosis y tipos más bajos de progestinas que se utilizan actualmente y al impacto de los estrógenos, no hay datos fiables que demuestren una relación entre la píldora que contiene estrógenos y la caída del cabello. Los métodos que sólo contienen progestinas, como algunos DIU, el implante y Depo-Provera, pueden provocar la caída del cabello en algunas personas, probablemente debido al efecto androgénico de las progestinas sin estrógenos que las contrarresten. El riesgo varía según el método: con el implante y la inyección, oscila entre el 1 y el 10 %; con los DIU, es del 0,33 %.

La píldora anticonceptiva a base de estrógenos es una terapia eficaz para un tipo de caída del cabello, la alopecia androgenética, que está relacionada con el aumento de andrógenos y suele darse con el SOP. La carencia de hierro es otra causa de caída del cabello, y como los anticonceptivos hormonales reducen la pérdida de sangre por la menstruación, aumentan los niveles de hierro.

Una caída temporal del cabello que está relacionada tanto con los anticonceptivos a base de estrógenos como con el embarazo se denomina efluvio telógeno. El pelo pasa por un ciclo de estar activo y crecer, llamado anágeno, y luego por una fase de reposo, llamada telógeno. El pelo se cae durante el telógeno, el folículo piloso descansa y luego se despierta y empieza a crecer de nuevo. Los medicamentos, el embarazo e incluso el estrés pueden provocar que más cabellos de lo normal entren en telógeno, lo que significa que toda la caída de cabello que cabría esperar en unos meses se produce de golpe. Como normalmente perdemos entre cincuenta y cien cabellos al día, este aumento de la caída del cabello puede ser dramático y angustioso. Las personas pueden perder hasta el 50 % de su cabello. El efluvio telógeno puede ser especialmente pronunciado después de que alguien deje de tomar una píldora que contenga estrógenos, frente a la interrupción de otros fármacos, porque los estrógenos desencadenan el anágeno. Por tanto, cuando se suprimen los estrógenos, puede haber más pelo biológicamente preparado para entrar en telógeno. El efluvio telógeno no ocurre cuando se deja de tomar un método que sólo contiene progestina, lo que es una prueba más de que se debe a la retirada del efecto promotor del crecimiento de los estrógenos. No se trata de ningún tipo de choque hormonal; es como dejar de abonar y permitir que el folículo piloso entre finalmente en su período de reposo. El efluvio telógeno puede ser muy angustioso, pero es un fenómeno hormonal, no específico de las píldoras.

Si se te cae el pelo, acude a un dermatólogo, no a un ginecólogo.

¿La píldora altera tu cerebro o tu comportamiento?

Muchas experiencias alteran tu cerebro. Las resonancias magnéticas muestran que la anticoncepción cambia el cerebro en algunos aspectos, pero también lo hacen el embarazo, la lactancia, el ciclo menstrual, la nutrición, el estrés y la menopausia. La cuestión es: ¿altera la anticoncepción hormonal el cerebro de forma preocupante? Este tema se discute con frecuencia tanto en las redes sociales como en los pódcasts, dejando aterrorizadas a algunas mujeres. Expertos que escribieron recientemente sobre el tema para la revista *Nature Neuroscience* ofrecieron una llamativa reprimenda a quienes avivan las llamas: «existe una delgada línea entre el empoderamiento a través del conocimiento y el poder obtenido por el uso prematuro e inexacto de ese conocimiento (intencionado o no) para amenazar potencialmente el acceso a la anticoncepción hormonal». Actualmente, no existen estudios de resonancia magnética ni otros estudios de neuroimagen que nos digan que la anticoncepción hormonal dañe el cerebro.

Se han realizado investigaciones sobre el atractivo de la pareja con y sin píldora, y sobre el posible impacto de dejar de tomar la píldora en las relaciones conyugales. La hipótesis es que las personas buscan rasgos diferentes cuando son fértiles. Pero los estudios arrojaron resultados contradictorios de los que no pueden extraerse conclusiones significativas. Curiosamente, aunque existe un estudio que demuestra que las preferencias de las mujeres por un rostro masculino frente a otro menos masculino cambian del embarazo al posparto, todavía no he visto un titular que afirme que las mujeres dejarán a sus hombres porque ya no los encuentran atractivos después del parto. En cambio, los datos contradictorios sobre la píldora se han convertido en titulares sensacionalistas que afirman que lleva a la gente a elegir a la pareja «equivocada». Luego, al parecer, se despiertan un día después de dejar la píldora y deciden que ya no encuentran atractiva a su pareja. Estaba hablando de esto con una amiga que nunca había utilizado anticonceptivos hormonales, y se rio y dijo: «Entonces, ¿a qué le echo la culpa de mi divorcio?». No pretendo burlarme de la investigación, pero los seres humanos somos muy complejos, y no es posible sacar conclusiones generales de los datos. La píldora trata las menstruaciones dolorosas y el síndrome premenstrual: ¿cómo puede afectar eso a la elección de la pareja frente a no tratarlas? ¿Puede afectar a la elección de la pareja un embarazo no planificado, que aumenta la probabilidad de pobreza? La píldora puede influir en el potencial de ingresos, ¿cómo explica esto un estudio? Como alguien que conoció a una pareja mientras tomaba la píldora y rompió la relación después de dejar de tomarla, puedo decir con seguridad que mi decisión no tuvo nada que ver con que ya no lo encontrara atractivo por haber dejado de tomar la píldora. Dejé de tomar la píldora porque no iba a ser sexualmente activa con alguien de quien quería divorciarme. Tomé la decisión de divorciarme y luego dejé de tomar la píldora.

Necesitamos más datos sobre los efectos de la anticoncepción hormonal en el cerebro. Pero mientras tanto, no debemos basarnos en estudios preliminares no concluyentes para orientar la atención médica. La buena noticia es que se trata de un campo de investigación activo, y yo, por mi parte, estoy deseando saber más.

¿Existe el síndrome de choque de Mirena?

Se afirma que el síndrome de choque de Mirena es un conjunto de síntomas variados causados por el «choque» que se produce cuando se retiran las hormonas de la circulación tras la extracción de un DIU. La extensa lista de síntomas incluye acné, ansiedad, dolor e hinchazón de mamas, depresión, fatiga, problemas de fertilidad, caída del cabello, dolores de cabeza y migrañas, disminución de la libido, cambios de humor, náuseas y aumento de peso.

Siempre es difícil explicar algo que no existe en la bibliografía médica, pero que está sorprendentemente bien descrito tanto en las páginas de medicina alternativa como por los abogados especializados en negligencias médicas. He extraído muchos DIU y nunca nadie me ha informado de estos síntomas. ¿Significa eso que nadie los tiene? No. Pero mi información anecdótica no publicada es tan válida desde el punto de vista médico como la prueba de que existe el síndrome de choque de Mirena (alerta de *spoiler*: no hay ninguna).

Antes de seguir adelante, quiero subrayar que cuando la gente tiene síntomas, los síntomas son reales. No estoy diciendo que la gente no tenga náuseas o no sufra sensibilidad mamaria, sino que la preponderancia de las pruebas sugiere que sus síntomas están causados por otros factores y no por la extracción del DIU.

Podemos descartar las alegaciones de problemas de fertilidad, porque numerosos datos de múltiples estudios demuestran que la fertilidad vuelve a la normalidad en dos ciclos tras la extracción de un DIU hormonal. ¿Es posible que algunas personas a las que se extrae un DIU descubran que tienen infertilidad? Sí, pero eso sería porque ya tenían infertilidad; simplemente no lo sabían porque no intentaban quedarse embarazadas. También sabemos que dejar de tomar un progestágeno no está asociado a la caída del cabello.

Muchos de los efectos secundarios enumerados como parte del síndrome de choque de Mirena son efectos secundarios conocidos de los DIU de levonorgestrel; no sólo es muy sospechoso, sino que parece biológicamente inverosímil que empeoren tras la retirada. Además, los niveles hormonales son bastante bajos con los DIU de levonorgestrel, por lo que extraer uno simplemente no puede causar un «choque» hormonal. Por último, las hormonas del DIU no interfieren en la ovulación. ¡Incluso puedes tomar las hormonas para la fecundación *in vitro* y hacer una extracción de óvulos mientras tienes un DIU hormonal!

Las afirmaciones extremas requieren pruebas irrefutables, y en el caso del síndrome de choque de Mirena, esas pruebas sencillamente no existen. Yo animaría a la gente a buscar otras causas para sus síntomas y, por supuesto, a seguir una terapia para ellos.

¿Merece la pena ver la película *The Business of Birth Control*?

Esta película, de Ricki Lake y Abby Epstein, se promociona como un documental sobre la píldora anticonceptiva, pero es cualquier cosa menos eso. La información es selectiva y presenta a personas que no considero expertas en anticoncepción hormonal, algunas de las cuales parecen beneficiarse de avivar los temores sobre estos productos. En un post de Instagram que apoyaba la película se afirmaba que la píldora induce un «estado similar a la menopausia»; me decepcionaría que un estudiante de medicina de tercer curso me dijera eso. También hay algunos conflictos de intereses preocupantes. Por ejemplo, hay una clase magistral asociada a la película a cambio de un precio. Supongo que para estar más desinformada sobre la anticoncepción hormonal. Como señala la revista *Rolling Stone* en su crítica, algunas de las empresas que se promocionan en la película también son patrocinadoras, «una relación que sólo se revela en los créditos finales y en material promocional aparte».

Por si fuera poco, la película fue financiada en parte por Valley Electronics, los fabricantes del método de conciencia de la fertilidad Daysy, que también aparece en la película. Fue Valley Electronics quien demandó a un investigador que planteó su preocupación por los defectos de uno de sus estudios. Esto me molesta muchísimo.

En mi opinión, la película es puro patriarcado disfrazado de aventura feminista.

Conclusión

- Cuando se trata de información aterradora sobre la píldora, ten siempre en cuenta la fuente. ¿Se benefician de ella vendiendo suplementos, servicios de asesoramiento o una aplicación?
- El pánico a la píldora es a menudo el resultado de una información selectiva o de datos no concluyentes presentados como un evangelio o como algo que «ellos» no quieren que sepas.
- No hay datos que apoyen la existencia del síndrome post-píldora anticonceptiva o del síndrome de choque de Mirena. Eso no significa que la gente no tenga síntomas, sólo que tienen otra causa.
- La píldora no destroza el metabolismo ni causa diabetes, síndrome de ovario poliquístico o aumento de peso.
- Existen datos contradictorios sobre si la anticoncepción hormonal desempeña un papel en la depresión, pero puede ser un factor para una minoría de adolescentes.

Reflexiones finales

Hay muchas más cosas que aprender y preguntas que responder, pero un libro tiene que terminar en algún momento. Mi objetivo era proporcionar una base sólida que te ayudara a comprender mejor lo que le ocurre a tu cuerpo y por qué. Me parece inaceptable que la gente no reciba información vital sobre cómo funciona el cuerpo. El conocimiento mejora la capacidad de abogar por la atención médica adecuada y de tomar las decisiones que más te convengan. Sin conocimiento, no puede haber consentimiento informado.

Me preocupa que la ciencia se encuentre en un punto de inflexión alarmante. La desinformación y las mentiras han ganado un peligroso terreno, y distinguir entre ciencia y pseudociencia es cada vez más difícil. Hay muchas lagunas en la medicina que la pseudociencia trata de explotar, y tanto los medios de comunicación tradicionales como las redes sociales han desempeñado un gran papel. Cuando la prensa se hace eco de los «consejos de salud» de sitios como GOOP, los legitima como fuentes de información. La gente está predispuesta a confundir repetición y exactitud; esto se denomina efecto de verdad ilusoria. Se cree que está relacionado en parte con la fluidez de procesamiento, que es la facilidad con la que los humanos pueden digerir una información. Si hemos oído o leído algo antes, es más fácil de procesar cuando volvemos a exponernos a ello. Los investigadores han estudiado el efecto de verdad ilusoria en niños de cinco años, niños de diez años y adultos, y han encontrado los mismos resultados en todos los grupos de edad. El efecto de verdad ilusoria tiene mayor impacto en períodos de tiempo más cortos, y las redes sociales han dominado la repetición a corto plazo con su contenido 24/7 y la bestia algorítmica que te alimenta con lo que ha calculado que consumirás, basándose en tu historial. Piensa en cómo el contenido de las redes sociales se hace viral: ves algo una vez, y si impacta, entonces está en todas partes (¡hola, *sbagliato*! Quien lo conoce, sabe de qué hablo). Pero incluso cuando la desinformación es espaciada, puede tener un efecto.

Las pautas sociales también pueden hacer que la información sea más persuasiva. Por ejemplo, una fuente considerada creíble (como un profesional de la medicina o una persona influyente), o atractiva o poderosa (famosos, personas destacadas y políticos), puede influirnos con mayor facilidad. Cuando vemos que los profesionales sanitarios o los famosos difunden información incorrecta, la información es más pegadiza. Me recuerda a un reciente videoclip en el que la actriz Ricki Lake, una de las impulsoras del documental publicitario *The Business of Birth Control*, opinaba que la píldora anticonceptiva afectaba a las feromonas, lo que esgrimía como razón para no tomarlas. Puedo entender que alguien oiga eso y piense: «Oh, quizá debería preocuparme». La mayoría hemos oído hablar de las feromonas, así que suena a verdad. Se siembra el temor de que la píldora anticonceptiva interfiera con algo natural, y el daño está hecho. Salvo que, como ya hemos comentado, los humanos no tenemos órgano vomeronasal, la parte del cuerpo necesaria para detectar las feromonas. Para alguien como yo, el comentario de Lake es similar a decir que la píldora anticonceptiva interfiere en nuestra capacidad de respirar bajo el agua.

Lo que es aún más preocupante es que el efecto de verdad ilusoria funciona con afirmaciones manifiestamente falsas. Aunque la mayoría de la gente no conoce la ciencia que se esconde tras el órgano vomeronasal, sí sabe que la Tierra no es un cuadrado perfecto. Sin embargo, los investigadores consiguieron que la gente empezara a dar crédito a la teoría de la Tierra cuadrada tras cinco exposiciones. Básicamente, la propaganda funciona.

Entonces, ¿cómo puedes protegerte contra el efecto ilusorio de la verdad? Comprueba los hechos siempre, lo cual da miedo si tenemos en cuenta cómo funcionan los algoritmos de las redes sociales. En lugar de mirar y desplazarte por la pantalla, tienes que desconectar e investigar. Entiendo que es difícil. Creo que la desinformación crea una especie de miedo a perderse algo, y a la gente le preocupa que, si no sigue a un famoso o a una persona influyente, pueda perderse información vital. La situación sólo empeora si te adentras en los comentarios, donde encuentras gente que responde: «¡Te lo dije!» o «Esa dieta cambió mi vida». Comentario tras comentario repiten la desinformación como si fuera el evangelio. Incluso puedes empezar a pensar: «Esa gente es como yo». Lo que te hace más vulnerable al efecto de verdad ilusoria. Para entonces, es casi seguro que ya ha pasado la oportunidad de comprobar los hechos.

Incluso si dices: «Vale, esto es una gilipollez, de ninguna manera voy a pagar 69,99 dólares al mes por un suplemento no probado basado en el color de mi sangre menstrual», o «Sé que el dióxido de titanio de los hilos de los tampones no es preocupante», cuando haces una pausa para leer algo o ver unos segundos de un vídeo, ya sea para odiarlo o por auténtica curiosidad, Instagram o TikTok asumen que te debe gustar, encuentran algo similar y te lo transmiten. Además, cuanto más veas un vídeo, más participación tendrá y más probable será que el algoritmo potencie ese contenido, lo que podría propagar aún más el efecto contagio.

Selecciona el contenido que consumes en redes sociales

En cirugía, decimos que la solución a la contaminación es la dilución, refiriéndonos a la irrigación de una herida para eliminar tantas bacterias como sea posible. No puedes llevar una manguera a Instagram o TikTok (qué pena, ¿eh?), pero puedes limitar tu exposición. Sé consciente del uso que haces de las redes sociales, ¡y sé que es difícil! Me he visto absorbida por un vídeo tras otro antes de pararme a pensar: «¿Por qué estoy viendo historias sobre personas que han muerto a manos de tiburones?» (ese es uno de mis miedos más profundos, y de algún modo el algoritmo lo sabe). No dejes que el algoritmo sea el conductor; toma las riendas. Si sabes que la información es falsa, bloquea la cuenta. No les des una segunda oportunidad. No te preocupes por el miedo a perder la cuenta. Si difunden información errónea evidente (por ejemplo, que deberías plantearte probar el ciclo de semillas) no merece la pena seguirles, por muy sorprendentes que sean sus consejos de maquillaje o sus posturas de yoga o sus novelas o pódcasts. Si les importara la exactitud, habrían comprobado los hechos con una fuente fiable. Recuerda que estos personajes influyentes buscan publicaciones provocativas que asusten a la gente, para aumentar las visitas y los «me gusta» y hacer funcionar el algoritmo. Por eso vemos todos esos vídeos de hombres gritando que las píldoras anticonceptivas dañan el cerebro (no) o que los tampones hacen que la sangre menstrual fluya hacia atrás (suspiro). Cuando bloqueas una publicación, le estás diciendo al algoritmo que quieres menos de ese tipo de contenido.

¿Y si no estás segura de si el contenido es falso? Desconéctate y compruébalo. Espero que este libro te ayude, al igual que mi publicación en Substack llamada *The Vajenda*, donde sigo añadiendo contenido que lamentablemente no he podido incluir aquí porque un libro sólo puede tener una extensión determinada. También puedes encontrar buena información en los colegios de médicos y publicaciones especializadas, para empezar. Escribe tu pregunta en un motor de búsqueda, luego anota el nombre de alguna organización, y eso ayudará al motor de búsqueda a llevar información de calidad a los primeros puestos. En lo que son expertos los estafadores hormonales es en manipular el motor de búsqueda, y a menudo su contenido aparece en primer lugar.

Las ginecólogas y obstetras a las que hay que seguir en las redes sociales son la doctora Karen Tang, la doctora Jennifer Lincoln, la doctora Heather Irobunda, la doctora Danielle Jones, la doctora Staci Tanouye, la doctora Lucky Sekhon (también experta en fertilidad) y la doctora Shannon Clark (también especialista en embarazos de alto riesgo). También sigo a la doctora Alyssa Olenick, experta en ejercicio, metabolismo y fisiología femenina. Obviamente hay muchos más, pero seguir a estas expertas puede ayudarte a elevar el contenido médico que ves.

Cualquiera que recomiende hacerse la prueba de la MTHFR, una variante genética, debería ser bloqueado automáticamente. El gen MTHFR produce la enzima metilentetrahidrofolato reductasa, y heredamos dos genes MTHFR, uno de cada progenitor. Existen dos variantes en el gen MTHFR que pueden dar lugar a una actividad reducida de la enzima MTHFR, y se calcula que entre el 30 y el 40 % de las personas de Estados Unidos, por ejemplo, tienen al menos una (la incidencia varía un poco dependiendo de dónde vivas). Tener una variante de la MTHFR no significa nada desde el punto de vista médico; los verdaderos expertos no recomiendan hacerse la prueba. Es tan útil como comprobar si alguien tiene los ojos marrones o azules. Pero muchos naturópatas y proveedores funcionales hacen la prueba porque así pueden vender suplementos y dietas innecesarios al 30-40 % de los que dan positivo.

Los naturópatas no son expertos en hormonas

Los naturópatas transmiten una cantidad impresionante de información errónea, así que hablemos de ello. Recibo muchas críticas al respecto, pero creo que la gente merece conocer la formación de quienes les transmiten información médica o les tratan. Un naturópata asiste a una escuela de naturopatía durante cuatro años (en comparación, yo cursé cuatro años de medicina, una residencia de cinco años y una beca de un año). Los cuatro años de escuela naturopática suponen, por término medio, 5900 horas de formación, y luego pueden ejercer de forma independiente (dependiendo del estado o provincia; en muchos lugares no se reconoce la formación naturopática en Estados Unidos, por ejemplo). No se exigen residencias. La facultad de medicina supone unas 11.700 horas de formación, pero incluso después de licenciarse no se puede ejercer. Un médico de familia colegiado (con el que a menudo se comparan los naturópatas) debe hacer una residencia después de la facultad de medicina para poder ejercer de forma independiente. Antes de poder tocar a un paciente sin supervisión, un médico de familia ha pasado unas 21.000 horas de formación. Además, la calidad de la formación es muy diferente. He leído uno de los principales libros de texto de naturopatía, y es abismal lo que se hace pasar por conocimiento. Por ejemplo, a los naturópatas se les enseña que la homeopatía es real, pero es una estafa. Sobre la formación, Britt Hermes, antigua naturópata, escribió: «Los cursos de ciencias básicas que se imparten en las escuelas de naturopatía son cursos de nivel básico y no están a la altura de los rigurosos cursos de base científica que se imparten en las facultades de medicina».

Piénsalo de otro modo. Puedes elegir uno de dos pilotos. Uno pasó 21.000 horas en una escuela de vuelo acreditada a nivel nacional; el otro pasó 5900 horas en una escuela de vuelo con una formación de menor calidad que le permite pilotar aviones sólo en algunos estados y provincias, y le enseñaron que las alfombras mágicas pueden volar. ¿Qué piloto quieres que pilote tu avión?

Entiendo que la medicina tiene tantas lagunas que en realidad son cráteres. Se desestiman los problemas de salud de la gente, no tenemos una investigación adecuada en muchas áreas y los pacientes a veces tienen síntomas que no podemos explicar. Sin embargo, la respuesta no es capitalizar esas lagunas vendiendo suplementos y narraciones incorrectas sobre la terapia médica basada en pruebas, dejando a la gente con menos información sobre su cuerpo. La respuesta es exigir que la medicina lo haga mejor.

¿Y los suplementos?

He aquí una recomendación sólida: no aceptes consejos de profesionales sanitarios o asesores que vendan suplementos. Cuando vendes un producto, te has convertido en parte de la industria farmacéutica. Imagina una nueva píldora anticonceptiva hormonal con un estrógeno totalmente nuevo llamado Estrasombroso. Llamaremos a la píldora Contraceptique, y la fábrica Ginorma Farmacéutica. Tu médico es socio de Ginorma, lleva Contraceptique en su consulta y te la recomienda como la mejor opción. Probablemente te detendrías con razón y pensarías: «¡Estás recomendando esta píldora porque literalmente te beneficias de ella!». Probablemente considerarías esa práctica poco ética. Sin embargo, esto ocurre todo el tiempo con diversos proveedores. Venden o recomiendan suplementos con nombres como «Desintoxicación anticonceptiva» o «Reparación de la menstruación» y se lucran con las ventas. Estos suplementos nunca se han estudiado debidamente y, sin embargo, de forma hipócrita, las personas que los venden suelen afirmar que la medicina se basa en los beneficios.

Los suplementos son simplemente productos farmacéuticos no regulados. Como no se requieren pruebas, los márgenes de beneficio son enormes. Mucha gente que vende suplementos los hace pasar por «naturales», pero el hecho de que se encuentren en la naturaleza no hace que un producto sea seguro. He visto a gente recomendar una semilla de ricino al mes como anticonceptivo natural, pero las semillas de ricino contienen ricina, una de las sustancias más tóxicas que conocemos: ¡se han registrado muertes por ingerir sólo dos semillas!

¿Pero no se paga a los médicos por hacer recetas? Pues no. Es una mentira perpetuada por quienes quieren denigrar la atención basada en pruebas. Es cierto que los médicos pueden cobrar por dar charlas sobre productos y aconsejar a las empresas farmacéuticas, y deberías saber si tu médico lo hace, sobre todo si te recomienda medicamentos concretos. Pero no existe una base de datos para naturópatas, quiroprácticos o nutricionistas, por lo que no puedes investigar cómo se están lucrando con los suplementos.

¿Son malos todos los suplementos?

Según la Administración de Alimentos y Medicamentos, «los suplementos están destinados a añadirse a la dieta o a complementarla» y deben considerarse medicamentos. Los suplementos pueden ser extractos, como la curcumina; el propio producto botánico o hierba, como el jengibre; probióticos; vitaminas, como la vitamina B_6; o minerales, como el calcio. Pueden ser un ingrediente individual, como la vitamina B_6, o contener múltiples ingredientes, como un multivitamínico. Resulta útil pensar en los suplementos en tres categorías: suplementos de un solo ingrediente; multivitamínicos normales; y mezclas especiales como los llamados suplementos reparadores del período o protectores del hígado.

Tenemos buenos datos sobre algunos suplementos de un solo ingrediente. Por ejemplo, el ácido fólico previene los defectos del tubo neural durante el embarazo, y el hierro trata la anemia ferropénica. Los multivitaminas pueden ser útiles para las personas que tienen dificultades para absorber nutrientes (por ejemplo, tras una operación bariátrica), pero por lo demás, para las personas que siguen una dieta nutricionalmente completa, no se ha demostrado que los multivitaminas sean beneficiosos.

En este libro menciono algunos suplementos de un solo ingrediente, como la vitamina B_6 para el síndrome premenstrual, dejando claro que los datos que respaldan su uso suelen ser de menor calidad. Aún no he recomendado una mezcla especial porque estos suplementos de varios ingredientes rara vez o nunca se prueban de forma significativa. Si estuvieran probados y funcionaran, ¡los recomendaríamos! El hecho de que no se prueben es preocupante, porque juntos, los ingredientes podrían tener un efecto más perjudicial que cada uno por separado. Los suplementos son una causa creciente de insuficiencia hepática. Muchos de los productos contienen «mezclas patentadas», y literalmente no tienes ni idea de lo que estás tomando. Los datos son pésimos, y a menudo inexistentes, en el caso de las mezclas especiales de varios ingredientes, y sin embargo ese importante dato suele faltar en el discurso utilizado por quienes las recomiendan.

El mito de la sabiduría antigua

Un mito al que se aferran muchas personas que difunden desinformación es la idea del conocimiento femenino secreto: que las mujeres de la antigüedad tenían grandes conocimientos sobre hierbas que podían curarlo todo e inducir el aborto. Aquí hay algunos errores graves. El primero, que he abordado varias veces en el libro, es que desenterrar una antigua receta de una época y/o cultura en la que la medicina y la espiritualidad estaban casi con toda seguridad entrelazadas (y antes de que se hubieran determinado conceptos médicos clave, como la teoría de los gérmenes y cómo nos reproducimos) no se traduce en el tratamiento de afecciones como la endometriosis o el síndrome de ovario poliquístico, diagnósticos que no existían en la antigüedad. Si un herbolario de hoy recomienda una receta para un abortivo de los antiguos griegos, entonces también debe aceptar que el útero vaga por el cuerpo o que las mujeres tienen la carne más húmeda que los hombres, porque esa receta se creó en torno a esas creencias.

Es importante reconocer que casi nada de lo escrito en los textos antiguos procede de las mujeres, por lo que sabemos muy poco sobre lo que pensaban. Todo lo que sabemos es lo que los hombres de la época afirmaban que pensaban esas mujeres. También debemos tener en cuenta que todas las terapias antiguas que realmente funcionaban como medicina han perdurado de una forma u otra: el jengibre se sigue utilizando para las náuseas; la corteza de sauce, usada para el dolor, se convirtió en aspirina; y el cornezuelo de centeno se convirtió en ergotamina, un fármaco que todavía se emplea a veces en obstetricia.

También es crucial ser consciente de que ofrecer una práctica tradicional puede ser una apropiación cultural. Existe una gran diferencia entre utilizar un método curativo tradicional de tu propia cultura dentro del contexto de esa cultura, que es algo que la medicina debería apoyar, y la mercantilización de estas prácticas como terapias de moda, vanguardistas o alternativas.

Entonces...

El ciclo menstrual es un mecanismo único que sostiene a la humanidad. Proporciona recursos para garantizar el resultado más saludable del embarazo, pero a expensas de la persona que menstrúa. Y lo que es más, una sociedad patriarcal te castiga por ello, mediante la discriminación laboral, el coste de los productos menstruales, la imposibilidad de obtener anticonceptivos y abortar, el coste de los medicamentos, la negligencia de los proveedores médicos indiferentes y la financiación insuficiente de la investigación. Mucha gente intenta sacar provecho de estos problemas tan reales.

La mejor defensa que puedo darte contra estas enormes lagunas es el conocimiento.

Agradecimientos

En primer lugar, quiero darme las gracias a mí misma. Las mujeres no nos damos suficientes palmaditas en la espalda por un trabajo bien hecho, pero deberíamos hacerlo. Me ha costado mucho trabajo conseguir que un tema tan amplio tuviera una estructura coherente y conservara la suficiente parte de la ciencia sin ser (espero) un aburrimiento. Pero era importante para mí, porque veo a muchas personas que sufren malos cuidados o terapias ineficaces o que gastan miles de dólares en pruebas y suplementos inútiles, y me pregunto: ¿qué habría pasado si hubieran sabido lo que yo sé? Dejando a un lado los malos cuidados y los charlatanes, ¿no deberías saber cómo funciona tu cuerpo y qué opciones tienes cuando no funciona como desearías? No debería ser un misterio; al fin y al cabo, es tu cuerpo.

Muchas gracias a Amanda Betts, Denise Silvestro y a los increíbles equipos de Penguin Random House Canada y Kensington Publishing. Sois estrellas del rock. Vuestras preguntas, orientación y paciencia han sido muy importantes. Sobre todo, vuestra paciencia. (¿Fechas límite? ¿Qué fechas límite?). Gracias por ayudarme a conseguir (ja, ja) el mejor resultado. Gracias a Sue Sumeraj por su edición increíblemente minuciosa. Gracias a mis magníficas publicistas, Sharon Klein y Ann Pryor. Y gracias a Clara Díaz y al increíble equipo de Little, Brown en el Reino Unido.

A mi agente, Jill Marr, gracias por ser una animadora implacable.

Gracias, doctora Lucky Sekhon, por la comprobación de los hechos. Eres increíble; sigue haciendo lo que haces. Gracias a la doctora Chelsea Polis, la doctora Alyssa Olenick, el doctor Kevin Folta, Kim Rosas, el doctor Alan Levinovitz, el doctor Mike Armour y Damian Hall por responder a mis preguntas y ser tan generosos con vuestro tiempo.

A todos los que me hacen preguntas por Internet, ¡gracias! De verdad. Puede que no responda siempre, pero las guardo para más tarde. Mucho de lo que me habéis preguntado a lo largo de los años ha servido de base para este libro.

Oliver y Victor, mis dos chicos… vale, sois hombres, pero a mí me suena raro. Sé que estuve ocupada escribiendo. Mucho. Así que gracias por seguirme la corriente y hacerme ser sincera, como sólo vosotros dos sabéis hacer. Tengo mucha suerte de ser vuestra madre.

Y por último, al amor de mi vida, Todd, por creer siempre en mí, estar a mi lado, escucharme quejarme y empujarme a ser mejor. Eres mi sol, mi luna y mis estrellas. Realmente soy la mujer más afortunada del mundo por tenerte en mi vida.

Referencias

Introducción

DUNSWORTH, H.M., WARRENER, A.G., DEACON, T., *et al.*: «Metabolic hypothesis for human Altriciality», *PNAS*, vol. 109, n.º 38, pp. 15212-15216 (2012).

ERNSTER, V.L.: «Letter: Menstrual toxin», *Lancet*, vol. 1, n.º 7870, p. 1347 (1974).

EVANS REID, H.: «The brass-ring sign», *Lancet*, vol. 303, n.º 7864, p. 988 (1974).

NATIONAL INSTITUTES OF HEALTH. History of women's participation in clinical research. www.orwh.od.nih.gov/toolkit/recruitment/history. Visitado el 5 de abril de 2023.

THURBER, C., DUGAS, L.R., OCOBOCK, C., *et al.*: «Extreme events reveal an alimentary limit on sustained maximal human energy expenditure», *Sci Adv*, vol. 5, n.º 6, p. eaaw0341 (2019).

Capítulo 1. ¿Por qué menstruación?

BROSENS, J.J., PARKER, M.G., MCINDOE, A., *et al.*: «A role for menstruation in preconditioning the uterus for successful pregnancy», *Am J Obstet Gynecol*, vol. 200, n.º 6, p. 615.e1-e6 (2009).

CATALINI, L., FEDDER, J.: «Characteristics of the endometrium in menstruating species: Lessons learned from the animal kingdom», *Biol Reprod*, vol. 102, n.º 6, pp. 1160-1169 (2020).

Critchley, H.O.D., Babayev, E., Bulun, S.E.: «Menstruation: Science and society», *Am J Obstet Gynecol,* vol. 223, n.º 5, pp. 624-664 (2020).

Dean-Jones, L.: «Menstrual bleeding according to the Hippocratics and Aristotle», *Trans Am Philol Assoc,* n.º 119, pp. 177-192 (1989).

Diedrich, K., Fauser, B.C.J.M., Devroey, P., Griesinger, G., Evian Annual Reproduction (EVAR) Workshop Group: «The role of the endometrium and embryo in human implantation», *Human Reprod Update,* vol. 13, n.º 4, pp. 365-377 (2007).

Emera, D., Romero, R., Wagner, G.: «The evolution of menstruation: A new model for genetic assimilation: Explaining molecular origins of maternal responses to fetal invasiveness», *Bioessays,* vol. 34, n.º 1, pp. 26-35 (2012).

Gellersen, B., Brosens, J.J.: «Cyclic decidualization of the human endometrium in reproductive health and failure», *Endocr Rev,* vol. 35, n.º 6, pp. 851-905 (2014).

Haeusler, M., Grunstra, N.D.S., Martin, R.D., *et al.*: «The obstetrical dilemma hypothesis: There's life in the old dog yet», *Biol Rev Camb Philos Soc,* vol. 96, n.º 5, pp. 2031-2057 (2021).

Muter, J., Brosens, J.J.: «Decidua. In MK Skinner», ed. *Encyclopedia of Reproduction,* n.º 2, pp. 424-430, 2.ª edición, Academic Press, Cambridge, Massachusetts, 2018.

Schatz, F., Guzeloglu-Kayisli, O., Earlier, S., *et al.*: «The role of decidual cells in uterine hemostasis, menstruation, inflammation, adverse pregnancy outcomes and abnormal uterine bleeding», *Hum Reprod Update,* vol. 22, n.º 4, pp. 497-515 (2016).

Thomas, V.G.: «The link between human menstruation and placental delivery: A novel evolutionary interpretation: Menstruation and fetal placental detachment share common evolved physiological processes dependent on progesterone withdrawal», *BioEssays,* vol. 41, n.º 6, p. e1800232 (2019).

«Top euphemisms for "period" by language», *Clue,* 10 de marzo de 2016, www.helloclue.com/articles/culture/top-euphemisms-for-period-by-language. Visitado el 5 de abril de 2023.

Capítulo 2. Abecé del ciclo menstrual

AMERICAN COLLEGE OF OBSTETRICIANS AND GYNECOLOGISTS: ACOG committee opinion n.º 651: «Menstruation in girls and adolescents: Using the menstrual cycle as a vital sign», Obstet *Gynecol,* vol. 126, n.º 6, pp. 143-146 (2015).

AMERICAN COLLEGE OF OBSTETRICIANS AND GYNECOLOGISTS. Dictamen del comité n.º 700: «Methods for estimating the due date», *Obstet Gynecol,* vol. 129, n.º 5, pp. 150-154 (2017).

BULL, J.R., ROWLAND, S.P., BERGLUND SCHERWITZL, E., *et al.*: «Real-world menstrual cycle characteristics of more than 600,000 menstrual cycles», *NPJ Digit Med,* vol. 2, n.º 83 (2019).

DEAN-JONES, L.: «Menstrual bleeding according to the Hippocratics and Aristotle». *Trans Am Philol Assoc,* n.º 119, pp. 177-192 (1989).

ECOCHARD, R., GOUGEON, A.: «Side of ovulation and cycle characteristics in normally fertile women», *Hum Reprod,* vol. 15, n.º 4, pp. 752-755 (2000).

HAMPSON, E.: «A brief guide to the menstrual cycle and oral contraceptive use for researchers in behavioral endocrinology», *Horm Behav,* n.º 119, p. 104655 (2020).

HERBISON, A.E.: «The gonadotropin-releasing hormone pulse generator», *Endocrinology,* vol. 159, n.º 11, pp. 3723-3736 (2018).

LESSEY, B.A., YOUNG, S.L.: Capítulo 9: «Structure, function, and evaluation of the female reproductive tract», en STRAUSS III, J.F., BARBIERI, R.L. (eds.). *Yen & Jaffe's Reproductive Endocrinology: Physiology, Pathophysiology, and Clinical Management,* pp. 206-247, 8.ª ed. Elsevier, Filadelfia, 2019.

LEW, R.: «Natural history of ovarian function including assessment of ovarian reserve and premature ovarian failure», *Best Pract Res Clin Obstet Gynaecol,* n.º 55, pp. 2-13 (2019).

MCGEE, E.A., HSUEH, A.J.W.: «Initial and cyclic recruitment of ovarian follicles», *Endocr Rev,* vol. 21, n.º 2, pp. 200-214 (2000).

MIHM, M., GANGOOLY, S., MUTTUKRISHNA, S.: «The normal menstrual cycle in women», *Anim Reprod Sci,* vol. 124, n.º 3-4, pp. 229-236 (2011).

O'Herlihy, C., Robinson, H.P., de Crespigny, L.J.: «Mittelschmerz is a preovulatory symptom», *Br Med J,* vol. 280, n.º 6219, p. 986 (1980).

Ross, J.A., Davison, A.Z., Sana, Y., *et al.*: «Ovum transmigration after salpingectomy for ectopic pregnancy», *Hum Reprod,* vol. 28, n.º 4, pp. 937-941 (2013).

Sharpe. J.: *The Midwives Book*, 1671.

Strauss, J.F., Williams, C.J.: Capítulo 8: «Ovarian life cycle», en Strauss III, J.F., Barbieri, R.L. (eds.). *Yen & Jaffe's Reproductive Endocrinology: Physiology, Pathophysiology, and Clinical Management*, pp. 197-205, 8.ª ed., Elsevier, Filadelfia, 2019.

Treloar, A.E., Boynton, R.E., Behn, B.G., Brown, B.W.: «Variation of the human menstrual cycle through reproductive life», *Int J Fertil*, vol. 12, n.º 1 parte 2, pp. 77-126 (1967).

Vanden Brink, H., Chizen, D., Hale, G., Baerwald, A.: «Age-related changes in major ovarian follicular wave dynamics during the human menstrual cycle», *Menopause*, vol. 20, n.º 12, pp. 1243-1254 (2013).

Ziel, H.K., Paulson, R.J.: «Contralateral corpus luteum in ectopic pregnancy: What does it tell us about ovum pickup?», *Fertil Steril*, vol. 77, n.º 4, pp. 850-851 (2002).

Capítulo 3. La conexión cerebro-cerebro-ovario

Barbieri, R.L.: Capítulo 10: «Breast», en Strauss III, J.F., Barbieri, R.L. (eds.), *Yen & Jaffe's Reproductive Endocrinology: Physiology, Pathophysiology, and Clinical Management*, 8.ª ed., pp. 248-255, Elsevier, Filadelfia, 2019.

COVID-19 vaccines and menstrual cycles. Apple Women's Health Study. www.hsph.harvard.edu/applewomenshealthstudy/updates/covid-19-vaccines-and-menstrual-cycles/. Visitado el 6 de abril de 2023.

Edelman, A., Boniface, E.R., Benhar, E., *et al.*: «Association between menstrual cycle length and coronavirus disease 2019 (COVID-19) vaccination». Una cohorte estadounidense, *Obstet Gynecol*, vol. 139, n.º 4, pp. 481-89 (2022).

Edelman, A., Boniface, E.R., Male, V., *et al.*: «Association between menstrual cycle length and covid-19 vaccination: Global, retrospective cohort study of prospectively collected data», *BMJ Med*, vol. 1, n.º 1, p. e000297 (2022).

Gunter J.: «Heavy menstrual bleeding and COVID-19 vaccines», *The Vajenda*, 30 de octubre de 2022, www.vajenda.substack.com/p/heavy-menstrual-bleeding-and-covid. Visitado el 6 de abril de 2023.

Herbison, A.E.: «The gonadotropin-releasing hormone pulse generator», *Endocrinology*, vol. 159, n.º 11, pp. 3723-3736 (2018).

Kennedy, K.I., Goldsmith, C.: Capítulo 17: «Contraception after pregnancy», en Hatcher, R.A., Nelson, A.L., Trussell, J., *et al.* (eds.). *Contraceptive Technology*, 21.ª ed., pp. 511-542, Ayer, Nueva York, 2018.

McCartney, C.R., Marshall, J.C.: Capítulo 1: «Neuroendocrinology of reproduction», en Strauss III, J.F., Barbieri, R.L. (eds.). *Yen & Jaffe's Reproductive Endocrinology: Physiology, Pathophysiology, and Clinical Management*, 8.ª ed., pp. 1-24, Elsevier, Filadelfia, 2019.

Mihm, M., Gangooly, S., Muttukrishna, S.: «The normal menstrual cycle in women», *Anim Reprod Sci*, vol. 124, n.º 3-4, pp. 229-36 (2011).

Moravek, M.B., Kinnear, H.M., George, J., *et al.*: «Impact of exogenous testosterone on reproduction in transgender men», *Endocrinology*, vol. 161, n.º 3, p. bqaa014 (2020).

Narayan, P., Ulloa-Aguirre, A., Días, J.A.: Capítulo 2: «Gonadotropin hormones and their receptors», en Strauss III, J.F., Barbieri, R.L. (eds.). *Yen & Jaffe's Reproductive Endocrinology: Physiology, Pathophysiology, and Clinical Management*, 8.ª ed., pp. 25-57, Elsevier, Filadelfia, 2019.

Suzuki, S., Hosono, A.: «No association between HPV vaccine and reported post-vaccination symptoms in Japanese young women: Results of the Nagoya study», *Papillomavirus Res*, n.º 5, pp. 96-103 (2018).

Taub, R.L., Ellis, S.A., Neal-Perry, G., *et al.*: «The effect of testosterone on ovulatory function in transmasculine individuals». *Am J Obstet Gynecol*, vol. 223, n.º 3, p. 229.ee8 (2020).

THURBER, C., DUGAS, L.R., OCOBOCK, C., *et al.*: «Extreme events reveal an alimentary limit on sustained maximal human energy expenditure», *Sci Adv,* vol. 5, n.º 6, p. eaaw0341 (2019).

Capítulo 4. Aspectos básicos del sangrado

BREMMER, R.H., DE BRUIN, D.M., DE JOODE, M., *et al.*: «Biphasic oxidation of oxy-hemoglobin in bloodstains», *PLoS ONE,* vol. 6, n.º 7, p. e21845 (2011).

CRITCHLEY, H.O.D., BABAYEV, E., BULUN, S.E.: «Menstruation: Science and society», *Am J Obstet Gynecol,* vol. 223, n.º 5, pp. 624-664 (2020).

KUIJSTERS, N.P.M., METHORST, W.G., KORTENHORST, M.S.Q., *et al.*: «Uterine peristalsis and fertility: Current knowledge and future perspectives: A review and meta-analysis», *Reprod Biomed Online,* vol. 35, n.º 1, pp. 50-71 (2017).

LESSEY, B.A., YOUNG, S.L.: Capítulo 9: «Structure, function, and evaluation of the female reproductive tract», en STRAUSS III, J.F., BARBIERI, R.L. (eds.). *Yen & Jaffe's Reproductive Endocrinology: Physiology, Pathophysiology, and Clinical Management,* 8.ª ed., pp. 206-247, Elsevier, Filadelfia, 2019.

MAGNAY, J.L., NEVATTE, T.M., DHINGRA, V., O'BRIEN, S.: «Menstrual blood loss measurement: Validation of the alkaline hematin technique for feminine hygiene products containing superabsorbent polymers», *Fertil Steril,* vol. 94, n.º 7, pp. 2742-2746 (2010).

MAGNAY, J.L., O'BRIEN, S., GERLINGER, C., SEITZ, C.: «Pictorial methods to assess heavy menstrual bleeding in research and clinical practice: A systematic literature review», *BMC Women's Health,* vol. 20, n.º 1, p. 24 (2022).

MAYBIN, J.A., CRITCHLEY, H.O.D.: «Menstrual physiology: Implications for endometrial pathology and beyond», *Hem Reprod Update,* vol. 21, n.º 6, pp. 748-761 (2015).

MCGANN, J.P.: «Poor human olfaction is a 19th-century myth», *Science,* vol. 356, n.º 6338, p. eaam7263 (2017).

MIHM, M., GANGOOLY, S., MUTTUKRISHNA, S.: «The normal menstrual cycle in women», *Anim Reprod Sci,* vol. 124, n.º 3-4, pp. 229-236 (2011).

PORTER, M.B., GOLDSTEIN, S.: Capítulo 35: «Pelvic imaging in reproductive endocrinology», en STRAUSS III, J.F., BARBIERI, R.L., (eds.). *Yen & Jaffe's Reproductive Endocrinology: Physiology, Pathophysiology, and Clinical Management*, 8.ª ed., pp. 916-961, Elsevier, Filadelfia, 2019.

VARSHA, J., CHODANKAR, R.R., MAYBIN, J.A., CRITCHLEY, H.O.D.: «Uterine bleeding: How understanding endometrial physiology underpins menstrual health», *Nat Rev Endocrinol,* vol. 18, n.º 5, pp. 290-308 (2022).

WARNER, P.E., CRITCHLEY, H.O.D., LUMSDEN, M.A., *et al.*: «Menorrhagia I: Measured blood loss, clinical features, and outcome in women with heavy periods: A survey with follow-up data», *Am J Obstet Gynecol,* vol. 190, n.º 5, pp. 1216-1223 (2004).

Capítulo 5. Manual de hormonas reproductivas

AMERICAN COLLEGE OF OBSTETRICIANS AND GYNECOLOGISTS. ACOG dictamen del comité n.º 773: «The use of antimullerian hormone in women not seeking fertility care», *Obstet Gynecol,* vol. 133, n.º 4, pp. 840-841 (2019).

CHRISTENSON, L.K., DEVOTO, L.: «Cholesterol transport and steroidogenesis by the corpus luteum», *Reprod Biol Endocrinol,* n.º 1, p. 90 (2003).

DAWOOD, M.Y.: «Primary dysmenorrhea: Advances in pathogenesis and management», *Obstet Gynecol,* vol. 108, n.º 2, pp. 428-441 (2006).

GOLDIN, B.R., ADLERCREUTZ, H., GORBACH, S.L., *et al.*: «Estrogen excretion patterns and plasma levels in vegetarian and omnivorous women», *N Engl J Med,* vol. 307, n.º 25, pp. 1542-1547 (1982).

GRUBER, C.J., TSCHUGGUEL, W., SCHNEEBERGER, C., HUBER, J.C.: «Production and actions of estrogens», *N Eng J Med,* vol. 346, n.º 5, pp. 340-352 (2002).

GUNTER, J.: «MTHFR testing and estrogen», *The Vajenda*, 21 de marzo de 2021, www.vajenda.substack.com/p/mthfr-testing-and-estrogen. Visitado el 7 de abril de 2023.

HICKEY, S.E., CURRY, C.J., TORIELLO, H.V.: «ACMG Practice Guideline: Lack of evidence for MTHFR polymorphism testing», *Genet Med*, vol. 15, n.º 2, pp. 153-156 (2013).

MATYAS, R.A., MUMFORD, S.L., SCLIEP, K.C., *et al.*: «Effects of over-the-counter analgesic use on reproductive hormones and ovulation in healthy, premenopausal women», *Hum Reprod*, vol. 30, n.º 7, pp. 1714-1723 (2015).

MCCARTNEY, C.R., MARSHALL, J.C.: Capítulo 1: «Neuroendocrinology of reproduction», in STRAUSS III, J.F., BARBIERI, R.L. (eds.). *Yen & Jaffe's Reproductive Endocrinology: Physiology, Pathophysiology, and Clinical Management*, 8.ª ed., pp. 1-24, Elsevier, Filadelfia, 2019.

NATIONAL ACADEMIES OF SCIENCES, ENGINEERING, AND MEDICINE. *The Clinical Utility of Compounded Bioidentical Hormone Therapy: A Review of Safety, Effectiveness, and Use*. National Academies Press, Washingtong, DC, 2020.

SANTEN, R.J., SIMPSON, E.: «History of estrogen: Its purification, structure, synthesis, biologic actions, and clinical implications», *Endocrinology*, vol. 160, n.º 3, pp. 605-625 (2019).

STEFANICK, M.L.: «Estrogens and progestins: Background and history, trends in use, and guidelines and regimens approved by the US Food and Drug Administration», *Am J Med* (Suplemento 12B), n.º 118, pp. 64-73 (2005).

STRAUSS, J.F., FITZGERALD, J.A.: Capítulo 4: «Steroid hormones and other lipid molecules involved in human reproduction», en Strauss III, J.F., Barbieri, R.L. (eds.). *Yen & Jaffe's Reproductive Endocrinology: Physiology, Pathophysiology, and Clinical Management*, 8.ª ed., pp. 75-114, Elsevier, Filadelfia, 2019.

STUENKEL, C.A., GOMPEL, A.: «Primary ovarian insufficiency», *N Eng J Med*, vol. 388, n.º 2, pp. 154-63 (2023).

Synthetic. *Cambridge Dictionary*. www.dictionary.cambridge.org/us/dictionary/english/synthetic. Visitado el 7 de abril de 2023.

TSUCHIYA, Y., NAKAJIMA, M., YOKOI, T.: «Cytochrome P450-mediated metabolism of estrogens and its regulation in human», *Cancer Lett*, vol. 227, n.º 2, pp. 115-124 (2025).

UDOFF, L.C.: «Overview of androgen deficiency and therapy in women». UpToDate. www.uptodate.com/contents/overview-of-androgen-deficiency-and-therapy-in-women. Visitado el 4 de febrero de 2023.

Capítulo 6. La menarquia: viaje hacia la primera regla

DEN TONKELAAR, I., ODDENS, B.J.: «Preferred frequency and characteristics of menstrual bleeding in relation to reproductive status, oral contraceptive use, and hormone replacement therapy use», *Contraception*, vol. 59, n.º 6, pp. 357-362 (1999).

DE SILVA, N.K.: «Abnormal uterine bleeding in adolescents: Evaluation and approach to diagnosis», UpToDate, www.uptodate.com/contents/abnormal-uterine-bleeding-in-adolescents-evaluation-and-approach-to-diagnosis. Visitado el 3 de febrero de 2023.

FITZPATRICK, K.H.: «Foraging and menstruation in the Hadza of Tanzania», tesis doctoral, University of Cambridge, 2018.

GREENSPAN, L.C., LEE, M.M.: «Endocrine disruptors and pubertal timing», *Curr Opin Endocrinol Diabetes Obes*, vol. 25, n.º 1, pp. 49-54 (2018).

LIN, P.C., BHATNAGAR, K.P., NETTLETON, G.S., NAKAJIMA, S.T.: «Female genital tract anomalies affecting reproduction», *Fertil Steril*, vol. 78, n.º 5, pp. 899-915 (2002).

NATIONAL RESEARCH COUNCIL (US) AND INSTITUTE OF MEDICINE (US) FORUM ON ADOLESCENCE; KIPKE MD (ed.): *Adolescent Development and the Biology of Puberty: Summary of a Workshop on New Research*. National Academies Press, Washington, DC, 1999.

ROBBOY, S.J., KURITA, T., BASKIN, L., CUNHA, G.R.: «New insights into human female reproductive tract development», *Differentiation*, n.º 97, pp. 9-22 (2017).

STRAUSS, J.F., WILLIAMS, C.J.: Capítulo 8: «Ovarian life cycle», en STRAUSS III, J.F., BARBIERI, R.L. (eds.). *Yen & Jaffe's Reproductive Endocrinology: Physiology, Pathophysiology, and Clinical Management*, 8.ª ed., pp. 167-205, Elsevier, Filadelfia, 2019.

WARHOLM, L., PETERSEN, K.R., RAVN, P.: «Combined oral contraceptives' influence on weight, body composition, height, and bone mineral density in girls younger than 18 years: A systematic review», *Eur J Contracept Reprod Health Care*, vol. 17, n.º 4, pp. 245-253 (2012).

WITCHEL, S.F., TOPALOGLU, A.K.: Capítulo 17: «Puberty: Gonadarche and adrenarche», en Strauss III, J.F., Barbieri, R.L. (eds.). *Yen & Jaffe's Reproductive Endocrinology: Physiology, Pathophysiology, and Clinical Management*, 8.ª ed., pp. 394-446, Elsevier, Filadelfia, 2019.

YOSHIHARA, M., WAGNER, M., DAMDIMOPOULOS, A., *et al.*: «The continued absence of functional germline stem cells in adult ovaries», *Stem Cells*, vol. 41, n.º 2, pp. 105-110 (2023).

Capítulo 7. Menopausia: la posfiesta

AMERICAN COLLEGE OF OBSTETRICIANS AND GYNECOLOGISTS. ACOG dictamen del comité n.º 773: «The use of antimullerian hormone in women not seeking fertility care», *Obstet Gynecol*, vol. 133, n.º 4, pp. 840-841 (2019).

BURGER, H.G., HALE, G.E., DENNERSTEIN, L., ROBERTSON, D.M.: «Cycle and hormone changes during perimenopause: The key role of ovarian function», *Menopause* 2008, vol. 15, n.º 4 (parte 1), pp. 603-612 (2008).

CRANDALL, C.J. (ed.). *Menopause Practice: A Clinician's Guide*, 6.ª ed., North American Menopause Society, Pepper Pike, Ohio, 2019.

CROFT, D.P., JOHNSTONE, R.A., ELLIS, S., *et al.*: «Reproductive conflict and the evolution of menopause in killer whales», *Curr Biol*, vol. 27, n.º 2, pp. 298-304 (2017).

EL KHOUDARY, S.R., GREENDALE, G., CRAWFORD, S.L., *et al.*: «The menopause transition and women's health at midlife: A progress report from the Study of Women's Health Across the Nation (SWAN)», *Menopause*, vol. 26, n.º 10, pp. 1213-1227 (2019).

Gurven, M.D., Gomes, C.M.: «Mortality, senescence, and life span», en Muller, M.N., Wrangham, R.W., Pilbeam, D.R. (eds.).: *Chimpanzees and Human Evolution*, pp. 181-216, Cambridge, MA: Belknap Press of Harvard University Press, Cambridge, Massachusetts, 2017.

Hale, G.E., Hughes, C.L., Burger, H.G., *et al.*: «Atypical estradiol secretion and ovulation patterns caused by luteal out-of-phase (LOOP) events underlying irregular ovulatory menstrual cycles in the menopause transition», *Menopause*, vol. 16, n.º 1, pp. 50-59 (2009).

Harlow, S.D., Gass, M., Hall, J.E., *et al.*: «Executive summary of the Stages of Reproductive Aging Workshop + 10: Addressing the unfinished agenda of staging reproductive aging», *Menopause*, vol. 19, n.º 4, pp. 387-395 (2012).

Hawkes, K., O'Connell, J.F., Blurton Jones, N.G.: «Hadza women's time allocation, offspring provisioning, and the evolution of long postmenopausal life spans», *Curr Anthropol*, vol. 38, n.º 4, pp. 551-577 (1997).

Lobo, R.A.: Capítulo 14: «Menopause and aging», en Strauss III, J.F., Barbieri, R.L. (eds.). *Yen & Jaffe's Reproductive Endocrinology: Physiology, Pathophysiology, and Clinical Management*, 8.ª ed., pp. 322/356, Elsevier, Filadelfia, 2019.

Shanley, D.P., Kirkwood, T.B.: «Evolution of the human menopause», *BioEssays*, vol. 23, n.º 3, pp. 282-287 (2001).

Tepper, P.G., Randolph Jr, J.F., McConnell, D.S., *et al.*: «Trajectory clustering of estradiol and follicle-stimulating hormone during the menopausal transition among women in the Study of Women's Health across the Nation (SWAN)», *J Clin Endocrinol Metab*, vol. 97, n.º 8, pp. 2872-2880 (2012).

Thompson, M.E.: «Comparative reproductive energetics of human and nonhuman primates», *Annu Rev Anthropol*, vol. 42, n.º 1, pp. 287-304 (2013).

Vanden Brink, H., Chizen, D., Hale, G., Baerwald, A.: «Age-related changes in major ovarian follicular wave dynamics during the human menstrual cycle», *Menopause*, vol. 20, n.º 12, pp. 1243-1254 (2013).

Capítulo 8. El examen pélvico

Ameer, M.A., Fagan, S.E., Sosa-Stanley, J.N., *et al.*: «Anatomy, abdomen and pelvis: Uterus», *StatPearls*, actualizado el 6 de diciembre de 2022, www.ncbi.nlm.nih.gov/books/NBK470297/. Visitado el 8 de abril de 2023.

American College of Obstetricians and Gynecologists. Dictamen del comité n.º 754: «The utility of and indications for routine pelvic examination», *Obstet Gynecol*, vol. 132, n.º 4, p. e174-80 (2018).

American College of Obstetricians and Gynecologists. «Updated cervical cancer screening guidelines», asesoramiento práctico, 2021. https://www.acog.org/clinical/clinical-guidance/practice-advisory/articles/2021/04/updated-cervical-cancer-screening-guidelines. Visitado el 8 de abril de 2023.

Ferry, G.: «Marie Boivin: From midwife to gynaecologist», *Lancet*, vol. 393, n.º 10187, pp. 2192-2193 (2019).

O'Laughlin, D.J., Strelow, B., Fellows, N., *et al.*: «Addressing anxiety and fear during the female pelvic examination», *J Prim Care Community Health*, n.º 12 (2021).

Schiffman, M., Doorbar, J., Wentzensen, N., *et al.*: «Carcinogenic human papillomavirus infection», *Nat Rev Dis Primers*, n.º 2 (2016).

US Preventive Services Task Force, Bibbins-Domingo, K., Grossman, D.C., Curry, S.J., *et al.*: «Screening for gynecologic conditions with pelvic examination: US Preventive Services Task Force recommendation statement», *JAMA*, vol. 317, n.º 9, pp. 947-953 (2017).

US Preventive Services Task Force, Davidson, K.W., Barry, M.J., Mangione, C.M., *et al.*: «Screening for chlamydia and gonorrhea: US Preventive Services Task Force recommendation statement», *JAMA*, vol. 326, n.º 10, pp. 949-956 (2021).

Well-woman annual health assessment. En *Guidelines for Women's Health Care: A Resource Manual,* 4.ª ed., pp. 217-232, American College of Obstetricians and Gynecologists, Washington, DC, 2014.

WHO Guideline for Screening and Treatment of Cervical Pre-cancer Lesions for Cervical Cancer Prevention, 2.ª ed. Ginebra: World Health Organization, 2021. Licencia: CC BY-NC-SA 3.0 IGO.

Williams, A.A., Williams, M.: «A guide to performing pelvic speculum exams: A patient-centered approach to reducing iatrogenic effects», *Teach Learn Med,* vol. 25, n.º 4, pp. 383-391 (2013).

Wong, K., Lawton, V.: «The vaginal speculum: A review of literature focusing on specula redesigns and improvements to the pelvic exam», *Columbia Undergraduate Research Journal,* vol. 5, n.º 1 (2021).

Wright, D., Fenwick, J., Stephenson, P., Monterosso, N.: «Speculum "self-insertion": A pilot study», *J Clin Nurs,* vol. 14, n.º 9, pp. 1098-1111 (2005).

Capítulo 9. Síntomas premenstruales: SPM, TDPM y dolor mamario

Appleton, S.M.: «Premenstrual syndrome: Evidence-based evaluation and treatment», *Clin Obstet Gynecol,* vol. 61, n.º 1, pp. 52-61 (2018).

Barbieri, R.L.: Capítulo 10: «Breast», en Strauss III, J.F., Barbieri, R.L. (eds.). *Yen & Jaffe's Reproductive Endocrinology: Physiology, Pathophysiology, and Clinical Management,* 8.ª ed., pp. 248-255, Elsevier, Filadelfia, 2019.

Hofmeister, S., Bodden, S.: «Premenstrual syndrome and premenstrual dysphoric disorder», *Am Fam Physician,* vol. 94, n.º 3, pp. 236-240 (2016).

Osborn, E., Wittkowski, A., Brooks, J., *et al.*: «Women's experiences of receiving a diagnosis of premenstrual dysphoric disorder: A qualitative investigation», *BMC Women's Health,* vol. 20, n.º 1, p. 242 (2020).

Richardson, J.T.: «The premenstrual syndrome: A brief history», *Soc Sci Med,* vol. 41, n.º 6, pp. 761-767 (1995).

Srivastava, A., Mansel, R.E., Arvind, N., *et al.*: «Evidence-based management of mastalgia: A meta-analysis of randomised trials», *Breast*, vol. 16, n.º 5, pp. 503-512 (2007).

Verkaik, S., Kamperman, A.M., van Westrhenen, R., Schulte, P.F.J.: «The treatment of premenstrual syndrome with preparations of *Vitex agnus castus*: A systematic review and meta-analysis», *Am J Obstet Gynecol*, vol. 217, n.º 2, pp. 150-166 (2017).

Yonkers, K.A., Simoni, M.K.: «Premenstrual disorders», *Am J Obstet Gynecol*, vol. 218, n.º 1, pp. 68-74 (2018).

Capítulo 10. Más allá del útero: las hormonas y tu salud

Baker, F.C., Lee, K.A.: «Menstrual cycle effects on sleep», *Sleep Med Clin*, vol. 13, n.º 3, pp. 283-94 (2018).

Benton, M.J., Hutchins, A.M., Dawes, J.J.: «Effect of menstrual cycle on resting metabolism: A systematic review and meta-analysis», *PLoS ONE*, vol. 15, n.º 7, p. e0236025 (2020).

Campochiaro, C., Host, L.V., Ong, V.H., Denton, C.P.: «Development of systemic sclerosis in transgender females: A case series and review of the literature», *Clin Exp Rheumatol*, vol. 36, suplemento 113, n.º 4, pp. 50-52 (2018).

Desai, M.K., Brinton, R.D.: «Autoimmune disease in women: Endocrine transition and risk across the lifespan», *Front Endocrinol* (Lausanne), n.º 10, p. 265 (2019).

Fenster, L., Waller, K., Chen, J., *et al.*: «Psychological stress in the workplace and menstrual Function», *Am J Epidemiol*, vol. 149, n.º 2, pp. 127-134 (1999).

Gorczyca, A.M., Sjaarda, L.A., Mitchell, E.M., *et al.*: «Changes in macronutrient, micronutrient, and food group intakes throughout the menstrual cycle in healthy, premenopausal women», *Eur J Nutr*, vol. 55, n.º 3, pp. 1181-1188 (2016).

Hannoun, A.B., Nassar, A.H., Usta, I.M., *et al.*: «Effect of war on the menstrual cycle», *Obstet Gynecol*, vol. 109, n.º 4, pp. 929-932 (2007).

Joffe, H., Hayes, F.J.: «Menstrual cycle dysfunction associated with neurological and psychiatric disorders: Their treatment in adolescents», *Ann NY Acad Sci*, n.º 1135, pp. 219-229 (2008).

Klein, S.L., Flanagan, K.L.: «Sex differences in immune responses», *Nat Rev Immunol*, vol. 16, n.º 10, pp. 626-638 (2016).

McCartney, C.R., Marshall, J.C.: Capítulo 1: «Neuroendocrinology of reproduction», en Strauss III, J.F., Barbieri, R.L. (eds.). *Yen & Jaffe's Reproductive Endocrinology: Physiology, Pathophysiology, and Clinical Management*, 8.ª ed., pp. 1-24, Elsevier, Filadelfia, 2019.

McNulty, L.K., Elliott-Sale, K.J., Dolan, E., *et al.*: «The effects of menstrual cycle phase on exercise performance in eumenorrheic women: A systematic review and metaanalysis», *Sports Med*, vol. 50, n.º 10, pp. 1813-1827 (2020).

Natri, H., Garcia, A.R., Buetow, K.H., *et al.*: «The pregnancy pickle: Evolved immune compensation due to pregnancy underlies sex difference in human diseases», *Trends Genet*, vol. 35, n.º 7, pp. 478-88 (2019).

Nguyen, B.T., Pang, R.D., Nelson, A.L., *et al.*: «Detecting variations in ovulation and menstruation during the COVID-19 pandemic, using real-world mobile app data», *PLoS ONE*, vol. 16, n.º 10, p. e0258314 (2021).

Oertelt-Prigione, S.: «Immunity and the menstrual cycle», *Autoimmun Rev*, vol. 11, n.º 6-7, p. A486-92 (2012).

O'Neal, M.A.: «Estrogen-associated migraine, including menstrual migraine», UpToDate, www.uptodate.com/contents/estrogen-associated-migraine-including-menstrual-migraine. Visitado el 8 de abril de 2023.

Pinkerton, J.V., Guico-Pabia, C.J., Taylor, H.S.: «Menstrual cycle-related exacerbation of disease», *Am J Obstet Gynecol*, vol. 202, n.º 3, pp. 221-231 (2010).

Roeder, H.J., Leira, E.C.: «Effects of the menstrual cycle on neurological disorders», *Curr Neur Neurosci Rep*, vol. 21, n.º 7, p. 34 (2021).

Rothstein, S.: publicación de Instagram, 6 de mayo de 2019, www.instagram.com/p/BxJHMWinf9n/?img_index=1. Visitado el 10 de abril de 2023.

Whitacre, F.E., Barrera, B., Briones, T.N., *et al.*: «War amenorrhea: A clinical and laboratory study», *JAMA*, vol. 124, n.º 7, pp. 399-403 (1944).

Capítulo 11. Seguimiento menstrual

A day in the life of your data: A father-daughter day at the playground. Abril de 2021. Apple, Inc. www.apple.com/privacy/docs/A_Day_in_the_Life_of_Your_Data.pdf. Visitado el 8 de abril de 2023.

Duane, M., Contreras, A., Jensen, E.T., White, A.: «The performance of fertility awareness–based method apps marketed to avoid pregnancy», *J Am Board Fam Med*, vol. 29, n.º 4, pp. 508-511 (2016).

Liao, S.: «Do seed oils make you sick?», Consumer Reports, 31 de mayo de 2022, www.consumerreports.org/healthy-eating/do-seed-oils-make-you-sick-a1363483895/. Visitado el 11 de abril de 2023.

Setton, R., Tierney, C., Tsai, T.: «The accuracy of web sites and cellular phone applications in predicting the fertile window», *Obstet Gynecol*, vol. 128, n.º 1, pp. 58-63 (2016).

Toler, S.: «Seed cycling: I tried it. (And dug into the research on whether it works)», Clue, 28 de enero de 2020, www.helloclue.com/articles/culture/seed-cycling-i-tried-it-and-dug-into-the-research-on-whether-it-works. Visitado el 10 de abril de 2023.

Capítulo 12. Historia y seguridad de los productos menstruales

Berger. S., Kunerl, A., Wasmuth, S., *et al.*: «Menstrual toxic shock syndrome: Case report and systematic review of the literature», *Lancet Infect Dis*, vol. 19, n.º 9, p. e313-321(2019).

Branch, F., Woodruff, T.J., Mitro, S.D., Zota, A.R.: «Vaginal douching and racial/ethnic disparities in phthalates exposures among reproductive-aged women: National Health and Nutrition Examination Survey 2001-2004», *Environ Health*, n.º 14, p. 57 (2015).

DeVries, A.S., Lesher, L., Schlievert, P.M., *et al.*: «Staphylococcal toxic shock syndrome 2000-2006: Epidemiology, clinical features, and molecular characteristics», *PLoS ONE*, vol. 6, n.º 8, p. e22997 (2011).

Ding, N., Lin, N., Batterman, S., Park, S.K.: «Feminine hygiene products and volatile organic compounds in reproductive-aged women across the menstrual cycle: A longitudinal pilot study», *J Women's Health* (Larchmt), vol. 31, n.º 2, pp. 210-218 (2022).

Dudley, S., Nassar, S., Hartman, E., Wang, S.: «Tampon safety. National Center for Health Research», www.center4research.org/tampon-safety/. Visitado el 10 de abril de 2023.

Early commercial tampons. Museum of Menstruation and Women's Health, www.mum.org/fibs.htm. Visitado el 10 de abril de 2023.

European Parliament. «Exemption from VAT for menstrual hygiene products». Cuestión parlamentaria E-003636/2021, www.europarl.europa.eu/doceo/document/E-9-2021-003636_EN.html. Visitado el 10 de abril de 2023.

Fitzpatrick, K.H.: «Foraging and menstruation in the Hadza of Tanzania», tesis doctoral, University of Cambridge, 2018.

Goldberg, B.: «New York state's "tampon tax" targeted in class action suit», Reuters, 3 de marzo de 2016, www.reuters.com/article/us-new-york-menstruation-idUSKCN0W52NE. Visitado el 10 de abril de 2023.

Hallett, V.: «What Kenya can teach the U.S. about menstrual pads», NPR, 10 de mayo 1de 2016, www.npr.org/sections/goatsandsoda/2016/05/10/476741805/what-kenya-can-teach-the-u-s-about-menstrual-pads. Visitado el 10 de abril de 2023.

Hill, D.R., Brunner, M.E., Schmitz, D.C., *et al.*: «In vivo assessment of human vaginal oxygen and carbon dioxide levels during and post menses», *J Appl Physiol* 2005, vol. 99, n.º 4, pp. 1582-1591 (1985).

Horwitz, R.: «Menstrual tampon», *Embryo Project Encyclopedia*, 25 de mayo de 2020. ISSN:1940-5030, www.embryo.asu.edu/handle/10776/13151.

Kidd, L.: «Menstrual technology in the United States, 1854 to 1921», tesis y disertaciones, Iowa State University, 1994, www.lib.dr.iastate.edu/rtd/10617.

Kim, H.Y., Lee, J.D., Kim, J-Y., *et al.*: «Risk assessment of volatile organic compounds (VOCs) detected in sanitary pads», *J Toxicol Environ Health A*, vol. 82, n.º 11, pp. 678-695 (2019).

Kohen, J.M.: «The history of the regulation of menstrual tampons», trabajo del tercer año, Harvard University; 2001, www.nrs.harvard.edu/urn-3:HUL.InstRepos:8852185.

Lin, N., Ding, N., Meza-Wilson, E., *et al.*: «Volatile organic compounds in feminine hygiene products sold in the US market: A survey of products and health risks», *Environ Int*, n.º 144, p. 105740 (2020).

Nonfoux, L., Chiaruzzi, M., Badiou, C., *et al.*: «Impact of currently marketed tampons and menstrual cups on *Staphylococcus aureus* growth and toxic shock syndrome toxin 1 production in vitro», *Appl Environ Microbiol*, vol. 84, n.º 12, p. e00351-18 (2018).

Old Bailey Proceedings Online. Febrero 1733, juicio de Sarah Malcolm, alias Mallcombe (t17330221-52), www.oldbaileyonline.org, versión 8.0, 11 de abril de 2023.

Read, S.: *Menstruation and the Female Body in Early Modern England.* St. Martin's Press, Nueva York, 2013.

Sadlier, A.: «New research reveals how much the average woman spends per month on menstrual products», SWNS Digital, 6 de septiembre de 2021, www.swnsdigital.com/us/2019/11/new-research-reveals-how-much-the-average-woman-spends-per-month-on-menstrual-products/. Visitado el 10 de abril de 2023.

Schlievert, P.M., Davis, C.C.: «Device-associated menstrual toxic shock syndrome», *Clin Microbiol Rev*, vol. 33, n.º 3, p. e00032-19 (2020).

Trussell, J., Aiken, A.R.A., Micks, E., Guthrie, KA.: Capítulo 3: «Efficacy, safety, and personal considerations», en Hatcher, R.A., Nelson, A.L., Trussell, J., *et al.* (eds.): *Contraceptive Technology*, 21.ª ed., pp. 95-128, Ayer, Nueva York, 2018.

Upson, K., Shearston, J.A., Kioumourtzoglou, M-A.: «Menstrual products as a source of environmental chemical exposure: A review from the epidemiologic perspective», *Curr Environ Health Rep*, vol. 9, n.º 1, pp. 38-52 (2022).

U.S. Food and Drug Administration: «Menstrual tampons and pads: Information for premarket notification submissions (510(k)s)», pautas para la industria y el personal de la FDA, julio de 2005, www.fda.gov/regulatory-information/search-fda-guidance-documents/menstrual-tampons-and-pads-information-premarket-notification-submissions-510ks-guidance-industry. Visitado el 5 de abril de 2023.

U.S. Patent Office: «Catamenial appliance», Leona W. Chalmers, www.patents.google.com/patent/US2089113. Visitado el 10 de abril de 2023.

Vostral, S.L.: «Rely and toxic shock syndrome: A technological health crisis», *Yale J Biol Med*, vol. 84, n.º 4, pp. 447-459 (2011).

— : *Under Wraps: A History of Menstrual Hygiene Technology*. Lexington Books, Plymouth, Reino Unido, 2008.

Capítulo 13: Productos menstruales modernos

Beksinska, M.E., Smit, J., Greener, R., *et al.*: «Acceptability and performance of the menstrual cup in South Africa: A randomized crossover trial comparing the menstrual cup to tampons or sanitary pads», *J Women's Health* (Larchmt), vol. 24, n.º 2, pp. 151-158 (2015).

Boronow, K.E., Brody, J.G., Schaider, L.A., *et al.*: «Serum concentrations of PFASs and exposure-related behaviors in African American and non-Hispanic white women», *J Expo Sci Environ Epidemiol*, vol. 29, n.º 2, pp. 206-217 (2019).

Farage, M.A.: «A behind-the-scenes look at the safety assessment of feminine hygiene Pads», *Ann NY Acad Sci*, n.º 1092, pp. 66-77 (2006).

Fenton, S.E., Ducatman, A., Boobis, A., *et al.*: «Per- and polyfluoroalkyl substance toxicity and human health review: Current state of knowledge and strategies for informing future research», *Environ Toxicol Chem*, vol. 40, n.º 3, pp. 606-630 (2021).

Gluge, J., Scheringer, M., Cousins, I.T., *et al.*: «An overview of the uses of per- and polyfluoroalkyl substances (PFAS)», *Environ Sci Process Impacts*, vol. 22, n.º 12, pp. 2345-2373 (2020).

Loria, K.: «Should you be concerned about PFAS chemicals?», Consumer Reports, 8 de abril de 2019, www.consumerreports.org/toxic-chemicals-substances/pfas-chemicals-should-you-be-concerned-a2708998896/

Mitchell, M.A., Bisch, S., Arntfield, S., Hosseini-Moghaddam, S.M.: «A confirmed case of toxic shock syndrome associated with the use of a menstrual cup», *Can J Infect Dis Med Microbiol*, vol. 26, n.º 4, pp. 218-220 (2015).

National Academies of Science, Medicine and Engineering. *Guidance on PFAS Exposure, Testing, and Clinical Follow-Up*. National Academies Press, Washington, DC, 2022.

Nonfoux, L., Chiaruzzi, M., Badiou, C., *et al.*: «Impact of currently marketed tampons and menstrual cups on *Staphylococcus aureus* growth and toxic shock syndrome toxin 1 production in vitro», *Appl Environ Microbiol*, vol. 84, n.º 12, p. e00351-18 (2018).

Ragnarsdottir, O., Abdallah, M.A., Harrad, S.: «Dermal uptake: An important pathway of human exposure to perfluoroalkyl substances?», *Environ Pollut*, n.º 307, p. 119478 (2022).

Reame, N.K.: Capítulo 51: «Toxic shock syndrome and tampons: The birth of a movement and a research "vagenda"», en Bobel, C., Winkler, I.T., Fahs, B., *et al.* (eds.): *The Palgrave Handbook of Critical Menstrual Studies*, pp. 687-704. Palgrave Macmillan, Singapur, 2020:

Schnyer, A.N., Jensen, J.T., Edelman, A., Han, L.: «Do menstrual cups increase risk of IUD expulsion? A survey of self-reported IUD and menstrual hygiene product use in the United States», *Eur J Contracept Reprod Health Care*, vol. 24, n.º 5, pp. 368-372 (2019).

Seale, R., Powers, L., Guiahi, M., Coleman-Minahan, K.: «Unintentional IUD expulsion with concomitant menstrual cup use: A case series», *Contraception*, vol. 100, n.º 1, pp. 85-87 (2019).

U.S. Food and Drug Administration. «Per and polyfluoroalkyl substances (PFAS) in cosmetics», actualizado el 25 de febrero de 2022, www.fda.gov/cosmetics/cosmetic-ingredients/and-polyfluoroalkyl-substances-pfas-cosmetics. Visitado el 23 de abril de 2023.

U.S. Food and Drug Administration. Título 21–Food and Drugs, Capítulo I: «FDA Department of Health and Human Services.

Subpart H–Special Requirements for Specific Devices. Sec. 801.430 User labeling for menstrual tampons», www.accessdata.fda.gov/scripts/cdrh/cfdocs/cfCFR/CFRSearch.cfm?fr=801.430. Visitado el 10 de abril de 2023.

van der Veen, I., Schellenberger, S., Hanning, A-C., *et al.*: «Fate of per- and polyfluoroalkyl substances from durable water-repellent clothing during use. *Environ Sci Technol*, vol. 56, n.º 9, pp. 5886-5897 (2022).

van Eijk, A.M., Zulaika, G., Lenchner, M., *et al.*: «Menstrual cup use, leakage, acceptability, safety, and availability: A systematic review and meta-analysis», *Lancet Public Health*, vol. 4, n.º 8, p. e376-93 (2019).

Woeller, K.E., Hochwalt, A.E.: «Safety assessment of sanitary pads with a polymeric foam absorbent core», *Regul Toxicol Pharmacol*, vol. 73, n.º 1, pp. 419-424 (2015).

Capítulo 14. Mitos sobre los productos menstruales

Archer, J.C., Mabry-Smith, R., Shojaee, S., *et al.*: «Dioxin and furan levels found in tampons», *J Women's Health* (Larchmt), vol. 14, n.º 4, pp. 311-315 (2005).

DeVito, M.J., Schecter, A.: «Exposure assessment to dioxins from the use of tampons and diapers», *Environ Health Perspect*, vol. 110, n.º 1, pp. 23-28 (2002).

Dudley, S., Nassar, S., Hartman, E., Wang, S.: «Tampon safety. National Center for Health Research», www.center4research.org/tampon-safety/. Visitado el 10 de abril de 2023.

Gunter, J.: «Can a menstrual cup cause uterine prolapse?», *The Vajenda*, 15 de septiembre de 2022, www.vajenda.substack.com/p/can-a-menstrual-cup-cause-uterine.

Han, H-Y., Yang, M-J., Yoon, C., *et al.*: «Toxicity of orally administered food-grade titanium dioxide nanoparticles», *J Appl Toxicol*, vol. 41, n.º 7, pp. 1127-1147 (2021).

Health Canada. Titanium dioxide (TiO2) as a food additive: Current science report, www.canada.ca/en/health-canada/services/

food-nutrition /reports-publications/titaniumdioxide-food-additive-science-report.html. Visitado el 26 de marzo de 2023.

Meaddough, E.L., Olive, D.L., Gallup, P., *et al.*: «Sexual activity, orgasm and tampon use are associated with a decreased risk for endometriosis», *Gynecol Obstet Invest*, vol. 53, n.º 3, pp. 163-169 (2002).

Skocaj, M., Filipic, M., Petkovic, J., Novak, S.: «Titanium dioxide in our everyday life; is it safe?», *Radiol Oncol*, vol. 45, n.º 4, pp. 227-247 (2011).

U.S. Food and Drug Administration. CPG Sec. 345.300: «Menstrual sponges», marzo de 1995, www.fda.gov/regulatory-information/search-fda-guidance-documents/cpg-sec-345300-menstrual-sponges. Visitado el 10 de abril de 2023.

van Eijk, A.M., Zulaika, G., Lenchner, M., *et al.*: «Menstrual cup use, leakage, acceptability, safety, and availability: A systematic review and meta-analysis», *Lancet Public Health*, vol. 4, n.º 8, p. e376-93 (2019).

Windler, L., Lorenz, C., von Goetz, N., *et al.*: «Release of titanium dioxide from textiles during washing», *Environ Sci Technol* 2012, vol. 46, n.º 15, pp. 8181-8188.

Capítulo 15. Guía básica de sangrados anómalos

American College of Obstetricians and Gynecologists: Comité de boletines prácticos de ginecología. Boletín de práctica n.º 128: «Diagnosis of abnormal uterine bleeding in reproductive-aged women». *Obstet Gynecol*, vol. 120, n.º 1, pp. 197-206 (2012).

American College of Obstetricians and Gynecologists: «The use of hysteroscopy for the diagnosis and treatment of intrauterine pathology: ACOG committee opinion, no. 800», *Obstet Gynecol*, vol. 135, n.º 3, p. e138-48 (2020).

Chapron, C., Vannuccini, S., Santulli, P., *et al.*: «Diagnosing adenomyosis: An integrated clinical and imaging approach», *Hum Reprod Update*, vol. 26, n.º 3, pp. 392-411 (2020).

Chodankar, R., Critchley, H.O.D.: «Abnormal uterine bleeding (including PALM COEIN classification)», *Obstet Gynaecol Reprod Med*, vol. 29, n.º 4, pp. 98-104 (2019).

De Silva, N.K.: «Abnormal uterine bleeding in adolescents: Evaluation and approach to diagnosis», UpToDate, www.uptodate.com/contents/abnormal-uterine-bleeding-in-adolescents-evaluation-and-approach-to-diagnosis. Visitado el 4 de febrero de 2023.

Di Speizio Sardo, A., Florio, P., Sosa Fernandez, L.M., *et al.*: «The potential role of endometrial nerve fibers in the pathogenesis of pain during endometrial biopsy at office hysteroscopy», *Reprod Sci*, vol. 22, n.º 1, pp. 124-131 (2015).

Magnay, J.L., O'Brien, S., Gerlinger, C., Seitz, C.: «Pictorial methods to assess heavy menstrual bleeding in research and clinical practice: A systematic literature review», *BMC Women's Health*, vol. 20, n.º 1, p. 24 (2022).

Marnach, M.L., Laughlin-Tommaso, S.K.: «Evaluation and management of abnormal uterine bleeding», *Mayo Clin Proc*, vol. 94, n.º 2, pp. 326-335 (2019).

Capítulo 16. Períodos abundantes

American College of Obstetricians and Gynecologists. ACOG dictamen del comité n.º 557: «Management of acute abnormal uterine bleeding in nonpregnant reproductive-aged women», *Obstet Gynecol*, vol. 121, n.º 4, pp. 891-96 (2013).

American College of Obstetricians and Gynecologists. Boletín de prácticas n.º 136: «Management of abnormal uterine bleeding associated with ovulatory dysfunction», *Obstet Gynecol*, vol. 122, n.º 1, pp. 176-185 (2013).

American College of Obstetricians and Gynecologists. Comité de boletines de prácticas de ginecología. «Management of symptomatic uterine leiomyomas: ACOG practice bulletin n.º 228», *Obstet Gynecol*, vol. 137, n.º 6, p. e100-115 (2021).

Beelen, P., Reinders, I.M.A., Scheepers, W.F.W., *et al.*: «Prognostic factors for the failure of endometrial ablation: A systematic review and meta-analysis», *Obstet Gynecol*, vol. 134, n.º 6, pp. 1269-1281 (2019).

BULUN, S.E.: «Uterine fibroids», *N Engl J Med*, vol. 369, n.º 14, pp. 1344-1355 (2013).

ITRIYEVA, K.: «The effects of obesity on the menstrual cycle», *Curr Probl Pediatr Adolesc Health Care*, vol. 52, n.º 8, p. 101241 (2022).

KAUNITZ, A.M.: «Abnormal uterine bleeding in nonpregnant reproductive-age patients: Terminology, evaluation and approach to diagnosis», UpToDate, www.uptodate.com/contents/abnormal-uterine-bleeding-in-nonpregnant-reproductive-age-patients-terminology-evaluation-and-approach-to-diagnosis. Visitado el 4 de febrero de 2023.

LEMINEN, H., HURSKAINEN, R.: «Tranexamic acid for the treatment of heavy menstrual bleeding: Efficacy and safety», *Int J Women's Health*, n.º 4, pp. 413-421 (2012).

MANYONDA, I., BELLI, A-M., LUMSDEN, M-A., *et al.*: «Uterine-artery embolization or myomectomy for uterine fibroids», *N Engl J Med*, vol. 383, n.º 5, pp. 440-451 (2020).

MIDDLETON, L.J., CHAMPANERIA, R., DANIELS, J.P., *et al.*: «Hysterectomy, endometrial destruction, and levonorgestrel releasing intrauterine system (Mirena) for heavy menstrual bleeding: Systemic review and meta-analysis of data from individual patients», *BMJ*, n.º 341, p. c3929 (2010).

SCHAFF, W.D., ACKERMAN, R.T., AL-HENDRY, A., *et al.*: «Elagolix for heavy menstrual bleeding in women with uterine fibroids», *N Engl J Med*, vol. 382, n.º 4, pp. 328-340 (2020).

UPSON, K., MISSMER, S.A.: «Epidemiology of adenomyosis», *Semin Reprod Med*, vol. 38, n.º 2-03, pp. 89-107 (2020).

ZHAI, J., VANNUCCINI, S., PETRAGLIA, F., GIUDICE, L.C.: «Adenomyosis: Mechanisms and pathogenesis», *Semin Reprod Med*, vol. 38, n.º 2-03, pp. 129-143 (2020).

Capítulo 17. El bingo del sangrado: cuándo cesa la menstruación, cuándo se vuelve irregular y sangrado intermenstrual

ACKERMAN, K.E., MISRA, M.: «Functional hypothalamic amenorrhea: Evaluation and management», UpToDate, www.uptodate.com/contents/functional-hypothalamic-amenorrhea-evaluation-and-management. Visitado el 4 de febrero de 2023.

AMERICAN COLLEGE OF OBSTETRICIANS AND GYNECOLOGISTS: ACOG dictamen del comité n.º 557: «Management of acute abnormal uterine bleeding in nonpregnant reproductive-aged women», *Obstet Gynecol*, vol. 121, n.º 4, pp. 891-896 (2013).

—: Dictamen del comité n.º 702: «Female athlete triad», *Obstet Gynecol*, vol. 129, n.º 6, p. e160-67 (2017).

—: Comité del boletines de prácticas de ginecología. Boletín de prácticas n.º 128: «Diagnosis of abnormal uterine bleeding in reproductive-aged women», *Obstet Gynecol* 2012, vol. 120, n.º 1, pp. 197-206 (2012).

BIJ DE VAATE, A.J.M., BROLMANN, H.A.M., VAN DER VOET, L.F., *et al.*: «Ultrasound evaluation of the cesarean scar: Relation between a niche and postmenstrual spotting», *Ultrasound Obstet Gynecol*, vol. 37, n.º 1, pp. 93-99 (2011).

DE SOUZA, M.J., NATTIV, A., JOY, E., *et al.*: «2014 Female Athlete Triad Coalition consensus statement on treatment and return to play of the female athlete triad: 1st international conference held in San Francisco, California, May 2012 and 2nd international conference held in Indianapolis, Indiana, May 2013», *Br J Sports Med*, vol. 48, n.º 4, p. 289 (2014).

GIBSON, M.E.S., FLEMING, N., ZUIJDWIJK, C., DUMONT, T.: «Where have the periods gone? The evaluation and management of functional hypothalamic amenorrhea», *J Clin Res Pediatr Endocrinol*, n.º 12 (suplemento 1), p. 18-27 (2020).

HUHMANN, K.: «Menses requires energy: A review of how disordered eating, excessive exercise, and high stress lead to menstrual irregularities», *Clin Ther*, vol. 42, n.º 3, pp. 401-407 (2020).

Karagiannis, A., Harsoulis, F.: «Gonadal dysfunction in systemic diseases», *Eur J Endocrinol*, vol. 152, n.º 4, p. 501-513 (2005).

Kaunitz, A.M.: «Abnormal uterine bleeding in nonpregnant reproductive-age patients: Terminology, evaluation and approach to diagnosis», UpToDate, www.uptodate.com/contents/abnormal-uterine-bleeding-in-nonpregnant-reproductive-age-patients-terminology-evaluation-and-approach-to-diagnosis. Visitado el 4 de febrero de 2023.

Makker, V., MacKay, H., Ray-Coquard, I., *et al.*: «Endometrial cancer», *Nat Rev Dis Primers*, vol. 7, n.º 1, p. 88 (2021).

Stuenkel, C.A., Gompel, A.: «Primary ovarian insufficiency», *N Eng J Med*, vol. 388, n.º 2, pp. 154-163 (2023).

van der Voet, L.F., Bij de Vaate, A.M., Veersema, S., *et al.*: «Long-term complications of caesarean section. The niche in the scar: A prospective cohort study on niche prevalence and its relation to abnormal uterine bleeding», *BJOG*, vol. 121, n.º 2, pp. 236-244 (2014).

Weiderpass, E., Adami, H.O., Baron, J.A., *et al.*: «Risk of endometrial cancer following estrogen replacement with and without progestins», *J Natl Cancer Inst*, vol. 91, n.º 13, pp. 1131-1137 (1999).

Capítulo 18. Síndrome del ovario poliquístico

American College of Obstetricians and Gynecologists: «Screening and management of the hyperandrogenic adolescent: ACOG committee opinion, number 789», *Obstet Gynecol*, vol. 134, n.º 4, p. e106-14 (2019).

—: Comité de boletines de prácticas de ginecología. ACOG boletín de prácticas n.º 194: «Polycystic ovary syndrome», *Obstet Gynecol*, vol. 131, n.º 6, p. e157-71 (2018).

Azziz, R.: «Polycystic ovary syndrome», *Obstet Gynecol*, vol. 132, n.º 2, pp. 321-336 (2018).

Azziz, R., Carmina, E., Dewailly, D., *et al.*: «The Androgen Excess and PCOS Society criteria for the polycystic ovarian syndrome: The complete task force report», *Fertil Steril*, vol. 91, n.º 2, pp. 456-488 (2009).

Carmina, E., Campagna, A.M., Lobo, R.A.: «A 20-year follow-up of young women with polycystic ovary syndrome», *Obstet Gynecol*, vol. 119, n.º 2 (parte 1), pp. 263-269 (2012).

Emanuel, R.H.K., Roberts, J., Docherty, P.D., *et al.*: «A review of the hormones involved in the endocrine dysfunctions of polycystic ovary syndrome and their interactions», *Front Endocrinol* (Lausana), n.º 13, p. 1017468 (2022).

Fessler, D.M.T., Natterson-Horowitz, B., Azziz, R.: «Evolutionary determinants of polycystic ovary syndrome: Part 2», *Fertil Steril*, vol. 106, n.º 1, pp. 42-47 (2016).

Ismayilova, M., Yaya, S.: «"I felt like she didn't take me seriously": A multi-methods study examining patient satisfaction and experiences with polycystic ovary syndrome (PCOS) in Canada», *BMC Women's Health*, vol. 22, n.º 1, p. 47 (2022).

Jayasena, C.N., Franks, S.: «The management of patients with polycystic ovarian syndrome», *Nat Rev Endocrinol*, vol. 10, n.º 10, pp. 624-636 (2014).

Louwers, Y.V., Stolk, L., Uitterlinden, A.G., Laven, J.S.E.: «Cross-ethnic meta-analysis of genetic variants for polycystic ovary syndrome», *J Clin Endocrinol Metab*, vol. 98, n.º 12, p. E2006-12 (2013).

Teede, H.J., Misso, M.L., Costello, M.F., *et al.*: «Recommendations from the international evidence-based guideline for the assessment and management of polycystic ovary syndrome», *Fertil Steril*, vol. 110, n.º 3, pp. 364-379 (2018).

Welt, C.K., Carmina, E.: «Lifecycle of polycystic ovary syndrome (PCOS): From in utero to menopause», *J Clin Endocrinol Metab*, vol. 98, n.º 12, pp. 4629-4638 (2013).

Capítulo 19. Menstruaciones dolorosas

Altunyurt, S., Gol, M., Altunyurt, S., *et al.*: «Primary dysmenorrhea and uterine blood flow: A color Doppler study», *J Reprod Med*, vol. 50, n.º 4, pp. 251-255 (2005).

American College of Obstetricians and Gynecologists. ACOG dictamen del comité n.º 760: «Dysmenorrhea and endometriosis in the adolescent», *Obstet Gynecol*, vol. 132, n.º 6, p. e249-58 (2018).

Dawood, M.Y.: «Primary dysmenorrhea. Advances in pathogenesis and management». *Obstet Gynecol*, vol. 108, n.º 2, pp. 428-441 (2006).

Elboim-Gabyzon, M., Kalichman, L.: «Transcutaneous electrical nerve stimulation (TENS) for primary dysmenorrhea: An overview», *Int J Women's Health*, n.º 12, pp. 1-10 (2020).

Ferries-Rowe, E., Corey, E., Archer, J.S.: «Primary dysmenorrhea: Diagnosis and therapy», *Obstet Gynecol*, vol. 136, n.º 5, pp. 1047-1058 (2020).

Kho, K.A., Shields, J.K.: «Diagnosis and management of primary dysmenorrhea», *JAMA*, vol. 323, n.º 3, pp. 268-269 (2020).

Lundstrom, V., Green, K.: «Endogenous levels of prostaglandins F2alpha and its main metabolites in plasma and endometrium of normal and dysmenorrheic women», *Am J Obstet Gynecol*, vol. 130, n.º 6, pp. 640-646 (1978).

Myers, K.M., Elad, D.: «Biomechanics of the human uterus», *Wiley Interdiscip Rev Syst Biol Med*, vol. 9, n.º 5 (2017).

Oladosu, F.A., Tu, F.T., Hellman, K.M.: «Nonsteroidal antiinflammatory drug resistance in dysmenorrhea: Epidemiology, causes, and treatment», *Am J Obstet Gynecol*, vol. 218, n.º 4, pp. 390-400 (2018).

Payne, L.A., Rapkin, A.J., Saidman, L.C., *et al.*: «Experimental and procedural pain responses in primary dysmenorrhea: A systematic review», *J Pain Res*, n.º 10, pp. 2233-2246 (2017).

Proctor, M.L., Smith, C.A., Farquhar, C.M., Stones, R.W.: «Transcutaneous electrical nerve stimulation and acupuncture for primary dysmenorrhoea», *Cochrane Database Syst Rev*, vol. 2002, n.º 1, p. CD002123 (2002).

Schoep, M.E., Adang, E.M.M., Maas, J.W.M., *et al.*: «Productivity loss due to menstruation-related symptoms: A nationwide cross-sectional survey among 32,748 women», *BMJ Open*, vol. 9, n.º 6, p. e026186 (2019).

Tu, C-H., Niddam, D.M., Yeh, T-C., *et al.*: «Menstrual pain is associated with rapid structural alterations in the brain», *Pain*, vol. 154, n.º 9, pp. 1718-1724 (2013).

VINCENT, K., WARNABY, C., STAGG, C.J., *et al.*: «Dysmenorrhoea is associated with central changes in otherwise healthy women», *Pain*, vol. 152, n.º 9, pp. 1966-1975 (2011).

WONG, C.L., FARQUHAR, C., ROBERTS, H., PROCTOR, M.: «Oral contraceptive pill as treatment for primary dysmenorrhoea», *Cochrane Database Syst Rev*, n.º 2, p. CD002120 (2009).

Capítulo 20. Endometriosis

AS-SANIE, S., HARRIS, R.E., HARTE, S.E., *et al.*: «Increased pressure pain sensitivity in women with chronic pelvic pain», *Obstet Gynecol*, vol. 122, n.º 5, pp. 1047-1055 (2013).

BRAWN, J., MOROTTI, M., ZONDERVAN, K.T., *et al.*: «Central changes associated with chronic pelvic pain and endometriosis», *Hum Reprod Update*, vol. 20, n.º 5, pp. 737-747 (2014).

ESHRE ENDOMETRIOSIS GUIDELINE DEVELOPMENT GROUP: «Endometriosis: Guideline of European Society of Human Reproduction and Embryology». 2 de febrero de 2022, www.eshre.eu/Guidelines-and-Legal/Guidelines/Endometriosis-guideline

GIAMBERARDINO, M.A., BERKLEY, K.J., AFFAITATI, G., *et al.*: «Influence of endometriosis on pain behaviors and muscle hyperalgesia induced by a ureteral calculosis in female rats», *Pain*, vol. 95, n.º 3, pp. 247-257 (2002).

GRANDI, G., BARRA, F., FERRERO, S.: «Hormonal contraception in women with endometriosis: A systematic review», *Eur J Contracept Reprod Health Care*, vol. 24, n.º 1, pp. 61-70 (2019).

KALAITZOPOULOS, D.R., SAMARTZIS, N., KOLOVOS, G.N., *et al.*: «Treatment of endometriosis: A review with comparison of 8 guidelines», *BMC Women's Health*, vol. 21, n.º 1, p. 397 (2021).

MOWERS, E.L., LIM, C.S., SKINNER, B., *et al.*: «Prevalence of endometriosis during abdominal or laparoscopic hysterectomy for chronic pelvic pain», *Obstet Gynecol*, vol. 127, n.º 6, pp. 1045-1053 (2016).

ORR, N.L., HUANG, A.J., LIU, Y.D., *et al.*: «Association of central sensitization inventory scores with pain outcomes after endometriosis surgery», *JAMA Netw Open*, vol. 6, n.º 2, p. e230780 (2023).

Shim, J.Y., Laufer, M.R.: «Adolescent endometriosis: An update», *J Pediatr Adolesc Gynecol*, vol. 33, n.º 2, pp. 112-119 (2020).

Simko, S., Wright, K.N.: «The future of diagnostic laparoscopy: Cons», *Reprod Fertil*, vol. 3, n.º 2, p. R91-R95 (2022).

Zondervan, K.T., Becker, C.M., Koga, K., *et al.*: «Endometriosis», *Nat Rev Dis Primers*, vol. 4, n.º 1, p. 9 (2018).

Zondervan, K.T., Becker, C.M., Missmer, S.A.: «Endometriosis», *N Engl J Med*, vol. 382, n.º 13, pp. 1244-1256 (2020).

Capítulo 21. Terapias alternativas para el dolor menstrual

Baker, M.: «Deceptive curcumin offers cautionary tale for chemists», *Nature*, vol. 541, n.º 7636, pp. 144-145 (2017).

Blumstein, G.W., Parsa, A., Park, A.K., *et al.*: «Effect of Delta-9-tetrahydrocannabinol on mouse resistance to systemic *Candida albicans* infection», *PLoS ONE*, vol. 9, n.º 7, p. e103288 (2014).

Brents, L.K.: «Marijuana, the endocannabinoid system and the female reproductive system», *Yale J Biol Med*, vol. 89, n.º 2, pp. 175-191 (2016).

Chavarro, J.E., Rich-Edwards, J.W., Gaskins, A.J., *et al.*: «Contributions of the Nurses' Health Studies to reproductive health research», *Am J Public Health*, vol. 106, n.º 9, p. 1669-1676 (2016).

Ferries-Rowe, E., Corey, E., Archer, J.S.: «Primary dysmenorrhea: Diagnosis and therapy», *Obstet Gynecol*, vol. 136, n.º 5, pp. 1047-1058 (2020).

Fonseca, B.M., Rebelo, I.: «Cannabis and cannabinoids in reproduction and fertility: Where we stand», *Reprod Sci*, vol. 29, n.º 9, pp. 2429-2439 (2022).

Huestis, M.A.: «Human cannabinoid pharmacokinetics», *Chem Biodivers*, vol. 4, n.º 8, pp. 1770-1804 (2007).

Khan, K.S., Champaneria, R., Latthe, P.M.: «How effective are non-drug, non-surgical treatments for primary dysmenorrhoea?», *BMJ*, n.º 344, p. e3011 (2012).

LIAO, S.: «Do seed oils make you sick?», Consumer Reports, 31 de mayo de 2022. www.consumerreports.org/healthy-eating/do-seed-oils-make-you-sick-a1363483895/. Visitado el 11 de abril de 2023.

NATIONAL ACADEMIES OF SCIENCES, ENGINEERING, AND MEDICINE: *The Health Effects of Cannabis and Cannabinoids: The Current State of Evidence and Recommendations for Research*. National Academies Press, Washington, DC, 2017.

NODLER, J.L., DIVASTA, A.D., VITONIS, A.F., *et al.*: «Supplementation with vitamin D or ω-3 fatty acids in adolescent girls and young women with endometriosis (SAGE): A doubleblind, randomized, placebo-controlled trial», *Am J Clin Nutr*, vol. 112, n.º 1, pp. 229-236 (2020).

PATTANITTUM, P., KUNYANONE, N., BROWN, J., *et al.*: «Dietary supplements for dysmenorrhoea», *Cochrane Database Syst Rev*, vol. 3, n.º 3, p. CD002124 (2016).

SADEGHI, N., PAKNEZHAD, F., RASHIDI NOOSHABADI, M., *et al.*: «Vitamin E and fish oil, separately or in combination, on treatment of primary dysmenorrhea: A double-blind, randomized clinical trial», *Gynecol Endocrinol*, vol. 34, n.º 9, pp. 804-808 (2018).

SINCLAIR, J., COLLETT, L., ABBOTT, J., *et al.*: «Effects of cannabis ingestion on endometriosis-associated pelvic pain and related symptoms», *PLoS ONE*, vol. 16, n.º 10, p. e0258940 (2021).

SMITH, C.A., ARMOUR, M., ZHU, X., *et al.*: «Acupuncture for dysmenorrhoea», *Cochrane Database Syst Rev*, vol. 4, n.º 4, p. CD007854 (2016).

U.S. FOOD AND DRUG ADMINISTRATION: «Scientific data and information about products containing cannabis or cannabis-derived compounds; public hearing», 31 de mayo de 2019. www.fda.gov/news-events/fda-meetings-conferences-and-workshops/scientific-data-and-information-about-products-containing-cannabis-or-cannabis-derived-compounds. Visitado el 28 de junio de 2023.

Capítulo 22. Historia de la anticoncepción hormonal

BAILEY, M.J., HERSHBEIN, B., MILLER, A.R.: «The opt-in revolution? Contraception and the gender gap in wages», *Am Econ J Appl Econ*, vol. 4, n.º 3, pp. 225-254 (2012).

CENTERS FOR DISEASE CONTROL AND PREVENTION: «Margaret Sanger», *MMWR Weekly*, vol. 48, n.º 47, p. 1075 (1999), www.cdc.gov/mmwr/preview/mmwrhtml/mm4847bx.htm

DHONT, M.: «History of oral contraception», *Eur J Contracept Reprod Health Care*, n.º 15, suplemento 2, pp. S12-18 (2010).

EIG, J.: *The Birth of the Pill: How Four Crusaders Reinvented Sex and Launched a Revolution*. W.W. Norton, Nueva York, 2014.

GREGORY PINCUS AND ENOVID: «Onview: Digital Collections and Exhibits», Centro para la historia de la medicina en la biblioteca de Countway, www.collections.countway.harvard.edu/onview/exhibits/show/conceiving-the-pill/gregory-pincus-and-enovid. Visitado el 28 de junio de 2023.

HIMES, N.E.: «Medical history of contraception», *N Eng J Med*, n.º 210, pp. 576-81 (1934).

KATHARINE DEXTER MCCORMICK (1875-1967): *American Experience*, PBS, www.pbs.org/wgbh/americanexperience/features/pill-katharine-dexter-mccormick-1875-1967/. Visitado el 4 de abril de 2023.

LIU, K.E., FISHER, W.A.: «Canadian physicians' role in contraception from the 19th century to now», *J Obstet Gynaecol Can*, vol. 24, n.º 3, pp. 239-244 (2002).

MALLADI, L.: *United States v. One Package of Japanese Pessaries* (1936). *Embryo Project Encyclopedia*, 24 de mayo de 2017, www.embryo.asu.edu/pages/united-states-v-one-package-japanese-pessaries-1936

MCGILL JOHNSON, A.: «I'm the head of Planned Parenthood. We're done making excuses for our founder», *New York Times*, 17 de abril de 2021, www.nytimes.com/2021/04/17/opinion/planned-parenthood-margaret-sanger.html. Visitado el 26 de marzo de 2023.

MILNE, J., PINCUS, G.: «An oral contraceptive», *Lancet*, vol. 271, n.º 7032, p. 1230 (1958).

PENDERGRASS, D.C., RAJI, M.Y.: «The bitter pill: Harvard and the dark history of birth control», *Harvard Crimson*, 28 de septiembre de 2017, www.thecrimson.com/article/2017/9/28/the-bitter-pill/. Visitado el 26 de marzo de 2023.

Proceedings of a Symposium on 19-Nor Progestational Steroids. Searle Research Laboratories, Chicago, 1957.

ROBERTS, W.C.: «"The pill" and its four major developers», *Proc (Bayl Univ Med Cent)*, vol. 28, n.º 3, pp. 421-432 (2015).

SEWARD, S.: «The Comstock Law (1873)», *Embryo Project Encyclopedia*, 13 de enero de 2009, ISSN: 1940-5030, www.embryo.asu.edu/handle/10776/1761

Capítulo 23. Anticonceptivos a base de estrógenos: la píldora, el parche y el anillo modernos

AMERICAN COLLEGE OF OBSTETRICIANS AND GYNECOLOGISTS: «Effectiveness of contraceptive methods», www.acog.org/womens-health/infographics/effectiveness-of-birth-control-methods. Visitado el 5 de abril de 2023.

BAKER, C.C., CHEN, M.J.: «New contraception update–Annovera, Phexxi, Slynd, and Twirla», *Curr Obstet Gynecol Rep*, vol. 11, n.º 1, pp. 21-27 (2022).

CENTERS FOR DISEASE CONTROL AND PREVENTION: «US medical eligibility criteria for contraception use, 2015 (US MEC)», www.cdc.gov/reproductivehealth/contraception/mmwr/mec/summary.html. Visitado el 5 de abril de 2023.

CWIAK, C., EDELMAN, A.B.: Capítulo 8: «Combined oral contraceptives (COCs)», en HATCHER, R.A., NELSON, A.L., TRUSSELL, J., *et al.*, (eds.): *Contraceptive Technology*, 21.ª ed., pp. 263-316 Ayer, Nueva York, 2018.

DHONT, M.: «History of oral contraception», *Eur J Contracept Reprod Health Care*, n.º 15, suplemento 2, pp. S12-18 (2010).

«Estetrol/drospirenone (Nextstellis)–A new combination oral contraceptive», *Med Lett Drugs Ther*, vol. 63, n.º 1627, pp. 101-102 (2021).

GASPARD, U.J., REMUS, M.A., GILLAIN, D., *et al.*: «Plasma hormone levels in women receiving new oral contraceptives containing ethinyl estradiol plus levonorgestrel or desogestrel», *Contraception*, vol. 27, n.º 6, pp. 577-590 (1983).

Grandi, G., Del Savio, M.C., Lopes da Silva-Filho, A., Facchinetti, F.: Estetrol (E4): «The new estrogenic component of combined oral contraceptives», *Expert Rev Clin Pharmacol*, vol. 13, n.º 4, pp. 327-330 (2020).

London, A., Jensen, J.T.: «Rationale for eliminating the hormone-free interval in modern oral contraceptives», *Intl J Gynaecol Obstet*, vol. 134, n.º 1, pp. 8-12 (2016).

Mishell Jr, D.R., Thorneycroft, I.H., Nakamura, R.M., *et al.*: «Serum estradiol in women ingesting combination oral contraceptive steroids», *Am J Obstet Gynecol*; vol. 114, n.º 7, pp. 923-928 (1972).

Morimont, L., Haguet, H., Dogne, J-M., *et al.*: «Combined oral contraceptives and venous thromboembolism: Review and perspective to mitigate the risk», *Front Endocrinol* (Lausanne), n.º 12, p. 769187 (2021).

Nanda, K., Burke, A.E.: Capítulo 7: «Contraceptive patch and vaginal contraceptive ring», en Hatcher, R.A., Nelson, A.L., Trussell, J., *et al.* (eds.): *Contraceptive Technology*, 21.ª ed., pp. 227-262, Ayer, Nueva York, 2018.

Stanczyk, F.Z., Archer, D.F., Bhavani, B.R.: «Ethinyl estradiol and 17-estradiol in combination oral contraceptives: Pharmacokinetics, pharmacodynamics and risk assessment», *Contraception*, vol. 87, n.º 6, pp. 706-727 (2013).

Teal, S., Edelman, A.: «Contraception selection, effectiveness, and adverse effects: A review», *JAMA*, vol. 326, n.º 24, pp. 2507-2518 (2021).

«Twirla–A new contraceptive patch», *Med Lett Drugs Ther*, vol. 63, n.º 1617, pp. 17-18 (2021).

Capítulo 24. Métodos con sólo progestina

American College of Obstetricians and Gynecologists: ACOG boletín de prácticas n.º 121: «Long-acting reversible contraception:

Implants and intrauterine devices», *Obstet Gynecol*, vol. 118, n.º 1, pp. 184-196 (2011).

— : ACOG boletín de prácticas n.º 206: «Use of hormonal contraception in women with coexisting medical conditions», *Obstet Gynecol*, vol. 133, n.º 2, p. e128-50 (2019).

— : «Effectiveness of contraceptive methods», www.acog.org/womens-health/infographics/effectiveness-of-birth-control-methods. Visitado el 5 de abril de 2023.

BAKER, C.C., CHEN, M.J.: «New contraception update–Annovera, Phexxi, Slynd, and Twirla», *Curr Obstet Gynecol Rep*, vol. 11, n.º 1, pp. 21-27 (2022).

BENNINK, H.J.: «The pharmacokinetics and pharmacodynamics of Implanon, a single-rod etonogestrel contraceptive implant», *Eur J Contracept Reprod Health Care*, vol. 5, suplemento 2, pp. 12-20 (2000).

CENTERS FOR DISEASE CONTROL AND PREVENTION: «US medical eligibility criteria for contraception use, 2015 (US MEC)», www.cdc.gov/reproductivehealth/contraception/mmwr/mec/summary.html. Visitado el 5 de abril de 2023.

NELSON, A.L., CRABTREE SOKOL, D., GRENTZER, J.: Chapter 4: «Contraceptive implant», en HATCHER, R.A., NELSON, A.L, TRUSSELL, J., *et al.* (eds.): *Contraceptive Technology*, 21.ª ed., pp. 129-156, Ayer, Nueva York, 2018.

POLIS, C.B., HUSSAIN, R., BERRY, A.: «There might be blood: A scoping review on women's responses to contraceptive-induced menstrual bleeding changes0187, *Reprod Health*, vol. 15, n.º 1, p. 114 (2018).

RAYMOND, E.G., GROSSMAN, D.: Capítulo 9: «Progestin-only pills», en HATCHER, R.A., NELSON, A.L., TRUSSELL, J., *et al.* (eds.): *Contraceptive Technology*, 21.ª ed., pp. 317-328, Ayer, Nueva York, 2018.

TEAL, S., EDELMAN, A.: «Contraception selection, effectiveness, and adverse effects: A review», *JAMA*, vol. 326, n.º 24, pp. 2507-2518 (2021).

WU, W-J., BARTZ, D.: Capítulo 6: «Injectable contraceptives», en HATCHER, R.A., NELSON, A.L., TRUSSELL, J., *et al.* (eds.): *Contraceptive Technology*, 21.ª ed., pp. 195-226, Ayer, Nueva York, 2018.

Capítulo 25. Anticoncepción de emergencia

«Ella package insert», www.accessdata.fda.gov/drugsatfda_docs/label/2010/022474s000lbl.pdf. Visitado el 26 de marzo de 2023.

Endler, M., Li, R., Gemzell Danielsson, K.: «Effect of levonorgestrel contraception on implantation and fertility: A review», *Contraception*, n.º 109, pp. 8-18 (2022).

Faculty of Sexual and Reproductive Healthcare: «FSRH clinical guideline: Overweight, obesity and contraception (April 2019)», www.fsrh.org/standards-and-guidance/documents/fsrh-clinical-guideline-overweight-obesity-and-contraception/. Visitado el 26 de marzo de 2023.

Festin, M.P.R., Peregoudov, A., Seuc, A., *et al.*: «Effect of BMI and body weight on pregnancy rates with LNG as emergency contraception: Analysis of four WHO HRP studies», *Contraception*, vol. 95, n.º 1, pp. 50-54 (2017).

Glasier, A., Cameron, S.T., Blithe, D., *et al.*: «Can we identify women at risk of pregnancy despite using emergency contraception? Data from randomized trials of ulipristal acetate and levonorgestrel», *Contraception*, vol. 84, n.º 4, pp. 363-367 (2011).

Glasier, A.F., Cameron, S.T., Fine, P.M., *et al.*: «Ulipristal acetate versus levonorgestrel for emergency contraception: A randomised non-inferiority trial and meta-analysis», *Lancet*, vol. 375, n.º 9714, pp. 555-562 (2010).

International Consortium for Emergency Contraception: *Emergency Contraceptive Pills: Medical and Service Delivery Guidance*, 4.ª ed. 2018. www.ec-ec.org/wp-content/uploads/2019/01/ICEC-guides_FINAL.pdf. Visitado el 26 de marzo de 2023.

Trussel, J., Cleland, K., Schwarz, E.B.: Capítulo 10: «Emergency contraception», en Hatcher, R.A., Nelson, A.L., Trussell, J., *et al.* (eds.): *Contraceptive Technology*, 21.ª ed., pp. 329-366, Ayer, Nueva York, 2018.

Turok, D.: «Emergency contraception», UpToDate. www.uptodate.com/contents/emergency-contraception. Visitado el 26 de marzo de 2023.

World Health Organization: «Emergency contraception», 9 de noviembre de 2021, www.who.int/news-room/fact-sheets/detail/emergency-contraception. Visitado el 26 de marzo de 2023.

Capítulo 26. La historia del dispositivo intrauterino

Cates Jr, W., Ory, H.W., Rochat, R.W., Tyler Jr, C.W.: «The intrauterine device and deaths from spontaneous abortion», *N Eng J Med*, vol. 295, n.º 21, pp. 1155-1159 (1976).

Cox, M.L.: «The Dalkon Shield saga», *J Fam Plann Reprod Health Care*, vol. 29, n.º 1, p. 8 (2003).

Hubacher, D., Lara-Ricalde, R., Taylor, D.J., *et al.*: «Use of copper intrauterine devices and the risk of tubal infertility among nulligravid women», *N Engl J Med*, vol. 345, n.º 8, pp. 561-567 (2001).

Margulies, L.: «History of intrauterine devices», *Bull NY Acad Med*, vol. 51, n.º 5, pp. 662-667 (1975).

McNicholas, C., Madden, T., Secura, G., Peipert, J.F.: «The contraceptive CHOICE project round up: What we did and what we learned», *Clin Obstet Gynecol*, vol. 57, n.º 4, pp. 635-643 (2014).

Ortiz, M.E., Croxatto, H.B.: «Copper-T intrauterine device and levonorgestrel intrauterine system: Biological bases of their mechanism of action», *Contraception*, n.º 75, suplemento 6, pp. S16-30 (2007).

Segal, S.J., Alvarez-Sanchez, F., Adejuwon, C.A., *et al.*: «Absence of chorionic gonadotropin in sera of women who use intrauterine devices», *Fertil Steril*, vol. 44, n.º 2, pp. 214 218 (1985).

Sivin, I.: «IUDs are contraceptives, not abortifacients: A comment on research and belief», *Stud Fam Plann*, vol. 20, n.º 6 (parte 1), pp. 355-359 (1989).

Sivin, I., Batar, I.: «State-of-the-art of non-hormonal methods of contraception: III. Intrauterine devices», *Eur J Contracept Reprod Health Care*, vol. 15, n.º 2, pp. 96-112 (2010).

Tatum, H.J., Schmidt, F.H., Phillips, D., *et al.*: GThe Dalkon Shield controversy: Structural and bacteriological studies of IUD tails», *JAMA*, vol. 231, n.º 7, pp. 711-717 (1975).

U.S. Food and Drug Administration: History of the US Food and Drug Administration: entrevista a Larry Pilot, 21 de diciembre de 2004, www.fda.gov/media/81346/download. Visitado el 3 de abril de 2023.

Videla-Rivero, L., Etchepareborda, J.J., Kesseru, E.: «Early chorionic activity in women bearing inert IUD, copper IUD and levonorgestrel-releasing IUD», *Contraception*, vol. 36, n.º 2, pp. 217-226 (1987).

Capítulo 27. El dispositivo intrauterino moderno

American College of Obstetricians and Gynecologists: ACOG boletín de prácticas n.º 121: «Long-acting reversible contraception: Implants and intrauterine devices», *Obstet Gynecol*, vol. 118, n.º 1, pp. 184-196 (2011).

— : Comité de práctica ginecológica; grupo de trabajo de expertos en anticonceptivos reversibles de acción prolongada. Dictamen del comité n.º 672: «Clinical challenges of long-acting reversible contraceptive methods», *Obstet Gynecol*, vol. 128, n.º 3, p. e69-77 (2016).

— : Comité de práctica ginecológica; grupo de trabajo de expertos en anticonceptivos reversibles de acción prolongada. Boletín de prácticas n.º 186: «Long-acting reversible contraception: Implants and intrauterine devices», *Obstet Gynecol*, vol. 130, n.º 5, p. e251-69 (2017).

Dean, G., Schwarz, E.B.: Capítulo 5: «Intrauterine devices», en Hatcher, R.A., Nelson, A.L., Trussell, J., *et al.* (eds.): *Contraceptive Technology*, 21.ª ed., pp. 157-194, Ayer, Nueva York, 2018.

Dina, B., Peipert, L.J., Zhao, Q., Peipert, J.F.: «Anticipated pain as a predictor of discomfort with intrauterine device placement», *Am J Obstet Gynecol*, vol. 218, n.º 2, p. 236.e1-9 (2018).

Foster, D.G., Grossman, D., Turok, D.K., *et al.*: «Interest in and experience with IUD selfremoval», *Contraception*, vol. 90, n.º 1, pp. 54-59 (2014).

Gemzell-Danielsson, K., Jensen, J.T., Monteiro, I., *et al.*: «Interventions for the prevention of pain associated with the placement of intrauterine contraceptives: An updated review», *Acta Obstet Gynecol Scand*, vol. 98, n.º 12, pp. 1500-1513 (2019).

Lopez, L.M., Bernholc, A., Zeng, Y., *et al.*: «Interventions for pain with intrauterine device insertion», *Cochrane Database Syst Rev*, vol. 2015, n.º 7, p. CD007373 (2015).

medSask. «Comparison of copper intrauterine devices available in Canada», www.medsask.usask.ca/sites/medsask/files/2023-02/Comparison-Copper-IUD.pdf. Visitado el 4 de marzo de 2023.

Nguyen, L., Lamarche, L., Lennox, R., *et al.*: «Strategies to mitigate anxiety and pain in intrauterine device insertion: A systematic review», *J Obstet Gynaecol Can*, vol. 42, n.º 9, pp. 1138-1146.e2 (2020).

Raifman, S., Barar, R., Foster, D.: «Effect of knowledge of self-removability of intrauterine contraceptives on uptake, continuation, and satisfaction», *Women's Health Issues*, vol. 28, n.º 1, pp. 68-74 (2018).

Sivin, I., Batar, I.: «State-of-the-art of non-hormonal methods of contraception: III. Intrauterine devices», *Eur J Contracept Reprod Health Care*, vol. 15, n.º 2, pp. 96-112 (2010).

Teal, S., Edelman, A.: «Contraception selection, effectiveness, and adverse effects: A review», *JAMA*, vol. 326, n.º 24, pp. 2507-2518 (2021).

Teal, S.B., Romer, S.E., Goldthwaite, L.M., *et al.*: «Insertion characteristics of intrauterine devices in adolescents and young women: Success, ancillary measures, and complications», *Am J Obstet Gynecol*, vol. 213, n.º 4, p. 515.e1-5 (2015).

Capítulo 28. Aborto

«Abortion: Global perspectives and country experiences–Multiple choice answers, vol. 62», *Best Pract Res Clin Obstet Gynaecol*, n.º 63, pp. 120-126 (2020).

American College of Obstetricians and Gynecologists: Comité de boletines de práctica ginecológica, sociedad de planificación familiar. ACOG boletín de prácticas n.º 225: «Medication abortion up to 70 days of gestation», *Obstet Gynecol*, vol. 136, n.º 4, p. e31-47 (2020).

Bearak, J.M., Popinchalk, A., Beavin, C., *et al.*: «Country-specific estimates of unintended pregnancy and abortion incidence: A global comparative analysis of levels in 2015-2019», *BMJ Glob Health*, vol. 7, n.º 3, p. e007151 (2022).

Benson, J., Andersen, K., Samandari, G.: «Reductions in abortion-related mortality following policy reform: Evidence from Romania, South Africa and Bangladesh», *Reprod Health*, n.º 8, p. 39 (2011).

Cates Jr, W., Grimes, D.A., Schulz, K.F.: «The public health impact of legal abortion: 30 years later», *Perspect Sex Reprod Health*, vol. 35, n.º 1, pp. 25-28 (2003).

Ciganda, C., Laborde, A.: «Herbal infusions used for induced abortions», *J Toxicol Clin Toxicol*, vol. 41, n.º 3, pp. 235-239 (2003).

Grossman, D., Verma, N.: «Self-managed abortion in the US», *JAMA*, vol. 328, n.º 17, pp. 1693-1694 (2022).

Gunter, J.: «Don't take advice from TikTok on herbal abortifacients», *The Vajenda*, 29 de junio de 2022, www.vajenda.substack.com/p/dont-take-advice-from-tiktok-on-herbal

Harris, L.H., Grossman, D.: «Complications of unsafe and self-managed abortion», *N Engl J Med*, vol. 382, n.º 11, pp. 1029-1040 (2020).

Hoyert, D.L.: «Maternal mortality rates in the United States, 2021», National Center for Health Statistics (U.S.), 2023, www.stacks.cdc.gov/view/cdc/124678

«Introduction to the Turnaway Study», ANSIRH, www.ansirh.org/sites/default/files/2022-12/turnawaystudyannotatedbibliography122122.pdf. Visitado el 28 de marzo de 2023.

King, H.: «Eve's herbs: A history of contraception and abortion in the West», *Med Hist*, vol. 42, n.º 3, pp. 412-414 (1998).

Shaw, D., Norman, W.V.: «When there are no abortion laws: A case study of Canada», *Best Pract Res Clin Obstet Gynaecol*, n.º 62, pp. 49-62 (2020).

Suran, M.: «Treating cancer in pregnant patients after *Roe v Wade* overturned», *JAMA*, vol. 328, n.º 17, pp. 1674-1676 (2022).

Trussell, J., Aiken, A.R.A., Micks, E., Guthrie, K.A.: Capítulo 3: «Efficacy, safety, and personal consideration: Combined oral contraceptives», en Hatcher, R.A., Nelson, A.L., Trussell, J., *et al.* (eds.): *Contraceptive Technology*, 21.ª ed., pp. 95-128, Ayer, Nueva York, 2018.

World Health Organization: «Self-management recommendation 50: Self-management of medical abortion in whole or in part at gestational ages < 12 weeks (3.6.2). Abortion Care Guideline», www.srhr.org/abortioncare/chapter-3/service-delivery-options-and-self-management-approaches-3-6/self-management-recommendation-50-self-management-of-medical-abortion-in-whole-or-in-part-at-gestational-ages-12-weeks-3-6-2/. Visitado el 26 de marzo de 2023.

Capítulo 29. Esterilización quirúrgica, anticoncepción de barrera y métodos de concienciación sobre la fertilidad

Centers for Disease Control and Prevention: «Classifications for fertility awareness–based methods», www.cdc.gov/reproductivehealth/contraception/mmwr/mec/appendixf.html. Visitado el 28 de junio de 2023.

Gunter, J.: «Ricki Lake and the business of being wrong about birth control», *The Vajenda*, 12 de diciembre de 2022, www.vajenda.substack.com/p/ricki-lake-and-the-business-of-being

Hanley, G.E., Pearce, C.L., Talhouk, A., *et al.*: «Outcomes from opportunistic salpingectomy for ovarian cancer prevention», *JAMA Netw Open*, vol. 5, n.º 2, p. e2147343 (2022).

Hou, M.Y., Roncari, D.: Capítulo 16: «Permanent contraception», en Hatcher, R.A., Nelson, A.L., Trussell, J., *et al.* (eds.): *Contraceptive Technology*, 21.ª ed., pp. 459-510, Ayer, Nueva York, 2018.

Lindh, I., Othman, J., Hansson, M., *et al.*: «New types of diaphragms and cervical caps versus older types of diaphragms and different gels for contraception: A systematic review», *BMJ Sex Reprod Health*, n.º 0, pp. 1-8 (2020).

Park, B.: «Phexxi, a vaginal pH regulator, approved for pregnancy prevention», MPR Medical Professionals' Reference, 26 de mayo de

2020, www.empr.com/home/news/phexxi-lactic-acid-citric-acid-potassium-bitartrate-vaginal-gel/. Visitado el 28 de junio de 2023.

Peragallo Urrutia, R., Polis, C.B.: «Fertility awareness based methods for pregnancy prevention», *BMJ*, n.º 366, p. l4245 (2019).

Peragallo Urrutia, R., Polis, C.B., Jensen, E.T., *et al.*: «Effectiveness of fertility awarenessbased methods for pregnancy prevention: A systematic review», *Obstet Gynecol*, vol. 132, n.º 3, pp. 591-604 (2018).

«Phexxi–A nonhormonal contraceptive gel», *Med Lett Drugs Ther*, vol. 62, n.º 1605, pp. 129-132 (2020).

Polis, C.B.: «How an unethical company (Daysy) responded to retraction of their study», blog personal, 9 de junio de 2019, www.chelseapolis.com/blog/how-an-unethical-company-daysy-responded-to-retraction-of-their-study. Visitado el 28 de junio de 2022.

Polis, C.B.: «Published analysis of contraceptive effectiveness of Daysy and DaysyView app is fatally flawed», *Reprod Health*, vol. 15, n.º 1, p. 113 (2018).

Sheridan, K., Ross, C.: «In a defamation lawsuit, the hype around digital health clashes with scientific criticism», STAT, 2 de marzo de 2022, www.statnews.com/2022/03/02/health-fertility-thermometer-valley-polis/. Visitado el 12 de diciembre de 2022.

Teal, S., Edelman, A.: «Contraception selection, effectiveness, and adverse effects: A review», *JAMA*, vol. 326, n.º 24, pp. 2507-2518 (2021).

USA Daysy. www.usa.daysy.me. Visitado el 28 de junio de 2023.

Warner, L., Steiner, M.J.: Capítulo 14: «Male condoms», en Hatcher, R.A., Nelson, A.L., Trussell, J., *et al.* (eds.): *Contraceptive Technology*, 21.ª ed., pp. 431-450, Ayer, Nueva York, 2018.

Wilson, A, Ronnekleiv-Kelly, S.M., Pawlik, T.M.: «Regret in surgical decision making: A systematic review of patient and physician perspectives», *World J Surg*, vol. 41, n.º 6, pp. 1454-1465 (2017).

Capítulo 30. Popurrí de anticoncepción

American College of Obstetricians and Gynecologists: «Society for Maternal-Fetal Medicine. Obstetric care consensus no. 8: Interpregnancy care», *Obstet Gynecol*, vol. 133, n.º 1, p. e51-72 (2019).

ANDERL, C., LI, G., CHEN, F.S.: «Oral contraceptive use in adolescence predicts lasting vulnerability to depression in adulthood», *J Child Psychol Psychiatry*, vol. 61, n.º 2, p. 148-156 (2020).

ANDERSEN, J.E.: «Nutrition and oral contraceptives. Fact sheet no. 9.323», Colorado State University Extension, www.extension.colostate.edu/docs/foodnut/09323.pdf

BAILEY, M.J., HERSHBEIN, B., MILLER, A.R.: «The opt-in revolution? Contraception and the gender gap in wages», *Am Econ J Appl Econ*, vol. 4, n.º 3, pp. 225-254 (2012).

BERNSTEIN, A., JONES, K.M.: «The economic effects of contraceptive access: A review of the evidence», Institute for Women's Policy Research, 2019, www.iwpr.org/wp-content/uploads/2020/07/B381_Contraception-Access_Final.pdf

BUSINESS OF BIRTH CONTROL: Página de afiliación de BoGo Lifetime, www.bizof.mykajabi.com/filmcircle. Visitado el 26 de marzo de 2023.

CATLIN, R.: «The unknown designer of the first home pregnancy test is finally getting her due», *Smithsonian Magazine*, 21 de septiembre de 2015. www.smithsonianmag.com/smithsonian-institution/unknown-designer-first-home-pregnancy-test-getting-her-due-180956684/

CWIAK, C., EDELMAN, A.B.: Capítulo 8: «Combined oral contraceptives (COCs)», en HATCHER, R.A., NELSON, A.L., TRUSSELL, J., *et al.* (eds.): *Contraceptive Technology*, 21ª ed., pp. 263-316, Ayer, Nueva York, 2018.

FITZPATRICK, D., PIRIE, K., REEVES, G., *et al.*: «Combined and progestagen-only hormonal contraceptives and breast cancer risk: A UK nested case–control study and meta-analysis», *PLoS ONE*, vol. 20, n.º 3, p. e1004188 (2023).

GALLO, M.F., LOPEZ, L.M., GRIMES, D.A., *et al.*: «Combination contraceptives: Effects on weight», *Cochrane Database Syst Rev*, n.º 1, p. CD003987 (2014).

GILHAR, A., ETZIONI, A., PAUS, R.: «Alopecia areata», *N Engl J Med*, vol. 366, n.º 16, pp. 1515-1525 (2012).

GUNTER, J.: «Ricki Lake and the business of being wrong about birth control», *The Vajenda*, 12 de diciembre de 2022, www.vajenda.substack.com/p/ricki-lake-and-the-business-of-being

Higgins, J.A., Kramer, R.D., Wright, K.Q., *et al.*: «Sexual functioning, satisfaction, and well-being among contraceptive users: A three-month assessment from the HER Salt Lake Contraceptive Initiative», *J Sex Res*, vol. 59, n.º 4, pp. 435-444 (2022).

Higgins, J.A., Sanders, J.N., Palta, M., Turok, D.K.: «Women's sexual function, satisfaction, and perceptions after starting long-acting reversible contraceptives», *Obstet Gynecol*, vol. 128, n.º 5, pp. 1143-1151 (2016).

«Introduction to the Turnaway Study», ANSIRH, www.ansirh.org/sites/defaul/files /2022-12/turnawaystudyannotatedbibliography122122.pdf. Visitado el 28 de marzo de 2023.

Iversen, L., Sivasubramaniam, S., Lee, A.J., *et al.*: «Lifetime cancer risk and combined oral contraceptives: The Royal College of General Practitioners' Oral Contraception Study», *Am J Obstet Gynecol*, vol. 216, n.º 6, p. 580.e1-e9 (2017).

Jones, B.C., Hahn, A.C., Fisher, C.I., *et al.*: «No compelling evidence that preferences for facial masculinity track changes in women's hormonal status», *Psychol Sci*, vol. 29, n.º 6, pp. 996-1005 (2018).

Kennedy, P.: «Could women be trusted with their own pregnancy tests?», *New York Times*, 29 de julio de 2016, www.nytimes.com/2016/07/31/opinion/sunday/could-women-be-trusted-with-their-own-pregnancy-tests.html. Visitado el 27 de junio de 2023.

Lopez, L.M., Grimes, D.A., Schulz, K.F.: «Steroidal contraceptives: Effect on carbohydrate metabolism in women without diabetes mellitus», *Cochrane Database Syst Rev*, n.º 4, p. CD006133 (2014).

Lundin, C., Wikman, A., Lampa, E., *et al.*: «There is no association between combined oral hormonal contraceptives and depression: A Swedish register-based cohort study», *BJOG*, vol. 129, n.º 6, pp. 917-925 (2022).

Morch, L.S., Skovlund, C.W., Hannaford, P.C., *et al.*: «Contemporary hormonal contraception and the risk of breast cancer», *N Engl J Med*, vol. 377, n.º 23, pp. 2228-2239 (2017).

Morris, M.S., Picciano, M.F., Jacques, P.F., Selhub, J.: «Plasma pyridoxal 5'-phosphate in the US population: The National Health and Nutrition Examination Survey, 2003-2004», *Am J Clin Nutr*, vol. 87, n.º 5, pp. 1446-1454 (2008).

«Nearly half of all pregnancies are unintended–a global crisis, says new UNFPA report. United Nations Population Fund press release, March 30, 2022», www.unfpa.org/press/nearly-half-all-pregnancies-are-unintended-global-crisis-says-new-unfpa-report#:~:text=Over %2060 %20per %20cent %20of,reach %20 the %20Sustainable %20Development %20Goals

Nichols, H.B., Schoemaker, M.J., Cai, J., *et al.*: «Breast cancer risk after recent childbirth: A pooled analysis of 15 prospective studies», *Ann Intern Med*, vol. 170, n.º 1, pp. 22-30 (2019).

Paterson, H., Clifton, J., Miller, D., *et al.*: «Hair loss with use of the levonorgestrel intrauterine device», *Contraception*, vol. 76, n.º 4, pp. 306-309 (2007).

Petersen, N., Beltz, A.M., Casto, K.V., *et al.*: «Towards a more comprehensive neuroscience of hormonal contraceptives», *Nat Neurosci*, vol. 26, n.º 4, pp. 529-531 (2023).

Seegar Jones, G.: «Changing the Face of Medicine», actualizado el 3 de junio de 2015, www.cfmedicine.nlm.nih.gov/physicians/biography_291.html. Visitado el 27 de junio de 2023.

Teal, S., Edelman, A.: «Contraception selection, effectiveness, and adverse effects: A review», *JAMA* 2021, vol. 326, n.º 24, pp. 2507-2518.

Williams, N.M., Randolph, M., Rajabi-Estarabadi, A., *et al.*: «Hormonal contraceptives and dermatology», *Am J Clin Dermatol*, vol. 22, n.º 1, pp. 69-80 (2021).

Reflexiones finales

American Academy of Family Physicians: «Education and training: Family physicians versus naturopaths», www.aafp.org/dam/AAFP/documents/advocacy/workforce/gme/ES-FPvsNaturopaths-110810.pdf. Visitado el 8 de marzo de 2023.

American Academy of Family Physicians: «Training requirements for family physicians», www.aafp.org/students-residents/medical-students/explore-career-in-family-medicine/training-requirements.html. Visitado el 28 de marzo de 2023.

Bastyr University: «Doctor of naturopathic medicine: Program overview», www.bastyr.edu/academics/naturopathic-medicine/doctoral/naturopathic-doctorate. Visitado el 28 de marzo de 2023.

Crislip, M.: «Naturopathic edumacation: A FAQ. Science-Based Medicine», 12 de mayo de 2017, www.sciencebasedmedicine.org/naturopathic-edumacation-a-faq/. Visitado el 28 de marzo de 2023.

Ecker, U.K.H., Lewandowsky, S., Cook, J., *et al.*: «The psychological drivers of misinformation belief and its resistance to correction», *Nat Rev Psychol*, n.º 1, pp. 13-29 (2022).

Fazio, L.K., Brashier, N.M., Payne, B.K., Marsh, E.J.: «Knowledge does not protect against illusory truth», *J Exp Psychol Gen*, vol. 144, n.º 5, pp. 993-1002 (2015).

Fazio, L.K., Rand, D.G., Pennycook, G.: «Repetition increases perceived truth equally for plausible and implausible statements», *Psychon Bull Rev*, vol. 26, n.º 5, pp. 1705-1710 (2019).

Fazio, L.K., Sherry, C.L.: «The effect of repetition on truth judgments across development», *Psychol Sci*, vol. 31, n.º 9, pp. 1150-1160 (2020).

Gunter, J.: «Response to Ricki Lake's claim about pheromones», www.tiktok.com/@drjengunter/video/7174870731568794922

Henderson, E.L., Simons, D.J., Barr, D.J.: «The trajectory of truth: A longitudinal study of the illusory truth effect», *J Cogn*, vol. 4, n.º 1, p. 29 (2021).

Hickey, S.E., Curry, C.J., Toriello, H.V.: «ACMG practice guideline: Lack of evidence for MTHFR polymorphism testing», *Genet Med*, vol. 15, n.º 2, pp. 153-156 (2013).

Lacassagne, D., Bena, J., Corneille, O.: «Is Earth a perfect square? Repetition increases the perceived truth of highly implausible statements», *Cognition*, n.º 223, p. 105052 (2022).

Navarro, V.J., Khan, I., Bjornsson, E., *et al.*: «Liver injury from herbal and dietary supplements», *Hepatology*, vol. 65, n.º 1, pp. 363-373 (2017).

U.S. Food and Drug Administration: «FDA 101: Dietary supplements», www.fda.gov/consumers/consumer-updates/fda-101-dietary-supplements. Visitado el 8 de marzo de 2023.

Índice analítico

D

E

I

P

R

S

U

Índice

Parte 4. Anticoncepción y aborto